高等卫生院校课程改革创新教材

供医学检验技术等相关专业使用

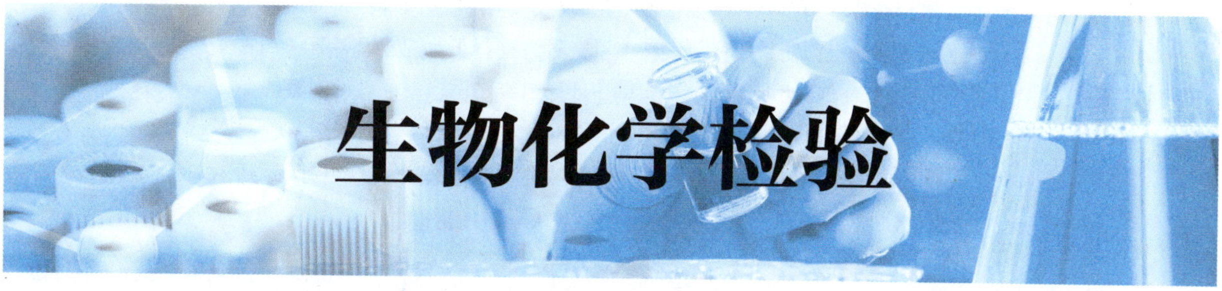

生物化学检验

（第2版）

主　编　焦　娟

副主编　崔瑞芳　杜　江　张静文　邓红玉

编　委　（按姓氏汉语拼音排序）

丛立春　廊坊卫生职业学院
崔瑞芳　长治医学院附属和平医院
邓红玉　湖南省肿瘤医院
董　立　山东医学高等专科学校
杜　江　合肥职业技术学院
付凤洋　重庆医药高等专科学校
焦　娟　中国人民解放军总医院第七医学中心
李姗珊　中国人民解放军总医院第七医学中心
毛华杰　成都市温江区人民医院
王　默　首都医科大学附属北京朝阳医院
张静文　重庆医药高等专科学校
赵艳华　四川大学华西医院

科学出版社

北　京

内 容 简 介

本教材编写的宗旨是“必需、实用、前瞻、严谨”，内容体现“时效性、可读性、创新性”。遵循这一原则，本教材在继承上一版“理实一体化”特色的基础上，在内容和体例上做了较大调整，进一步删减了与本专业其他教材重叠的内容，增加了课堂思政、数字化资源内容，实训项目选择上不贪多而全，而是选择代表性项目，尽力符合职业院校设备要求和实训学时要求，并将实训项目统一安排在理论内容之后，保证理论内容的整体性，也方便学生在实训时查找相关内容。

本教材主要供医学检验技术等相关专业教学使用，亦可作为医学检验人员的参考书。

图书在版编目（CIP）数据

生物化学检验 / 焦娟主编 . -- 2 版 . -- 北京：科学出版社，2025.3
高等卫生院校课程改革创新教材
ISBN 978-7-03-078392-9

Ⅰ . ①生… Ⅱ . ①焦… Ⅲ . ①生物化学－医学检验－高等职业教育－教材 Ⅳ . ① R446.1

中国国家版本馆 CIP 数据核字（2024）第 076763 号

责任编辑：谷雨擎 / 责任校对：周思梦
责任印制：师艳茹 / 封面设计：涿州锦晖

科学出版社 出版
北京东黄城根北街16号
邮政编码：100717
http://www.sciencep.com
保定市中画美凯印刷有限公司印刷
科学出版社发行 各地新华书店经销
*
2016年8月第 一 版 开本：850×1168 1/16
2025年3月第 二 版 印张：17 1/2
2025年3月第十一次印刷 字数：532 000

定价：89.80元
（如有印装质量问题，我社负责调换）

前　言

党的二十大报告指出："人民健康是民族昌盛和国家强盛的重要标志。把保障人民健康放在优先发展的战略位置，完善人民健康促进政策。"贯彻落实党的二十大决策部署，积极推动健康事业发展，离不开人才队伍建设。党的二十大报告指出："培养造就大批德才兼备的高素质人才，是国家和民族长远发展大计。"教材是教学内容的重要载体，是教学的重要依据、培养人才的重要保障。本次教材修订旨在贯彻党的二十大报告精神，坚持为党育人、为国育才。

生物化学检验是医学检验技术专业的核心课程之一，是检验医学领域中理论知识、检验项目和技术更新最快的学科之一。根据教育部印发的《职业院校教材管理办法》中的相关要求："专业课程教材要适应新时代技术技能人才培养的新要求，服务经济社会发展、产业转型升级、技术技能积累和文化传承创新；要充分反映产业发展最新进展，对接科技发展趋势和市场需求，及时吸收比较成熟的新技术、新工艺、新规范等"，本版教材的指导思想确立为"打好基础、兼顾发展，突出技能、与时俱进"。希望学生通过本教材的学习，既能获得扎实的理论知识，又有较强的专业实践技能和一定的临床服务能力。

《生物化学检验》第二版教材在保持第一版"理实一体化"特色的基础上，在内容和体例上做了较大调整，进一步删减了与本专业其他教材重叠的内容，除常规的学习目标、案例、链接、目标检测以外，本教材还增加了考点、课堂思政等内容；适当增加了职业岗位所需的理论与技术，注重实现教学过程的实践性、开放性和职业性，尽力符合职业院校设备要求和实训学时要求，并将实训项目统一放在理论内容之后，保证理论内容的完整性，也方便学生在实训时查找。本教材共 18 章，主要供医学检验技术等相关专业教学使用，亦可作为医学检验人员的参考书。

来自全国十余所院校及医院的生物化学检验专业一线教师、教科研专家及医学检验科的行业专家等组成编写团队，将教学经验与临床实践、行业发展紧密结合，经过大家的通力协作，完成了本书的编写任务。在此对全体编者的辛勤工作深表敬意，对科学出版社及帮助过此书编写的朋友们表示衷心感谢。

由于水平有限，教材中仍可能有不足之处，敬请广大读者批评指正，提出宝贵意见，我们将进一步加以修改和完善。

焦　娟

2025 年 1 月

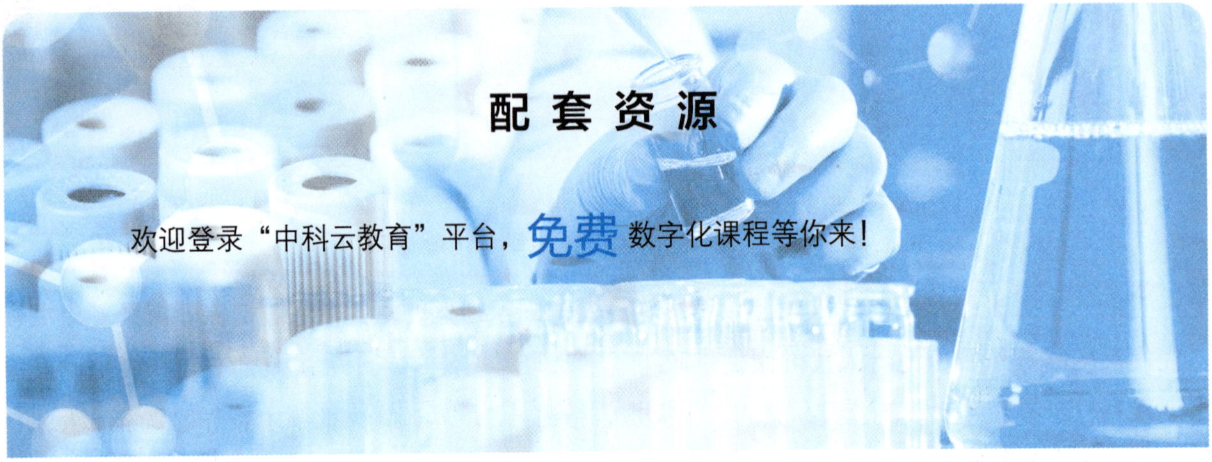

配套资源

欢迎登录“中科云教育”平台，**免费**数字化课程等你来！

“中科云教育”平台数字化课程登录路径

电脑端

- 第一步：打开网址 http://www.coursegate.cn/short/DRK30.action
- 第二步：注册、登录
- 第三步：点击上方导航栏“课程”，在右侧搜索栏搜索对应课程，开始学习

手机端

- 第一步：打开微信“扫一扫”，扫描下方二维码
- 第二步：注册、登录
- 第三步：用微信扫描上方二维码，进入课程，开始学习

PPT 课件：请在数字化课程各章节里下载！

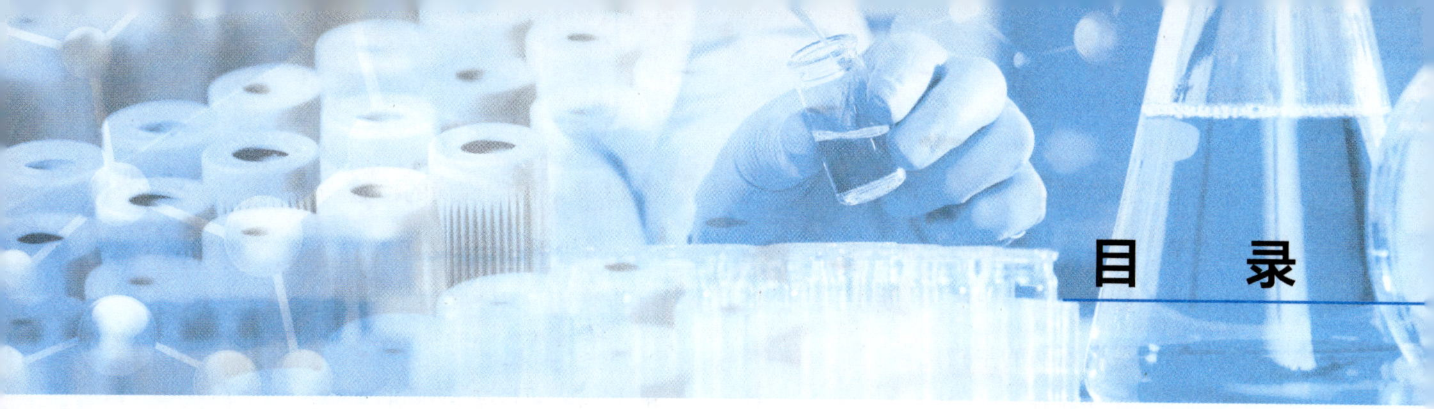

目 录

第1章 绪论

学习目标

1. 掌握生物化学检验的概念、研究目的和内容。
2. 熟悉生化检验在医学检验中的地位和作用。
3. 了解生化检验的发展简史。

生物化学检验（biochemistry test）又称临床生物化学（clinical biochemistry），是研究人体在健康和疾病状态下的生物化学变化过程的一门学科。它以人体正常的生理、生物化学代谢为基础，结合物理学、化学、生物学、病理学、免疫学等理论与技术对人体血液、尿液、脑脊液及其他体液中化学物质的质和量进行检测，为临床提供疾病诊断、药物监测、疗效观察、预后判断和健康评价等各个方面的理论依据和实验信息，是一门理论性和实践性较强的交叉应用学科，也是检验医学中一个独立的主干学科。

考点：生物化学检验的概念

第1节 生物化学检验的目的和内容

一、生物化学检验的目的

生物化学检验是一门阐述相关疾病的生物化学基础和变化过程的学科。它主要通过开发及应用临床化学检验方法和技术，对人体各种体液的化学组成和进行中的生物化学反应过程进行检测。通过检测疾病状态下生物化学病理性变化及其代谢物质与量的改变，为疾病诊断、治疗监测、药物疗效、预后评估及疾病预防等方面提供信息和决策依据。此亦为生物化学检验的目的。

二、生物化学检验的内容

（一）阐述疾病发生发展过程中的生物化学变化

生物化学主要研究生命的化学过程，人体内的化学反应即生物化学反应，它存在于人体的整个生命过程当中。如果人体内的生物化学反应产生一步或多步异常都将出现相应的体征和临床症状，产生疾病。临床生物化学就是用来阐述相关疾病的生物化学基础和疾病发生、发展过程中的生物化学变化。这些生物化学变化可能是原发性的，也可能是由于某种原因引起器官受损导致体液生化组成发生继发性改变。因此这部分内容又被称为化学病理学（chemical pathology）。

（二）开发生物化学检验方法和技术，对检验结果及其临床意义作出正确的解释和评价

在了解和掌握有关疾病的生物化学基础理论的前提下，建立和使用生物化学检验方法和技术，并对检验结果及其临床意义作出正确的解释和评价，用以帮助临床诊断及采取适宜的治疗措施，这同样也是生物化学检验重要的组成部分。

随着科学的发展和技术的进步，生物化学检验呈现仪器自动化、试剂商品化、方法标准化、管理

信息化的特点，临床检测项目已多达上千项，生物化学检验将继续向着微量、准确、快速、高效、简便、自动化的方向高速发展。

（三）质量控制

建立行之有效的实验室质量管理体系，并持续改进工作流程及实验室信息管理系统，通过全过程的质量管理和检测项目诊断性能评价，可确保检验结果的准确性、可靠性、及时性、有效性，为临床提供科学、合理的解释服务，并使检验资源得到充分利用。

质量管理体系主要包括组织结构、过程、程序和资源四个方面，在国际实验室认可合作组织（ILAC）的推动下，ISO 15189《医学实验室——质量和能力的专用要求》自2003年第1版发布后，在全球得到广泛应用，成为医学实验室质量管理和能力建设、能力证实的基础性标准。该标准从组织与管理、质量体系、文件控制、持续改进、人员、设施与环境、实验室设备、检验程序、结果报告等方面提出了管理与技术的具体要求，是专门针对医学实验室管理的第一个国际标准，使得临床实验室的质量得以保证。我国于2004年在国际上建立起ISO 15189医学实验室认可制度，该制度对提升我国医学实验室质量管理和技术能力，提高我国医学国际检验影响力等发挥了重要作用。经过多年不断地完善和修订，最新版于2023年12月正式发布。新标准以风险管理为基础，以患者为中心，鼓励医学实验室持续改进。

三、生物化学检验的地位和作用

生物化学检验是现代医学中不可或缺的重要环节，它通过分析生物样本中的化学成分和生物化学过程来获取有关人体健康的相关信息，有助于医学科学工作者从本质上认识疾病的发病机制，为疾病的诊断、治疗和预防提供重要的实验室依据。

生物化学检验已发展为一个独立的学科和专业，具有重要的学术地位和广泛的社会影响。国际纯粹与应用化学联合会（International Union of Pure and Applied Chemistry，IUPAC）于1952年设立了临床化学专业委员会（Commission of Clinical Chemistry）；国际临床化学协会（International Federation of Clinical Chemistry，IFCC）于1999年将原名称扩增为国际临床化学和检验医学联合会（International Federation of Clinical Chemistry and Laboratory Medicine，IFCC）。国际著名的刊物有美国的《临床化学杂志》（*Clinical Chemistry*）、美国的《临床生物化学年鉴》（*Annuals of Clinical Biochemistry*）等。国内临床生物化学学科也与国际同步发展，1924年吴宪教授在北京协和医学院建立了我国第一个生物化学系，为国内培养了第一批生物化学检验工作者。我国目前临床生物化学检验有两个主要的学术组织：一个是属于中华医学会下设检验医学分会的临床生物化学学组，另一个是中国生物化学与分子生物学会。自20世纪50年代至今，我国出版了一系列生物化学检验教科书或参考书，创办了多本高水平检验医学杂志，为发展临床生物化学学科奠定了扎实的基础。

生物化学检验的作用主要体现在以下几个方面：①疾病诊断：在临床通常根据患者病史、体征、症状、相关的检查及对治疗的反应作出医学诊断。当各种信息高度吻合时，不难作出肯定的诊断。但当某一信息或多个信息不相吻合时，可能会提出一系列可能的诊断。此时选择适当的生物化学检验可确证或排除某种诊断，有助于对疾病作出准确的诊断。②治疗监测：很多疾病在发展与治疗的过程中都需要通过患者的生物化学检验结果全面监控病情。这些结果反映出疾病的好转、恶化、缓解或复发等，进而对治疗效果进行辅助评价。③药物监测：生物化学检验通过监测血液及其他体液中的药物浓度，为临床提供调整药物剂量的实验依据，保证药物治疗的有效性和安全性。④预后判断：根据生物化学检验结果可以对疾病的严重程度和预后作出科学的判断。⑤疾病预防：生物化学检验中许多项目已纳入常规体检项目，根据检验结果提供的有效信息，可以对相关疾病进行有效干预，提早预防。

考点：生物化学检验在医学检验中的地位和作用

第2节 生物化学检验发展简史

生物化学检验是由生物化学、化学、临床医学等学科交叉渗透逐渐形成的一门独立学科，其发展过程与生物化学的发展密切相关。20世纪初，许多生物化学家就开始对人体的化学组成如蛋白质、糖类等，以及体液相关成分含量的病理变化进行系统研究。但采用现代科学方法进行研究只有近一百年的时间，故临床生物化学检验仍是一门新兴的、年轻的学科。

一、生物化学检验学科的形成

早在千年前，人们就发现疾病可以引起人体体液成分的变化。人们用竹条搅动尿液，若起泡则说明有疾病。公元前500年，埃及人开启了体液成分的生物分析，他们将尿液倒在干沙上，通过记录吸引蚂蚁的数量来判断是否患有疾病，现已知尿液中吸引蚂蚁的物质就是葡萄糖。1846年，英国医生发现的本周蛋白（Bence-Jones protein）被应用于多发骨髓瘤的诊断，使其成为第一个被报道的肿瘤标志物。但生物化学检验学科的形成更主要得益于以下概念和技术的提出和出现。

1. 临床化学名词的由来 生物化学（biochemistry）这一名称是由德国人卡尔·纽伯格（Carl Neuberg）于1903年首次提出的。1918年，利奇特维茨（Lichtwitz）首先公开出版了以《临床化学》（*Clinical Chemistry*）为名的教科书，1931年，彼得（Peter）和范斯莱克（Van Slyke）又出版了两卷以《临床化学》为名的专著，第一次将临床生物化学有关成就囊括其中，标志着临床化学这一学科的初步形成。

2. 比色法和分光光度法的建立 比色法和分光光度法的建立对促进生物化学检验的发展起到了根本性的推动作用。19世纪和20世纪初，血液及尿液中成分的测定多采用传统的重量分析和滴定分析法（容量分析法），该方法灵敏度低，特异性差，标本用量多，方法烦琐，耗费时间长，限制了它在临床上的广泛应用。1904年，福林（Folin）用比色法测定肌酐，从此建立了一系列血液生物化学成分测定的比色分析法。1919年，北京协和医学院吴宪教授在福林教授指导下，共同创立了无蛋白血滤液制备的方法，奠定了血液化学分析的基础，并在我国一直沿用到20世纪70年代。20世纪30年代后，由于光电比色计的应用，临床生物化学实验室的分析工作才发生了根本性的改变。

3. 内环境相对稳定概念的确立 1926年，韦特·甘农（Waiter Gannon）使用了内环境相对稳定（homeostasis）一词，取代和发展了克劳德·伯纳德（Claude Bernard）的细胞内环境恒定的概念，这对推动临床生物化学的发展具有深远影响。基于这一指导思想，由范斯莱克（Van Slyke）等开创的体液水、电解质、酸碱平衡的理论与实践在临床诊断和治疗中得到广泛应用。

二、生物化学检验学科的发展阶段

20世纪50年代以后，随着科学技术的高速发展，许多分析技术不断在医学检验中得到应用，生物化学检验进入了快速发展期。

1. 酶学分析技术的建立 血清酶活力测定作为细胞与组织损伤的重要指标，使生物化学检验又增加了新的工作内容。1908年，沃尔格穆特（Wohlgemuth）首先提出检测尿淀粉酶活性作为急性胰腺炎的诊断指标，随后又开展了血清碱性磷酸酶和脂酶的测定，但由于方法学的限制，应用进展缓慢；1954年，拉杜（Ladue）、弗罗布莱夫斯基（Worblewski）、卡门（Karmen）等先后发现血清乳酸脱氢酶、氨基转移酶在一些疾病出现时会增高，此后血清酶在诊断上的研究和应用变得非常广泛；现今在方法学上已有了很大的进展；同工酶的概念和检测及酶谱分析，大大增加了诊断的特异性和灵敏度，近30年来它已发展成为诊断酶学的分支。

2. 利维-詹宁斯质量控制体系（Levey-Jennings Rule）的建立 1950年，利维（Levey）和詹宁斯

（Jennings）首先将休哈特（Shewhart）工业质量管理上的控制图移植到医学检验中来，这实际上是一种统计质量控制。此后，质控图方法逐渐被广泛接受，至20世纪50年代后期，统计质量控制由只作为质量控制方法的一部分，发展为更趋完备的全面质量控制（total quality control，TQC），为检验结果的准确性、可靠性提供了保障。

3. 检验过程的自动化和标准化 临床生物化学工作内容的迅速扩大，促进了分析仪器的机械化和自动化，1957年，斯凯格斯（Skeggs）等首先在临床生物化学实验室中引用了单通道连续流动式分析仪，实现了操作的半自动化。1964年出现了多通道分析仪，随后离心式分析仪、分立式分析仪、干化学分析仪等先进技术的生化自动分析仪纷纷被推出，加上微处理机的使用，大大改进了生物化学检验工作分析的质和量，提供了检测大批标本的工作程序，改进了对结果的处理和应用，设计出各种组合报告。20世纪70年代，各种计算机系统控制的全自动生化分析仪开始在临床实验室广泛应用，自动化促进了体外诊断试剂的研发，80年代初国内出现了第一批质量可靠的生化检验试剂盒。目前，几乎所有的临床生物化学检验项目都有校准品、质控品和试剂盒，大大提高了临床生物化学检验工作的质和量。

三、生物化学检验学科的发展方向

1. 分子生物学及技术的发展与应用 1953年，沃森（Watson）和克里克（Crick）确定了DNA双螺旋结构，标志着临床生物化学进入了分子生物学时期；伴随着基因重组与基因工程技术、聚合酶链反应技术、生物芯片等技术的出现，临床生物化学出现了重大的突破和巨大发展。例如，生物芯片技术，它利用分子杂交技术在固相芯片表面构建微型生物化学分析系统，实现对代谢物的准确、快速检测。它对于体内一些微量蛋白质、多肽等生物活性物质的测定，有着独特的优势，这些超微量分析为临床医学提供了极有价值的数据。相关分子生物学技术在疾病的诊断、治疗、病因学研究等方面必将带来革命性改变。

2. 治疗药物浓度监测成为生物化学检验的一个重要分支 由于患者对治疗药物的反应和代谢存在着个体差异，随着新的、有效的微量检测血液药物浓度技术的发展，以及药物代谢动力学知识的进展，治疗性药物监测工作在现代化医院中所占比重日益增加，这对促使临床医生更有效、合理地使用药物，提高疗效，减少药物副作用，了解药物在体内的转化与代谢规律等方面都具有重要意义。

3. 新技术的应用 近年来，免疫学、分子生物学、放射性同位素等技术在生物化学实验室中的不断应用，加大了临床生物化学工作内容进一步扩大和深入的可能性。通过测定微量蛋白质、多肽、微量元素等在多种疾病中的变化，为临床医学提供了极有价值的数据。

4. 全实验室自动化（total laboratory automation，TLA） 随着各种自动化检验仪器在生物化学、血液学、免疫学、微生物学等专业领域的大量应用，检验医学正逐步向自动化、智能化、信息网络化迈进。经过半自动、全自动两个发展阶段，1981年，日本建立了由实验室信息系统（laboratory information system，LIS）、标本传输系统、标本处理系统、分析系统、分析后标本输出与储存系统组成的全实验室自动化，也称实验室自动化系统（laboratory automation system，LAS），即把多台不同的仪器通过标本传输系统串联在一起，形成几个检测系统（如临床化学、血液学、免疫学、微生物学等）的系统化整合，在临床实验室内实现了大规模自动化流水线作业。LAS的建立，在全面提高检验结果的准确度、精密度、提高全过程质量管理水平、提高生物安全性、缩短样本检测周期、减少操作误差等方面意义显著。实验室自动化系统是检验医学的一项重大进展，已成为21世纪临床实验室的一个显著特征。

5. 参与临床诊断和治疗 现代化临床实验室技术理念已由提供单一的实验室技术服务向参与临床诊断和治疗转变。由以检验标本为中心向以患者为中心转变，即由医学检验向检验医学转变。检验人员有责任向临床医生提供有关的专业信息，并与临床医生共同探讨个体的生理因素和药物治疗是否对检验方法产生影响；共同探讨制订各种疾病的最佳项目组合和参考值范围；根据患者的病情需要提出有针对性的实验室检查建议；与临床医生积极沟通，根据检验结果为临床提供诊断和治疗的建设性意见，充分利用检验资源，减轻患者的经济负担，提高诊断和治疗效果。

课堂思政 中国生物化学第一人——吴宪

吴宪是中国生物化学家、营养学家、医学教育家，中央研究院第一届院士。他是第一位在生物化学方面做出重要贡献的中国人；他提出了符合中国实际情况的改变国民营养的膳食方案；他在国际上首创了标记手段，用带色基团的血红蛋白作标记抗原，继而又用碘化白蛋白作标记抗原，这种标记方法比用同位素作标记进行类似的研究要早许多年；他和导师福林教授合作发明的血糖检验方法——福林-吴宪法（Folin-Wu method），在全世界检测的人数和次数，以几十亿人次计；他确定了抗原与抗体的定量关系，又进行了纯抗体的分离并证实了抗体的“一元论”；他还培养了许多生物化学家和营养学家。美国学者里尔顿·安德森将他誉为“中国化学的巨人”，并评价道“毫无疑问，吴宪是20世纪前半叶中国最伟大的化学家，或者说是最伟大的科学家。”

目标检测

选择题（A_1型题）

1. 关于临床生物化学的基本概念不恰当的是（　　）
   A. 它是一门新兴的、年轻的学科
   B. 它是化学、生物化学、临床医学的结合
   C. 目前已经发展成为一门成熟的独立学科
   D. 它是一门实践性比理论知识更重要的应用学科
   E. 它是检验医学中一个独立的主干学科
2. 临床生物化学的主要作用不包括（　　）
   A. 阐述有关疾病的生物化学基础和疾病发生、发展过程中的生物化学变化
   B. 阐述疾病时组织细胞的病理形态改变
   C. 开发应用临床化学检验方法和技术
   D. 对检验结果及其临床意义做出评价
   E. 帮助临床作出诊断和采取合适的治疗措施
3. 利奇特维茨首先采用临床化学作为教科书名公开出版是在（　　）
   A. 1901年　B. 1915年
   C. 1918年　D. 1931年
   E. 1941年
4. 斯凯格斯等首先在临床生物化学实验室中引用了连续流动式分析装置是在（　　）
   A. 1918年　B. 1931年
   C. 1953年　D. 1957年
   E. 1981年

（焦　娟）

第2章

生物化学检验基本知识

学习目标

1. 掌握生物化学检验标本的采集方法及用途。
2. 掌握标本因素对检验结果的影响。
3. 掌握危急值的概念及其对临床诊断的重要意义。

临床实验室（clinical laboratory）又被称为医学实验室（medical laboratory），是指对取自人体的各种生物标本进行血液学、免疫学、生物化学、细胞学、微生物学、分子生物学等检验，并为临床提供医学检验服务的实验室。在我国临床实验室通常被称为检验科、检验部、实验诊断中心或临床检验中心等。

生物化学检验常简称为生化检验，是临床实验室（检验科）的有机组成部分。本章主要学习生物化学检验的基本知识和要求。

第1节　生物化学检验标本

生物化学检验常用的标本有血液、尿液、脑脊液、浆膜腔液、关节液、唾液和羊水等，其中最常用的是血液标本。生物化学检验标本的采集与处理是整个分析过程的先决条件，占整个临床检验分析质量控制因素的70%，直接关系到检验结果的准确性。掌握各类标本采集和处理的正确方法，是提高检验准确性的重要途径之一。

一、标本的种类及采集

标本采集时应尽量选择最佳的采集时间，尽量减少饮食、药物、昼夜节律等干扰因素的影响。在标本采集前，要对患者进行心理干预，做好患者的思想工作，详细告知患者具体准备事宜，以便患者能够积极、主动地配合标本采集。标本采集后应第一时间标记上唯一标识，标识内容通常包含患者姓名、性别、年龄、ID号、送检科室、标本类型、检测项目、采集时间及执行科室等。检验前和检验后均应认真核对患者相关信息，避免出现差错。

（一）血液标本的采集

1. 血液标本的类型　生物化学检验血液标本是指为完成某项或多项生物化学检验项目而采集的一定量的血液，包括全血、血浆和血清三种。

（1）全血　根据血液采集部位不同，全血又可分为静脉全血、动脉全血和末梢全血。多采用静脉血，动脉血主要用于血气分析，末梢全血仅适用于需要微量血液的检验项目或婴幼儿，而且只有那些红细胞内含量与血浆中相似的成分才可以用全血标本进行分析。

（2）血浆　是血液的重要组成部分，是血液的细胞外基质。将经过抗凝处理的全血标本离心后，得到的不含血细胞、血小板等有形成分的浅黄色半透明液体即为血浆。当试验需要采用血浆标本时，应使用含有抗凝剂的血液标本收集管。标本采集后必须立即轻轻颠倒混合5～10次，以确保抗凝剂发挥作用，并于收集后数分钟内离心分离出血浆。血浆的化学成分中，水分占90%～92%，其他8%～10%以蛋白质为主，并含有电解质、脂类、酶类、激素类等重要组成部分。血浆主要用于凝血项目和血液的化学成分测定。

（3）血清　是指血液凝固后分离出的淡黄色透明液体或指纤维蛋白原（Fib）及某些凝血因子已被去除的血浆。通常血液标本于室温（22～25℃）放置30～60min可自发地完全凝集；在冷藏条件下凝集时间延长；含有促凝剂的标本收集管可以加速血液凝集，但需在标本采集后轻轻颠倒混合5～10次，以确保促凝剂发挥作用。由于血清中缺乏纤维蛋白原，故常被用于除纤维蛋白原外的血液化学成分测定。但一般临床化学检验项目多用血清或血浆，其差异无统计学意义或临床意义。

2. 血液标本的采集方法　根据血液采集的部位不同，采用不同的采集方法。一般可分为静脉采血法、动脉采血法和毛细血管采血法。

（1）静脉采血法　为临床最常用的采血方法。患者在采血前不宜改变饮食习惯，24h内不宜饮酒，不宜剧烈运动，采血前宜静息至少5min。如需检测需要空腹采血的项目，则需至少禁食8h，以12～14h为宜，安排在上午7：00～9：00采血，空腹期间可以少量饮水。门诊患者采用坐位采血，病房患者一般采用卧位采血。由于体位对某些检测项目的结果有明显影响，因此需遵循医嘱要求的体位进行采血。成人多选择肘部浅静脉，肥胖者可选择手背静脉，小儿常选择头皮静脉。全身严重水肿、大面积烧伤等特殊患者无法在肢体找到合适的穿刺静脉时，可选择颈部浅表静脉、股静脉采血。正在静脉输液者，宜在输液结束3h后采血；对于输注成分代谢缓慢且严重影响检测结果的宜在下次输液前采血。如必须在输液时采血，应选择输液的对侧肢体或同侧肢体输液点的远端采血，并要告知检验人员。采血管一般建议选择真空采血管，常用真空采血管类型、添加剂及适用检测范围见表2-1。

表2-1　常用真空采血管类型及适用范围

采血管类型（管盖颜色）	添加剂种类	作用方式	适用检验项目
无添加剂的试管（白色）	无	无	临床生化检验项目 临床免疫学检验项目
促凝管（红色）	血凝活化剂	快速激活凝血机制，加速凝血过程，促进血液凝固	临床生化检验项目 临床免疫学检验项目、交叉配血
血清分离管（深黄色）	血凝活化剂、分离凝胶	快速激活凝血机制，加速凝血过程，促进血液凝固，惰性分离胶能够将血清和血液中的有形成分彻底分开，并在两者中间形成屏障	临床生化检验项目 临床免疫学检验项目
肝素锂抗凝管（深绿色）	肝素锂	灭活凝血因子Ⅹa、Ⅱa	血氨、血液流变学检测
血浆分离管（浅绿色）	肝素锂、分离凝胶	灭活凝血因子Ⅹa、Ⅱa，惰性分离胶能够将血浆和血液中的有形成分彻底分开，并在两者中间形成屏障	临床生化检验项目
草酸钾/氟化钠抗凝管（灰色）	氟化钠、草酸钾	氟化钠是一种较弱的抗凝剂，常同草酸钾合并使用，比例为1∶3，抑制血液凝固和糖的分解	血糖、葡萄糖耐量试验
乙二胺四乙酸（EDTA）抗凝管（紫色）	乙二胺四乙酸二钾或乙二胺四乙酸三钾	螯合钙离子，阻滞或终止凝血过程	糖化血红蛋白、血液学检测、交叉配血
枸橼酸钠凝血管（浅蓝色）	枸橼酸钠	螯合钙离子，阻滞或终止凝血过程	凝血功能、血小板功能检测
红细胞沉降率管（黑色）	枸橼酸钠	螯合钙离子，阻滞或终止凝血过程	红细胞沉降率检测

（2）动脉采血法　动脉血一般由股动脉、桡动脉或肱动脉采集，但首选桡动脉，其位置表浅易触及，周围无大的静脉伴行，易辨识。新生儿则可由脐动脉进行采血。

（3）毛细血管采血法　常用部位为手指和耳垂，1岁以下婴幼儿多选择足跟部。采血部位应无炎症、水肿等病变，烧伤或皮肤病患者可根据具体情况选用皮肤完整的肢体末端采血。采血时要迅速，取血过程中可稍加挤压，但不可用力过大，避免过多的组织液混入血液中，影响检测结果。

3. 常用抗凝剂　凡需要用全血标本或血浆标本做检测时，均需要选用适当的抗凝剂，去除或抑制某种凝血因子的活性，进而阻止血液凝固。生化检验常用的抗凝剂有肝素、草酸盐、枸橼酸盐和乙二胺四乙酸（EDTA）盐。

（1）肝素　因首先从肝脏中发现，因而得名，是动物体内一种天然抗凝血物质。它是一种含硫酸基团的黏多糖，常作为血液化学成分检验的首选抗凝剂，用于血气分析和部分生化项目的检测。临床常用肝素锂，虽价格较贵但抗凝效果相对最好。肝素钠会增加血浆钠的含量，肝素铵会增加尿酸氮的含量。肝素抗凝血适用于急诊生化项目的测定。

（2）草酸盐　草酸盐抗凝剂常指草酸钾/氟化钠，氟化钠是一种较弱的抗凝剂，常同草酸钾合并使用，其比例为氟化钠1份，草酸钾3份。草酸钾可与血液中钙离子结合生成草酸钙沉淀，阻止血液凝固。氟化钠虽然抗凝效果较弱，但可有效抑制烯醇化酶活性，防止糖酵解的发生。因此草酸钾/氟化钠抗凝剂常用于血糖测定标本，不能用于尿素酶法测定尿素，也不能用于碱性磷酸酶和淀粉酶的测定。

（3）枸橼酸盐　枸橼酸盐抗凝剂常指枸橼酸钠，主要通过与血液中的钙离子螯合而起到抗凝作用。适用于凝血和血沉试验，推荐的抗凝剂浓度为3.2%或3.8%。

（4）EDTA盐　EDTA与枸橼酸盐的抗凝原理相同，都是与血液中的钙离子结合成螯合物，使钙离子失去活性，中断凝血过程，进而达到抗凝的目的。适用于一般血液学检验，不适用于凝血试验、血小板功能检查、离子及酶活性的测定。

（二）尿液标本的采集

首先要告知患者尿液标本采集的目的，并以口头或书面的形式指导患者掌握正确的尿液标本留取方法。收集尿液的容器必须清洁、干燥、无渗漏，最好选择一次性容器。尿液标本要防止阴道分泌物、经血、前列腺液、精液、粪便等异物的污染。根据检验项目和采集时间的不同，尿液标本可分为随机尿、晨尿和计时尿（包括24h尿）等。

1. 随机尿　是指患者无须任何准备、不受时间的限制、随时排出、仅需满足足够尿量的尿液标本。随机尿可能会受饮食、药物、运动的干扰，也可能导致低浓度物质和有形成分的漏检，不能准确反映患者的状况，但随机尿标本新鲜、留取方便，最适合门诊、急诊患者的尿液筛查。

2. 晨尿　是指清晨起床后未进早餐和做运动之前所收集的第一次排出的尿液。晨尿在膀胱中的存留时间一般达6～8h，各种成分充分浓缩，能够达到检验或培养所需的理想浓度。可用于肾脏浓缩功能评价、人绒毛膜促性腺激素（HCG）等项目的测定。

3. 计时尿　是指根据临床诊断或疾病观察的需要，按特定时间采集的尿液标本。如采集治疗后、进餐后、白天或卧床休息后3h、12h或24h内的全部尿液。计时尿常用于化学成分的定量测定、内生肌酐清除率试验和细胞学检查。

（1）3h尿　一般收集上午6：00～9：00的尿液，多用于检测尿液有形成分。如1h尿排泄率检查等。

（2）餐后尿　通常收集午餐后2～4h内的尿液，有利于病理性尿胆原、尿糖、尿蛋白的检出。

（3）12h尿　收集从20：00开始到次晨8：00终止的12h内的全部尿液。检验当天，为便于尿液浓缩除正常饮食外不再饮水。该标本常用于微量白蛋白、球蛋白排泄率测定。

（4）24h尿　尿液生物化学检验多采用24h尿液标本。患者在开始采集标本的第一天先将尿排尽弃去，并记录此次排尿时间。从此次计时开始，以后排出的尿液全部收集到洁净有盖的容器内，直至第二天同一时间为止。准确测量并记录尿液总量，将尿液充分混匀，再从中取出适量尿液用于检验，余尿弃去。24h尿主要用于肌酐清除率、儿茶酚胺、17-羟皮质类固醇、总蛋白、电解质等化学物质定量或结核杆菌检查等。

4. 尿液标本的防腐 尿液标本应尽可能地避免使用防腐剂，但对于计时尿标本和在标本收集后2h内无法进行分析或要分析的尿液成分不稳定时，可加入特定的化学防腐剂，同时冷藏保存。防腐剂种类多样，应根据检验项目选择适当的防腐剂。

（1）甲醛 又称福尔马林，对尿液细胞、管型等有形成分有固定作用，常用于管型、细胞检查。由于甲醛具有还原性，不适用于尿糖等化学成分检查；使用时建议每100mL尿加入400g/L的甲醛0.5mL。

（2）硼酸 在24h内可有效抑制细菌生长，可有尿酸盐沉淀。适用于蛋白质、尿酸、皮质醇等化学物质检测，不适用于pH测定。建议每升尿中加入约10g硼酸。

（3）甲苯 可在尿液标本表面形成一层甲苯薄膜，阻止尿液与空气接触，防止细菌繁殖，适用于尿糖、尿蛋白等项目的检测。建议每100mL尿中加入0.5mL甲苯。

（4）盐酸 使尿液保持高度酸性，阻止细菌繁殖，同时可防止一些化学物质因尿液碱化而分解，适用于钙、磷酸盐、草酸盐、儿茶酚胺、17-羟皮质类固醇、17-酮类固醇等项目的测定。由于可破坏有形成分，产生尿酸盐沉淀，因此不适用于常规筛查和尿酸测定。使用时建议每升尿中加入10mL浓盐酸。

（5）麝香草酚 不但能抑制细菌生长，起到防腐作用，同时又能较好地保存尿液中的有形成分，可用于尿液显微镜检查尤其是尿浓缩结核杆菌检查，以及化学成分检验的标本保存。建议每100mL尿中加0.1g麝香草酚。

（6）冰醋酸 适用于醛固酮、儿茶酚胺、雌激素等项目的测定。建议24h尿中加入5～10mL冰醋酸。

（三）特殊标本的采集

1. 脑脊液标本的采集 脑脊液是存在于脑室及蛛网膜下腔的一种无色透明的液体。脑脊液由临床医师经腰椎穿刺或小脑延髓池穿刺获得。脑脊液标本采集所用容器为无菌试管，若能采集足量标本应将其分装至3～4支试管，每管宜取3～5mL，一般无须使用抗凝剂。第1管用于病原生物学检查，第2管用于临床化学和免疫学检查，第3管用于常规检查。如高度怀疑恶性肿瘤，再采集一管进行脱落细胞学检查。脑脊液标本应在室温条件下尽快送检，细胞计数和分类计数宜在1h内完成检查，以免细胞破损。

2. 浆膜腔积液的采集 浆膜腔积液包括胸水、腹水、心包腔积液等。浆膜腔积液标本由临床医师行浆膜腔穿刺术（胸腔穿刺术、腹腔穿刺术、心包腔穿刺术）获得。标本应在室温条件下尽快送检，可加入适当的抗凝剂。通过对其某些化学成分如蛋白质、乳酸、葡萄糖、酶和肿瘤标志物的测定，了解浆膜腔积液的性质。

3. 关节腔积液的采集 关节腔内滑液由滑膜分泌，在关节活动时滑液不断循环更新。当关节产生病变或出现某些全身性疾病时，可形成关节腔积液。关节腔积液标本由临床医师经关节腔穿刺术获得。关节腔积液的化学检查主要包括葡萄糖、尿酸、乳酸、脂类和蛋白质测定等。

4. 羊水标本的采集 羊水是妊娠期母体血浆通过胎膜进入羊膜腔的液体。羊水标本由临床医师经腹壁行羊膜穿刺术获得。标本应立即送检，以免细胞及化学成分受影响。通过分析羊水成分的变化可以了解胎儿的成熟度，如是否存在先天性缺陷或宫内感染。

考点：生物化学检验标本的种类及采集方法

二、标本的接收

为了加强检验标本的管理，保证检验分析前质量，提高检验结果的准确性，各实验室要根据不同项目对标本的要求，制订严格的标本验收制度和不合格标本的拒收制度。标本接收时要有专人与标本运送人员进行核对、交接、签字等程序。标本接收时应检查唯一性标识是否正确无误，申请检验项目与标本是否相符，标本容器是否正确、有无破损，标本的外观及标本量有无异常，标本采集时间到接收时间之间的间隔是否超出范围，标本存放条件是否符合要求等。验收情况应进行详细记录，对不符合规定的标本进行拒收并将标本不合格情况及时反馈给申请科室。在某种特殊情况下，如果拒收或退回标本存在困难，应与申请医师取得联系，提出处理意见，如仍需检验则应在检验报告单上对不合格标本进行描述，并提醒对检验结果可能产生的影响。

（一）不合格血液标本常见类型

临床上常见的不合格血液标本有以下几种类型：①标本唯一性标识与申请单不符，或存在信息不全、不清楚、脱落等情况。②标本容器选用错误或容器存在破损情况。③送检时间过长。④转运条件不当。⑤采血量不足或不当。⑥凝血：抗凝血标本出现凝固现象。⑦溶血：由于采血过程或转运过程不当造成血细胞破坏，进而发生溶血。⑧标本污染。⑨乳糜血。⑩输液侧采血。

（二）不合格尿液标本常见类型

临床上常见的不合格尿液标本有以下几种类型：①标本唯一性标识与申请单不符，或存在信息不全、不清楚、脱落等情况。②标本容器选用错误或容器存在破损情况。③送检时间过长。④转运条件不当。⑤尿液样本采集方法错误。⑥尿液采集时间错误。⑦尿液采集类别错误。⑧尿液清洁度差。⑨尿液采集量不足。⑩尿液采集数据的记录失误。

（三）不合格特殊标本常见类型

临床上常见的特殊标本有脑脊液、浆膜腔积液、关节腔积液和羊水等，其不合格类型主要有以下几种：①标本唯一性标识与申请单不符，或存在信息不全、不清楚、脱落等情况。②标本容器选用错误或容器存在破损情况。③送检时间过长。④转运条件不当。⑤样本采集量不足。⑥标本存在污染。

考点： 生化检验异常标本的类型及特点

三、标本的处理

（一）标本的运输

标本采集完成后应尽快送检，在运输过程中应注意生物安全，防止标本泄漏、破损、丢失、被盗等情况发生，同时也要注意保密性，避免患者隐私泄露。在整个运送过程中应遵循标本规定的运输温度要求，避免温度过高或过低导致标本质量发生变化。标本运送应严格按照运输流程和规定的路线进行，不得私自改变，整个运送过程应避免剧烈振荡。

（二）标本的分离

待检测生化项目的血液标本留取后应立即分离血清或血浆，最迟不超过2h，否则会影响试验结果。因为有些不稳定的酶放置后易失活，而且许多物质在红细胞和血清中分布不均，如不进行及时分离，会在红细胞与血清之间发生物质的相互转移。例如，红细胞钾离子浓度是血清钾离子浓度的20倍，血液放置过久，红细胞中的钾离子会向血清中转移，引起血清钾离子浓度升高。但要注意，血液标本分离前只能置于室温或37℃水浴箱内，切不可直接放入4℃冰箱，以免发生溶血。尿液、脑脊液和胸水、腹水等标本进行生化分析时，也常需离心取上清液。

（三）标本的储存

临床检验标本因检验项目内容的不同，其保存条件与保存时间也各不相同。分离后的血液标本通常放置在4℃冰箱保存，临床生化、临床免疫检验项目的标本保存时间不应超过1周，必要时可在–20℃冰箱冷冻保存。激素类测定项目标本保存时间不超过3天。凝血因子、血细胞、尿液、脑脊液、浆膜腔积液等标本一般不作保存。储存时，标本应储存在密闭容器中，以免蒸发。同时要注意避光，尽量隔绝空气。冷冻后再溶解的血液标本应重复混匀数次，以防止检测物质分布不均匀。

（四）废弃标本的处理

根据《医疗废物管理条例》和《医疗卫生机构医疗废物管理办法》的规定，检验后废弃的临床标本应由专人负责处理。需根据医疗废物的类别，将医疗废物分置于符合《医疗废物专用包装物、容器标准和警示标识规定》的包装物或者容器内。在盛装医疗废物前，应当确保医疗废物包装物或容器无破损、渗漏和其他缺陷。隔离的传染病患者或疑似传染病患者产生的医疗废物应当使用双层包装物，并及时密封。废弃标本要由专人送到指定的消毒地点集中处理。

考点：生化检验标本的处理及储存方法

第2节　标本因素对检验结果的影响

除病理性因素会影响体液的化学成分外，还有一些非病理性因素也会影响体液成分，甚至干扰测定，影响检验质量。这些非病理性因素通常包括生理因素和生活因素等，了解这些因素对检验结果的影响，有助于获取准确的检验结果及对结果进行合理的解释。同时也要求医护人员在采集标本前对患者的生活习惯、生理状态、治疗措施等有详细的了解，指导患者正确留取标本，避免存在影响检验结果的因素。

一、生理因素对检验结果的影响

常见的生理因素主要有年龄、性别、情绪、运动、妊娠、月经周期、采血体位、采集时间等。

（一）年龄

年龄的变化会对生化检验的结果产生影响。如正常的儿童由于处在生长期，骨骼的生长及发育快，成骨细胞活力强，分泌碱性磷酸酶增多，因此正常儿童的碱性磷酸酶水平比正常成人要高3倍左右；年龄还会影响肾功能，肌酐清除率随年龄增长每隔10年就会减少。随着年龄增长，低密度脂蛋白水平降低。激素水平也会有所变化，如雄激素和睾酮水平会降低。

对于检验结果受年龄变化影响的项目，应针对不同的年龄阶段制订不同的参考值范围，不能使用相同的参考值范围。

（二）性别

不同的性别存在不同的器官特异性，其激素水平及肌肉质量等也会有所不同，进而引起检验结果的不同。如男女的性激素分泌水平存在着巨大的差异；在15～55岁，女性的总胆固醇和低密度脂蛋白水平比男性稍高；与肌肉水平相关的肌酐和肌酸激酶，男性的水平则明显高于女性。

对于检验结果受性别影响的检验项目，应根据不同的性别制订不同的参考值范围。

（三）情绪

情绪在激动、紧张的情况下会影响神经-内分泌系统功能，使血清中游离脂肪酸、乳酸、血糖等物质含量升高。

针对情绪对检验结果的影响，医护人员采血前应尽量与患者做好沟通，并进行适当解释，帮助患者保持情绪稳定。

（四）运动

运动对检验结果的影响与运动的持续时间和强度有关。剧烈运动可暂时性或持续性影响体内的多种生化物质水平。例如，运动后血清肌酸激酶和谷丙转氨酶的测定值会明显升高，甚至在运动停止1h后，谷丙转氨酶仍可偏高40%左右。

因此为了减少运动对于检验结果的影响，应建议患者至少在检测前一晚避免剧烈活动并在采血前避免长距离行走、跑步或爬楼等。一般主张在清晨安静的状态下采血，并要至少休息15min。

（五）妊娠

妊娠是女性特殊的生理过程，由于各种因素使得妊娠时体内多种物质浓度水平发生变化。如在妊娠阶段，孕妇的血容量增加导致血液稀释，使微量元素、总蛋白、白蛋白、尿酸等水平明显降低。

因此，临床医师对于孕妇的检测结果应充分考虑妊娠的影响，必要时需确立妊娠期相应的参考值范围。

（六）月经周期

月经周期是成熟女性的正常生理过程，可分为增殖期、分泌期和月经期。在这三个不同的时期，与女性相关的各种激素含量水平有所不同，如雌二醇、促卵泡激素、促黄体生成素、黄体酮等。

因此，受月经周期影响的项目应根据月经周期的不同时期制订不同的参考值区间。

（七）采血体位

采血时常用体位有卧位、坐位和站位。体位发生变化时，血浆与组织间液之间的平衡也会发生改变，其中细胞成分和大分子物质的浓度改变较为明显。如由卧位改为站位，血浆白蛋白、总蛋白、胆红素、胆固醇、酶等浓度增加。由站位改为卧位时，血钾、血钙、总胆固醇等的浓度会有相应减少。

因此为了避免体位的变化对检验结果的影响，建议标本采集时保持正确的体位，并保持其一致性，一般采取坐位为宜。病情较重的患者可采取卧位。在确立参考区间时应考虑不同体位的结果差异。

（八）采集时间

体液中许多物质存在昼夜节律变化，某些成分在一天内的变化浮动可达上百倍，因此标本的采集时间必须严格控制。如皮质醇浓度的峰值在早晨6：00～8：00，而谷值在下午4：00左右，变化高达50%左右。

为了避免采集时间对检验结果的影响，生化血液标本的采集原则是必须在清晨（7：00～9：00）空腹或进食12h后采集。特殊标本要严格按照标本采集要求的时间段进行采集，如测定儿童生长激素的标本，应在晚上入睡后的9：00～11：00进行。

二、生活因素对检验结果的影响

（一）饮食和嗜好

饮食会对许多检验结果产生影响。如非素食者血清中的尿酸、尿素和氨的水平要比素食者高。餐后采集的标本血糖、甘油三酯、肌酸激酶等都明显增高，而且餐后采集的标本其血清常呈乳糜状，会对用比浊法和比色法测定的项目产生干扰。但空腹时间超过16h，会造成血清中蛋白质、葡萄糖等的含量下降，胆红素含量上升，误导临床诊断，影响临床诊断和治疗。

饮酒后会使血清中血糖降低，乳酸升高，严重者可导致代谢性酸中毒。长期饮酒者还会改变体内的血脂水平。

长期吸烟者血液中一氧化碳血红蛋白、儿茶酚胺、皮质醇、癌胚抗原等含量升高，免疫球蛋白水平降低。

因此为了减少饮食因素对检验结果的影响，在标本采集时应坚持空腹的原则，同时在标本采集前禁止暴饮暴食、禁酒、禁烟，保持规律的作息时间。

（二）药物

药物一般通过直接参与检验反应、激活或抑制检验反应、颜色干扰等途径影响检测结果。如维生素C会干扰血糖、血肌酐、尿糖的测定。镇痛消炎药物有助于将胆红素氧化为蓝绿色物质，使尿中胆红素值升高。如果直接输注电解质可使血钾、血钠浓度增高等。

为了减少药物对检验结果的影响，建议在采集标本前暂停使用各种药物，如不可停用，则应了解其可能对检验结果产生的影响。

考点：标本因素对检验结果的影响

第 3 节　生物化学检验结果的审核与发放

整个检验质量控制过程包括分析前、分析中和分析后三个环节。而检验结果的审核与发放是分析后质量控制过程中重要的环节之一。目前临床生化检验过程已由生化分析仪实现了全自动化，可同时进行几十个生化项目的测定，测定完成后，通过仪器的传输功能，将检验结果传送至实验室信息系统（laboratory information system，LIS）。专业人员在LIS上对检验结果进行综合分析、判断、确认结果直至报告发送。该过程是保证检验结果准确性的最后一道防线，其重要性不言而喻。

一、检验结果的审核

检验结果的审核是指被授权人对相关检验项目结果进行核对、分析和确认的过程，决定着检验结果的复检和直接发放，是检验过程的终末环节，发挥着非常重要的作用。根据ISO 15189要求，在检验结果复核（审核）时，应对照室内质控、可利用的临床信息及以前的检验结果对整个分析过程、分析技术及分析结果进行评估。

（一）对分析过程的审核

对分析过程的审核主要体现在当天的室内质量控制情况。室内质量控制是保证检验结果准确性和一致性的重要手段，因此在结果审核之前一定要检查当天的室内质量控制情况。如有失控项目，失控是否处理，结果审核只有在失控纠正后才能进行。

（二）对检验结果的审核

1. 结合临床信息进行审核　在结果审核时，要结合患者的临床诊断、性别和年龄等临床信息，观察检验结果是否与临床信息一致。若检验结果异常，与历史检验结果相差较大或与诊断预期有差异时，可结合诊断相关指标进行综合判断，必要时直接与临床医师沟通，判断检验结果的客观性。如不符，排除实验室的原因后，建议重新采集标本复查。

2. 标本状态的审核　在临床检验工作中，常存在“让步标本”，即溶血、重度脂血和严重黄疸的血液标本。在对这些标本进行分析时，应对标本状态及程度进行备注，供临床医师在分析检验结果时参考，必要时应注明标本状态对哪些项目结果有影响。

3. 检验方法的审核　在临床检验中，同一检验项目往往有多种检验方法，但不同方法的参考区间、灵敏度及特异性等都会存在差异。因此在报告审核时要对项目检验方法及对应的参考范围区间进行核对。

4. 对超出项目线性范围的结果进行审核 临床生化检验中的定量检测项目结果若出现高值预警，提示项目实际值高于线性范围最高值。此时需要将标本稀释后复测，检验结果为复测结果乘以稀释倍数。

二、检验报告的发放

每个临床实验室应根据自己的实际情况制订自己的检验报告单发放制度。内容包括：检验报告单的格式、发放时间及方法、数据管理、保密措施等。目前检验报告单常以纸质或电子的方式发出。

（一）检验报告单的内容

检验报告单的格式可以根据每个实验室的实际情况进行调整，但报告单的内容应包括以下几个方面：①医院和实验室的名称；②检验项目名称；③患者相关信息：包括姓名、性别、年龄、科室、唯一性标识、临床诊断等；④标本信息：标本类型、采集时间等；⑤检验申请者信息：申请医师姓名、申请时间等；⑥检验内容：标本接收时间、报告发送时间、检验结果、参考区间及异常提示等；⑦报告授权人签字：检验报告者和审核者签字；⑧检验结果修正及解释：检验结果如有修正，需提供原始结果及修正后的结果，针对某些特殊项目可为临床医师提供相应的临床解释；⑨其他：如对标本状态等信息进行的备注。

（二）检验报告单的发放

1. 常规生化检验的报告时间 根据检验项目及不同实验室的要求，报告时间也不尽相同。短的一般2～4h发送报告，最长一般不超过48h。

2. 急诊生化检验的报告时间 针对急诊生化检验报告单的发放，多数医院规定从接收到标本开始至报告单发出最长不超过2h。

3. 危急值报告程序 危急值是指能够提示患者生命处于危险/危急状态的检查数据/结果，此时临床应立即采取紧急适宜的抢救项目。当检验结果出现危急值时，在排除实验室原因，确定检验结果准确无误后，检查者立即电话通知患者所在临床科室医护人员，报告接收人须向报告人“回读”患者及危急值信息。报告人同时需对危急值进行详细记录，记录内容包括但不限于：患者唯一性识别信息、危急值项目名称及危急值、报告时间（精确到分钟）、报告人所在部门名称及报告人识别信息、接收人所在部门名称及接收人识别信息等。危急值报告记录须报告人与报告接收人同时、准确、完整记录，危急值报告记录信息至少保留2年或以上。无论是常规生化检验项目还是急诊生化检验项目，只要检验结果出现了危急值，实验室都必须执行危急值报告程序。

临床实验室应建立自己的检验结果审核、发放制度，以及危急值报告制度，并要求实验室检验人员严格遵守。同时在报告单发放时要注意患者隐私的保护。

考点：检验结果审核的要求及危急值的概念

目标检测

一、选择题（A_1型题）

1. 生物化学检验血液标本常用的抗凝剂有（　　）
   A. 肝素　　B. 枸橼酸盐
   C. EDTA盐　　D. 草酸盐
   E. 以上都是
2. 下列关于全血、血浆和血清的概念叙述中，不正确的是（　　）
   A. 血清是血液离体后血块收缩所分离出的微黄色透明液体
   B. 抗凝血一般是指血液加抗凝剂后的全血
   C. 血浆是不含纤维蛋白原的抗凝血
   D. 脱纤维蛋白全血指用物理方法促进全部纤维蛋白缠绕于玻璃珠上面得到的血液
   E. 血清不含蛋白纤维原

3. 静脉采血法的采血部位首选（　　）
A. 股静脉　B. 颈外静脉
C. 肘部浅静脉　D. 手背静脉
E. 内踝静脉

4. 用于尿糖、尿蛋白定量检查的防腐剂是（　　）
A. 甲醛　B. 麝香草酚
C. 浓盐酸　D. 冰醋酸
E. 甲苯

5. 生物化学检验中不属于特殊标本的是（　　）
A. 血浆　B. 脑脊液
C. 关节腔积液　D. 羊水
E. 浆膜腔积液

6. 饮酒可使血液中哪种成分含量降低（　　）
A. 乳酸　B. 甘油三酯
C. 谷草转氨酶　D. 高密度脂蛋白
E. 血糖

7. 检验后阶段质量保证的主要工作是（　　）
A. 检验结果的审核
B. 检验结果的发放
C. 咨询服务
D. 检验后标本的保存和处理
E. 以上都是

8. 检验报告的完整性指的是（　　）
A. 标本的检测过程
B. 检验结果的审核步骤
C. 检验报告单的发放程序
D. 检验报告的内容
E. 检验标本的接收程序

9. 危急值指的是（　　）
A. 高于正常参考区间上限的检验结果
B. 低于正常参考区间下限的检验结果
C. 危及患者生命的检验结果
D. 急诊标本检验结果
E. 常规检验标本结果

10. 危急值的报告时间是（　　）
A. 常规申请标本按相应规定时间报告
B. 立即向临床医师报告检验结果
C. 急诊标本2h内报告
D. 临床医师询问时报告结果
E. 2h内报告结果

二、简答题

1. 标本因素对检验结果的影响有哪些？
2. 检验报告单的内容包含哪些方面？

（焦　娟）

第3章 实验方法的选择与评价

学习目标

1. 掌握检测系统和量值溯源的概念，检测项目临床应用性能评价的指标，检测系统的性能验证和确认的内容。
2. 熟悉临床实验方法评价的指标，检测系统的评价与验证方法，检测系统的持续有效性。
3. 了解实验方法的分级和选择，试剂盒的选择、使用和评价。
4. 具有检测系统的概念和量值溯源的意识，对检测系统性能验证和确认的临床应用能充分认识。
5. 能制备评价实验样本和选择实验的方法，对新的检测系统进行初步评价和验证。

临床实验室的核心工作是为临床提供准确及时的检验信息，而实验方法的改进与选择、检测系统的性能评价即是此项工作的基础。实验室工作人员应对实验方法进行严格的评估和选择，并对所组成的检测系统的分析性能进行评价，确认检测系统的分析性能符合临床要求，方可保证检测系统的持续有效性，使检测结果符合临床要求并具备可比性，能客观地反映被检测者的生理和病理状况。

第 1 节　实验方法的选择

生物化学检验要结合其目的、要求等，选择适当的实验方法，这是得到准确可靠信息的前提，是检验质量的重要保障。

一、实验方法的分级

国际临床化学和检验医学联合会（IFCC）将临床生化检验的诸多方法根据其准确度与精密度的不同，分为决定性方法、参考方法和常规方法三级。

（一）决定性方法

决定性方法（definitive method）是准确度最高、系统误差最小、经过研究证明尚未发现其不准确度或不精密度的方法，其测定结果与“真值”最为接近。属于这类方法的主要有重量分析法、中子活化法、同位素稀释质谱法（isotope dilution mass spectrometry，ID-MS）等。

由于技术要求太高，费用昂贵，这类方法并不直接用于临床检验，也不用于鉴定常规方法的准确性，主要用于评价参考方法和对一级标准品定值，具有权威性。国际上研究这类方法的实验室很少，主要集中在美国、法国、德国、丹麦等国家的实验室。

（二）参考方法

参考方法（reference method）是指准确度与精密度已经被充分证实，且经公认的权威机构（国家主管部门、相关学术团体和国际性组织等）颁布的方法。这类方法干扰因素少，系统误差很小，灵敏度和特异性适当，分析范围较宽，线性良好，重复测定中的随机误差可以忽略不计。

参考方法可再分为公认的参考方法和推荐的参考方法，可以在生产厂家和临床实验室使用，条件许可的临床实验室也可用参考方法进行常规分析，主要用于鉴定常规方法，评价其误差大小、干扰因素并决定是否可以被接受，用于鉴定二级标准品、对质控血清定值和对商品试剂盒进行质量评价，产生二级参考测量程序等。

（三）常规方法

常规方法（routine method）指性能指标符合临床需要，有足够的精密度、准确度、特异度、适当的分析范围，经济且实用的检验方法。目前临床实验室开展的检验项目的检测方法大多属于常规方法。常规方法在作出评定以后，经有关学术组织认可，可以作为推荐方法。

临床生化检验部分项目的决定性方法、参考方法和常规方法见表3-1。

表3-1 临床生化检验项目的决定性方法、参考方法、常规方法

项目	决定性方法	参考方法	常规方法
钾	ID-MS、中子活化法	火焰光度法	火焰光度法、离子选择电极法
钠	中子活化法	火焰光度法	离子选择电极法、火焰光度法
氯	ID-MS、中子活化法	电流滴定法	硫氰酸汞法、离子选择电极法
钙	ID-MS	原子吸收分光光度法	邻甲酚酞络合酮法、MXB法
镁	ID-MS	原子吸收分光光度法	MTB法
磷	ID-MS	—	米吐尔直接法、孔雀绿试剂法
白蛋白	—	免疫化学法	溴甲酚绿法
总蛋白	—	凯氏定氮法	双缩脲法
肌酐	ID-MS	离子交换层析法	苦味酸比色法、酶法
尿素	ID-MS	尿素酶法	二乙酰一肟法、酶法
尿酸	ID-MS	尿酸酶法（紫外）	磷钨酸比色法
胆红素	—	重氮反应法	J-G法
葡萄糖	ID-MS	己糖激酶法	葡萄糖氧化酶法
胆固醇	ID-MS	Abell-Kendall法	L-B反应直接法、酶法
甘油三酯	ID-MS	二氯甲烷提取变色酸显色法	酶法
天冬氨酸氨基转移酶	—	MDH-NADH法	赖氏法
丙氨酸氨基转移酶	—	LDH-NADH法	赖氏法
转肽酶	—	动力学连续监测法	*γ-L-*谷氨酰-*α-*萘酚比色法
肌酸激酶	—	NAD^+偶联法	比色法

注：ID-MS为同位素稀释质谱法，MXB为甲烷基二甲苯酚蓝，MTB为甲基百里酚蓝，MDH为苹果酸脱氢酶，LDH为乳酸脱氢酶，NADH为还原型辅酶Ⅰ，NAD^+为氧化型辅酶Ⅰ。

二、实验方法选择的目的和原则

（一）实验方法选择的目的

每个临床检验项目往往有多种不同的测定方法，选择实验方法要根据临床需求，并结合实验室自身条件和检验要求，确定合适且性能特点好的检验方法。条件优越的实验室可建立和选择参考方法，一般实验室受仪器设备、技术力量、检验成本的限制，主要选择常规分析方法和使用方便的参考方法。无论选择什么样的检验方法，必须保证拟使用的检验方法在正式应用于临床分析患者标本之前，对方法的分析性能及可能引入的误差进行了解，做出初步评估，判断该实验方法或检验系统是否能够用于临床检验。总的来说，适合于临床的实验方法必须进行严格的选择和评价。

（二）实验方法选择的原则要求

选择常规分析方法时，尽量选用国内外通用的或推荐的方法，便于方法的规范化和质量控制。同时要重点考虑方法的实用性和可靠性两个方面的性能指标。

1. 实用性 ①微量快速，便于急诊，适合批量成套项目分析。所谓微量系指检验所需标本量少；检验速度是指单份标本检验一次所需时间，以及在常规条件下单位时间内所能处理的标本数量。②费用低廉，包括试剂、设备及一般管理费用等，特别是无须昂贵的设备和试剂，具有较强的可行性。③方法简便，易于自动化分析。④安全可靠，试剂无毒性，腐蚀性小，实验室工作人员无须特别防护。

2. 可靠性 一般具有较高的精密度和准确度，以及较大的检验能力，保证测定结果的准确性能满足方法允许误差限度的要求。

三、实验方法选择的步骤

对所选择的新的实验方法，在用于检验患者标本前，临床实验室必须对其分析性能进行验证或评价，证实其能满足临床和实验室要求的性能后，方可用于临床检验。方法学的选择是实验室的重要任务之一，也是质量保证的前提。

（一）临床提出需求

临床实验室根据临床疾病诊断需求，结合实验室现有设备条件和人员技术水平等情况，提出开展某项新检测方法，或为了提供更好的准确度和精密度，对实验室的原有方法性能进行改进，提出对检验方法性能要求的设想。

（二）广泛查阅资料

根据方法选择的要求，可通过查阅相关文献、翻阅相关文件条例、向同行专家进行咨询、参照国内外实验室间质评和能力验证的反馈信息，或在专业性会议上获取信息，还可以要求相关仪器和试剂生产公司提供技术资料等，对各种方法进行比较与检验，充分了解各种方法特点的科学根据及真实的使用价值，选择适合于本实验室条件的方法。如果文献报道中没有说明方法的有关性能资料或引用文献中的有关论述，则不可轻易采用。

（三）确定候选方法

根据实验室的设备条件、技术人员业务素质、工作量等具体情况，选择适合于本实验室具体条件的实验方法作为候选方法。有些反应条件可能还需要进行认真研究、分析、验证和调整，主要包括实验室的吸收曲线与检测波长的选择、呈色的稳定性、反应温度和时间、样本和试剂的体积比、试剂的最佳配方、缓冲体系的种类及实验方法的线性范围。候选方法确定后，应明确检测方法的原理、所需仪器和试剂的来源及纯度、标本采集运输要求、详细的操作步骤、标准曲线、结果计算和分析、文献中列出的性能指标（特异性、准确度、精密度、线性范围等）、参考值与参考范围、成本费用及其他应注意的事项与安全防护措施等。

（四）确定质量目标

实验室应确定实验室的分析质量目标、候选方法的分析性能，通过与质量目标进行比较，以决定其可接受性。实验室采取的质量目标，应根据其服务的群体、实验的特定应用及临床需求的不同而有所不同。质量目标应参照《临床化学检验常用项目分析质量标准》（WS/T403—2024）。没有标准的项目可参照美国临床实验室改进法案修正案（Clinical Laboratory Improvement Amendments 1988，CLIA’88）中推荐的允许总误差，以及国际专业团体、国家或专家推荐性指南文件的要求。

（五）进行初步评价试验

对候选实验方法应做初步评价试验。初步评价试验应该包括：①标准曲线的线性范围及其重复性。②进行质控血清和新鲜标本的重复实验，考查方法的精密度。③分析浓度不同的样本，与公认参考方法的测量值对比，以初步考查方法的正确度。④评价所选仪器与试剂是否符合国家有关规定及安全防护措施。通过对候选实验方法的初步评价，使实验室人员熟悉有关技术，掌握各分析步骤要点，判断是否符合实验室条件要求，操作是否可以优化。根据初步评价所获得的资源确定是否有必要做进一步的研究。

第2节　试剂盒的选择与使用

近年来，医学检验发展十分迅速，实验室基本上配备了不同类型的全/半自动生化分析仪，检验试剂基本上实现了成套化、商品化，即通常所称的试剂盒。某种程度上，方法学的选择已成为试剂盒的选择。由于生产试剂的厂家众多，各试剂生产厂家的生产条件、技术水平、原材料来源不同，即使选择相同的检验方法，试剂性能之间也存在着较大差异，检验工作者必须学会对这些试剂盒进行选择、评价和使用，才有可能保证检验结果准确可靠。

一、试剂盒的类型

生化试剂盒按剂型分类，可分为液体试剂、干粉试剂、干片试剂、一次性试剂包等。干粉试剂由厂家配制完成后冻干而成，使用前需加一定量的纯水或缓冲液复溶；干片试剂需要与相应的仪器配套才能使用；一次性试剂包主要由厂家为其某一机型的一些固定检验项目配套研制，有芯片感应等功能；液体试剂由于在使用中不需要加水复溶，因而减少了因稀释导致的试剂质量的瓶间变异，保证了试剂中各种成分的均一性，避免了复溶水中重金属离子、微生物、NH_3及杂质对检验结果的影响，增加了试剂的稳定性，因此在临床实验室应用最为广泛。

液体试剂分液体单试剂、液体双试剂两种类型。

1. 液体单试剂　使用时只有一种试剂的称为单试剂，具有占用仪器的试剂通道少、成本低、运输方便等优点。一些液体单试剂可在室温下运输和保存。某些液体单试剂，先由厂家配制成两瓶不同成分的试剂，实验室在使用前再按一定的比例混匀成一种试剂使用。

2. 液体双试剂　使用时有两种试剂的称为双试剂，有时也有三试剂或四试剂，但较少见。液体双试剂是目前试剂的主要形式，其抗干扰能力强，稳定性好。许多检验方法由于受某种因素的干扰，使检验结果的准确度和精密度下降，采用液体双试剂可减少，甚至避免这种干扰，即在试剂1（R_1）中加入相应的工具酶，在孵育期先消除内源性物质的干扰，再加入试剂2（R_2）启动酶促反应，从而消除或降低内源性物质的干扰。如标本中的胆红素、抗坏血酸等还原性物质可对特林德（Trinder）反应造成干扰，在R_1中加入一定量的抗坏血酸氧化酶，让标本与R_1反应一段时间后再加入R_2启动氧化反应，从而提高Trinder反应的准确性。

二、试剂盒的选购

目前，试剂盒的生产厂家很多，质量参差不齐，加之各实验室所用的仪器类型和型号繁杂，仪器运行的环境也各有不同，因此试剂盒的选择和应用成为影响检验质量的一个重要因素。选购试剂盒时一般应遵循以下原则。

1. 选择方法特异性好、灵敏度高，准确度和精密度符合IFCC、世界卫生组织（World Health Organization，WHO）和国家卫生健康委临床检验中心（National Center for Clinical Laboratories，NCCL）等组织推荐的质量标准的试剂盒。

2. 选用前应先对试剂盒的包装、理学性能、方法学性能有充分了解或考察，最好亲自试用，确认各种性能参数符合试剂说明书承诺和本实验室的要求。

3. 必须有国家药品监督管理局（NMPA）的批准文号。凡未列入国家卫生健康委员会临床检验体外诊断试剂审批管理范围的试剂盒，没有生产批准文号的，均不应使用。

4. 有配套使用的校准品，校准物质符合IFCC、WHO、NCCL推荐的标准和要求，最好能提供溯源性的材料和说明。

5. 试剂盒的有效期至少1年。根据本实验室日工作量、分析仪试剂用量、试剂复溶后的稳定时间，选购包装大小适宜、出厂时间短的试剂。

三、试剂盒的使用

试剂盒在使用前和使用过程中应关注以下内容。

（一）查阅说明书

说明书是用户了解和正确使用试剂盒的关键资料，因此，用户在使用试剂前应对试剂盒的用途、包装组成、测定原理、适用机型、技术参数、标本要求、测定步骤、贮存条件、生产批号、有效期、性能特征（准确度、精密度、特异性、干扰因素、线性范围、参考区间等）和注意事项，以及生产单位等有充分的了解。

（二）理学检查

1. 包装 试剂盒应有完整、可靠、密封的包装。液体试剂的瓶子无渗漏，溶液量达到说明书所介绍的容量；片剂和粉剂应密封在棕色瓶内，并有防潮措施；见光氧化或不稳定的试剂应用棕色瓶放暗处保存。试剂瓶的封口应完好，不松动，标签清晰，复溶方法、贮存温度、出厂日期和有效期限均应标明，并有详细的操作说明。进口试剂应有中文标识和说明。

2. 颜色 说明书中应指明正常的颜色，若出现异常颜色，表明该试剂已变质。一般正常的粉剂或片剂应为白色或灰白色，液体酶试剂常是淡黄色或无色；当粉剂或片剂出现黄色或红色，液体酶试剂出现红色或深黄色，常表示已变质。

3. 溶解度 除少数试剂溶解较慢外，一般粉末状或片状的试剂，加入溶剂后应在5min内溶解完全，溶解速度慢常表示试剂质量欠佳。

4. 性状 检查试剂有无凝块、浑浊或沉淀等。粉状试剂溶解后应均匀、无凝块，不黏附于瓶壁。若出现凝块或黏附于瓶壁，表示试剂受潮。液体试剂或酶试剂应无沉淀、清晰，无浑浊，若出现沉淀或浑浊，说明该试剂已经变质或污染。

（三）稳定性

试剂的稳定性是指试剂质量的有效期限，多数试剂的稳定性期限在一年以上。在临床实验室，工作人员最关心的是试剂复溶或开封后的稳定性，因为它直接关系到检验结果的准确性和重复性。一般要求复溶后酶试剂，在室温下稳定8至24h以上，4℃冷藏至少稳定24～48h。在订购试剂，特别是酶试剂时，要根据试剂复溶后稳定期限和工作量情况选择合适的包装。试剂说明书上一般均有试剂稳定时间的说明，实验室可根据工作量，通过室内质控等方法，对试剂稳定性加以验证，确保使用期内复溶或开封后试剂的稳定。

（四）均一性

均一性是指在批内或批间各种成分的稳定性和均匀性。试剂盒的均一性也是影响检验质量的重要因素，特别是酶试剂的影响更大。对试剂的均一性评价可采取从同一批试剂盒中随机抽取若干瓶试剂，测定同一份标本，计算其变异系数作为批内均一性的指标。实验室在更换试剂批号时，应进行新旧批号的比对试验。

（五）性能评价

与方法学的选择相同，在使用试剂盒检验临床标本前，应对其分析性能进行评价，性能评价的内容通常包括精密度、准确度、线性范围、可报告范围、特异性和灵敏度等。

要在实验条件最好的情况下评价试剂性能，如操作应正规，使用的容器均经过校准；生化分析仪的性能处于良好状态，其波长、反应温度、加样准确性、稳定性等均符合要求；试验用水合格；校准物浓度或定值、血清靶值均经过验证。性能评价时，应在相同的试验条件下，用公认的其他试剂盒，同时测定样本，比较两种试剂盒测定结果之间的差异。进一步评价可参照检验系统的评价方法。

第 3 节　临床实验方法的评价和检验项目临床应用性能评价

临床生化检验实验方法的选择和评价，是临床生化检验质量控制的重要基础工作。方法学评价（evaluation of methodology）是通过实验的途径客观评价实验方法及其试剂分析性能的重要手段。近年来，随着实验室质量意识的不断提高，管理体系的不断完善以及ISO 15189管理体系的不断深入推广，性能验证逐渐被实验室重视起来。当建立一个新的方法，或引进新的方法时，都应对新方法的技术性能作出评价，以便科学地选择和应用。通过实验途径来评价候选方法的性能是实验方法评价，临床实验室每种检验项目有多种检验方法，检测仪器、人员技术水平和实验室管理的差异，造成检测系统的多样性，即使是同一方法，在具体步骤上也有细微差别，结果和参考值也不尽相同，给医生、患者及检验人员带来很大困扰。因此，在临床工作中必须对实验室方法进行性能评价，观察实验室的基本性能是否能够满足预期的质量要求，是否能够达到临床使用标准。应用实验室方法对检测仪器、配套校准品、实验室环境等性能进行评价是重要的评价手段。实验室建立新的检验方法或检测系统前、改进原有检验方法后、检测仪器重要参数发生变化、更换新的试剂盒时，都应进行系统性能评价。实验方法评价的过程就是对实验误差的测量。

一、总体、样本和分析批

1. 总体（population）　指研究对象的全部，是所有观测单位测量值的集合。组成总体的每一个观测单位称为个体，实际工作中往往从总体中按照随机的原则抽取一部分个体组成样本（sample），从样本推断总体的情况。

2. 分析批　指预期检验系统的精密度和正确度稳定的一段时间或测量样本量。在检验工作中，每个分析批必须检验质控品以评价该批次的性能。实验室必须对特定的分析系统规定适当的分析批长度，实验室除了根据厂家推荐的批长度外，还应根据患者样本稳定性、患者样本数量、重复分析样本量、工作流程、操作人员素质来确定分析批长度。

二、实验误差

实验误差简称误差（error），指测量结果与被测量物质客观真值之间的差异。标本中被测物质的真实浓度为真值，它是客观存在的，由于误差的存在，不可能求得真值，真值是理想化的数值。在实际工作中，因为测量工作受技术水平的限制及受测量者主观视听与环境条件偶然起伏等的影响，实验测量不可避免地会产生误差，往往采用严格的实验条件和准确精密的方法，以多次重复测量所测量值的平均值代表相对意义的真值。因此，分析实验测量中产生的各种误差，要设法消除其影响，并对实验测量结果中未能消除的误差做出估计，这样才能在最大程度上避免误差的发生，为医生的临床诊断提供更加准确、科学的依据。

（一）实验误差的分类

按照误差来源的性质，实验误差可分为随机误差和系统误差两类。

1. 随机误差（random error，RE） 又称偶然误差，指在重复性条件下，对同一物质进行多次测量时产生的误差。

随机误差是客观存在的，没有一定的大小和方向，可正可负；数据呈正态分布；具有不可预测性，不可避免，但在一定条件下，误差可控制在一定范围内；分析步骤越多，造成这种误差的机会越多，但随着测量次数的增加，其算术平均值更加接近于真值。人们只能将其控制在一定的范围但不能消除。随机误差常用精密度来表示，测定值产生随机误差的分布见图3-1。随机误差是由测定仪器、试剂、环境等实验条件的改变及分析人员操作习惯等因素的变化而引起。

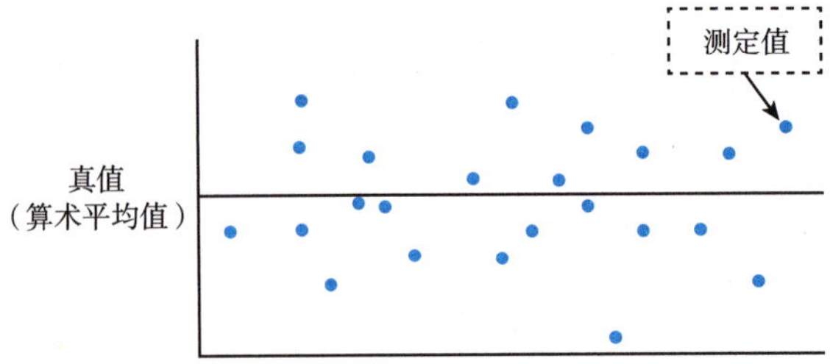

图3-1 测定值产生随机误差分布图

测定值的算术平均值接近真值，各测定值以真值为中心随机分布

2. 系统误差（systematic error，SE） 指在重复性条件下，对同一被测物质无限多次测量所得结果的平均值与被测物质的真值之差。

系统误差是单向性的，没有随机性，常有一定的方向；一般由恒定的因素引起，增加测量次数也不能消除，并在一定条件下多次测定中重复出现；当找到引起误差的原因后，采取一定措施即可纠正。消除系统误差能提高测定的准确度。测定值产生系统误差分布见图3-2。

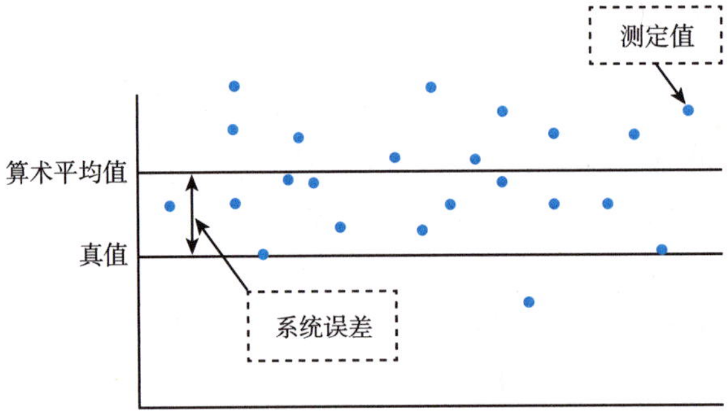

图3-2 测定值产生系统误差分布图

测定值的算术平均值偏离真值，算术平均值与真值的差别越大，表明系统误差越大

系统误差可分为恒定系统误差（constant systematic error，CE）和比例系统误差（proportional systematic error，PE）。恒定系统误差指由干扰物引起的使测定值与真值存在恒定大小的误差，误差大小与被测物浓度无关，而与干扰物浓度相关。比例系统误差指相对于被测物浓度有相同的百分比误差，误差的绝对量与被测物浓度成正比。

系统误差主要来自以下几个方面：①仪器误差，这是由于仪器本身的缺陷或没有按规定条件使用而引起的，如仪器波长未校准、量器不准等；②试剂误差，由于试剂的质量差等原因引起误差；③方法误差，这是生化检验中最严重、最难避免的误差，是由方法的分析性能固有的缺陷所致，如检测方法特异度不高、标本中存在干扰物等。可以通过方法的选择和评价，减小误差。

引起系统误差和随机误差的原因是相对的，有时引起系统误差的因素可以引起随机误差，引起随机误差的因素也可引起系统误差，随机误差和系统误差在一定条件下能相互转化。

（二）实验误差的表示方法

根据误差性质不同，主要有以下几种不同的方法来表示实验误差。

1. 绝对误差 指测定值与真值之间的差值，绝对误差有正值和负值。

$$绝对误差=测定值-真值 \tag{3-1}$$

2. 相对误差 指绝对误差与真值的百分比。

$$相对误差=\frac{测定值-真值}{真值}\times 100\% \tag{3-2}$$

3. 绝对偏差 指测定值与测定均值间的差异。

$$绝对偏差=测定值-测定均值 \tag{3-3}$$

4. 相对偏差 指绝对偏差与测定均值的百分比。

$$相对偏差=\frac{测定值-测定均值}{测定均值}\times 100\% \tag{3-4}$$

5. 平均误差 指一组测定值中，测定值与测定均值之差的平均值，即算术平均偏差，用d_m表示。

$$d_m=\frac{\sum|测定值-测定均值|}{n} \tag{3-5}$$

6. 标准差 指标准偏差（standard deviation，S），是方差（S^2）的平均根值，用S表示，标准差的单位和原始数据单位相同。它是表示精密度较好的指标，测量次数一般要求在20次以上。

$$S=\sqrt{\frac{\sum(测定值-测定均值)^2}{n-1}} \tag{3-6}$$

式中，n表示测定值个数，$n-1$称为自由度。

7. 变异系数（coefficient of variation，CV） 指样本标准差与样本均数的百分比，主要用于比较各组数据间的离散情况，没有单位。CV值越大，说明测定值离散越大，精密度越差。

$$CV=\frac{标准差}{测定均值}\times 100\% \tag{3-7}$$

（三）精密度、正确度和准确度

1. 精密度（precision） 指在重复性条件下对同一标本进行多次测定时，各测定值之间随机误差的大小。精密度无法直接衡量，往往用不精密度描述，常用S和（或）CV来表示，从而度量精密度的大小。标准差或变异系数越小，表明精密度越好，测量结果重复性越好。

2. 正确度（trueness） 又称真实度，指大量测定值的均值与被测物真值之间的接近程度，是表示测量结果中系统误差大小程度的指标。正确度代表系统误差的总和，可能由一个或多个误差引起，通常用偏倚（bias）来表示。偏倚指测量结果的预期值与可接受值间的差异，以检测计量单位或百分率表示，即平均值与参考值的差异。

3. 准确度（accuracy） 是指单个测定结果与真值之间的一致程度，表示测量结果中系统误差和随机误差的综合指标，由于真值实际上也是一个近似值，所以临床上常用不准确度来表示。准确度涵盖了正确度和精密度，既正确又精密的结果才是准确的。总误差是准确度指标，常以偏倚和不精密度（标准差或变异系数）的线性相加来进行计算。临床检验中，正确度常被等同于准确度，其实两者是有区别的。

第4节　检测系统的性能评价与验证方法

一、概　　述

临床实验室应对使用的检验方法的基本性能进行评价与验证，明确该方法是否具有足够的性能来说明检测系统的可靠性及满足临床使用的要求，性能评价与验证是保证检测系统完整性、有效性的重要手段。检测系统（包括检验仪器、配套校准品、试剂、运行环境等）的性能评价是方法学评价的具体实施。当实验室建立新的检测系统或完整检测系统中任一组合发生改变或运行中的检测系统在新项目应用之前、仪器重要参数发生变化、更换新的试剂盒等时，都应对系统性能进行评价与验证。

在开始性能评价与验证前应注意以下三个方面。

1. 检测系统应处于良好状态，试验条件要稳定，要尽量保证在相同条件下，即在同一检测系统下（包括测量程序、人员、仪器、环境等）以及在测量条件保持不变的条件下于规定时间内完成，每次实验前均应做室内质控，室内质控通过后方可进行验证。实验用计量器材尤其是加样设备必须通过计量监督部门检定合格后方可用于实验。

2. 实验样本要稳定，其基质组成应尽可能与临床标本相似，通常选用稳定性好、血清基质的质控品作为实验样品，但当前检测系统使用的同批号质控品不宜选用，注意严格控制冻融时间、混匀的操作手法。实验样品的浓度应尽可能选择与厂商声明性能接近的浓度或接近该项目医学决定水平的浓度，通常选择2～3个浓度水平。

3. 操作者应熟练掌握仪器的操作程序、校准程序、保养程序及检测程序，熟悉评价方案，此方案至少应包含准备工作、验证试验、数据收集与处理、结果判断四部分内容。

二、性能评价与验证

性能评价与验证的主要内容一般包括精密度、正确度、线性范围、检出限、生物参考区间等的评价与验证。

（一）精密度评价与验证

重复性试验是评价精密度的常用方法，包括批内精密度试验和批间精密度试验。

1. 基本方法

（1）批内精密度试验　是指将实验样本随机插入常规患者样本中，在相同条件下，并且在尽可能短时间内，进行多次重复测定，一般是批内重复测定20次，记录结果。计算均值、标准差、批内变异系数*CV*(%)。实验样本来源于浓度分别处于正常和病理水平的混合新鲜临床样本。

（2）批间精密度试验　是将不同批次实验样本随机插入常规患者样本中，在相同条件下，做多次重复性测量，一般测量定20天，记录结果，计算均值、标准差、批间变异系数*CV*(%)。实验样本来源于浓度分别处于正常和病理水平的室内质控样本。

2. 性能可接受性判断　性能可接受性判断标准优先选择卫生行业标准（WS/T 492—2016《临床检验定量测定项目精密度与正确度性能验证》)、（WS/T 403—2024《临床化学检验常用项目分析质量标准》）或与美国临床实验室改进法案修正案（CLIA'88）规定的允许偏倚范围进行比较（表3-2）。批内不精密度*CV*(%)≤1/4 CLIA'88允许总误差作为评价标准，无CLIA'88标准的项目，参照1/4生物变异允许总误差或NCCL室间质评最大允许误差为标准；批间不精密度*CV*(%)≤1/3 CLIA'88允许总误差作为评价标准，无CLIA'88标准的项目，参照1/3生物变异允许总误差或NCCL室间质评最大允许误差为标准。如以上两者都没有，则以厂家说明书标示来评价。

表 3-2　CLIA'88 临床生化质量控制允许偏倚范围（*T* 为靶值）

项目	允许偏倚	项目	允许偏倚
钾	*T*±0.5mmol/L	HDL-C	*T*±20%
钠	*T*±4mmol/L	LDH	*T*±20%
氯	*T*±5%	淀粉酶	*T*±30%
总钙	*T*±0. 25mmol/L	肌酸激酶	*T*±30%
磷	*T*±20%	GGT	*T*±20%
葡萄糖	*T*±10%	AST	*T*±30%
肌酐	*T*±15%	ALP	*T*±30%
总蛋白	*T*±10%	PO_2	*T*±3s
白蛋白	*T*±10%	PCO_2	*T*±8%
尿酸	*T*±17%	pH	*T*±0.04
ALT	*T*±20%	LDL-C	*T*±30%
总胆红素	*T*±20%	Apo A 1	*T*±30%
总甘油三酯	*T*±25%	Apo B	*T*±30%
胆固醇	*T*±10%	铁	*T*±20%

注：HDL-C，高密度脂蛋白胆固醇；LDH，乳酸脱氢酶；GGT，γ-谷氨酰转移酶；AST，天冬氨酸氨基转移酶；ALP，碱性磷酸酶；ALT，丙氨酸氨基转移酶；PO_2，血氧分压；PCO_2，血二氧化碳分压；LDL-C，低密度脂蛋白胆固醇；Apo，载脂蛋白。

链接

2016 年国家卫生和计划生育委员会发布了中华人民共和国卫生行业标准《临床检验定量测定项目精密度与正确度性能验证》（WS/T 492—2016），2016 年 12 月 15 日实施；2024 年国家卫生健康委员会发布《临床化学检验常用项目分析质量标准》，2024 年 11 月 1 日实施。

（二）正确度评价

在临床实验室工作中，由于检测的样品是源自人体的标本，成分和结构复杂，对正确度的评价，可以采用多种方法，从不同角度进行评价。常用的方法有回收试验、干扰试验和定值参考物检测。回收试验用于评价其比例系统误差；干扰试验用于评价恒定系统误差；通过检测定值参考物质，判断是否与厂家声明或其他规定的性能要求一致来验证正确度。

1. 回收试验（recovery test） 是指在已知浓度的样本中加入不同浓度的已知被测物质，然后用被评价方法或被评价的检测系统测定被测物质的浓度，最后计算实测浓度与加入浓度之比，以回收率评价检验方法或检测系统的比例系统误差。

（1）方法　选择无溶血、无脂血、无黄疸的正常人混合血清样本一份，将其一分为三，在其中的两份中分别加入不同浓度的被分析的纯品标准液作为分析样本，在另一份样本中加入相同体积的无分析物的溶液作基础样本，使三份样本的总体积相同。然后用被评价的方法或被评价的检测系统对样本进行四次重复检测，最后计算回收量。

（2）计算　回收浓度 = 分析标本测得平均浓度 − 基础标本测得平均浓度。

$$加入浓度=\frac{加入的标准液量(mL)}{混合血清样本量(mL)+标准液量(mL)}\times标准液浓度 \tag{3-8}$$

$$回收率(\%)=\frac{回收浓度}{加入浓度}\times100\% \tag{3-9}$$

$$比例系统误差=100\%-平均回收率 \quad (3\text{-}10)$$

（3）可接受性判断 若比例系统误差小于国家行业标准（WS/T 403—2024）或CLIA'88规定的总允许误差（TEa）标准，则该方法的正确度性能可接受；否则为不可接受。

（4）注意事项 ①样本最好选用新鲜正常人混合血清；②不能将被测物直接加入试验样本中，必须先配制适当浓度的溶液后才能加入，而且加入的量越少越好，一般不超过总体积的10%；③样本浓度应有高、中、低几个不同的浓度水平，而且加入量必须一致；④加入标准液后的样本浓度中应包括医学决定水平，但是不能超出本方法的线性范围；⑤试剂的配制和加入量必须准确，考虑到多方面因素的影响，一般应多做几次实验后再作出结论。

2. 干扰试验（interference experiment） 是定量检测样本中的干扰物质的量，目的是评价恒定系统误差，以评价方法的正确度。临床实验室测量过程中，干扰物质可以是测量误差的重要来源。干扰物按来源不同，通常分内源性（标本中存在的）和外源性（加入标本中的）两大类。常见的内源性干扰物除血清中固有的物质外，还有病理情况下生成的一些代谢产物、药物，标本采集不当或饮食形成的一些干扰物，如溶血、黄疸、脂血、乙醇、咖啡因等；常见的外源性干扰物有抗凝剂、防腐剂、稳定剂及采集和处理标本过程中的一些污染物质，如皮肤消毒剂、标本容器洗涤时残留的清洁剂等。由于干扰物质的种类很多，影响因素非常复杂，到目前为止，实验室只能对极少数的干扰物作出评价。干扰试验是指在一支浓度样本中加入包含干扰物质的溶液制成干扰样本，加入相同体积的不含干扰物质的溶液支撑基础样本，用被评价方法或检测系统检测干扰物质浓度，最后计算干扰样本或基础样本的差值，即干扰值。干扰物质在样本检测过程中通过参与反应进行干扰，使检验结果出现偏差，但干扰物质引起的误差通常是恒定系统误差，与分析物浓度无关。

（1）干扰试验方法

1）可疑干扰物的选择：根据候选试验方法的原理和条件等，结合厂家建议和试剂说明书，查阅相关资料，选择合适的干扰物质。一般常见的干扰物包括黄疸、脂血、溶血、防腐剂、抗凝剂、稳定剂和某些药物等。如样本中加入胆红素标准品制备黄疸标本，用机械溶血可制备溶血标本等。

2）试验样本制备：收集正常人混合血清或标准品一份，由于患者标本来源方便、基质成分与实际标本相同，常选择患者标本作为试验标本。将其一分为二，在其中一份中加入一定量的可疑干扰物质作为干扰样本，另一份加入等量的不含任何干扰物的溶剂作为基础样本。

3）样本检测：用被评价方法或被评价的检测系统对每份样本重复测定2～3次，计算干扰值。

$$干扰值=干扰样本测得值-基础样本测得值 \quad (3\text{-}11)$$

4）判断标准：将干扰引起系统误差的大小与国家行业标准（WS/T 403—2024）或CLIA'88规定的允许总误差标准进行比较，若小于该标准即可接受。

（2）注意事项

1）控制干扰物的加入量：加入干扰物的体积应不超过实验样本总体积的10%。

2）确定干扰物浓度：加入干扰物的浓度尽可能达到病理标本的最高浓度值。

（3）消除干扰的常用方法 干扰物对检测结果的影响是临床实验室的一种常见现象，消除干扰的最常用方法是空白实验和采用双波长或多波长检测排除干扰。当误差较大又无法消除时，应对检测方法进行改进或更换新的检测方法。

3. 方法比对试验（comparison of methods experiment） 是指试验方法（待评价或待验证方法）与比对方法（参考方法或准确度已知方法）进行比较，从测定结果间的差异，了解待评价方法检测结果偏倚。方法比对试验可用于评价系统误差的性质[恒定和（或）比例系统误差]。

（1）基本方法 美国临床实验室标准化协会（Clinical and Laboratory Standards Institute，CLSI）出版的EP9-A2文件《用患者样本进行方法比对及偏移评估》是目前最重要，也是最常用的正确度评价方案之一。该方案主要用于评价新的检验系统或测定法，或者更换新的试剂盒或新仪器在进行患者样本检验前，以了解新的检验系统或方法与原有的检验系统或方法之间的检验结果是否一致，即确定两个检验系统或方法测定结果的偏倚是否在可接受的范围内。

CLSI的EP9-A2《用患者样本进行方法比对及偏移评估》和EP15-A2《用户对精密度和正确度性能的验证方案》均介绍了方法比对试验进行正确度评价，主要差别是：前者实验次数较多，每天测8个样本，5天完成，共测40份样本；后者测20份样本，可在1天内完成。前者对数据进行严格统计处理，而后者计算较为简便。因此，EP9-A2更适于方法正确度确认，EP15-A2仅适于方法学验证。

（2）试验过程

1）比较方法选择：若选择准确度高的参考方法作为比较方法，可将方法间任何分析误差归于试验方法。原则上，比较方法应具有良好精密度，无已知干扰物，分析范围至少与实验方法相同。

2）样本要求：应选择常规检测新鲜样本为试验样本，无明显干扰物。样本量至少40例，增加样本量可提高比较结果可信性。其浓度要尽可能覆盖整个可报告范围，尽可能使试验样本分析物含量在参考区间外、可报告范围内。每份样本应有足够的量，以便使实验方法和比较方法都能做双份测定。

3）样本测定：不同检测系统开始检测时间应相近，应在2h内检测完毕。每天8个样本在不同分析批次测定，将样本按1、2、3、4、5、6、7、8顺序先测一遍，然后将顺序倒过来做第2次测定。连续测定5天，共测定40个样本。比对试验完成后，收集试验数据，实验方法的结果记为Y，对比方法的结果记为X。

（3）结果分析　统计处理方法对比试验所得的结果是配对资料，可进行配对资料的统计处理，包括配对t检验、相关和回归分析等。通常都选用回归分析方法，因为此方法可以计算出所研究浓度范围内任一浓度的系统误差。从回归方程$Y=a+bX$中，可显示出候选方法有无系统性误差。这种误差分三类：恒定系统误差与比例系统误差，或两者兼有。回归线的截距a代表恒定系统误差，回归系数（回归线的斜率）b代表比例系统误差，相关系数r代表两种方法的相关性是否密切。

实际情况并不简单，X与Y值都有偶然误差存在，b与a只是估计值，需要确定其可信限。在评价一种候选方法时，如果a=0，b的数值稍偏离1.0，那么这种偏离程度是否小到可以忽略不计，因而使候选方法可以接受。这就需要参考a及b值的变动范围，根据经验判断是否可以适用于临床检验的目的。在方法对比试验中的相关系数r可作为候选方法可否接受的一种指标，但r值随患者标本测定范围的增加而增大，因此，在配对资料分析中，不应片面地根据相关系数r来判断两种方法分析结果的符合程度。

1）基本方法：CLSI的EP9-A2文件《用患者样本进行方法比对及偏移评估》。

该方案规定：每天检验8个样本，共进行5天，至少分析40个样本。选择常规检验的新鲜标本，浓度尽可能覆盖整个可报告范围，50%的样本浓度在参考区间外。对两种方法检验得到的数据进行统计处理，分析方法间的偏倚是否可以接受。一般以CLIA'88允许误差的1/2作为评价标准。

2）简易方法：CLSI的EP15-A2文件《用户对精密度和正确度性能的验证方案》，可以使临床实验室通过最小的努力，即可验证厂家声明的正确度性能。

A. 样本制备：选择20份患者的新鲜样本，所含分析物浓度分布于试验方法的整个线性范围，不使用分析物浓度超出检验范围的样本。

B. 样本检验：在3～4天内用试验方法和比对方法分别检验这20份样本。每天测定5～7份样本，应在同一天的4h内检验完毕，并都有质量控制程序保障。

C. 统计学处理：计算每个样本两种方法结果的差异。

$$\text{偏倚}\,(b_i) = (\text{试验方法结果}_i - \text{比对方法结果}_i) \qquad (3\text{-}12)$$

$$\text{偏倚的百分比}\,(b_i\%) = \frac{\text{试验方法结果}_i - \text{比对方法结果}_i}{\text{比对方法结果}_i} \times 100\% \qquad (3\text{-}13)$$

某些情况下，室间质评或能力比对材料也被用来评价正确度。对于参加NCCL或各省临床检验中心室间质评涵盖的项目进行正确度验证，以NCCL或各省临床检验中心室间质评结果为依据，成绩在80%以上者即为验证通过。门诊生化参加各省临床检验中心的室间质评，其正确度的验证，通过与省临床检验中心的室间质评结果的比对来实现。

对于没有通过验证的项目，用患者样本进行方法对比试验及偏差评估。方法学比对用于实验室同一项目不同检验仪器、检验方法间实验结果的比对和校正，以确保同一实验室同一检验项目检验结果的可比性和可溯源性。比对方法：采用5个患者的样本，样本的浓度水平尽量覆盖测量范围，包括医学决定水平；在生化分析仪上测定，计算在医学决定水平下的系统误差（偏倚%）。

$$\text{偏倚（\%）}=\frac{\text{测定值}-\text{靶值}}{\text{靶值}}\times 100\% \tag{3-14}$$

偏倚（%）应≤1/2 CLIA'88或各省临床检验中心室间质评最大允许误差，80%以上的数据符合以上要求即为通过。

（三）线性范围验证试验

线性范围（linear range）指覆盖检验系统的可接受线性关系的范围。线性范围评价是观察一种检验方法或一个检验系统的可检验范围。通过该试验可以了解其最高检验值（上限）和最低检验值（下限），是对患者检验结果可报告范围的一种评价。

链接

分析测量范围（analytical measurement rang，AMR）指患者样本没有进行任何预处理（稀释或浓缩等），检验方法能够直接测出待测物的范围，在此范围内一系列样本分析物的测量值与其实际浓度呈线性比例关系。可报告范围（reportable range）指实验室可建立或验证检验系统测量相应准确度范围内得到检验结果的量值范围，相当于分析测量范围。可报告范围、分析测量范围和线性范围是不同组织或专业团体对检验系统在一定范围内给出可靠检验结果能力的描述，表达方式不一，但其内在含义是相同的。临床可报告范围（clinical reportable range，CRR）指定量检验项目向临床能报告的检验范围，患者样本可经过稀释、浓缩或其他预处理，结果乘以稀释或浓缩倍数，是分析测量范围的延伸。

一个比较好的检验方法或检验系统，应该有一个较宽的分析范围，但由于任何方法的分析范围都是有限的，对一个适用于临床的检验项目而言，其分析范围起码应覆盖本项目的医学决定水平和常见疾病的检验值。

1. 样本来源 采用本实验室或其他实验室常规检验样本获得的高值及低值标本进行。

2. 不同浓度样本的制备 取高值和低值样本各1份。

标本1：低浓度样本。

标本2：3份低浓度样本与1份高浓度样本混匀。

标本3：2份低浓度样本与2份高浓度样本混匀。

标本4：1份低浓度样本与3份高浓度样本混匀。

标本5：高浓度样本。

检验时，按样本1、2、3、4、5，5、4、3、2、1排列，每个样本测定2次，记录浓度，以理论浓度为纵坐标（Y）、实际浓度为横坐标（X）。由统计学计算出r^2和回归方程式$Y=aX+b$，以观察是否具有直线关系。

（四）检出限的验证

检出限（limit of detection，LoD）指检验系统可检验出分析物的最小值，也被称为检测下限，有时也用于指示灵敏度。空白限（limit of blank，LoB）指在规定的可能条件下，空白样品被观察到的系列检验结果的最大值。

临床实验室应对所用的检验系统或方法的LoD进行验证，确保检验方法能满足厂商给出的LoD，如不能确保厂商声明的LoD，实验室应和厂商联系，或者建立自己的LoD。

CLSI的EP17-A文件《确定检出限和定量检出限的方案》，对如何建立检验方法的检出限，以及如何验证厂商声明的检出限，提出了建议。此方案适合于所有定量检验项目。

验证LoD的程序：

1. 试验样本　①空白样本：不含有待分析物的样本，常使用系列校准品中的零标准作为空白，理想的空白样本应和所检验患者样本具有相同的基质。②LoD样本：验证方法的LoD时，在空白样本中加入分析物配制成LoD样本，使其浓度达到预期或厂家推荐的LoD浓度。

2. 测定次数　CLSI指南建议验证厂商声明时，至少做20次重复测量。数据尽可能来自各样本，并在数天内进行检验。

3. 如果厂商提供了LoB，实验室应对空白样本重复检验，若结果没有3个测量值超出LoB，则可直接使用厂商的LoB；若厂商不提供LoB，应先估计LoB。

4. 结果判断　若对具有相当于厂商给定LoD浓度的LoD样本进行重复测量，估计其结果超过LoB的比例数。若比例与预期值（默认为95%）在95%可信限内，说明实验数据支持厂商声明的LoD。否则，不能确认厂商声明的LoD，实验室应和厂商联系，或者建立自己的LoD。显示样本量为20～1000个结果符合预期95%比例的低限。

（五）生物参考区间的验证

生物参考区间（biological reference interval）指某项检查结果在正常人群中的分布范围，是解释检验结果、分析检验信息的一个基本尺度和依据。一直以来，国内实验室多引用国家权威机构或权威刊物颁布的或直接引用试剂生产厂家提供的生物参考区间。但由于国家、年龄、性别、民族、居住地、生活习惯等原因，引用的参考区间与本地区居民实际的参考区间之间可能会有一定差异。除此之外，由于各实验室的检测系统和检测环境不同等，可能会导致检测结果之间出现误差。因此，实验室应建立自己的生物参考区间或对选定的生物参考区间进行验证。

选择年龄、性别等均匀分布，符合建立生物参考区间的健康体检者血清20份，对不同项目的参考区间进行验证，只允许10%的数据超过所验证的参考区间，否则需重新建立参考区间。对于如ALP等在不同年龄人群的不同生物参考区间应分别验证，如某些年龄人群样本不易获得时，可暂不做验证，但需与临床沟通。

自2012年以来，国家卫生管理部门陆续发布了WS/T 404.1～9行业标准《临床常用生化检验项目参考区间》，并给出了参考区间应用的一般原则：临床实验室应首选本文件的参考区间；使用本文件的参考区间前应按WS/T 402—2024《临床实验室定量检验项目参考区间的制定》有关规定进行必要的验证和评估。首先对本实验室分析质量和服务人群进行评估，若有理由认为与参考区间研究的分析质量和参考人群有足够可比性，可直接使用本文件参考区间。若对分析质量和服务人群可比性不确定或实验室管理体系要求对引用的参考区间进行验证，可按如下程序进行。

1. 实验前准备

（1）选择评价对象　选择无任何已知疾病、近期内未用任何药物的健康志愿者20名。必要时，可按不同的年龄段和性别进行分组，每组至少20名。

（2）采集标本　根据验证的检验项目和检验方法不同，采集标本时应排除影响检测结果的一些因素，如血液标本应禁食8～12h、采血前不能饮用任何饮品、不能服用任何药物、禁烟、避免剧烈运动等。合理选择采血时间、采血方法、采血次序、加入抗凝剂的类别等。

2. 样本测定　根据实验室制订的标准操作规程检测。

3. 结果评价 按适当方法检查并剔除离群值（另选参考个体补足）后，若实验对象的测定值有95%以上在所选的参考值范围内，所选用的参考区间可以接受。即：若20例实验对象的所有测定值均在所选的参考范围以内，或超出所选参考区间的测定值不超过2例，所选用的参考区间通过验证。若有2例以上在参考区间以外，应另选20例观察对象重新进行验证，验证结果若符合要求，可直接使用参考区间，否则应查找原因。

第5节 检测系统的性能验证和确认

一、量值溯源与参考物质

（一）检测系统与量值溯源

检测系统指完成一个检验项目的测定，所涉及的仪器、试剂、校准品、消耗品、操作程序、质量控制程序、设备维护程序等的组合。如果是手工操作，还应包括具体的操作人员。量值溯源指通过一条具有规定不确定度的不间断的传递链（或实验室间的比对等），使测定结果或标准值能够与规定的参考标准（通常是国家或国际标准）联系起来的特性，使得测定结果的准确性得到保证和验证。一个固定组合的检测系统，是通过对标准品的赋值调整而实现量值的溯源性。临床实验室通过校准，为其检验系统确定标准值，以保证检验结果的准确性和一致性，也可通过实验室间对比，实现一定程度的可溯源性。

（二）量值溯源的基本原理

量值溯源可以提高检验结果的准确性，提高不同实验室检验结果的可比性，是提高检验质量的重要手段，检验结果的溯源性将可能成为临床实验室检验工作和检验试剂生产的重要质量指标。临床检验的量值溯源可以有不同模式，但其中心内容是使各测量方法的测量值与公认的标准发生联系，图3-3显示的是结果溯源的基本过程。

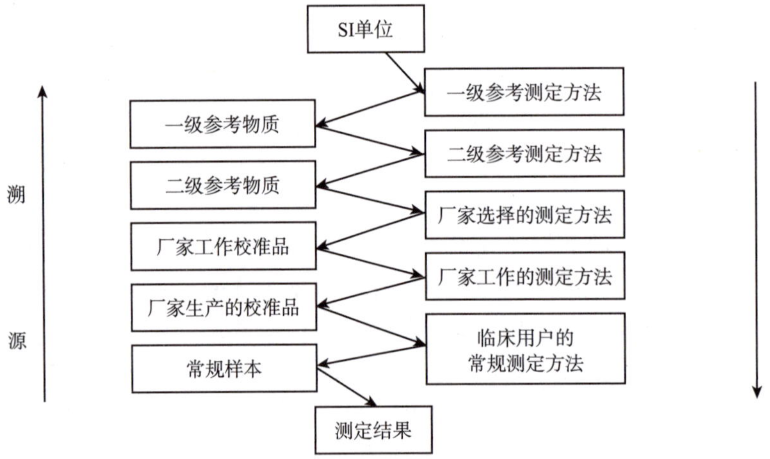

图3-3 参考物的量值溯源等级图

一个样品或参考物质的测量结果的溯源性是通过一系列对比测量而建立，对比测量中的测量过程和校准物质的计量学等级由低到高组成一条连续的链（溯源链）。链的顶端是国际单位制（SI）单位（基本或导出单位），SI单位国际通用，不随时间和空间的变化而变化，因此，它们是溯源链的最高等级。本参考物质是一种材料或者物质，具有一种或多种足够均匀和很好确定的特性，用以校准测量装置、评价测量方法或给材料赋值。

1. 一级参考物质　又称原级参考物（primary reference material），是已经确定的稳定而均一的物质。它的数值由一级参考测定方法（决定性方法）确定，可用决定性方法根据SI单位的定义对样本进行检验，或由高度准确的若干方法确定，所含杂质也已经定量，一般是高度纯化的被测物质，用于评价及校正二级参考测定方法即为“二级参考物质”定值。

2. 二级参考物质（secondary reference material）　是用一级参考物质校准，去标化二级参考测定方法，用二级参考测定方法去校准样品检测得到的物质。公司可委托国际知名参考实验室用参考测定方法对本公司的自备血清进行定值，获得公司一级参考血清即二级参考物质，二级参考物质一般具有与实际样本相同或相似的基质。一级参考测定方法定值，用于校准常规方法、为质控物定值。

一级、二级参考测量过程和参考物质称参考系统。溯源链自上而下各环节的溯源性逐渐降低，而不确定度逐渐增加。

3. 厂家工作校准品（calibrator）　公司用自建的首选测量方法，用获得的一级参考血清制备厂家工作校准品，用二级参考物质和常规方法校准，去标化厂家自建的首选测量方法，用于对常规方法和仪器进行校准的物质。

4. 厂家生产的校准品　公司通过厂家工作校准物质制备商用校准品的标志值。

5. 用户对检验系统的校准　公司用户提供的商用校准品可对实验室的检验系统进行校准，经过校准后的检验系统，其检验结果具有可溯源质控物（control material），从而实现实验室之间检验结果的对比性和一致性。质控物是专门用于质量控制的标本或溶液，该溶液不能用作校准。

（三）参考物质量值溯源的意义

试剂厂家采用公认的参考方法为参考物定值，该参考物的量值可溯源到上级参考方法和（或）参考物质。临床实验室采用该参考物质校准常规的检测系统，得到患者样本的分析物含量接近使用参考方法测定所获得的结果。因此，通过溯源的参考物质校准常规方法，测定患者样本结果的准确性可溯源到参考方法。检验结果的准确与可比是临床实验室质量管理的最高目标，这也是实现检验结果互认的基础。建立和保证检验结果的计量学溯源性是实现检验结果准确性、可比性和一致性的有效途径。又因为参考物质是处理过的样本，与患者新鲜样本存在“基质效应”，使参考方法的准确度不能完全通过参考物质传递给患者样本，所以在使用时对参考物质的量值可能有一定的调整。

二、检测系统性能的验证和确认的定义

新购置的检测设备经参数设置、校准品溯源性分析及校准等程序后，在常规应用前，应对检测系统中的各种性能参数进行评估。如果与其配套的组成检测系统中的其他因素不符合相关标准或要求，仍会对仪器的分析结果造成影响，如与分析仪配套的试剂、工作用水的质量以及具体的检测人员等。因此，必须对新建立的检测系统进行验证、确认后才能应用于临床。

（一）对检测系统的性能验证

如果实验室采用的分析系统具有溯源性，即除仪器外与仪器配套的试剂、校准品、质控品、消耗品等完全按照仪器生产厂商的要求建立，产品的分析性能已经过厂商详细评价，所有分析性能资料已被原产国有关监督机构认可并获得生产许可，且已获得我国国家药品监督管理局（NMPA）的进口许可，实验室用该系统对患者的标本进行检测前，实验室只需对该检测系统已被认可的性能进行验证（verification），即通过提供客观证据对规定要求已得到满足的认定。验证内容至少应包括正确度、精密度和可报告范围。

（二）对检测系统的性能确认

实验室如果要自建检测系统或对厂商完整的检测系统中的任何一个组分做出改变（除非有充分证

据证明这种改变对该分析系统的性能没有影响），都必须对该系统的性能进行全面确认（validation），即通过提供客观证据对特定的预期用途或应用要求已得到满足的认定。确认内容主要包括正确度、精密度、检出限、可报告范围、生物参考区间等。

链接

1960年，随着物理学的发展形成了长度、质量、时间、电流、热力学温度和发光强度六个基本物理量的基本单位，即国际单位制（SI）；1971年又增加了物质的量的基本单位摩尔（mol），在国际上实现了物理量量值的溯源性，而化学在测量方面虽然历史悠久，但测量结果的可比性、一致性还存在一定的困难；进入20世纪90年代，一些国家发起组织了“分析化学与21世纪”国际研讨会，认为国际化学检测系统是21世纪化学研究的主要任务，组成了分析化学国际溯源协作组织，并提出溯源性是质量的基础。

三、检测系统性能的验证和确认在临床实验室的应用范围

（一）对新建立的检测系统的性能进行确认或验证

实验室在建立检测系统以后，无论是完全按照仪器生产厂家建立的国际或国内公认的检测系统还是自建检测系统，经过参数设置、仪器校准和量值溯源分析以后，在对临床标本检验以前都必须对其性能进行确认或验证。如果是国际或国内公认的检测系统，实验室应对照仪器生产厂家提供的仪器使用说明书的承诺进行性能参数的验证；如果是自建的检测系统，实验室必须对其性能进行全面确认。稳定的检测系统必须保证其检测误差在临床可接受范围之内，这是保障检验结果准确、可靠的前提。

（二）对检测系统在运行过程中的性能进行确认或验证

检测系统在使用过程中，由于机械部件磨损、材料变质，检测系统的组成发生变化或检测系统的运行环境发生改变时，各种性能也会随之发生变化。为了保证检测系统的持续有效性，实验室应根据情况对其性能进行定期或不定期的确认或验证，特别是新项目在应用于临床之前；仪器停用一段时间经过修复以后再次使用以前；仪器的关键参数或量值发生改变时；更换其他厂家试剂、原试剂生产厂家试剂盒的方法发生改变或其中的成分或浓度发生重要调整时。除此之外，检测系统即使在运行完全正常的情况下也要最少每年进行一次性能验证或确认。

四、检测系统的持续有效性

新的检测系统建立后，如果各种性能参数评估均符合有关质量要求，便可在临床中使用。但在长期的使用过程中，组成检测系统中的一些因素肯定会发生改变，如光源老化或比色杯磨损所致的吸光度改变、更换了某些部件特别是某些关键部件、更换了试剂生产厂家或原生产厂家的试剂质量发生改变、移动了仪器的位置或仪器周围的环境发生改变等。从严格意义上讲发生变化后的检测系统已经不是原来的检测系统，如何保证所建立的检测系统的持续有效性是临床实验室工作人员的重要工作。

（一）检测系统运行环境的要求

检测系统的运行环境要持续符合说明书要求：仪器应安放在实验室的适当位置，仪器周围有足够的工作空间，应避免灰尘、烟雾、电波、振动等对仪器的干扰；环境温度、湿度尽量保持恒定并符合仪器说明书要求；应使用合适的不间断电源（UPS）；实验室应对仪器的运行环境实时监测并有有效的控制和纠正措施；生化检验实验用水应满足以下要求（GB/T 33087—2016《仪器分析用高纯水规格及试验方法》）。生化分析仪的操作人员应有较丰富的技术和理论知识，定期参加各种专业知识的培训和

考核，有上岗证书并得到科主任授权后才可上岗操作。

建立各种文件控制程序，如实验室工作环境监控和预防程序、生化分析仪标准操作规程、质量控制程序、仪器维护保养程序、分析仪的校准和性能验证程序等，并能根据这些程序文件具体实施。

（二）检测系统各项指标的要求

要保证检测系统的持续有效性，必须保证检测系统的各项指标持续符合要求。除在使用过程中定期或根据具体情况对检测系统的相应性能进行验证和确认，还应对全自动生化分析仪的硬件性能定期进行检定或校准（每年至少一次或参照厂商说明），由于该检定专业性较强并需要特殊检测设备，因此由临床实验室人员和生产厂家工作人员共同完成。

五、实验方法评价的指标

实验方法评价的主要指标通常包括精密度评价、正确度评价、线性范围、可报告范围评价、检出限的验证、参考区间验证。

1. 精密度（precision） 是指同一标本在一定条件下多次重复测定所得到的一系列单次测量值之间的符合程度。是表示测定结果中随机误差大小的指标。

2. 正确度（trueness） 多次重复测量所得测量值的平均值与一个参考量值间的一致程度。是表示测定结果系统误差大小的指标。

3. 线性范围（linear range） 指对没有进行任何预处理（稀释、浓缩等）的标本，分析方法能够直接测定出待测物的范围，也就是系统最终的输出值（活性或浓度）与被分析物的活性或浓度成线性比例的范围。

4. 临床可报告范围（clinical reportable range，CRR） 指定量检验项目向临床能报告的检验范围，患者样本可经过稀释、浓缩或其他预处理，结果乘以稀释倍数，是分析测量范围的延伸。

5. 生物参考区间（biological reference interval） 是某项检查结果在正常人群中的分布范围，是解释检验结果、分析检验信息的一个基本尺度和依据。临床实验室开展项目之前必须首先制订合理的生物参考区间。

6. 检出限（limit of detection，LoD） 也称检测限、检测下限，是指在给定的显著性水平内检测系统可检测出分析物的最低浓度。空白限（limit of blank，LoB）指在规定条件下检测出空白样本的最大值，实验室应对所检测系统和检测方法进行验证，确保检测系统和检测方法能满足LoD的需求。检测限是定性检测，不能进行准确定量，实验过程中，如果LoB和LoD值未知，实验室应建立自己的LoB和LoD数值。

课堂思政　中国检验医学参考系统创始人——李健斋教授

李健斋教授是我国检验医学参考体系的先驱者，在20世纪50年代，李教授就开始血脂标准化研究，但受当时客观条件所限，直到80年代，才真正有条件开始进行血脂标准化研究工作。李教授赤手空拳，经过20余年的努力，基本建立了我国血脂检测标准化体系，显著提高了我国血脂测量质量，还培养出了我国第一批血脂检测参考系统的专业人才。

第6节　性能评价在临床实验室的应用

目前临床实验室在开展检验项目时，存在多种检测仪器、试剂、校准品、质控品及其他实验用耗材可供选择，加之检验人员素质和实验室管理之间的差别，从而形成了各个临床实验室检测系统的多样性。因此，同一检测项目各实验室的检测结果之间存在一定差异，给临床的诊断和治疗造成了一定困难。为了保证检验结果的准确可靠，各实验室都必须在新的检测项目或方法投入临床使用前、新建检测系统使用前、检测系统在使用过程中对其进行性能评价或验证，以保证检测系统的完整性和有效性。

（一）新的检测项目或方法投入临床使用前

一个新的检测项目和方法的引进或对原有检测方法的技术升级（包括试剂配方中的成分或浓度的改变）后，在对临床标本检测前都要进行性能评价，完全符合临床使用要求的方可投入临床使用。

（二）新建检测系统使用前

实验室在建立检测系统后，无论是配套系统还是自建系统，在投入临床使用前都必须做性能评价或验证。如果是配套系统，实验室应对照仪器、试剂的应用说明书进行性能参数的验证实验，包括正确度、精密度和可报告范围。如果是自建系统，实验室则必须对其性能进行全面的确认实验，包括正确度、精密度、可报告范围、生物参考区间等分析性能均应符合预期用途，以保障检验结果准确可靠。

（三）检测系统在使用过程中

检测系统在使用过程中，如果发生机械磨损、材料老化，或环境发生大的改变，其性能也会随之改变。为了保证检测系统的持续有效性，实验室应根据实际情况对检测系统进行定期或不定期的评价与验证。例如，仪器设备因为故障停用一段时间经过修复后再次使用以前，仪器关键部件更换后等。大型生化分析仪即使在运行完全正常的情况下也要最少每年做一次性能验证。

第 7 节　诊断试验评价指标及受试者操作特征曲线

诊断试验（diagnostic test）是指应用各种实验、医疗仪器等手段对患者进行检查，以对疾病作出诊断的试验。诊断试验用于诊断疾病、筛选无症状的患者、判断疾病的严重程度、估计疾病临床过程及预后、估计对治疗的反应、判断治疗效果。

一、诊断试验评价指标

临床实验室对诊断试验进行评价，一方面对诊断试验的应用价值进行科学评价，另一方面为临床医生合理选用诊断实验并正确解释结果提供科学依据。诊断试验的评价指标如下所述。

（一）基本指标

灵敏度（sensitivity，Se）是诊断试验发现有病的人的能力，即实际诊断为有病的病例中，诊断试验结果为阳性的比例。

特异度（specificity，Sp）是甄别出没有病的人的能力，即实际无病的例数中，诊断试验结果为阴性的比例。

（二）预测值

1. 阳性预测值（positive predictive value，PPV） 如果诊断试验结果是阳性，患者真正有病的可能性。

2. 阴性预测值（negative predictive value，NPV） 如果诊断试验结果是阴性，患者真正无病的概率。

（三）综合评价指标

总符合率（π）表示观察值与标准值或真实值符合的程度。

阳性似然比（positive likelihood ratio，PLR）指真阳性率与假阳性率之比，说明患者中出现某种检验结果阳性的概率是非患者的多少倍。

阴性似然比（negative likelihood ratio，NLR）指假阴性率与真阴性率之比，说明患者中出现某种检测结果阴性的概率是非患者的多少倍。

二、受试者操作特征曲线

受试者操作特征（receiver operating characteristic，ROC）曲线，于20世纪50年代起源于统计决策理论，自80年代起，ROC曲线分析广泛应用于医学诊断试验性能的评价。

ROC曲线是以每一个检测结果作为可能的诊断界值，以计算得到相应的真阳性率（即灵敏度）为横坐标，以假阳性率（即特异度）为纵坐标绘制曲线，其曲线下面积的大小表明了诊断试验准确度的大小。

ROC曲线下面积（area under the curve，AUC）在0.5和1之间。在AUC＞0.5的情况下，AUC越接近于1，说明诊断效果越好。AUC在0.5～0.7时有较低准确性，AUC在0.7～0.9时有一定准确性，AUC在0.9以上时有较高准确性。AUC=0.5时，说明诊断方法完全不起作用，无诊断价值。AUC＜0.5不符合真实情况，在实际中极少出现。如图3-4所示，ROC曲线显示两个诊断试验，虚线更接近对角线，因此不如蓝色曲线临床应用价值高。

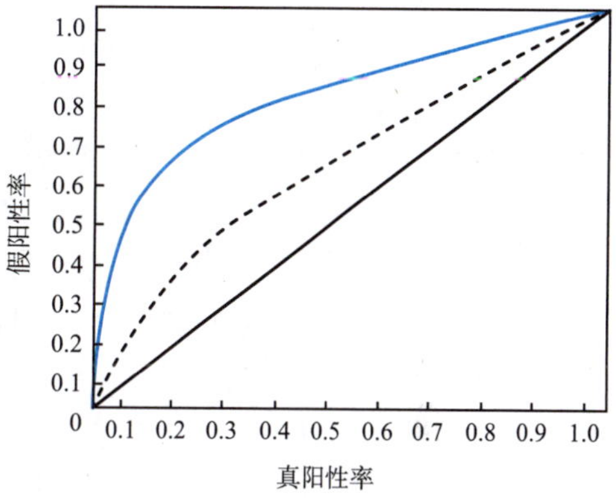

图3-4　受试者操作特征曲线

第8节　临床危急值、生物参考区间和医学决定水平

一、临床危急值

临床危急值（critical value）是指检验结果的极度异常，如不及时处理随时会危及患者生命的极限值。这个概念是由美国的乔治・伦德伯格（George D.Lundberg）教授于1972年提出，是临床实验室分析后阶段中的重要质量指标，关乎临床和患者对实验室服务的满意度。例如，当患者血钾超过危急值上限（一般为6.2mmol/L左右），可能出现心律缓慢、肢体麻木，甚至出现因心室颤动和呼吸肌麻痹所导致的窒息。

（一）临床危急值项目选择

临床危急值项目选择首先必须纳入中国医院协会发布的《中国医院协会患者安全目标》中明确规定的项目，包括血钙、血钾、血糖、血气、白细胞计数、血小板计数、凝血酶原时间、活化部分凝血活酶时间等。其次可结合医院特点增加项目。例如，儿童医院还应将氧分压、血红蛋白、红细胞比容、胆红素、促甲状腺素作为儿童危急值项目。最后各临床实验室还应该结合相关文件、查阅文献、咨询临床专家并根据所在医院的实际情况，与临床医师一起选择危急值项目。

（二）危急值界限的设定

以全国性的现况调查为基础，建立危急值界限数据库，并按照统计结果制订初步的界限值。根据年龄、种族、性别等人口统计学特点来设置不同亚组的界限值。与临床医师讨论，尤其是心内科、肾内科、血液科和消化科等科室的医师，就不同部门界限值的设置达成共识。儿童危急值界限应该比成人的界限更窄，以更好地检测出可能的危急值。周期性地评估危急值界限，根据危急值发生数及临床救治效果来调整界限值。

（三）危急值报告与接收制度

1. 报告人员与接收人员 加强人员的培训，提高危急值报告的知晓率，规范危急值记录。

2. 回读和记录 在接获结果后，应该完整地复述一次报告结果，并在专用的“危急值结果记录本”中进行记录。

3. 定期检查危急值记录本 记录本使用完后应保存2年。

二、生物参考区间

1978年IFCC提出生物参考区间：从按若干标准规定的参考人群中选定一定数量的参考个体，通过检测所得结果，经统计学处理求得均值（$\bar{x}$）和标准差（S），均值（$\bar{x}$）即为参考区间，而上述结果的95%的分布区间（$\bar{x} \pm 2S$），即为参考范围。

CLSI在《临床实验室如何确定和建立生物参考区间》的C28-A2文件中指出参考区间建立的重要性，包括对参考个体的选择、检验前和检验程序的注意、计算方法、评估参考区间有效性的方法及参考区间转移等内容。《临床实验室定量检验项目参考区间的制定》（WS/T 402—2024），规定了临床实验室检验项目参考区间制订的技术要求和操作过程，有助于制订检验项目的参考区间。

上述这些国内外文件是生物参考区间评审的主要依据，在临床实验室内应按照这些文件来描述参考群体和参考区间，当变更参考区间时，应随时更新相关文件，详细记录参考区间变化的原因，包括参考群体的数量、统计学分析、健康标准的评估、参考样本的排除和区分标准后分析使用的检测方法等。

制订参考区间应考虑以下因素：①选择合适的群体。②标本采集时间应根据检测项目的生理因素确定。③保证一定的受检人数，一般应不少于100例，若指标呈偏态分布时应在120例以上。④测定方法应标准化，保证测定结果的可靠性和可比性。⑤根据专业知识确定单、双侧位界，严格按照统计要求进行测定结果的处理。

三、医学决定水平

医学决定水平（medicine decide level，MDL）指在诊断及治疗工作时，对疾病诊断或治疗起关键作用的某一被测成分的浓度。它不同于参考值，来源于大量的医学实践，是一个界限值。在临床工作中，常用来确定或排除某种疾病，或对某些疾病进行分级或分类，或对预后作出估计，以提示医师在临床上应采取何种处理方式，如进一步进行某一方面的检查，或决定采取某种治疗措施等，具有诊断和治疗的决定性使用价值，因此被称为医学决定水平。同一指标，常常可有不止一个医学决定水平。

与生物参考值不同，前者与临床医师处理的病理情况有关，后者与人体的生理健康有关。参考值是群体的生物学特征，制订时需考虑性别、年龄等因素，是一个相对稳定的数值。而临床决定值与临床决策的类型有关，与新的、科学的信息使用有关，是与时俱进且不断变化的。

目标检测

一、选择题（A_1型题）

1. 由于分析人员的操作习惯而造成的误差属于以下哪种误差（ ）

A. 系统误差　　B. 粗大误差

C. 方法误差　　D. 随机误差

E. 没有误差

2. 准确度最高、系统误差最小，经过研究证明尚未发现其不准确度或不精密度的方法是（ ）

A. 决定性方法　　B. 推荐方法

C. 参考方法　　D. 常规方法

E. 对比方法

3. 回收试验主要用于评价实验方法的（ ）

A. 恒定系统误差　B. 灵敏度

C. 比例系统误差　D. 特异性

E. 携带污染率

4. 某一方法经反复测定所得出的结果很接近于真值，可用下列哪一名称表示（ ）

A. 正确度　B. 精密度

C. 灵敏度　D. 特异度

E. 以上均可

5. 在检测过程中，最难控制的误差是（ ）

A. 操作误差　B. 随机误差

C. 试剂误差　D. 方法误差

E. 仪器误差

6. 干扰试验中，加入干扰物的体积不超过实验样本总体积的（ ）

A. 5%　B. 10%　C. 15%

D. 20%　E. 25%

7. 生物参考区间验证引用国家权威机构颁布的生物参考区间时，验证20例实验室对象，所有结果不超过______例时，验证通过（ ）

A. 1　B. 2　C. 3

D. 4　E. 5

8. 测定恒定误差的试验是（ ）

A. 重复性试验　B. 回收试验

C. 线性试验　D. 干扰试验

E. 检测能力试验

9. __________是指测量程序在相同条件下对同一样本进行连续多次测量时所得结果之间的一致性，是表示测定结果中随机误差大小程度的指标（ ）

A. 准确度　B. 正确度

C. 精密度　D. 不确定度

E. 绝对误差

10. IFCC将临床生化检验的诸多方法根据其准确度与_____的不同，分为常规方法、参考方法和决定性方法三级（ ）

A. 灵敏度　B. 诊断特异性

C. 标准差　D. 线性范围

E. 精密度

二、简答题

1. 新引进一个项目，为配套系统的配套试剂，请问性能评价与验证工作应怎么做?

2. 如何验证检测检验方法的精密度?

3. 如何验证检验方法的线性范围?

（付凤洋）

第4章 自动生化分析技术

学习目标

1. 掌握自动生化分析仪的基本结构及功能，自动生化分析仪的常用分析方法。
2. 熟悉自动生化分析仪的参数设置、校准方法、性能评价及质量保证。
3. 了解自动生化分析仪的主要类型及特点。

随着现代医学的高速发展，用于临床诊断的生物化学分子标志物逐渐增多，检测样本量大幅增加，传统的手工法在检测速度、通量、准确度、灵敏度等方面远不能满足临床需求，自1957年第一台自动生化分析仪问世以来，生化检验进入了自动化、智能化、高通量的时代。自动生化分析技术不仅广泛应用于临床化学的常规检测，还可对尿液、脑脊液、药物与毒物、电解质、多项免疫学指标等进行分析，在疾病诊断、治疗监测、预后判断和健康评估等方面发挥着重要作用。目前，自动化还延伸至分析前和分析后阶段，包括从采血管理、样本运输、样本前处理到样本检测、结果计算、数据传输和处理、检验报告打印，再到检测后样本的保存和实验数据汇总分析等过程的自动化，使临床实验室进入了全实验室自动化时代。

案例 4-1

患者，男，消化病区，2天前大量饮酒后突然出现腹痛、腹胀、恶心、呕吐等症状，疼痛位于中上腹部，呈持续性绞痛，弯腰或前倾坐位可减轻，呕吐物为胃内容物，吐后腹痛并不缓解，1天前开始出现发热，体温38.7℃。

实验室检查：白细胞总数16.5×10^9/L，中性粒细胞百分比91%，血清CRP 125.6mg/L，血清淀粉酶8U/L，脂肪酶256U/L。

临床医生对结果表示怀疑，电话告知淀粉酶结果与临床不符，要求复查。检验者对原始标本及生理盐水稀释10倍后的标本进行检测，淀粉酶结果分别为10U/L和759U/L。

问题：1. 分析患者淀粉酶几次检测结果差异如此巨大的原因。

2. 怎样才能避免此种情况再次发生？

3. 简要分析本案例中实验室检查各项目之间的联系。

第1节 概　述

自动生化分析仪是将生化分析中的取样、加试剂、去干扰、混合、温育、自动检测、结果计算、数据处理和打印报告及检测后的清洗等步骤自动化的仪器。

一、自动生化分析仪的分类

1. 按结构原理分类 连续流动式、分立式（临床实验室常用）、离心式、干片式（急诊常用）。

（1）连续流动式自动生化分析仪 测定项目相同的各待测样品与试剂混合后的化学反应，均在同一管道中经流动过程完成，又称管道式分析仪。分为空气分段系统式和试剂分段系统式。

（2）分立式自动生化分析仪 是指按手工操作的方式编排程序，并以机械操作代替手工，各环节用传送带连接起来，按顺序依次操作，即“顺序分析”。目前高性能仪器一般有以下特点：后分光集束式光路系统取代过去传统采用的前分光、直射式光路；无相差蚀刻凹面光栅取代了滤光板；采用结合水浴、干式空气浴两者优点的恒温液循环间接加热法；搅拌棒表面采用特殊不黏涂层，具有不黏附异物、无携带污染物的特点；样品、试剂探针的冲洗采用单向冲洗池，可提高测试准确性，防止交叉污染；依靠探针的良好性能来完成样品和试剂装填、自动液面探测、防堵及防撞保护功能；普遍采用4～8℃冷藏装置；用条形码标记样品和试剂并由读码器识别，大大提高了工作准确率，同时操作人员的安全性提高；随意方式解决急诊、质控样品检测，具有更为灵活、方便、连续的特点，方便了实际操作。

（3）离心式自动生化分析仪 将样品和试剂放在转头内，装在离心机的转子位置，当离心机开动后，转头内的样品和试剂受离心力的作用相互混合发生反应，经温育后，反应液最后流入圆形反应器外圈的比色凹槽内，比色得到结果。在分析过程中，样品与试剂的混合、反应和检测等每一步骤同时完成，属于“同步分析”。

（4）干片式自动生化分析仪 具备准确度高、速度快、操作简便、多层膜具有选择性过滤的功能，从而减少测定过程中干扰物质的影响等特点；但也有对环境要求高、检测费用高、大批多项目检测时速度较慢等缺点，现主要用于急诊检验。

2. 按测定速度分类 小型、中型、大型、超大型自动生化分析仪。

3. 按同时可测定项目数量分类 单通道和多通道自动生化分析仪。

4. 按仪器自动化程度分类 全自动生化分析仪和半自动生化分析仪。半自动生化分析仪指在分析过程中的部分操作（如加样、保温、吸入比色、结果记录等）需手工完成，而另一部分操作则可由仪器自动完成。这类仪器的特点是体积小、结构简单、灵活性大，既可分开单独使用，又可与其他仪器配套使用，价格便宜；缺点是因部分操作需手工完成，误差因素多，运行速度慢，不能处理大批量样本。全自动生化分析仪是从加样至出结果的全过程完全由仪器按设定程序自动完成。由于分析中没有手工操作步骤，故主观误差很少，且由于该类仪器一般都具有自动报告异常情况、自动校正自身工作状态的功能，因此系统误差也较小，使用便利。

二、自动生化分析仪的主要构成

自动生化分析仪主要包括加样系统、反应系统、测定系统、清洗系统和计算机系统。

（一）加样系统

加样系统主要包括样品盘、试剂盘和加样装置。

1. 样品盘或样品架 样品盘为圆盘状，盘上有一圈或两圈放置采血管或样本杯的插孔，通过转动控制不同样本到特定位置取样。而样本架类似于试管架，放置样本后经传送带运送到特定位置进样。一台分析仪配有多个样本架，并可按颜色区分常规样本、急诊样本、校准样本、质控样本等，方便使用。采血管或样本杯外壁可贴上包含样本信息的条形码，仪器即能读取样本信息如编号、患者资料、样本类型、检测项目等。

2. 试剂盘或试剂瓶 试剂盘跟样本盘一样为圆盘状，安装在具有冷藏功能的试剂仓内。试剂盘可放置一定形状的试剂瓶，不同分析仪试剂瓶的容量和形状不同。试剂盘转动使试剂瓶到达特定的位置吸取试剂。也有试剂仓按试剂架形式设计，放置大容量任意形状的试剂瓶，试剂瓶不能转动，但由每个试剂瓶内引出一条试剂管路及其喷嘴，因而不同试剂间无交叉污染。大型分析仪通常有第一和第二试剂仓，便于对同一检测项目添加两次试剂，个别分析仪还具有加入第三试剂的功能。

3. 加样装置 样本和试剂的吸取由带定量吸液器和样品针或试剂针的机械臂完成，根据控制台指令，机械臂转动到指定样本或试剂处，由吸液器准确吸取，加入到反应杯中。样品针和试剂针具有多种功能。①液面感应功能：自动感应液面水平，调整试剂针和样品针下降的高度，还具有检测试剂瓶中试剂剩余量的作用；样本量不足时有些分析仪会报警，提示哪些项目未能检测。②防撞功能：遇到障碍时自动停止运动并报警，避免损伤操作者和损坏机械臂。③阻塞报警功能：当样品针遇到凝血块等物质阻塞时，仪器会报警、冲洗样品针，并跳过当前样本对下一个样本加样。取液系统采取空气隔绝、清洗剂清洗、化学惰性液和去离子水冲洗等措施防止交叉污染，以去离子水冲洗最多见。

（二）反应系统

反应系统主要包括反应盘和反应杯、搅拌混匀装置和恒温装置。

1. 反应盘和反应杯 反应盘为搁置反应杯的圆盘状装置。反应杯是样本与试剂混合并发生反应的场所，一般选择透光性能好的硬质塑料或石英玻璃制成。数量不等的反应杯固定在反应盘上，围成一圈或两圈并一直处于恒温状态，进行圆周运动；可分别完成加样、加试剂、搅拌混匀、光学检测等操作。反应杯同时用作比色杯，每完成一次比色分析后仪器自动反复冲洗、吸干、空白检测，空白吸光度合格的比色杯可循环使用，不合格时仪器自动报警，提示更换比色杯。

2. 搅拌混匀装置 一般由电机和搅拌棒组成，电机带动搅拌棒高速转动，充分混匀反应体系。搅拌棒下端一般为光滑的扁金属杆，有的还涂敷不黏材料，能降低液体黏附性，减少交叉污染。

3. 恒温装置 为反应提供稳定的温度环境，常用的反应温度为37℃，波动范围为±0.1℃。恒温装置主要分水浴、空气浴、恒温液循环间接加热法三种。①水浴：即在比色杯周围充盈有水，加热器控制水温，优点是温度均匀稳定，缺点是需加防腐剂来保持水的洁净，并要定期更换和清洗；②空气浴：即由加热器加热比色杯周围的空气，保养简单，升温快，但温度的稳定性和均匀性不太好；③恒温液循环间接加热法：恒温液采用不易蒸发的惰性液体，比色杯与恒温液之间有极小的空气狭缝，恒温液将缝隙的空气加热，温度稳定、均匀，不需要特殊保养，但恒温液成本较高。

（三）测定系统

测定系统主要包括光路系统和信号检测器。

1. 光路系统 由光源、比色杯和分光元件（滤光片、棱镜或光栅）等组成。理想的光源应在检测波长范围内产生恒定强度的光，噪声低，不需预热，长期稳定。目前多数生化分析仪采用卤钨灯作为光源，工作波长为325～850nm，在部分紫外光区和整个可见光范围内产生较强的连续光谱，噪声低，漂移小，但使用寿命较短，一般只有1000～1500h。少数仪器采用氙灯，工作波长为285～750nm，因其为冷光源，寿命长，24h开机可工作数年。比色杯（反应杯）光径为0.5～1cm，光径小的节省试剂、减少样本用量。分光元件（多采用光栅）将复合光分解为单色光，生化分析仪按生化检测项目的光谱分析要求，不同品牌的分析仪在340～850nm范围内选择10～16种固定的单色光。光栅分光方式有前分光和后分光两种，前分光主要用于半自动生化分析仪，光路系统为：光源→分光元件→单色光→反应液→信号检测器。后分光主要用于全自动生化分析仪，光路系统为：光源→反应液→分光元件→单色光→信号检测器，光源混合光照射到比色杯，透过待测溶液后，经分光装置对透过光进行分光，分光后不同波长纯度很高的单色光照射到光电二极管矩阵，对任何波长的光能进行同时检测。其优点是：①光路中无可动部分，无须移动比色系统的任何部件，稳定性好，故障少，速度快；②可同时选用双波长或多波长测定，大大降低比色噪声；③通过双波长或多波长测定，可有效抑制浑浊、溶血、黄疸对测定结果的影响；④双波长或多波长可有效补偿电压波动造成的影响。

2. 信号检测器 检测器是光电信号转换装置，即接收光信号并将其转换为电信号，进行放大测量。光路系统产生的光信号由信号检测器接收，转换成电信号并加以放大，再通过模数转换电路将模拟信号转换成数字信号，传送到微处理器，后者按各测定项目的分析参数选择其中一个波长（单波长）或两个波长（双波长）的吸光度值，用于计算样本结果。

（四）清洗系统

在检测过程中，样品针、试剂针和搅拌棒在用于下一个样品、试剂或反应杯前都要进行清洗，多数为去离子水冲洗。在完成一批样本的检测后，则自动使用清洗剂彻底清洗。分析仪也有比色杯冲洗装置，反应杯在完成一次化学反应和吸光度检测后被清洗，具体步骤是：由废液针吸走反应杯内废液，加入清洗剂洗涤并抽干，再经数次去离子水冲洗、抽干，然后做该空白杯的吸光度检查，若通过检查则此反应杯可继续循环使用。每一步清洗都非常重要，其效果直接影响检测的准确度。

（五）计算机系统

计算机是自动生化分析仪器的核心部分，既是控制中心，也是信号接收与数据处理中心，其功能主要包括以下几点。

1. 操作控制功能 根据操作程序执行条码识别、样本与试剂输送和信息录入、分析参数设置、校准管理、质控管理、仪器故障提示、仪器维护及远程监控等功能。

2. 数据处理与管理功能 包括根据吸光度计算项目结果、项目组合、质量控制数据的计算与处理、各类数据的存储与输出等，还可经实验室信息系统（LIS）和医院信息系统（HIS）实现信息共享。

三、实验室自动化分析系统

全实验室自动化（total laboratory automation，TLA）或实验室自动化系统（laboratory automation system，LAS）指为实现临床实验室内某一个或几个检测系统如临床化学、血液学、免疫学等检验系统整合（integration）而将相同或不同的分析仪器与实验室分析前和分析后系统，通过自动化检验仪器和信息网络连接形成检验及信息处理系统的过程。

全实验室自动化主要由下列部分组成：前处理系统、标本运送系统、样本分析系统、数据处理系统（包括实验室信息系统）、样本保存系统和计算机硬件。

（一）前处理系统

标本处理（sample handing）系统包括样本分拣/条形码识别，离心，样本状态识别、提示，去盖，血清管标记，样本管分杯，插入仪器使用的样本架。

（二）标本运送系统

标本运送系统（conveyor system）或传送带（conveyor belt）将临床待检标本运送到分析实验室。

（三）样本分析系统

自动化分析仪（automated analyzer）是TLA的核心部分。通常包括全自动血细胞分析模块、全自动凝血分析模块、全自动生化分析模块与全自动免疫分析模块等，可同时开展几类体外诊断技术检测。

（四）数据处理系统

实验室信息系统（LIS）是TLA不可缺少的部分，主要功能包括数据收集、核实检验结果、打印报告、结果查询、质量控制、历史核对、报表生成、统计分析等。

（五）样本保存系统

样本保存系统可对检测完成的样本按规定条件进行保存，包括保存前的加盖操作，需复查时可自动调出样本进行检测。

（六）计算机硬件

TLA的目标是通过提高质量和安全性，增加测试次数和简化流程来提高效率并降低劳动力成本。它可以准确及时地进行测量和报告，实现全面的网络化管理，为科研和患者提供更好的服务。此外，由于操作者不接触标本，降低了生物感染的风险。

与传统检验模式相比，TLA的优势主要体现在：①可减少患者抽血量，减少抽血管数；②缩短样本TAT；③提高工作效率，减少人员数量；④减少人工干预，降低差错率；⑤减少实验室生物污染，保护操作人员健康等方面，对实验室流程的改善起到积极作用。

第2节　自动生化分析仪常用分析方法

一、终　点　法

终点法（end point assay），又称平衡法，指样本中待测物与试剂发生特定的化学反应生成系统可检测的产物，当反应达到平衡时产物不再增加，吸光度不再改变，根据平衡点吸光度的大小即能算出被测物浓度。多数化学反应利用产物在某一波长处具有很强的光吸收，随反应的进行吸光度升高，到终点时吸光度达到最大，称为正向终点法；少数被测物本身在某波长处具有光吸收，经化学反应后随着被测物的消耗吸光度下降，称为负向终点法，如氧化法测定血清胆红素。终点法参数设置简单，反应时间较长，精密度较好。根据测光点的个数不同，分为一点终点法和两点终点法。

（一）一点终点法

一点终点法（one point end assay）指在反应达到平衡时选择一个测光点的吸光度计算待测物浓度。待测物浓度的计算公式为

$$C_x=A_x\times C_s/A_s=A_x\times K \tag{4-1}$$

式中，C_x、C_s分别为待测物和标准液（校准液）浓度，A_x、A_s分别为待测物和标准液终点吸光度值，K为校准系数。临床常用于测定总蛋白、白蛋白等的浓度。

（二）两点终点法

两点终点法（two point end assay）常应用于具有双试剂的测定项目中。第一试剂（R_1）通常只含缓冲液等成分，它与样本一般不起特异性反应，因此在第二试剂（R_2）加入前，选择某个时间点作为第一个测光点，吸光度值主要由样本本身以及第一试剂与样本的非特异反应引起，此时的吸光度相当于样本空白（A_1）。加入第二试剂后待测物开始反应，并经过一定时间反应达到平衡，此时选择第二个测光点测定吸光度（A_2），两个测光点吸光度之差用于计算待测物浓度，称为两点终点法。两点终点法有效地消除了试剂颜色、样本颜色（溶血、黄疸）、样本浊度（脂浊）以及内源性干扰物带来的影响，这是其相比一点终点法的优越之处。

计算公式为

$$C=(A_2-a\times A_1)\times K \tag{4-2}$$

$$a=(v_S+v_{R1})/(v_S+v_{R1}+v_{R2}) \tag{4-3}$$

式（4-2）中K为校准系数。加入R_2后总体积不同，需根据体积进行校正，式（4-3）中a为体积校正因子，式（4-3）中v_S、v_{R1}、v_{R2}分别为样本、R_1和R_2的体积。目前全自动生化分析仪均具有自动校正反应液体积的功能，不必手工进行校正。

两点终点法能有效消除样本溶血（hemolysis）、黄疸（jaundice）和脂浊（lipo-turbid）等造成的光吸收干扰。目前，大多数代谢物测定试剂盒为双试剂型，如酶法测定葡萄糖、总胆固醇、甘油三酯、

尿酸、肌酐，以及化学法测定总蛋白、胆红素、钙、磷、镁、铁等；并且都能在加入R_2后的2～5min内达到平衡，因此可设定两点终点法。

二、固定时间法

固定时间法（fixed-time assay），是终点法中的一种特殊情况，指在时间-吸光度曲线上选择两个计算点，此两点既非反应初始吸光度亦非终点吸光度，这两点的吸光度差值用于结果计算。计算公式为

$$C=(A_2-A_1)\times K \tag{4-4}$$

固定时间法有助于解决某些反应的非特异性问题。例如，苦味酸法测定肌酐，反应的最初30s内，血清中快反应干扰物（丙酮酸、乙酰乙酸等）能与碱性苦味酸反应；在接着的50s内碱性苦味酸主要与肌酐反应，且此段时间吸光度曲线的线性较好（故也可用连续监测法测定肌酐）；在80～120s及以后，碱性苦味酸可与蛋白质以及其他慢反应干扰物反应，故选择反应的50～80s为测定时间。

三、连续监测法

连续监测法（continuous monitoring assay），又称速率法（rate assay），是根据反应速度与待测物的浓度成正比，通过测定一段时间内吸光度的变化值（$\Delta A/t$）来计算待测物的浓度。酶活性浓度测定常用连续监测法。一般是连续选取时间-吸光度曲线的线性期内4个以上测光点测定吸光度，计算单位时间吸光度变化值$\Delta A/t$，此即为酶促反应的初速度，其大小与被测酶活性浓度成正比。也包括吸光度升高的正向连续监测法和吸光度下降的负向连续监测法。连续监测法也可用于测定呈线性反应的代谢物浓度，一般是采用酶法测定的代谢物。结果计算公式

$$\text{酶活性浓度}（b）=\Delta A/t\times K \tag{4-5}$$

$$\text{代谢物浓度}（C）=\Delta A/t\times K \tag{4-6}$$

酶活性测定公式中的系数K包括理论K值、实测K值和校准K值三种。

1. 理论K值　因酶活性尚无公认的校准品可用，则计算酶活性的公式由酶活性的国际单位定义推算得出，即

$$K=\frac{10^6\times V_T}{\varepsilon\times d\times V_S} \tag{4-7}$$

式中，产物的摩尔消光系数（ε）、反应液总容量（V_T）、样品体积（V_S）、比色杯光径（d）和换算成μmol/L的换算因子（$\times10^6$）都为定值。理论K值通过计算得出，可作为分析参数输入到分析仪中。

采用理论K值的前提应当是样品和试剂的加量准确、比色杯光径准确、温度控制精确以及波长准确等。由于摩尔消光系数受比色杯光径、波长、带宽及加样系统的准确性等的影响，教材上或试剂厂家提供的理论摩尔消光系数可能与实际所用分析仪所测的不同，因而有必要获得实际的摩尔消光系数，然后用来计算的K值称为实测K值或校准K值。

该法主要用于血清丙氨酸氨基转移酶（ALT）、血清天冬氨酸氨基转移酶（AST）、肌酸激酶（CK）、乳酸脱氢酶（LDH）、淀粉酶（AMS）等的检测。

2. 实测K值　ε因波长和温度的不同有所不同，故由试剂说明书提供的ε可能与实际所用分析仪所测不同，因而有必要获得用户所用分析仪的实际ε，再计算K值，此为实测K值。实测K值的测定较麻烦，而且需要实时测定。

3. 校准K值　酶活性校准品经校准操作后由分析仪自动计算得出。在进行酶学测定时，如果分析条件的变化如温度、样品试剂加量和吸光度检测偏差可同等程度地影响校准物和待测样品，则使用校准品能进行补偿。一般来说以使用校准K值为好，但必须有两个先决条件：①必须使用配套试剂；②必须使用配套的高质量校准品，该校准品应具有溯源性。使用与该分析仪配套的酶活性校准品也可

得到较好的酶活性测定结果。

该法主要用于血清ALT、AST、CK、LDH、AMS等的检测。

四、比 浊 法

比浊法（turbidimetric assay）是通过微粒性物质对光的散射或透射强度来测定物质的浓度，主要用于测定能形成悬浮体的颗粒物质。当光线通过浑浊溶液时，悬浮的颗粒物质一方面选择性地吸收一部分光能，另一方面向各个方向散射了一部分光线，使透过溶液的光强度减弱。比浊法也采用终点法尤其是两点终点法进行检测。比浊法可分为化学比浊法和免疫比浊法。

（一）化学比浊法

待测物在一定条件下反应形成不可溶的微细沉淀（微粒），这些微粒的存在使透过的光减弱，通过检测透光强度，计算出样本中物质的浓度，如采用三氯乙酸、磺基水杨酸法测定尿液、脑脊液中蛋白质浓度。该法灵敏度高，但影响浊度的因素很多，重复性较差。

（二）免疫比浊法

抗原与抗体发生反应形成的可溶性免疫复合物，可通过某种方法使其自液相析出，形成微粒，这些微粒具有对光的反射和折射能力，可通过检测散射光或透射光的强度，计算样本中待测物的浓度。免疫比浊法根据测定的光线不同分为免疫散射比浊法（immuno-scatter turbidimeter）、免疫透射比浊法（immuno-transmission turbidimeter），在自动生化分析仪上只能采用免疫透射比浊法，即在光源的光路方向测定透光强度，测定的光通量与待测物质的浓度成反比。该反应的待测物浓度与吸光度之间不呈线性，需要做多点校准。免疫透射比浊法主要用于血清、脑脊液等体液中特种蛋白的测定，如载脂蛋白（Apo）A1、ApoB、前白蛋白（PA）、超敏C反应蛋白（hs-CRP）、β_2-微球蛋白（β_2-MG）及尿微量白蛋白（mAlb）等。

免疫透射比浊法抗原不能过量，如果样本中待测物质浓度过高，免疫复合物微粒将会变小，而且易发生解离，其浊度反而下降，因此免疫比浊法需要比较分析过程中后两个吸光度的差别，如果后一点比前一点吸光度低，则表示抗原已过剩，需要稀释样本后重测。

第3节 自动生化分析仪的参数设置

分析参数是仪器工作的指令，自动生化分析仪在测定分析前，需要设置各项目的分析参数（analysis parameter），如样本和试剂用量、温度、反应时间、测定波长、检测方法等。分析系统配套试剂的分析参数已经存储在分析仪的硬盘中，用户不能更改，甚至看不见，称为“封闭通道”。而开放通道，用户可以重新编制或修改分析参数，用于非配套试剂。可靠的结果离不开先进的检测方法、高质量的试剂、分析仪的工作状态和参数的合理设置。

分析仪的分析参数分为基本分析参数（也称通用分析参数）和特殊分析参数（或称质量保证参数），不同种类的分析仪都需要设置基本分析参数，这些参数缺一不可。而特殊分析参数在不同分析仪上差别较大。

一、基本分析参数设置

（一）项目名称

项目名称是测定项目标示符，常以项目的英文缩写来表示。

（二）分析方法选择

1. 终点法 可以分为减试剂空白和不减试剂空白两种，多选择前者。

2. 速率法 也可以分为减试剂空白和不减试剂空白两种方法。色素原底物自身水解引起的空白速率应该从测定速率中减去。而某些内源性干扰引起的速率，由于包含在测定阶段的速率中，故无法减掉，只能通过设置一定的延迟时间或恰当的主要读数区间，加上双波长检测来尽量避免。

3. 固定时间法 实际上就是特殊的两点法，只不过第一点不一定是起点，第二点不一定是终点。

（三）反应温度

一般有25℃、30℃、37℃可供选择，通常固定为37℃。此项一般在系统参数中设置。

（四）样本量与试剂量

分析仪设置的样本量、第一试剂和第二试剂量，需按照各种分析仪的可加样或试剂体积范围、反应液总体积范围及试剂样本体积比来确定。各种分析仪的最小反应液总体积不等，样本量和试剂量的设置主要由样本体积分数（sample volume fraction，SVF）来决定。SVF是样本体积（V_S）与反应总体积（V_T）的比值，即

$$SVF=V_S/V_T \tag{4-8}$$

V_T包括反应系统中所用的样品体积、样品稀释液体积、试剂（单试剂、双试剂或多试剂）体积、试剂稀释液体积之和。SVF越大，线性范围越窄，但灵敏度越高。

（五）试剂的选择

反应过程中一般加入一种或两种试剂，分别称为单试剂法和双试剂法。

1. 单试剂 把某种生化反应所需要的全部试剂按比例混合在一起，组合成一种试剂，检测时只需将样本加入试剂中混合，即可进行相应的生化反应。

2. 双试剂 将某些生化检测项目所用到的试剂按照用途分成两类，分别配成两种试剂（R_1、R_2）。通常加入R_1后，可起到全部或部分消除某些内源干扰的作用，R_2为启动样本中待测物质反应的试剂，两种试剂混合后才可共同完成被检测项目的生化反应。

样本和R_1加入时间通常固定在反应起始点，孵育一定的时间，在加入R_2前测定吸光度A_1（此即样本空白吸光度），然后加入R_2，混匀，反应时间根据分析方法是终点法或速率法进行设置。不同分析仪R_2的加入时间有所不同，某些分析仪只有一个固定时间，有些分析仪则有两个时间点可选，可根据待测物的时间吸光度曲线确定。

在终点法中，单试剂抗干扰能力差，会带来分析误差，而双试剂消除了样本的内源性干扰（脂浊、溶血、黄疸等）和比色杯等光路带来的影响，提高了分析的准确度。同时，R_1、R_2分开保存，提高了试剂的稳定性。

（六）波长选择

1. 波长大小的选择 测定波长的选择要兼顾待测物和干扰物，使待测物在该波长下光吸收最大，同时使常见的干扰物在该波长下光吸收最小。其确定方法是以波长为横坐标、吸光度为纵坐标作吸收光谱曲线。试剂盒说明书会提供波长参数。大多数检验项目的分析原理不同，所生成的产物也不同，所以需要设定不同波长。试剂盒往往将一些通用化学反应（如Trinder反应、指示酶、指示试剂）与之偶联，使产物的检测能适应仪器提供的单色光。

2. 单波长和双波长的选择 除了对波长大小的选择，分析仪还要设置单波长法或双波长法。单波长法（single wavelength method）是用一个波长检测物质的光吸收强度的方法，当测定体系中只含有一种组分或混合溶液中待测物的吸收峰与其他共存物质的吸收峰无重叠时，可选择该方法。双波长法

（dual wavelength method）是指当干扰物有较大吸收峰或溶液浑浊时会出现光散射和非特异性光吸收，从而影响检测结果的准确性，需要采用两个不同的波长即测量波长（又叫主波长，primary wavelength）和参比波长（又叫次波长，second wavelength）同时测定。主波长用于待测物质测定；次波长用于消除可能产生的干扰。使用次波长可以：①消除噪声干扰，从光源到比色杯、单色器、检测器的整个光路系统中，均存在随时间发生变化的不稳定检测信号，即噪声。因为两种波长检测产生的噪声基本相同，所以能消除噪声干扰；②减少样本本身光吸收的干扰，当样本本身存在光吸收干扰如溶血、黄疸和脂浊时，采用双波长方式检测可部分消除这类干扰；③对浑浊溶液可减少杂散光影响。

主、次波长的选择有一定原则，主波长是被测物吸收峰所处的波长，应选择距被测物吸收峰最近处，尽量避开来自试剂光吸收等的干扰。次波长的选择原则是：①吸收峰作主波长，吸收光谱曲线中的"波谷"作为次波长。这样主、次波长间的吸收差值最大，可提高测定灵敏度；②干扰物在主、次波长处有相同的吸光度，而待测物在主、次波长处的吸光度有较大差异；③选择试剂空白的吸收峰为次波长，在反应液中待测物浓度越大，剩余的显色剂量越小，主次波长的吸光度差距越大，使"表观"吸光度增大，提高了检测灵敏度。

（七）分析时间

1. 一点终点法 设为待测物质反应完成时进行测定。

2. 两点终点法 第一点分析时间应选择在标本和第一试剂混合后或第二试剂加入前，第二点分析时间应选择在加入第二试剂并完成反应之后，两点的吸光度之差可降低样本空白及内源性物质的干扰。

3. 速率法 应选择在酶促反应的零级反应期内。

（八）校准参数

分析仪测定方法基本上都需要校准（calibration），校准类型分为线性校准和非线性校准。

1. 线性校准 适用于物质浓度和吸光度成比例变化。校准曲线通过坐标零点，可采用一个校准液。

2. 非线性校准 需多点定标，绘制非线性标准曲线，必须使用3个以上校准液，每个校准液都要有一个合适的浓度。

（九）小数点位数

可对仪器进行检测结果的小数点位数设置。小数点位数增加，*K*值位数也相应增大，在输入*K*值时应注意。

（十）线性范围

线性范围指检测物浓度与检测信号的大小成比例的范围。如果在监测时间内发现非线性结果，仪器会即刻报警，应及时调出实时反应曲线检查。实时反应曲线是指空白、样品、标准物（校准物）、质控的时间进程曲线，即所有测光点与吸光度的变化曲线。

二、特殊分析参数设置

（一）试剂吸光度检查

1. 试剂空白吸光度 是检查试剂质量的指标之一。每种试剂本身有一定的吸光度，需在分析仪上设定吸光度的范围，超出时仪器会报警，提示试剂变质。如有些试剂久置后会变浑浊，Trinder反应中酚类物质会逐渐氧化为醌类产物，使吸光度升高；另外，试剂中NADH可逐渐氧化为NAD^+，其吸光度随时间延长而下降。

2. 试剂空白速率（rate of reagent blank） 在反应温度下，某些试剂于检测过程的短时间内可能发生较为明显的自身分解等变化，使测定结果偏高或偏低，设置此参数便能在待测物反应的吸光度变化速率中减去试剂空白速率，从而消除或减少这类误差。例如，色素原底物在37℃分解产生黄色产物，使测定结果出现正误差。又例如，胆红素对碱性苦味酸速率法测定肌酐有负干扰，原因是：胆红素在检测波长505nm处有较高吸光度，但在碱性环境中胆红素被氧化，其吸光度降低，因而在反应过程所测的光吸收呈下降趋势。若在加入第一试剂后一段时间内检测试剂空白速率，即为胆红素分解速率，加入第二试剂后的反应速率为肌酐和胆红素共同反应速率，两者相减，便可消除胆红素的负干扰。

（二）血清指数校正

自动分析仪中能用双波长法对不同程度的干扰进行定量，干扰类型主要包括溶血（H）、黄疸（I）和脂浊（L）三种，用双波长测定样本在600nm/570nm、700nm/660nm和505nm/480nm处的吸光度比值来分别判断样本溶血、脂浊和黄疸程度，即所谓的血清指数，可在检验报告单中显示这些信息。

（三）反应限核查

反应限核查可避免因底物耗尽出现低浓度结果的假象。“底物耗尽”是指高活性浓度的样品在反应开始的早期或主要读数区间之前就将反应底物耗尽，反应的吸光度表现为相对稳定的现象，在速率法中可以看到曲线由陡峭突然变得平缓。反应限核查在临床生化分析中非常重要，不正确设置或是无视仪器反应限核查报警，会直接将极高浓度结果（如淀粉酶、肌酸激酶等）报为正常结果，延误患者诊疗，甚至影响患者抢救。

（四）前区/带现象检查

前区/带现象检查一般用于免疫透射比浊法。典型的抗原抗体的反应曲线呈S形，刚开始，抗原（Ag）量很少，抗体（Ab）过量，称为前带（prezone）；随着Ag增加，免疫复合物形成增加，反应液浊度缓慢升高，接着进入相对线性期，随着Ag增加，免疫复合物形成也增加，反应液浊度按比例升高直至反应平衡；若进一步增加Ag将导致沉淀增加，反应液浊度反而下降，即抗原过剩区，称为后带（postzone）。

如出现此种Ag过剩情况，Ag浓度悬殊的两个样品的吸光度却可以相同，造成错误的结果，这是免疫透射比浊方法固有的缺陷。针对这一潜在的问题，大多数仪器都带有核查功能（或前区检查功能）。有的设置窗口期，窗口期常设在相对线性期，此时吸光度的改变必须大于接近平衡期的吸光度变化；有的采用追加Ab的方法，追加Ab后吸光度若增加较小，则说明无Ag过剩现象，若仍不能做出判断，应观察实时反应曲线。

第4节　检测系统的校准

一、校准的定义

对检测系统校准时要选择合适的（配套的）校准品；如有可能，校准品应能溯源到参考方法和（或）参考物质；对不同的分析项目要根据其特性确立各自的校准频率。

校准（calibration）也称定标，是指在规定条件下，为确定测量仪器或测量系统所指示的值、实物量具或参考物质所代表的值与相对应的由标准所复现的量值之间关系的一组操作。按CLIA’88可以简化校准的定义为：测试和调整分析仪器的输出，建立样本测量值（如吸光度）与样本实际浓度的相关关系的过程。

二、校准方法

如果实验室采用的是标准检测系统，其校准品和校准方法由厂商提供。如果是自建的检测系统则必须建立校准方法，包括：①选择合适的校准品及校准品的数量、类型和浓度。如有可能，校准品应追溯到参考方法或已知值的参考物质。②确定校准验证的频度。根据不同检测项目在检测系统中的稳定性不同而确定不同的校准频度，如每日校准、每周校准、每月校准、每两月校准，甚至每六个月进行一次校准等。一般要求至少半年校准一次，但如果检测系统更换了重要部件、进行了大的维护，或者改变了试剂的种类、批号（如果实验室能说明改变试剂批号并不影响结果，则可以不校准），或质控反映出异常趋势或偏移，都需要及时校准。

生化分析仪的校准类型有单点校准、两点校准和多点校准。大多数检测项目的校准曲线呈直线且通过原点，用单个浓度的校准液即可；若校准曲线呈直线但不通过原点，则需要用两个浓度的校准液做两点校准，当校准曲线不呈直线而为曲线时，应做多点校准，并按其线形选择不同的曲线方程进行拟和，如双曲线、抛物线、幂函数、指数函数、对数函数等方程。多数生化分析仪已设置数种曲线方程，可将多点校准的结果自动进行数据处理，得到曲线拟合方程，样本的检测结果便可通过此方程计算。

三、校　准　品

校准品（calibration material）或校准物，是指含有已知量的待测物，用以校准检测系统的测定值。它与分析方法及试剂、仪器相关联。校准品的作用是给检测结果赋值，并减少或消除仪器、试剂等造成的系统误差。校准品最好为人血清基质，以减少基质效应造成的误差。要注意的是不能用定值质控血清代替校准品用于校准，因为质控血清的定值远达不到校准品的要求。校准品具有专用性，它只能专用于指定的检测系统，如果用于其他检测系统，将会严重影响检验质量，使患者样本的检测结果不可靠，更不具有溯源性。

四、校准频率

不同项目的校准频率有所不同，试剂说明书一般都对校准频率进行了规定。对于封闭系统的仪器，参数已经规定了校准间隔，用户不能进行修改。超过校准有效期，必须重新校准，否则仪器将不进行该项目的检测。实际工作中，用户可根据校准K值的变化决定校准的频率。一般说来，以下情况必须校准：超过6个月时；试剂批号更换后；重要仪器部件的保养维护和更换；质控失控且其他纠正措施无效时。

应选择合适（配套）的校准品，如有可能校准品应溯源到参考方法或参考物质，并确定校准的频率。

五、校准验证

对于检测结果的准确性验证，有四个方面。

1. 通过无基质效应的、用参考方法定值的新鲜冰冻患者血清，将检测系统测定结果与参考方法定值相比较，实现检测系统的溯源。但是对于大多数项目来说，目前溯源计划还不可行。必须通过其他方法来验证检验结果的准确性.

2. 室间质评（EQA）计划　参加国家卫生健康委员会或者各省、市临床检验中心组织的室间质评计划或者国外室间质评计划如美国病理学家学会（CAP）。国家卫生健康委临床检验中心专门组织了不同系统的“校准验证”EQA项目。可以用来对检测结果的准确性进行评价。

3. 定值质控血清　特别是使用仪器、配套试剂、配套校准品及质控血清的用户，可以通过检测质控血清，判断结果是否在相应范围内。

4. 和配套系统相比较　使用开放仪器、非配套试剂、第三方校准品的用户可以和公认配套系统相比较。

六、校准程序

实验室应制订相应校准程序，规定仪器和检测项目的校准方法，使用的校准品种类、来源及数量，校准间隔，校准验证标准等。试验人员应该记录每次校准的数据，包括校准时间、试剂空白、校准K值等，并从中寻找规律，不断完善校准程序，使之更加实用和有效。

第 5 节　检测系统的性能评价

一般来说，评价检测系统的性能即是评价生化分析仪的性能。常用评价自动生化分析仪性能的指标有精密度和准确度、分析速度、携带污染、实用性等。

一、精密度和准确度

影响检测结果精密度和准确度的因素很多，除了环境因素和人为因素，主要与生化分析仪的硬件性能密切相关，各部件的精密度是准确度的前提，如取液系统的计量是否精准、反应温控系统是否稳定、光源的强度和稳定性是否合格等。样品针、试剂针、搅拌棒和反应杯的交叉污染是影响准确度和精密度的重要因素，清洗装置的冲洗效果也决定了分析仪的精密度和准确度。另外，仪器正确的参数设置、合理的校准方案也是保证精密度和准确度的必要条件。

二、分析速度

分析速度是指1h内完成的测试数（所有已测定样本的项目数之和），用测试/h表示。分析速度与加样周期、测试循环周期和反应盘的大小有关。不同分析仪的分析速度可相差甚远。分析速度主要由加样周期和测试循环周期决定。

1. 加样周期（sampling cycle）　指从样品针采集前一个样本开始到采集下一个样本开始所需的时间，加试剂周期与加样周期相应。加样周期决定了分析仪的工作速度，加样周期越短，分析速度越快。

2. 测试循环周期　指反应杯从前一次使用开始到下一次使用开始所需的时间，与待测物和试剂的总反应时间有关，总反应时间越短，分析速度越快。

三、携带污染

（一）携带污染的概念

携带污染指前一个生化测试过程中残留的物质（如生物样品、试剂混合反应液或反应产物等）通过仪器元件（包括但不限于探针、比色杯、搅拌棒、管路等）携带到下一个生化检测反应中，参与反应、影响反应进程，直接或间接干扰比色或比浊等，由此导致检测结果显著偏差的过程。

生化分析仪不同的原件对于残留物的携带不可能全部避免，只有当这些残留物对下一个反应结果的影响超过实验室预设的分析质量标准或患者的临床结局时，才被定义为携带污染。

（二）携带污染常见的类型

1. 根据携带残留物的不同分类　分为样本携带污染和试剂携带污染，或生物携带污染和化学携带污染。

2. 根据携带污染发生的部位不同分类　分为样本探针携带污染、试剂携带污染、比色杯携带污染、搅拌棒及管路的携带污染。

四、实　用　性

生化分析仪实用性应考虑以下方面。

1. 检测能力 如分析仪能开展的检测项目的类型、通道数、开放程度、试剂瓶容量、批处理样本数、单色光个数。

2. 便捷性 如最小加样量和比色杯最小反应液量越小，则受检者的采血量越小，样本预稀释、急诊检验、复查功能等使操作变得方便，还要考虑程序软件的操作是否灵活、方便.

3. 检测成本 如耗材消耗量、光源灯和比色杯寿命、用水量等，都是用户应该综合考虑的内容。

第 6 节 自动生化分析仪的维护保养

自动生化分析仪的保养维护直接关系着日常工作是否能顺利进行，影响着检测结果的准确性。按照仪器说明书的要求，制订完善的仪器维护保养程序并严格执行，是仪器安全、有效运行的保证，从而保持仪器长期的优良性能。根据自动生化分析仪器生产厂家、型号的不同，维护保养程序有所不同。一般包括每日、每周、每月、每季、每半年及每年维护保养程序。

（一）每日维护

1. 检查注加系统 检查样品针、试剂针、搅拌棒是否沾有水滴、脏污；是否弯曲、堵塞；各清洗槽是否脏污或堵塞。

2. 检查清洗液 检查各清洗液的水平，不足时及时添加。

3. 供电电源 检查 UPS 开关是否处在（ON）状态。

4. 供水 检查纯水机是否打开，纯水电导率和电阻率应符合实验室规定的要求。

5. 清洁样品针和试剂针。

6. 清洁搅拌棒。

（二）每周维护

1. 清洗反应杯。

2. 测定杯空白值 清洗反应杯后，若杯空白值仍过大，或使用超过 1 个月（根据实际样本量，时间可能有所不同）请更换反应杯。在更换光源灯、光路清扫、更换反应杯或反应杯位置交换后需测定杯空白值。

（三）每月维护

1. 清洁试剂冷藏库和样品盘槽。
2. 清洁反应槽及反应槽排水过滤网。
3. 清洁供水过滤网。
4. 清洁散热器过滤网。

（四）每半年维护

1. 更换光源灯。
2. 清洁废液管。

（五）每年维护

一般由厂家工程师每年进行一次全面的检定和维护。

目标检测

一、选择题（A_1 型题）

1. 自动生化分析仪的发展方向不包括（　　）
   A. 自动化　　B. 一体化
   C. 计算机化　　D. 标准化
   E. 简捷化
2. 目前应用最广泛的自动生化分析仪是（　　）
   A. 分立式自动生化分析仪
   B. 离心式自动生化分析仪
   C. 干化学式自动生化分析仪
   D. 袋式自动生化分析仪
   E. 连续流动式自动生化分析仪
3. 自动生化分析仪自动清洗样品探针是为了（　　）
   A. 提高分析精度　　B. 防止试剂干扰
   C. 防止交叉污染　　D. 提高反应速度
   E. 提高加样速度
4. 关于终点法，下列叙述不正确的是（　　）
   A. 当反应达到平衡时吸光度不改变
   B. 终点分析的测光点由时间吸光度曲线选择
   C. 终点时吸光度最大
   D. 分为正向终点法和负向终点法
   E. 根据平衡点吸光度的大小算出待测物浓度
5. 最有效消除样本溶血、黄疸和脂浊等干扰的方法是（　　）
   A. 单试剂单波长法　　B. 双试剂单波长法
   C. 一点终点法　　D. 单试剂两点终点法
   E. 双试剂两点终点法
6. 关于主、次波长的选择原则，下列叙述不正确的是（　　）
   A. 主波长是被测物吸收峰所处的波长
   B. 次波长是试剂吸收峰所处的波长
   C. 使干扰物在主、次波长处有尽可能相同的吸光度
   D. 使产物在主、次波长处的吸光度有较大差异
   E. 波长的选择要避免来自试剂光吸收的干扰
7. 有关校准的说法，下列叙述不正确的是（　　）
   A. 保证检测系统得到准确可靠的测定结果
   B. 保证检测结果的重复性
   C. 使测定结果在不同实验室之间具有可比性
   D. 标准检测系统其校准品和校准方法由厂商提供
   E. 根据不同检测项目在检测系统中的稳定性不同而确定不同的校准频率
8. 自动生化分析仪的两点校准用于下列哪种情况（　　）
   A. 检测项目的校准曲线呈直线且通过原点
   B. 校准曲线呈抛物线
   C. 校准曲线不呈直线
   D. 校准曲线呈双曲线
   E. 校准曲线呈直线但不通过原点

二、简答题

1. 自动生化分析仪分析中使用次波长的目的是什么？
2. 校准的概念是什么，进行校准验证的方法有哪些？

（崔瑞芳）

第5章 酶学分析技术

学习目标

1. 掌握　酶活性单位的表示方法和计算方法，酶活性测定的终点法、定时法和连续监测法，代谢物的酶学测定，血液中酶的来源。

2. 熟悉　酶促反应进程，酶促反应动力学，酶活性测定的直接法与间接法，酶活性测定的影响因素。

3. 了解　同工酶的产生机制和测定方法，酶活性单位的校准，空白管与对照管的区别。

4. 能够根据酶学分析技术的要求，正确控制影响检验结果的因素；具备正确、熟练地运用酶学分析技术检验体液代谢物及酶活性的能力。

案例 5-1

患者，男，55岁，胸痛发作24小时，伴心悸、气短、面色苍白。患者有慢性支气管炎史和30年吸烟史。心电图示ST段抬高，查血清AST 250U/L，LDH 3680U/L，CK1461U/L，CK-MB 86U/L。CK双试剂连续监测法（底物CP）的分析参数为血清10μL，试剂Ⅰ 200μL，试剂Ⅱ 50μL，温度37℃，孵育时间300s，延迟时间120s，间隔时间12s，测定次数11，为加入试剂Ⅱ后的第10次至第20次，其中第10次和第20次的吸光度分别为A_{10}：0.2324，A_{20}：0.9315。

问题：1. 此患者最可能的临床诊断是什么？

2. 列出公式并计算其K值？

3. 列出CK活性浓度的计算公式及该患者CK的算式。

酶（enzyme）是由活细胞合成的对特异底物具有高效催化作用的蛋白质，属于生物催化剂，是临床酶学分析的主体。正常情况下，绝大多数酶主要在细胞内起催化作用，当组织细胞损失或破坏时，细胞内的酶可被释放到体液中，从而引起体液中某些酶的活性或含量发生变化，通过测定这些酶的活性或者含量可为疾病诊断提供线索。酶学分析技术是用于检测标本中酶活性或以酶为试剂测定某待测物浓度的分析方法。

1908年，Wohlgemuth首次提出检验尿中淀粉酶活性作为急性胰腺炎的临床诊断指标。自20世纪70年代以来，随着自动生化分析技术的广泛使用和免疫学技术的渗透，酶学分析技术逐渐成熟，进入了一个崭新的时期，目前临床酶学分析占临床生化实验室常规工作量中的比例大幅度提高，是临床生物化学检验的一项重要内容。本章在介绍酶学分析技术基本知识的基础上，主要阐述酶活性与同工酶的基本原理和方法、代谢物浓度测定的方法和意义。

第1节　酶学分析的基本知识

酶学分析的对象包括酶和代谢物，重点内容之一是对酶进行测定，包括酶绝对质量（酶质量）和相对质量（酶活性）测定两种方式。酶质量测定是将酶作为一种蛋白质对其酶蛋白质量进行定量测定的方法；酶活性测定是将酶作为一种催化剂对其催化反应速率进行定量以间接表示酶质量的测定方法。

由于大部分酶在血液中的含量极微（在μg/L甚至ng/L水平），故直接测定酶质量十分困难，除少数酶如肌酸激酶同工酶（CK-MB）质量、α_1-抗胰蛋白酶等可用免疫方法直接测定质量外，绝大多数都是根据酶具有高效催化活性的特点测定酶活性，相对简单、方便，临床广泛应用酶活性测定来间接代表酶的含量。

一、酶活性定义

酶活性（enzyme activity）又称酶活力，表示酶催化特定化学反应的能力。对某一酶反应来讲，单位时间内底物消耗量越大或产物的生成量越大，就表示此酶活性越大；反之则越小。酶活性一般用酶促反应速率表示，即在规定条件下单位时间内底物（substrate，S）的减少量或产物（product，P）的生成量。

$$v=\frac{d[P]}{dt} \quad 或 \quad v=\frac{d[S]}{dt} \tag{5-1}$$

式中，v为反应速率；[P]为产物浓度；[S]为底物浓度；t为反应时间。

在实际测定时，由于底物浓度设计往往过量，难以准确测定其消耗量，而产物是从无到有，容易准确测定，因此酶促反应速度以测定单位时间内产物的生成量为好。

二、酶活性测定

（一）酶活性单位

酶活性大小通常用酶活性单位多少来计量。酶活性单位是指在一定条件下，单位时间内催化生成一定量的产物或消耗一定量的底物所需的酶量。酶活性单位有3种表示法，即惯用单位（一定的反应量/一定的反应时间）、国际单位（IU）和开特（Katal）单位（mol/s）。

1. 惯用单位　20世纪50年代以前的命名方式，是由酶活性测定方法的建立者所规定的单位。例如，碱性磷酸酶（ALP）的金氏单位（King）、氨基转移酶的卡门氏单位（Karmen）等。由于各单位对反应条件及物质量的定义不同，彼此难以比较，给诊断应用带来困难，现在临床使用较少。

2. 国际单位（IU）　1961年国际生物化学联合会（IUB）的国际酶学委员会（IEC）推荐采用国际单位（international unit，IU或U）统一标准，即在规定条件下（25℃，最适底物浓度，最适pH），每分钟催化1μmol底物转变成产物的酶量。1IU=1μmol/min。后来考虑到不同地区温度的差异，取消了对温度的限制。2001年，IFCC开始规定测定酶的反应温度为37℃，与人体体温接近，加快反应速率。

3. Katal单位（mol/s）　1972年为与国际单位制（SI）接轨，IEC推荐使用Katal单位（也称催量，可简写为Kat）。1Katal指在规定条件下，每秒催化1mol底物的酶量。1Katal=1mol/s。由于Katal相对于血清中的酶量而言单位太大，因此可用nKatal表示。1Katal=10^9nKatal。IU与Katal单位的关系：1IU=1μmol/min=16.67nKatal，1Katal=60×10^6IU。

（二）酶活性浓度

酶活性浓度是指单位体积样本中的酶活性单位，常用IU/L（或U/L）来表示，而Katal/L较少使用。临床上测定酶活性时还需考虑样本体积，相对于酶活性单位，酶活性浓度才具有临床可比性，但多数情况下都被不严格地称为酶活性单位或酶活性。

（三）正常上限倍数

正常上限倍数（ULN）是指样本酶活性测定结果与其参考范围上限的比值。酶活性浓度是一个相对的概念，与测定方法及测定条件有关，测定的影响因素很多，各实验室之间测定结果难以比较，参考范围较难统一，也难以比较。为了直观地反映酶含量的变化，在相对缺乏校准品、测定方法尚未完全统一时，将测定值转化为ULN更容易为临床医生所接受，但要考虑性别、年龄的差异。

三、酶促反应进程

酶促反应不同于一般的化学反应，反应不是瞬时完成的，而是经过一个进程。如果以酶促反应产物生成量（或底物消耗量）为纵坐标，反应时间为横坐标作图，所得到的一条曲线称为反应进程曲线。一个典型的酶促反应进程一般包括延滞期、线性期、非线性期三个阶段，见图5-1。

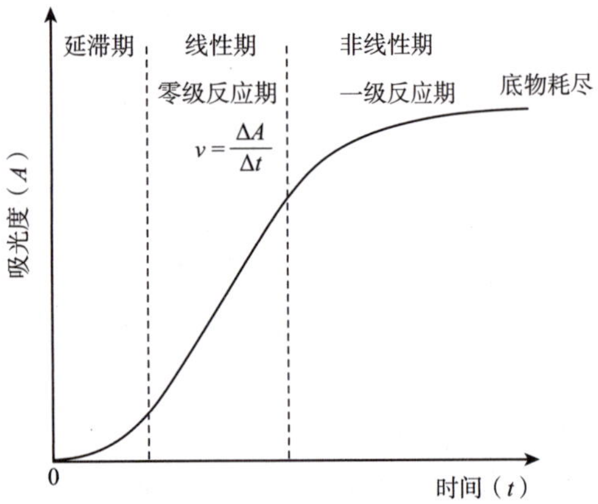

图5-1 酶促反应时间进程曲线

从酶促反应时间进程曲线可以看出，酶促反应的各时期具有以下特点。

1. 延滞期 对单一酶促反应而言，在过量的底物存在下，底物与酶结合启动酶促反应。酶促反应开始时，由于酶与底物分子结合不饱和及温度的影响，反应速度很慢，底物或产物的变化量与时间不成正比，称为延滞期。此期时间从数秒到数分钟不等，通常为1～3min。

在双试剂法中，我们将第一试剂与样本中内源性干扰物质的反应期称为孵育期（预温期），加入第二试剂后至线性期之前的时间段称为延滞期，也有人将它们统称为延滞期。

2. 线性期（liner phase） 经过延滞期后，酶与底物分子结合增多，反应速度达到最大并保持恒定速度进行反应的时期，称为线性期。此时，底物过量，酶与底物分子结合达到饱和，反应速度不受底物浓度的影响，只与酶活性浓度成正比，即反应速度（v）与底物浓度[S]的零次方成正比，也称为零级反应期（zero order）。此期虽然底物有部分消耗，但消耗量较少，尚未明显使反应速度降低，可以代表反应初速度。初速度是指底物消耗量小于5%时的反应速度，是酶活性测定的最佳时期，一般为1～5min。

3. 非线性期 随着反应时间的推移，底物消耗越来越多，逆反应增强等因素使酶促反应速度明显下降，偏离线性期，进入非线性期。酶活性浓度越高，线性期就越短。若为单底物反应，此时反应速度（v）与底物浓度[S]的一次方成正比，故称为一级反应期（first order）；如果反应速度受两种或两种以上底物浓度的影响，则为二级或多级反应。此期的酶促反应速度不再与酶活性成正比，不能代表酶活性。

因此，代表酶活性大小的是线性期的酶促反应速度。要准确测定酶活性，必须找出酶促反应的线性期，即在过量底物存在条件下的零级反应期的速度，并避开延滞期和非线性期。传统的手工分析技术无法准确在线性期内测定酶促反应速度，故结果不够准确。自动生化分析仪能方便准确地找到线性期，结果准确可靠。

四、酶活性浓度的计算与校准

（一）酶活性浓度的计算

在计算酶活性浓度之前，首先应明确测定方法的酶活性定义，确定物质量、体积和时间的单位，然后计算。

1. 标准比较法 同时测定标准管和样品管吸光度，根据标准液浓度，即可求出样品反应体系中产物的生成量（或底物的消耗量），用酶活性单位与体积的比值表示酶活性浓度。根据酶的国际单位定义，酶活性浓度（b）的计算公式为

$$\text{酶活性浓度}=\frac{\text{产物的增加量}}{\text{每单位规定的产物增加量}}\times\frac{\text{每单位规定的保温时间}}{\text{实际保温时间}}\times\frac{\text{反应体系总体积}}{\text{样本体积}} \quad (5\text{-}2)$$

其中，产物的增加量采用吸收光谱技术原理的吸光系数法来定量，在酶促反应进程中按反应时间分类，分为终点法、定时法和连续监测法。

2. 系数K值的计算与应用　K为酶活性浓度定量系数（或称为常数），亦称计算因数Factor（F值），常用于临床酶活性测定的计算与校准，对酶的测定具有十分重要的意义。若K值过高，虽然测定的线性范围较宽，但重复性差；若K值过低，虽然测定的精密度较好，但检测线性窄。因此应根据实际情况进行合理的设置，同时还应考虑被测定酶的参考区间上限及测定时间两个方面。

通常自动生化分析仪吸光度噪声都需控制在0.001水平，即保证对同一溶液反复测定时，吸光度误差控制在±0.001左右。吸光度噪声一定时，检测时间越短，$\Delta A/t$的测定误差越大，那么为使酶活性浓度结果的误差不至于过大，测定时间只有0.5min时，K值一般不超过4000。调节K值最简单的方法是改变样本的稀释度，稀释倍数越大，K值越大。

根据测定程序中样本用量和反应体积比例，以理论摩尔消光系数ε计算而来的K值，称为理论K值，此值虽然是各厂家基于同一测定项目和同一方法确定，但如果设定的样本与试剂体积比不同，K值也会有较大差别，因此，理论K值仅供用户求实测K值参考。常用指示物的ε与用途见表5-1。

表5-1　常用指示物的ε[L/(mol·cm)]与用途

指示物	主波长	次波长	用途
NADH	ε_{340nm} 6.22×10^3	ε_{380nm} 1.33×10^3	测ALT、AST、LDH、α-HBD等
NAD(P)H	ε_{340nm} 6.22×10^3	ε_{380nm} 1.33×10^3	测G6PD、CK
对硝基苯酚	ε_{405nm} 18.5×10^3	ε_{476nm} 0.20×10^3	测ALP
对硝基苯胺	ε_{405nm} 9.9×10^3	ε_{476nm} 0×10^3	测GGT
5-硫代-2-硝基苯甲酸	ε_{405nm} 13.6×10^3	ε_{476nm} 2.80×10^3	测ChE

注：α-HBD. α-羟丁酸脱氢酶；G6PD. 葡萄糖-6-磷酸脱氢酶；CK. 肌酸激酶；GGT. γ-谷氨酰转移酶；ChE. 胆碱酯酶。

（二）酶活性的校准

酶活性测定的影响因素很多，由于各实验室的检测方法、试剂、仪器等条件不同，同一样本的检测结果也会有较大差异。为使结果有可比性，试剂制备时在影响因素方面进行统一较困难，而在试剂制备及样本测定后进行校准（校正、定标）则相对简单、实用。

酶活性测定的校准通常有两种方式：一是用实际测定的摩尔消光系数ε进行校准并计算实测K值，二是用酶校准物进行校准计算校准K值。两种方式均需使用校准物。

1. 实际测定的ε校准　即用实际测定的ε设定K值（实测K值）。在一个固定的测量系统内，即用同一厂家生产的仪器与配套试剂，用速率法检测酶活性的计算公式中的计算因数K值是一常数，此时可采用生产商提供的理论K值。但在实际工作中，很难固定一个测定系统，且测定条件（如pH、温控的准确性、仪器波长的准确性、加样系统状况、半波宽、杂光、比色池光径、磨损与清洁度等）变化时，ε值会发生变化，K值也会发生变化。因此，需要用实际测定的ε值来计算真实的K值。现在主张在能获取校准品的情况下，应定期检查和实际测定ε值并确定实测K值，或尽量采用标准曲线法进行校准，以减少上述影响。

2. 酶校准物校准　用实际测量的ε校准的测量环境与用样本加至试剂后的真实环境不一样，存在基质效应。因此，IFCC指出使用公认的酶校准物来校准常规方法，以增加酶活性测定的可靠性。校准物与人血清具有相同基质，可利用稳定、定值准确的酶校准物或酶参考物进行校准后得到K值。酶校准物质量要求非常高，目前国内外推荐有证参考物（certified reference material，CRM）、标准参考物（standard reference material，SRM）和酶参考物（ERM）用于酶学测定的校准，这些物质的定值可溯源各自的参考方法或推荐方法。该方法代表了目前国际上临床酶学标准化的一个新途径。

可用作酶活性测定的校准物分两类。一类是产物的基准物质，如NAD(P)H、对硝基苯酚（4-nitrophenol，4-NP）、对硝基苯胺（4-nitroaniline，4-NA）等，可用于校准仪器的ε，如产物NAD(P)H的ε可用葡萄糖测定试剂（己糖激酶）来校正。另一类称酶校准物，多是用人血清或动物血清作介质，目的是减小基质效应。在实际工作中，使用酶校准物的优点有：①改进方法间的符合程度；②缩小方法内因保护剂、原材料等试剂配方不同等造成的差异；③校正试剂稳定性稍有改变时造成的误差；④校正仪器的某些系统误差，如波长、带宽、温度、加样误差等。但需注意的是，酶校准物无法补偿分析系统自身的性能缺陷，而且不同的检测系统应使用不同的校准物。

对同一个样本来说，一个精密度良好的检测系统，速率法测定酶活性的国际单位计算公式中，$\Delta A/t$在校准前后应是相同的，即使出现偏差，也应是在系统本身的不精密度误差范围内。

此方法是一种理想的校准方法，实际操作简便，可对酶测定中仪器、试剂及反应条件等差异造成的偏差进行校准，还可提升方法间的一致性和增加常规酶测定方法的可靠性，可使不同实验室测定结果相对统一。但由于酶制品提纯难、不稳定，且提纯酶与血清酶反应性不一定一致，所以此校准方法在实际应用中尚未得到广泛推广。近年各种动物源性、人源性酶制品，特别是源于基因工程的酶制品已相继研制成功，将为该方法学提供巨大的发展空间。

考点：各类酶学分析方法中酶活性浓度与代谢物浓度的计算

第2节　酶活性与代谢物及酶质量的测定

酶活性测定方法至少有三种分类方式。按仪器检测原理分类，可分为分光光度法、浊度法、荧光法、放射性核素法、电极法、量气法等，其中分光光度法最为常用；按反应时间分类，可分为固定时间法（fixed time assay）和连续监测法（continuous monitoring assay）；按检测对象分类，可分为直接法和间接法。下面介绍后两种分类方法。

一、按反应时间分类的酶活性与代谢物测定方法

（一）固定时间法

固定时间法，简称定时法，严格讲有终点法和两点法之分，是早期测定酶活性的方法。终点法（end point assay）又称为平衡法，是指酶和底物作用一段时间后，加入强酸、强碱、蛋白沉淀剂等终止酶促反应，测定这段时间内底物的减少量或产物的生成量，计算酶促反应的平均速度。终点法是在酶促反应平衡期（非线性期）的任何一点进行测定，无须终止反应，此时吸光度等检测信号（底物和产物浓度）的变化很小。但由于测定是在非线性期、不能代表初速率、反应时间长、可逆反应影响大等，导致测定结果不准确，现已很少使用。该法又分为一点终点法和两点终点法。前者是取反应达终点时的一个点的吸光度来计算结果；后者是取反应尚未开始读取一个点的吸光度，待反应达到终点时再取第二个点的吸光度，用第二个点的吸光度减去第一个点的吸光度的差值来计算结果，主要用于扣除试剂和样品空白，保证结果的准确度。两点法（two point assay）指取尚在反应中的两点吸光度的差值来计算结果，此两点既不是反应起始点，也不是反应终点，主要用于检验一些非特异性的项目。一般情况下，定时法可称为两点法，因为整个反应进程中有两个点。但严格说，两者有所区别：定时法需要终止反应，两点法则不需要。

定时法酶促反应进程有三种可能情况（图5-2）：曲线1说明酶促反应已接近终点，速度已经减慢；曲线2说明处于反应早期，存在延滞期；曲线3完全处于线性期，该反应速度能真正代表酶活性。可见三种情况虽然产物量相同，但实际区别很大。

定时法的优点是操作简单，将标本与底物保温到预定时间后加试剂终止反应，测定底物的减少量

或产物生成量即可，无须保温设备，显色剂的选择不用考虑对酶活性的影响。缺点是难以确定测定时的反应时间是否处于线性期，所测结果有一定误差，难以确保测定结果的准确性；因此，定时法测定酶活性，必须先做预实验明确酶促反应的线性期。

实际测定时，延滞期很短并难以确定，对酶活性测定产生的影响可以忽略，因此，一般从保温一开始就计时（t_1）；终止时间（t_2）设定不宜太长，最长一般为30min。

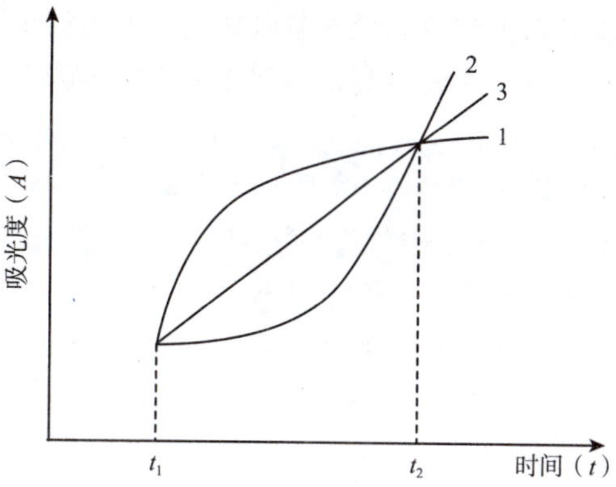

图5-2　定时法的三种酶促反应进程

（二）连续监测法

连续监测法指在酶促反应的线性期（零级反应期）内每间隔一定时间测定一次产物（或底物）的生成量（或消耗量）以测定酶活性浓度的方法。又称为速率法、动力学法（图5-3）。

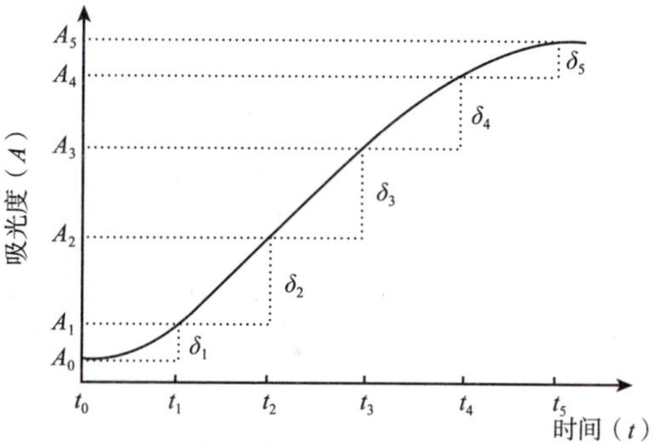

图5-3　连续监测法酶促反应进程
δ代表吸光度变化值

连续监测法的优点是即时观测反应进程，可多点测定并绘图连线，快速、直观地查看反应进程，很容易找到反应的线性期，避开非线性期，结果准确可靠，标本和试剂用量少，可在短时间内完成。与定时法不同，连续监测法无须终止酶促反应进程，不需添加其他显色试剂。但此法要求准确地控制温度、pH和底物浓度等反应条件，并具有恒温装置及自动监测功能，半自动或全自动生化分析仪都能满足这些要求。自动生化分析仪能自动设立一定时间（10～60s）测定一次底物或产物的变化量，连续测定多点（至少4个点），对吸光度数据作最小二乘法处理，用线性期内的数据计算单位时间内的反应速率$\Delta A/t$，最后根据公式计算出酶活性。以测定结果对时间作图，绘制反应速度曲线，自动判断是否偏移线性期，因酶促反应初始阶段底物最充裕，产物的抑制作用、逆向反应和酶变性等均很小，因而可以选择线性期来测定初步速度从而计算酶活性，其结果远比定时法所测平均速度准确，在高浓度样本时尤为明显。

连续监测法直接测定产物或底物的变化量，并不要求检测反应一定显色，因此在方法学设计上，可以选择紫外吸收法或色原显色法等。例如，利用NAD（P）H对340nm紫外吸收的增减、利用对硝基苯酚在405nm波长光吸收的变化等监测反应进程。

二、按检测对象分类的酶活性与代谢产物测定方法

按照检测对象的不同，酶活性测定方法分为直接法和间接法两大类。

（一）直接法

直接法是指直接测定酶促反应产物或底物的理化指标变化计算酶活性浓度的方法。常用方法种类如下。

1. 基于NAD（P）H的反应原理　利用NAD（P）H在340nm处有特异吸收峰，监测340nm吸光度的变化可测定以NAD（P）$^+$或NAD（P）H为辅酶的各种脱氢酶类，如LDH、葡萄糖-6-磷酸脱氢酶（G6PD）、谷氨酸脱氢酶（GLDH）等。

2. 基于人工合成的色素原底物　某些水解酶类或转移酶类可以使底物中的某一基团被水解或转移，使无色的底物转变成有色的产物，这类底物称为色素原底物。据此可以人工合成一系列色素原底物，用于测定一些水解酶和转移酶。例如，ALP催化对硝基苯酚磷酸二钠盐（PNPP-Na_2）生成黄色的对硝基苯酚（PNP），而PNP在405nm处有最大吸收峰，据此可通过监测405nm吸光度变化来检测ALP活性。

人工合成的色素原底物的要求为：①酶促反应特异性高；②酶促反应效率高；③稳定，自发水解、分解少；④纯度高，接近无色；⑤溶解性好。常见的人工合成色素原底物见表5-2。

表5-2　一些人工合成的色素原底物

人工合成的色素原底物	待测酶	产物、波长及ε[L/(mol·cm)]
对硝基苯酚磷酸二钠盐（$PNPP\text{-}Na_2$）	ALP	对硝基苯酚（405nm，pH 10.3）18.5×10^3
*L-γ-*谷氨酰-3-羧基对硝基苯酚	GGT	2-硝基-5-氨基苯甲酸（405nm，pH 8.1）9.49×10^3
2-氯-硝基酚-*α*-半乳糖-麦芽糖苷	*α*-淀粉酶（AMY）	2-氯酚（2-CP）（405nm，pH 6.0）6.1×10^3
2-氯-硝基酚-*α*-岩藻糖苷	*α*-岩藻糖苷酶（AFU）	2-CP（405nm，pH 6.5）6.2×10^3

3. 基于氧的消耗　氧化酶在催化反应时不断消耗氧气，可用氧电极连续监测耗氧量以测定酶活性。

4. 其他　胆碱酯酶（ChE）催化乙酰胆碱水解产生乙酸，pH下降，可通过监测pH以测定ChE活性。脱羧酶催化反应时产生CO_2，可用量积法监测CO_2变化以测定酶活性等。

（二）间接法

某些底物或产物不能直接测定，须加入相应试剂后间接测定酶促反应的产物转化物或底物转化物的理化指标以测定酶活性。可用直接法测定的酶类非常有限，很多酶活性不得不采用间接法来检测。其常用方法种类如下。

1. 酶偶联法　在测定待测酶活性时，常采用偶联一个工具酶或几个工具酶，将待测酶的某一产物转化为可以直接测定的产物，从而对待测酶的活性进行测定（详见工具酶）。

2. 化学反应法　指在反应体系中加入一些与酶促反应无关且不影响酶活性的试剂，这些试剂只与酶反应物（一般是产物）迅速作用，产生信号变化。典型例子是ChE的丁酰硫代胆碱测定法，是由ChE催化丁酰硫代胆碱水解生成的产物硫代胆碱（SCH），与5, 5′-二硫代双（2-硝基苯甲酸）（DTNB）反应，生成黄色的5-巯基-2-硝基苯甲酸（5-TNBA），其中DTNB即是所加试剂；又例如，酸性磷酸酶（ACP）的测定，利用*α*-萘酚磷酸盐作底物，经ACP水解后释放萘酚，萘酚与试剂中的固红TR发生偶氮反应，生成黄色化合物，其中的固红TR也是所加的试剂。

三、工　具　酶

在酶学分析技术中作为试剂用于测定化合物浓度或酶活性的酶称为工具酶。利用工具酶进行酶学分析主要用于两方面，一是利用工具酶测定化合物浓度，如葡萄糖氧化酶（GOD）法测定血清葡萄糖浓度，以及测定血清胆固醇、尿素、尿酸、肌酐等（见下节）；二是利用工具酶测定待测酶的活性，如氨基转移酶、肌酸激酶、淀粉酶等，如以LDH为试剂测定ALT活性。在代谢物酶学分析中，分光光度法是最常见的测定手段。根据测定方法的原理不同，一般将其分为单酶反应和酶偶联反应两种技术。

常用的工具酶多为氧化还原酶类，因为其产物容易被直接监测。以NAD（P）H为辅酶或辅基的脱氢酶和过氧化物酶（POD）是常用偶联反应的工具酶。常用工具酶的名称及缩写见表5-3。

表5-3　常用工具酶的名称及缩写

名称	缩写	名称	缩写	名称	缩写	名称	缩写
乳酸脱氢酶	LDH	葡萄糖氧化酶	GOD	己糖激酶	HK	脂蛋白脂肪酶	LPL
苹果酸脱氢酶	MDH	胆固醇氧化酶	COD	肌酸激酶	CK	胆固醇酯酶	CE
葡萄糖-6-磷酸脱氢酶	G6PD	磷酸甘油氧化酶	GPO	丙酮酸激酶	PK	脲酶	URE
谷氨酸脱氢酶	GLDH	过氧化物酶	POD	甘油激酶	GK	肌酐酶	CAH

工具酶应便宜易得，来源要广，一般在富含它的生物组织中提取，力求方法简单、快速、产量高；工具酶试剂中的杂质（杂酶、抑制剂等）含量也要有一定限制，以保证工具酶具有一定的纯度（比活性），减少或避免干扰测定的副反应。临床常用酶偶联法测定的待测酶及其工具酶见表5-4。

表5-4 常用酶偶联法测定的酶及其工具酶

待测酶	测定方法	辅助酶	指示酶	指示系统
丙氨酸氨基转移酶（ALT）	IFCC推荐方法	无	LDH	NAD(P)H
天冬氨酸氨基转移酶（AST）	IFCC推荐方法	LDH	LDH、MDH	NAD(P)H
肌酸激酶（CK）	IFCC推荐方法	HK	G6PD	NAD(P)H
5′-核苷酸酶（5′-NT）	5′-AMP作底物 ADA-GLDH法	腺苷酸脱氨酶（ADA）	GLDH(GLD)	NAD(P)H
5′-核苷酸酶（5′-NT）	5′-IMP作底物 NP-XOD-POD法	核苷磷酸化酶（NP） 黄嘌呤氧化酶（XOD）	POD	NAD(P)H
淀粉酶（AMY）	EPS底物法	无	α-葡萄糖苷酶	4-NP
脂肪酶（LPS）	GK-GPO-POD法	GK、GPO、共脂酶	POD	H_2O_2

（一）单酶反应（属直接法）

单酶反应比较简单，一般将工具酶和待测物一起保温，可按照定时法或连续监测法对待测产物或者底物进行测定，在相对应的氧化还原酶作用下产生可以直接检测的信号。

（二）酶偶联反应（属间接法）

酶偶联反应技术是目前临床酶活性和代谢物浓度测定常用的技术，常见的酶偶联反应模式可简化为

$$A \xrightarrow{Ex} B \xrightarrow{Ea} C \xrightarrow{Ei} P$$

其中，A为底物，B、C为中间产物，P为终产物（必须能被直接测定，则C生成P称为指示反应），Ex为待测酶（催化的反应称为始发反应），Ea、Ei为工具酶，其中，Ea为辅助酶（auxiliary enzyme），Ei为指示酶（indicator enzyme，是指催化指示反应的酶），此连续反应称为酶偶联体系。辅助酶是指能催化并沟通待测酶与指示酶之间的反应的酶，可以是一个或多个，也可以不需要。

在酶偶联体系内的各步反应中，①为准确测定待测酶Ex的活性，Ex必须充分被底物A饱和，故通常将底物A设定为过量，则Ex催化的反应为零级反应；②产物B必须完全反应生成C才能保证Ex催化的反应为零级反应，故辅助酶Ea也应设计为相对过量，则Ea催化的反应为一级反应；③同理，指示酶Ei催化的反应也为一级反应。即通常将底物、工具酶（包括辅助酶与指示酶）均设定为过量，让待测酶或待测化合物成为限速因素，以确保能测定Ex的零级反应速率。

以双试剂酶偶联法测定ALT为例，酶促反应进程存在四个时相（图5-4）。①孵育期：将Ei（试剂1）加入样本（含Ex）中保温，以使内源性底物A和产物B耗尽，此时不检测指示反应；②延滞期：加入底物A（试剂2）启动反应，在反应初期，反应速度较慢，不能代表初速度；③线性期（稳态期或零级反应期）：随着产物B的生成速度等于转化为C（及P）的速度，Ea和Ei的反应速度相同，Ex催化的反应为零级反应，此时的速度代表真实的酶活性；④非线性期（偏离线性期）：反应后期，底物已经大

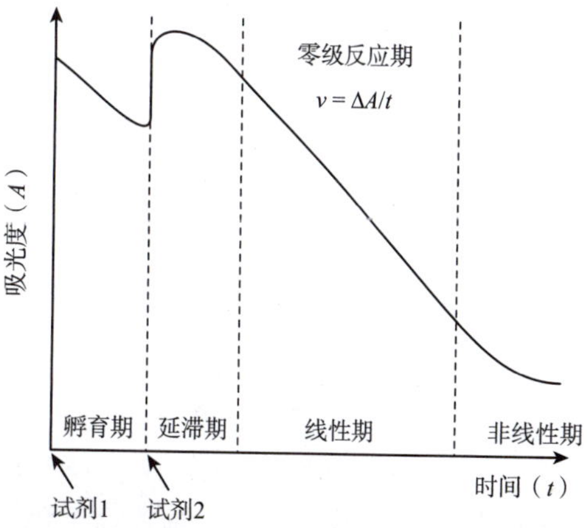

图5-4 双试剂酶偶联法测定ALT酶促反应进程

部分消耗，反应速度减慢。

（三）常用指示酶及其指示反应

许多项目的测定均有工具酶参与，即所谓共同（或通用）反应途径。近年来在临床生化检验中，最常用的酶偶联指示系统有两类，即脱氢酶指示系统和过氧化物酶指示系统。$NAD(P)^+$或NAD（P）H的吸收曲线见图5-5。

1. 偶联$NAD(P)^+$或NAD（P）H的指示系统（紫外吸收法）　即以$NAD(P)^+$或NAD（P）H为辅酶的脱氢酶作指示酶，其反应式如下。

$$AH_2+NAD(P)^+ \xrightarrow{DH} A+NAD(P)H+H^+$$

式中，A代表待测酶产物。

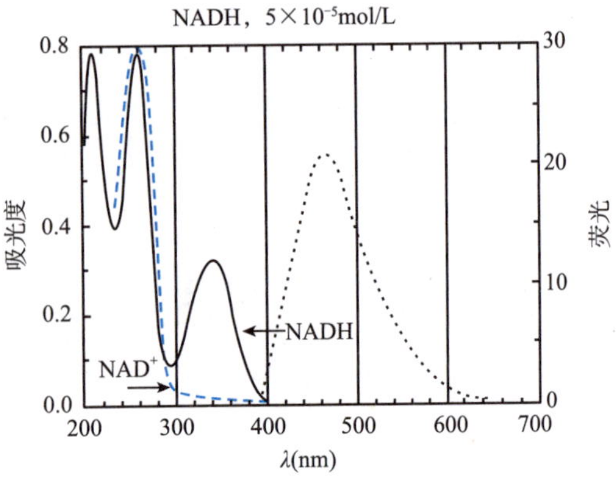

图5-5　$NAD(P)^+$或NAD（P）H的吸收曲线

还原型的NAD（P）H在340nm波长处有吸收峰，而氧化型的$NAD(P)^+$没有此吸收峰，此外二者在260nm波长处均有吸收峰，这是因为分子中含有腺嘌呤（图5-5），因此，测定340nm处吸光度的变化可以反映体系中NAD（P）H的增减量。另外，NAD（P）H除了可用紫外分光光度法测定外，还可采用荧光法测定，即用紫外激发光365nm照射NAD（P）H，使其在460nm处发射强烈荧光。

运用此类反应的测定项目包括如LDH、MDH、G6PD、GLDH、ALT、AST、CK、异柠檬酸脱氢酶（ICD）、醛缩酶（ALD）等酶类，以及葡萄糖、尿素、甘油三酯、血氨、β-羟丁酸等化合物的浓度。但该方法也有几个不足之处。①仪器要求：须使用具有紫外光区的分光光度仪，如紫外分光光度计等，限制了其应用；②费用较高：要求使用高纯度的酶和辅酶；③灵敏度低：因为NAD（P）H的摩尔消光系数只有6.22×10^3L/（cm · mol）。

2. 偶联H_2O_2的指示系统（色原显色法）　在临床生化测定中，利用葡萄糖氧化酶、尿酸氧化酶、胆固醇氧化酶、甘油磷酸氧化酶、丙酮酸氧化酶等工具酶分别氧化葡萄糖、尿酸、胆固醇、甘油、丙酮酸等代谢物产生H_2O_2，再经过氧化物酶（peroxidase，POD）催化，H_2O_2与4-氨基安替比林（4-amino antipyrine，4-AAP）和酚（phenol）反应（POD、4-AAP和酚三者统称PAP），生成红色醌亚胺，醌亚胺的最大吸收峰在500nm，反应如下。

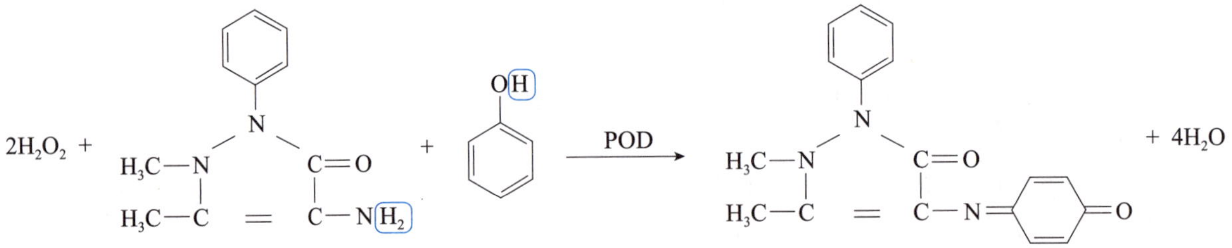

4-氨基安替比林（4-AAP）　　酚　　醌亚胺（红色）

1969年特林德（Trinder）提出此反应，故称为Trinder反应。后来提出用2, 4-二氯酚、2, 6-二氯酚、3, 5-二氯-2-羟基苯磺酸钠（3, 5-dichloro-2-hydroxybenzenesulfonate，DHBS）等酚的衍生物来代替酚，或用邻联甲苯胺（OT）、二氨基联苯胺（DAB）、四甲基联苯胺（TMB）、邻联茴香胺（ODA）等苯胺的衍生物替代，极大地提高了色素原生色基团的稳定性和溶解度，以及色素的灵敏度和色泽的稳定性。这些色原成分虽然有所改变，但仍称为Trinder反应，据此可用于葡萄糖、胆固醇、甘油、丙酮酸、尿酸等代谢物浓度的测定。

该系统优点：①可见光范围检测，便于推广应用；②对酶的纯度要求不高，酶制剂生产方便，价格相对低廉；③灵敏度高于脱氢酶系统。该法的主要缺点是容易受维生素C、尿酸、胆红素、谷胱甘肽等还原性物质的干扰降低H_2O_2含量，严重时测定结果可出现假性负值。目前一般采用双试剂剂型，在试剂1中加入抗坏血酸氧化酶、亚铁氰化钾等来消除维生素C、胆红素等的干扰。

色原显色法中的色素原是指其本身无色或微黄色，可在酶作用下生成有色化合物，如4-氨基安替比林、酚，有色产物则称为色素，如醌亚胺。常用的显色反应见表5-5。

表5-5　临床化学常用的显色反应

显色反应	酶	底物	显色剂	呈色
Trinder反应	过氧化物酶（POD）	供氧体（oxygen donor）	4-氨基安替比林（4-AAP）	红色
			邻联甲苯胺（OT）	蓝色
			四甲基联苯胺（TMB）	蓝色
			四甲基联苯胺加硫酸	黄色
			邻联茴香胺（ODA）	黄色
			邻联茴香胺加硫酸	红色
			3-甲基-2-苯并噻唑酮腙（MBTH）	深红色
氧化还原反应	过氧化氢酶	甲醇	变色酸（CTA）	红紫色
			汉奇（Hantzsch）反应	黄色
	脱氢酶	NAD^+/$NADP^+$	吩嗪甲酯硫酸盐（PMS）	红色
			硝基四氮唑蓝（NBT）	蓝紫色
			紫外分析	无色

四、酶循环法

酶循环法（enzymatic cycling method）采用催化可逆反应的工具酶来催化底物与产物之间的循环反应（底物循环），使被测物不断扩增，从而使检测灵敏度提高。目前酶循环法测定总胆汁酸已应用于临床常规检验项目。底物循环（substrate cycle）是指两条途径的中间代谢物之间方向相反、代谢上不可逆的一对反应。在代谢通路上是无效循环，可导致发热或使代谢信号增强。

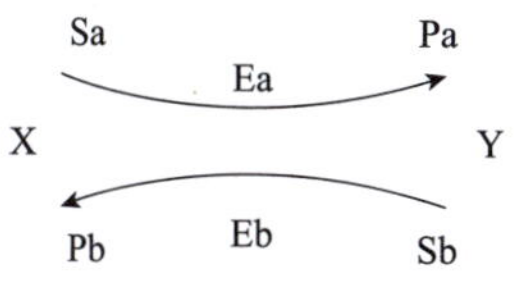

图5-6　酶循环法原理

其原理见图5-6，物质X经酶a（Ea）催化生成Y，伴随底物a（Sa）生成产物a（Pa），Y经酶b（Eb）催化生成X，伴随底物b（Sb）生成产物b（Pb），反应每循环一次，将消耗与X等量的Sa和Sb，同时生成等量的Pa和Pb，因此，循环反应的次数亦就是物质X或Y的倍数，经n轮循环，虽然X与Y物质的量不变，但通过检测Sa或Sb的减少量或Pa或Pb的生成量则可检测到X或Y物质的n倍灵敏度。该方法提高了检测灵敏度和特异性，是酶学分析的发展和延伸，为体液中微量物质的准确测定提供了新方法。目前酶循环法测定总胆汁酸已应用于临床常规检测（见肝脏功能检验），还可应用于肉毒碱、同型半胱氨酸、高密度脂蛋白胆固醇（HDL-C）、低密度脂蛋白胆固醇（LDL-C）的检测。

考点：偶联$NAD(P)^+$或NAD（P）H的指示系统（紫外吸收法）、偶联H_2O_2的指示系统（色原显色法）检测酶活性浓度及代谢物浓度的原理与应用

五、酶学分析的影响因素

测定酶活性浓度分析方法所选测定条件应是酶促反应的“最适条件”，即指能满足酶促反应速率达到最大所需的条件。主要包括：①合适的底物及底物浓度；②理想的缓冲液及最适离子强度；③最适

温度；④最适pH；⑤合适的辅助因子、激活剂浓度；⑥酶偶联反应中合适的指示酶与辅助酶的种类和浓度；⑦合理的测定时间；⑧合适的样本与试剂比例；⑨足够的检测范围；⑩尽量除去各种抑制剂等。在某些情况下，为使最终测定系统达到最大的测定重复性，可考虑对最适条件进行适当修改。一个测量系统涉及人员、仪器、试剂、方法、环境等五大要素，覆盖了上述十个条件，下面从样本采集和处理、试剂因素、方法学因素、仪器因素等方面进行具体分析。

（一）样本采集和处理

1. 采集（防止溶血） 大部分酶在细胞内外浓度差异明显，其活性远高于血清（或血浆），轻微溶血即可引起血清中酶活性明显升高，如红细胞内的LDH、AST和ALT活性分别较血清中高100、15和7倍左右，故测定这些酶时，样本应避免溶血。另外，溶血时红细胞释放的血红蛋白在300～500nm可见光波段能使吸光度明显升高，从而干扰光谱分析。因此，溶血标本不能用于血清酶的测定。

2. 处理 ①时间：静脉采血后1～2h内应及时离心分离出血清（浆），并及时测定，避免血细胞因膜能量不足、通透性增加导致血细胞内酶释放入血或其他因素影响而造成误差。如ACP因血中CO_2丧失极快，可使pH在15min内由7.4增至8.0，因而对碱性灵敏的ACP活性急剧下降；CK可因吸收蓝光而引起酶发生不可逆失活，其失活程度与光照时间的长短成正比。②抗凝剂：大多数抗凝剂在一定程度上会影响酶活性，应加以注意。如草酸盐、柠檬酸盐和EDTA等抗凝剂为金属螯合剂，可抑制需Ca^{2+}的AMY，也可抑制需Mg^{2+}的CK和5′-NT；草酸盐既可与丙酮酸或乳酸发生竞争性抑制，又能与LDH及NADH或NAD^+形成复合物，从而抑制LDH催化的氧化还原反应。柠檬酸盐、草酸盐对ACP、ChE均有抑制作用；EDTA还能抑制ALP；氟化物也可抑制ChE。故用上述抗凝剂分离的血浆一般不宜做酶活性测定。肝素是黏多糖，对ALT、AST、CK、LDH和ACP等无影响，适用于急诊时迅速分离血浆进行测定，但可使GGT升高，使AMY下降。故酶活性测定一般都选用血清。

3. 保存 由于血清白蛋白对酶蛋白有稳定作用，如无细菌污染，某些酶如AST、GGT、ALP等于室温条件下在白蛋白中可保存1～3d而不受影响。但有些酶极不稳定，如血清前列腺ACP，在37℃放置1h，活性可下降50%。大部分酶在低温中比较稳定，一般应在血清分离后当天进行测定，如当天不能测定，应在2～6℃冰箱中加塞冷藏。要保存更久则应加塞冰冻或冰冻干燥（冻干）。但LDH例外，室温可保存1周，0～4℃和-25℃只能保存1～3d。不同温度下酶的稳定性见表5-6。

表5-6 不同储存温度时体液酶的稳定性（活性变化小于10%）

酶	室温（25℃）	冷藏（0～4℃）	冷冻（-25℃）
LDH	1周	1～3d#	1～3d#
GGT	2d	1周	1个月
ALD	2d	2d	不稳定&
ALT	2d	5d	不稳定&
AST	3d	1周	1个月
CK	1周	1周	1个月
ChE	1周	1周	1周
ALP	2～3d	2～3d	1个月
ACP	4h*	3d@	3d@
5′-NT	24h	1周	3个月
AMY	1个月	7个月	2个月
LPS	1周	3周	3周
LAP	1周	1周	1周

注：*标本未酸化；#与同工酶类型有关；&酶不耐融化；@标本加柠檬酸和乙酸至pH5.0。

4. 样本与试剂体积比 样本与试剂的体积比涉及基质效应的变化，酶的抑制或激活、聚合或解离也将随之改变，与方法检测灵敏度、线性范围及测定误差均有关。一般推荐样本与试剂的体积比为1：10，此时样本体积分数（SVF）为1/11。

如SVF过小，即V_T/V_S（稀释倍数）加大，会降低方法的灵敏度，使得K值变大，误差加大；相反SVF过大，即V_T/V_S变小，则会使测定线性下降，样本要稀释后复检的机会增多。同时液体样本本身就是缓冲液，体积比会影响整个反应系统的pH，从而影响酶活性测定结果。因此，应当严格控制样本与试剂的体积比，SVF或V_T/V_S一旦确定，就不能随意改变。

（二）试剂

1. 底物

（1）底物种类 有些酶的专一性不强，可作用于多种底物，须根据需要选择合适的底物。选择底物时应注意以下原则：①一般选择天然底物[米氏常数（K_m）最小的底物]；②底物应有足够的溶解度；③酶对底物的特异性高；④底物的稳定性好；⑤有较高的临床诊断价值。

（2）底物浓度（[S]） ①单底物酶促反应，根据米氏方程，当[S]=9～19K_m时，v=90%～95%V_m（v为起始速度，V_m为最大反应速度），如需v达到99%V_m，[S]需高达99K_m。因此一般酶测定时底物浓度最好设定为[S]=10～20K_m，此时v可达90.9%～95.2% V_m，底物消耗率为1%～5%，反应速度接近初速度，这样既可最近似准确地表示酶活性，又不至于使底物浓度过高而造成浪费。②双底物酶促反应，不少酶促反应中应有两种或两种以上的底物参加反应，双底物反应的可能动力学机制可分为乒乓反应（如ALT、AST）、有序反应（如LDH、GLDH）和随机反应（如CK）三种。有关双底物酶促反应的米氏方程和底物浓度的选择可参考相关论著。例如，可先将其中的一种酶的底物浓度选得很高，使酶饱和，然后求出另一底物的表观K_m，反之亦然，最后按上述规定决定两底物的浓度。

2. 缓冲液

（1）缓冲液的种类 临床酶学测定时发现，用不同种类缓冲液配制相同pH介质所测的酶活性并不相同，因此，选择合适的缓冲液种类，是酶活性测定的必要保障。理想的缓冲液应具备以下条件：①有足够的缓冲容量；②纯度高，不含有抑制酶活性的杂质；③受温度影响小；④对酶活性表达有促进作用则更好；⑤对酶有稳定作用。

根据对酶活性的影响，常用缓冲液分为活性缓冲液、惰性缓冲液和抑制性缓冲液三大类。活性缓冲液含有对酶起激活作用的氨基，如GOOD缓冲液（或称两性离子缓冲液）、三羟甲基氨基甲烷（Tris）、三乙醇胺（triethanolamine，TRA）、二乙醇胺（diethanolamine，DEA）、2-氨基-2-甲基-1-丙醇（2-amino-2-methyl-1-propanol，AMP）；惰性缓冲液对酶的活性既无激活作用也无抑制作用，如碳酸盐缓冲液、巴比妥缓冲液；抑制性缓冲液对酶具有一定的抑制作用，如甘氨酸缓冲液等。磷酸盐缓冲液（PBS）有时为活性惰性缓冲液，有时为抑制性惰性缓冲液，现已越来越少用。酶活性测定时应尽量选用活性或惰性缓冲液，不选用抑制性缓冲液。

（2）pH 酶与底物结合的能力，酶的催化活性，会受pH的影响。各种酶在一定条件下都有其特定的最适pH，即酶促反应速率达到最大时的pH。多数酶在最适pH的一定范围内相对恒定，故测定酶活性时一定要选择在最适pH处。一般来说，植物和微生物酶的最适pH多在4.5～6.5，动物酶多在6.5～8.0。但ACP的最适pH为4.0～7.0，而ALP则为9.0～10.0。最适pH并非酶的特征性常数，易受缓冲液的种类、离子强度、底物浓度、反应温度、样本与反应试剂的比例等不同因素的影响。

（3）离子强度 缓冲液的离子强度也能影响酶活性。研究表明，离子强度过高的电解质会干扰酶与底物的结合，酶活性将逐步下降；离子强度过低也会抑制酶活性。一般选择与生理环境接近的离子强度。

3. 辅助因子 一些金属离子和维生素类辅酶是结合酶的辅助因子，是酶发挥活性所必需的非蛋白质部分，按其与酶蛋白结合的紧密度又分为辅基和辅酶。例如，Zn^{2+}是羧基肽酶的辅基，Mo^{6+}是黄嘌呤氧化酶的辅基，NADH是不需氧脱氢酶的辅酶等。结合酶离开它们的辅基或辅酶就不能表现出活性，因此在测定酶活性时，要保证辅基或辅酶的供给。例如，测定ALT活性时加入磷酸吡哆醛（PLP），其测定值比不加PLP时明显增高。

4. 激活剂 酶的激活剂为能提高酶活性的物质，大部分是无机离子或简单的有机化合物，如Mg^{2+}是CK的激活剂，Cl^-是AMY的激活剂，*N*-乙酰-*L*-半胱氨酸（NAC）是CK的激活剂等。合适的金属离子浓度是必要的，可提高测定的灵敏度，但金属离子浓度过高会因离子强度的变化而抑制反应速率。激活剂的动力学一般与酶的动力学不同，因此样本与试剂比例不同，会造成酶活性结果不成比例，这也是SVF不能随意变化的原因。激活剂的用量一般要通过反复实验才能确定。

5. 抑制剂 凡是能降低酶的活性但又不引起酶分子变性失活的物质统称为酶的抑制剂。在设计和选择酶的测定方法时，应设法避免抑制剂对酶促作用的影响。抑制作用可分为不可逆的抑制作用和可逆的抑制作用两类。酶活性测定过程中最常见的抑制剂有产物、底物、分析器材或试剂中的重金属及体液中的药物等，不同的抑制剂，其抑制类型也不相同，应设法避免其影响。例如，脲酶测定时，一般可先通过透析、凝胶色谱或超滤等方法将尿中一些小分子抑制剂与酶分离，以使测定结果更准确可靠。

（三）方法学

1. 方法等级的选择 方法等级的选择主要由实验条件所决定。例如，在条件许可的情况下，测定酶活性时尽可能采用速率法，少用或不用定时法。因速率法比定时法测定迅速、准确，不需做样本对照，线性范围广，是首选方法，但仪器要求相对较高。在一些基层单位，由于不具备分析仪，某些酶采用定时法测定也可以得到比较准确的结果，如ALP酶活性的测定，在酶促反应条件不变的情况下，加入不影响测定准确性的终止液体，并加做样品空白，两法的结果准确性相当。

2. 底物或产物测定对象的选择 原则上应选择测定产物的生成量而不是底物的消耗量，另外还要考虑是否有检测信号、干扰等因素。

在酶活性测定时，为了使酶能全部与底物结合，底物浓度设计往往过量，且测定的是酶促反应的初速度，反应时间短，底物消耗量不明显，所以测定底物消耗量误差较大。而产物是从无到有，反应显色明显，检测灵敏度和准确度较高；并且测定产物的生成量是测定吸光度的增加值，在生化分析仪上描述为正向反应方向（向上，+），测定底物消耗量描述为负向反应方向（向下，–）。现在除部分测定NAD（P）H减少可以看成测底物消耗量外，已很少有项目采用测定底物的消耗量。

如酶促反应有两个以上的产物，则应从测定的方便性和内源性干扰等方面综合考虑，选择测定合适的产物。

3. 启动模式的选择 酶促反应的启动模式有两种：底物启动模式（底物启始反应、底物起始反应）、样本启动模式（样本启始反应、样本起始反应）。

底物启动模式（双试剂法）：指样本先与缺乏某种底物的“试剂1”孵育一定时间后，再加入含这种底物的“试剂2”，由“试剂2”中的底物启动样本中待测酶的酶促反应。这种模式需要双试剂剂型。其优点在于待测酶促反应之前，可以除去某些干扰物，包括内源性干扰物和外源性干扰物。IFCC推荐法多采用底物启动模式。

样本启动模式（单试剂法）：指反应所需的所有试剂成分预先混合在一起，加入样本后，依靠样本中待测酶启动酶促反应。该模式采用单一试剂型，只是在延滞期能消除部分干扰物。需要注意的是某些双试剂剂型看起来似乎是底物启动模式，但实际上是样本启动模式，这是基于试剂稳定性考虑，并没有将底物单独作为第二试剂，起不到消除干扰物的作用。

4. 正向反应与逆向反应的方向选择 正向反应是测定产物的生成量即测定吸光度的增加值，在生化分析仪上描述为正方向、向上或（+）；逆向反应是测定底物的消耗量，描述为负向、向下或（–）。一般根据测定底物或产物的难易程度来决定。除原则上选择对底物亲和力大、酶转换率高的方向外，还应考虑内源性干扰、底物价格和稳定性等因素。

（四）仪器

1. 反应温度 温度对酶活性影响具有双重性，温度越高，底物越活跃，反应速度加快，灵敏度高，延滞时间和测定时间都可能缩短，有利于提高工作效率，但同时酶变性失活率也增加。不同的酶其最适温度不同，相同的酶在不同的温度时的活性不同，因此，酶活性测定时要注意测定温度。

1986年，IFCC推荐酶活性测定温度为30℃，因为纯镓的熔点为29.77℃，镓作为该温度的基准物质，保证了仪器温度在30℃时的高准确性。在此温度下既保证了一定的酶促反应速率，又不至于使酶变性失活。2001年，IFCC正式发表了“37℃下检测酶催化活性浓度的IFCC一级参考方法操作手册和参考制品认可系统”，包括CK、LDH、ALT、AST和GGT等五个酶在内，目前越来越多常规实验室使用37℃作为测定温度。由于酶促反应受温度影响很大，在测定时间内，反应体系的温度变化应控制在37℃ ±0.1℃。目前所使用的各类型全自动生化分析仪都能精准控制在这一温度。

2. 反应时间 酶促反应进程包括延滞期、线性期和非线性期，其中与酶活性测定相关的是延滞期和线性期。相关的分析时间主要包括反应时间、孵育时间、延迟时间、监测时间、间隔时间、测定次数等，其概念与设置见自动生化分析技术章节。

不同样本的酶活性不同，所存在的介质中内源性干扰物和抑制剂等不同，因此不同样本中同一种酶的延滞期和线性期不同。延滞时间和线性期内的监测时间的确定可通过多观察浓度不等、病理情况不同的样本，选择延滞期最长者作为延迟时间的确定值，选择线性期最短者作为监测时间的确定值。同时，计算出线性度，以不大于15%为原则，从而进一步判断监测时间的可靠性。

对线性期时间的确定主要是通过监测时间、间隔时间、测定次数来决定。一般间隔时间最长不超过30s，测定次数不少于4次，则线性期最短需要2min即可。中华医学会检验医学学会规定酶活性测定要求线性期不短于2.5min，测得的酶活性最高浓度就是该法的测定上限。

3. 其他 仪器的分光元件、波长精度、杂散光、*K*值、试剂空白吸光度、试剂空白速率、底物耗尽值等，见自动生化分析技术章节。

（五）对照管

测定体液中其他成分而不是测定酶时所用的不加体液的“试剂管”称为空白管，目的是清除试剂中各种成分的影响，消除系统误差，用于测定时调零。

测定酶活力时用以消除非酶促反应的产物而设立的加体液的“试剂管”称为对照管。测定酶活力时，应正确设计适当的对照管，以消除非酶促反应产物对结果的影响，即用测定管中的产物量减去对照管中的产物量才是由酶催化生成的产物量（即测定时调零）。常用的对照有样本对照、底物对照和时间对照，应用时可根据具体情况予以选择。

1. 样本对照 只加样本、不加底物的对照管。临床上测定酶活性的样本大多数是体液，其中含有多种其他酶的成分，也可能含有一些待测定的产物或在反应体系中通过旁路反应生成的相同产物，这些都可以通过设计只加样本、不加底物的样本对照管予以抵消。

2. 底物对照 只加底物、不加样本的对照管。某些酶的底物能自发地部分分解为同一待测产物，这可通过单加底物、不加样本的底物对照管予以抵消。

3. 时间对照 既加样本、又加底物，但反应时间为零的对照管。待测样本中既有其他酶存在，又有同一待测产物，且有底物自发分解的情况并存，则可设置时间对照管予以抵消。例如，先用蛋白沉淀剂或其他试剂停止反应后，再加底物予以抵消。

考点：酶学分析的影响因素及“最适条件”的选择

六、酶质量测定

酶质量（enzyme mass）测定是指利用酶蛋白的抗原性，通过抗原抗体反应直接测定酶质量的免疫化学测定法。与经典的酶活性测定方法比较，这一免疫学技术可测得酶的绝对含量，结果直接用ng/mL、μg/L报告，灵敏度高，且可测定一些以前不易测定的酶，已大量应用于临床，如CK-MB、超氧化物歧化酶（SOD）质量测定。

1. 测定原理 由于酶质量测定技术是基于抗原抗体的反应，因此免疫学原理的许多测定技术都可用于酶质量的测定，如比浊分析、放射免疫分析（RIA）、化学发光免疫分析（CLIA）、酶免疫分析（EIA）、荧光酶免疫分析（FEIA）等。

2. 免疫学方法测定酶质量的优点 ①灵敏度高，可达ng/L至μg/L水平，能检测出原有方法不易测出的痕量酶；②特异性高，几乎不受体液中其他物质，特别是抑制剂、激活剂和药物的干扰；③能用于一些不表现出酶活性的酶蛋白测定，如酶原、脱去辅基的酶蛋白、因遗传变异合成的无活性酶蛋白；④特别适用于同工酶的测定；⑤基本不受酶变性影响。

3. 免疫学方法测定酶质量的缺点 ①要制备足够量的提纯酶作为抗原、制备具有高效价的酶抗体较困难；②测定步骤多、操作烦琐、测定成本高；③酶蛋白校准品难以获得、与不同来源抗体结合的特异性不一致，给溯源性、结果可比性带来较大困难。

第3节 代谢物的酶学分析

代谢物酶学分析是指利用工具酶测定代谢物浓度的方法。其优点在于酶促反应的特异性高，成分复杂的血清等样本往往不需预处理，简化了实验程序，反应条件温和、安全、灵敏，综合性能优于传统的化学法，已广泛应用于临床，如葡萄糖、甘油三酯、胆固醇、胆红素、胆汁酸、尿素、肌酐、酮体、乙醇、氨等的测定，也可用于测定无机离子和微量元素如钾、钠、氯、无机磷、碳酸氢根、铜、锌、镁等。

代谢物的酶学分析按仪器检测原理分类、按检测对象分类的分析方法同酶活性测定，已在上一节讨论，按反应时间分类的方法中，反应级数和浓度计算与酶活性测定不同。

一、终 点 法

终点法指样本中代谢物即待测底物与工具酶保温一定时间后，全部转变为可检测的产物，以产物量计算代谢物浓度的方法。如乙醇脱氢酶（alcohol dehydrogenase，ADH）法测量乙醇

$$\text{乙醇}+NAD^+ \xrightleftharpoons{ADH} \text{乙醛}+NADH+H^+$$

反应达到终点法后，测定产物NADH的生成量可代表底物乙醇的浓度。

代谢物浓度测定的基本条件如下所述。

（1）使反应呈一级反应以确定到达终点：待测物浓度应远小于K_m，样本加试剂经过稀释特别是反应接近终点时，代谢物浓度会更低，即$[S] \ll K_m$，此时$K_m+[S] \approx K_m$，米氏方程可简化为

$$v=\frac{V_m[S]}{K_m} \tag{5-3}$$

反应表现为一级反应。

（2）工具酶的用量[E]应足够大，K_m应足够小，以保证较快的反应速度（一般为1～3min）完成测定。根据酶的转化数（turnover number，TN）的计算公式

$$TN=\frac{V_m}{[E]}=\text{底物转化量/酶量} \tag{5-4}$$

本公式是指当酶被底物充分饱和时，单位时间内每分子酶可将底物转变成产物的分子数。TN代表酶的催化效率，TN越大，酶的催化效率越高。大多数酶的TN在10～10^4/s范围内。一级反应

$$v=\frac{TN[E][S]}{K_m} \quad (5\text{-}5)$$

欲提高v，因[S]不会很高，所以只能加大[E]或降低K_m。

（3）反应平衡点：底物与酶应构成零级反应，正方向进行得较彻底，尽快经过零级反应到达一级反应（终点）。如果反应的平衡常数太低，可采用增加底物浓度、使用陷阱试剂偶联反应移去产物、改变pH等方法加快酶促反应速率、缩短反应时间。陷阱试剂是指可与酶促反应产物结合，减少逆反应，使正向反应进行得比较完全的试剂（如赖氏法测定ALT中的2, 4-二硝基苯肼）。

二、速 率 法

速率法指利用工具酶的一级反应速率或零级反应速率测定代谢物浓度的方法。速率法不要求将代谢物或辅助底物完全转变为可检测的物质，速率法灵敏、快速，一般不需做样本空白，但需要设校准管用标准对照法测定。

1. 一级反应速率法 一级反应速率法的基本要求是样本中代谢物的浓度[S]远小于工具酶的K_m值，具体是$[S]/K_m < 0.05$，最大不能超过0.2，以确保一级反应或假一级反应，即$[S] \ll K_m$，此时$v=V_m \cdot [S]/K_m$。所谓假一级反应（或拟一级反应）指双底物反应中另一个底物浓度很大，反应过程中浓度基本无变化。例如，水解酶反应就是假一级反应，因为水解反应中的溶剂水在反应前后的变化可以忽略不计。

该法适用于K_m值高的工具酶、浓度很低的代谢物，如葡萄糖氧化酶的K_m值约为70mmol/L，而样本中葡萄糖浓度通常为3.9～6.1mmol/L，故符合一级反应。

如K_m太小，可加入竞争性抑制剂提高工具酶的K_m值，其值可上升1～2个数量级。

2. 零级反应速率法 零级反应速率法所测定的代谢物是某个工具酶的激活剂或抑制剂，其浓度可决定该工具酶的反应速率，在测定时工具酶和底物都是足量的，故反应为零级反应，以测定零级反应速率来确定代谢物的浓度。激活剂的例子有β-半乳糖苷酶法测定Na^+、异柠檬酸脱氢酶法测定Mg^{2+}等；抑制剂的例子有ChE法测定有机磷等。

3. 代谢物浓度的计算 同上述终点法。

终点法与速率法测定比较见表5-7。

表5-7 终点法与速率法测定比较

区别	终点法	速率法
测定时间	较长	较短
检测速度	较慢	较快
检测成本	酶用量大、成本高	酶用量小、成本低
产物堆积	影响较大	影响较小
样本色原	影响较大	影响较小
测定仪器	要求不严	要求电噪声小，读数精准到0.0001，温差＜0.1%

终点法中酶活性下降对测定影响远没有速率法明显，仅使达到平衡的时间延长，检测范围变窄，而速率法则可能导致线性期缩短甚至零级反应丧失。因此，代谢物酶法分析大多选择终点法。

第4节 同工酶测定

同工酶（isoenzyme）是指同一种属中由不同基因或等位基因所编码的多肽链单体、纯聚体或杂化体，具有相同的催化功能，但其分子结构、空间构象、理化性质、生物学性质、免疫学性质及器官分布和细胞定位等方面都不同的一类酶。迄今已发现百余种同工酶且50%以上的酶分子都发现有同工酶的存在。

1959年，马克特（MarKert）首次用电泳法发现动物的LDH具有多种分子形式，并将其称为isozyme，曾译为“同功酶”，1964年IUB建议用isoenzyme表示。由于isoenzyme虽然催化同一反应，但在各组织或亚细胞组分中分布不同，决定了其“功能”不同，只是做同一“工作”，故“同功酶”被弃用。

由于同工酶在体内呈现器官、组织或亚细胞区域的特异性分布，因而同工酶测定更能准确地反映疾病的部位、性质、程度和预后，与酶的总活性相比，同工酶测定具有更重要的临床应用价值。例如，测定LDH和CK的同工酶，其临床疾病诊断意义超过了总酶活性测定。体内一些重要的同工酶见表5-8。

表5-8 体内一些重要的同工酶

名称（缩写）	同工酶种类	相关疾病
肌酸激酶（CK）	CK-MM、CK-MB、CK-BB	心肌梗死、肌病、颅脑损伤、肿瘤
乳酸脱氢酶（LDH）	LDH_1、LDH_2、LDH_3、LDH_4、LDH_5	心肌梗死、肌病、肺梗死、脑病、肿瘤
碱性磷酸酶（ALP）	肝型、肠型、骨型、胎盘型、肾型	肝胆疾病、骨病、妊娠、肠炎、肿瘤
γ-谷氨酰转移酶（GGT）	GGT_1、GGT_2、GGT_3、GGT_4	肝病、阻塞性黄疸
淀粉酶（AMY）	P-AMY（胰型）、S-AMY（唾液型）	胰腺炎、腮腺炎
丙氨酸氨基转移酶（ALT）	ALT_S、ALT_m	心肌梗死、肝病
天冬氨酸氨基转移酶（AST）	AST_S、AST_m	心肌梗死、肝病
酸性磷酸酶（ACP）	红细胞型、前列腺型、溶酶体型	前列腺癌、血液病、骨肿瘤

一、产生机制

根据产生酶分子不同结构的原因，可将同工酶分为以下几类。

1. 基因性同工酶（genetic isoenzyme）或原级同工酶（primary isoenzyme） 是由不同基因或等位基因编码的多肽链所组成的酶蛋白。不同基因可以是不同染色体，也可以是同一染色体的不同位点，决定着酶蛋白氨基酸组成不同，因此分子结构差异大，免疫学性质不同。

如编码LDH同工酶由H亚基和M亚基组成的四聚体，分别是H_4（LDH_1）、H_3M_1（LDH_2）、H_2M_2（LDH_3）、H_1M_3（LDH_4）、M_4（LDH_5）。编码H亚基的是*a*基因，位于第12号染色体，编码M亚基的是*b*基因，位于第11号染色体。两种亚基分子量均为35 000，但氨基酸组成不同，其理化性质也不相同。

2. 转译后同工酶或次生同工酶（同工型isoform或亚型） 是由同一基因转录、同一mRNA翻译生成原始的酶蛋白，再经过不同的化学修饰，如酰胺基水解、磷酸化、肽链断裂、糖链上的糖基增减等形成不同结构的酶蛋白，它们的免疫性往往相同。按照同工酶的定义，该类同工酶不是真正意义的同工酶，它们与遗传因素无关，只是在多肽链上进行化学修饰后形成的多分子形式，也就是翻译后加工修饰形成酶的多肽性或多型性（也称同工型或亚型），同工型往往在基因编码产物从细胞内释放入血浆时因肽酶作用降解而形成。

在临床上一般也将同工型纳入同工酶的研究范畴，区别同工酶与同工型的依据是酶蛋白原始结构，前者不同，后者相同。在遗传学等领域中，以研究原级同工酶为主。尽管如此，同工型在电泳分离时也会出现不同条带，且与基因编码的同工酶用一般方法难以区别，在疾病诊断中同工型比同工酶更有价值。例如，CK-MB分为$CK\text{-}MB_1$和$CK\text{-}MB_2$两个亚型，正常人含量为$CK\text{-}MB_1 > CK\text{-}MB_2$，发生急性心肌梗死（AMI）时$CK\text{-}MB_2 > CK\text{-}MB_1$，且此变化早于CK和CK-MB的升高。

二、测定方法

同工酶的检测方法按检测对象分类，分为直接法和间接法两大类。直接法是不对同工酶各组分预先分离，直接利用其催化反应的动力学性质或免疫原性的不同进行测定的方法，多采用化学抑制、免疫抑制和热变性等原理。间接法则是依据同工酶带电性、分子大小和糖链等理化性质的不同，先利用电泳、色谱等方法将各同工酶（或亚型）精确分离，再定量检测酶活性或酶蛋白的方法。两者的区别是，直接法只能测定同工酶的某一组分，操作简便，适合于自动生化分析仪；而间接法能同时分析同工酶的各个组分，操作复杂，需要特殊装置，不适合自动生化分析仪。

由于各型同工酶的一级结构互不相同，因此其在电荷、溶解度、吸附性、生物学特性、动力学性质、分子量及分子形状等方面均有差异，这就为同工酶的分离与鉴定提供了理论基础。按检测方法原理分类，主要有电泳法、色谱法、免疫法、光谱法四大类。

（一）电泳法

由于各型同工酶氨基酸组成不同，所带电荷不同，在电场中的电泳迁移率也就不同，据此可对同工酶进行电泳分离鉴定。目前的电泳方法可分成显微电泳、区带电泳和自由界面电泳，其中区带电泳是同工酶分析中使用最早、应用最广的方法。早期多用醋酸纤维素薄膜作为支持介质，现多使用琼脂糖凝胶作为支持物，分辨率大为提高，并实现了常压或高压电泳自动化，还可采用分辨率更高的聚丙烯酰胺凝胶电泳（PAGE）、等电聚焦电泳及毛细管电泳等技术。区带电泳的主要步骤分为谱带分离、活性显色和定量检测，详见电泳章节。

谱带分离是利用电泳原理将同工酶各组分分离，方法与其他蛋白质电泳相似。

活性显色是选择合适的显色系统进行谱带呈色。与一般蛋白质的区带显色不同，活性显色是同工酶分析的关键步骤，不能采用影响其催化活性的显色固定，呈色产物要求非水溶性、谱带区域染色良好。常用的显色系统有：①偶氮染料，水解酶作用于人工合成的萘酚或萘胺衍生物后产生的萘酚或萘胺，可与偶氮染料如固蓝B、固蓝BB等生成深蓝色、紫色重氮化合物，如ALP、GGT等同工酶的测定。②电子传递染料，脱氢酶催化底物脱下的氢由NAD^+传递给吩嗪二甲酯硫酸盐（PMS），再由PMS传递给硝基四氮唑蓝（NBT），生成不溶性的紫褐色的甲臜，如LDH同工酶测定。③荧光染料，水解酶作用于人工合成的荧光色素底物后产生荧光，如ALP同工酶测定；或脱氢酶反应后产生的NAD（P）H直接在紫外线365nm波长照射下产生荧光，如ALT、AST、CK等同工酶测定。定量检测是将染色后的谱带经光密度扫描、荧光计等直接对谱带扫描进行定量分析，或将谱带切下洗脱比色。此法的特点是可获得同工酶谱的全貌，而不是某一种或几种同工酶。

电泳法分析同工酶时，操作简单、快速、分离效果好，并且一般不会破坏酶的天然状态，是临床常规实验室应用最广泛的方法。但用电泳法测定同工酶时，要特别注意酶与免疫球蛋白或其他蛋白质形成的复合物（巨分子酶）的影响，如CK-BB-IgG、CK-MM-IgA、LDH-IgA、LDH-β-Lp、LDH亚基自身聚合等出现的新谱带，此时最好用其他方法再测定同工酶，以免出现临床误诊。

（二）色谱法

色谱法（层析法）是根据酶蛋白的电荷、亲和力及分子量的不同分离同工酶，常用柱层析，包括吸附柱层析、离子交换层析、凝胶过滤、亲和层析等。此法费时烦琐，通常不适合临床同工酶的常规检测。

（三）免疫法

该法是根据同工酶的一级结构不同、抗原性不同，利用特异性抗体识别并发生抗原抗体反应的分析方法。可将同工酶分离纯化后制备抗血清，用于同工酶的分离鉴定。本法特异性高、灵敏度高、重复性好、操作简便，但制备足够量的纯化抗原常很困难。主要包括免疫抑制法、免疫沉淀法和免疫化学法。

1. 免疫抑制法 该法是向标本中加入特异性抗体，与该抗体结合的同工酶的活性会受到抑制，其他同工酶则不受影响，据此对同工酶加以鉴定。故测定加与不加抗体两种酶活性，计算差值即为该型同工酶的活性。该法简单、快速，适用于急诊及批量样本的自动化测定。

2. 免疫沉淀法 该法为向标本中加入特异性抗体，抗体与相应的同工酶在一定条件下形成抗原-

抗体复合物沉淀，离心后测定上清液中其他型别的酶活性。将加入抗体前后的酶活性相减，即可求出该型同工酶活性。如前列腺酸性磷酸酶（PACP）和胎盘ALP的测定。与免疫抑制法不同，本法沉淀的形成过程一般都很缓慢，37℃常需1h，低温时则需过夜甚至几日才能沉淀完全。

（四）光谱法

光谱法是指控制酶促反应条件如用抑制剂、特异性底物、升温、改变pH等，采用光度分析进行酶活性测定的方法。此法简单，但作用于同型同工酶的抑制剂、激活剂或其他条件不易获得。主要有以下几类。

1. 化学抑制法 利用化学抑制剂对部分同工酶选择性抑制，从而测定未被抑制的同工酶活性。例如，前列腺释放的PACP受*L*-酒石酸的抑制，而破骨细胞、红细胞等来源的ACP不受影响（称为抗酒石酸ACP）。测定加入抑制剂*L*-酒石酸前后的ACP活性差值，即为PACP的活性。

2. 底物特异性分析法 是利用同工酶对底物的亲和力及K_m的差别，对同工酶进行分析鉴定的方法。如AST同工酶的鉴定，在用*L*-天冬氨酸作底物时，线粒体AST（AST_m）的亲和力大，K_m为0.7mmol/L，胞质AST（AST_S）的亲和力小，K_m为5.07mmol/L，两者差别很大，因而可通过用*L*-天冬氨酸作底物测定它们的K_m值加以鉴定。

3. 热变性法 是利用各型同工酶对热的稳定性差异建立的分析方法。例如，ALP同工酶中，胎盘型ALP（ALP_4）在60℃ 30min时酶活性几乎无变化，骨型ALP在56℃ 10min酶活性则丧失95%以上，因此可在65℃ 15min条件下测定胎盘型ALP酶活性。

4. 最适pH控制法 是利用各型同工酶的最适pH差异建立的分析方法。如总AST的最适pH为7.4，pH调至6.5时，AST_s活性明显降低，而AST_m仍保持足够活性。因而pH7.4测得的AST总活性与pH6.5测得的AST_m活性的差值即是AST_s的活性。

第5节 血清酶及临床应用

酶是由组织细胞合成的，可通过细胞的分泌和胞吐作用进入血液、脑脊液、尿液及羊水等体液中。出现组织器官损伤、组织再生或修复异常、肿瘤、梗阻等情况时，体液中的某些酶的含量将发生变化，临床上可根据不同体液中酶浓度的变化来诊断各种疾病，尤其是血清酶或血浆酶的测定。

一、来源及浓度变化机制

（一）分类

根据来源及在血浆中的功能，可将血液中的酶分成血浆特异酶和非血浆特异酶两大类。

1. 血浆特异酶 是在血浆中发挥特定催化作用的酶，也称为血浆固有酶，如凝血酶原及一些凝血因子、纤溶酶原、胆碱酯酶（ChE）、卵磷脂胆固醇酰基转移酶（LCAT）、铜氧化酶（铜蓝蛋白）、脂蛋白脂肪酶（LPL）等。血浆特异酶大多数由肝脏合成，故血浆特异酶活性的改变，除反映血液功能外，还反映来源器官的功能，当肝实质性病变时，该类酶在血中的浓度明显下降，常作为肝功能检验的重要项目。

2. 非血浆特异酶 正常情况下血浆中浓度很低，不是血浆所固有的酶，在血浆中不起催化作用，为外分泌酶和细胞内酶。

（1）外分泌酶 是来源于外分泌腺的酶，如胰淀粉酶、胰蛋白酶、胰脂肪酶、胃蛋白酶、前列腺酸性磷酸酶等，这些酶随着外分泌腺的分泌迅速进入体液，又很快通过消化道、胆道、肾脏排出体外，因此正常体液中外分泌酶活性低而稳定。当这些酶的来源增加或排泄受阻时，血浆中此类酶活性增高。

（2）细胞内酶 是存在于组织细胞中发挥催化作用的酶类，该类酶极少进入血液，细胞内外浓度差异悬殊。在组织细胞病变、细胞膜通透性增加或细胞坏死等病理状态下，细胞内酶可大量进入血液，导致血浆酶活性显著增高。常用于临床诊断，如氨基转移酶、LDH、CK等。

（二）变化机制

正常情况下，血清酶的胞内合成、胞外释放速率与酶在血清中失活、降解的速率几乎保持动态平衡，因此血清酶活性水平也相对恒定。但在病理情况下，平衡被打破，血清酶活性可出现病理变化，对疾病的诊断具有重要的意义。

1. 酶合成异常

（1）合成减少　肝损害时酶的合成能力下降，血液中相应的酶减少，慢性肝病（如肝硬化）时更为明显。如肝病时因凝血酶原合成不足，导致凝血时间延长或发生出血倾向等。另外，酶基因变异时也可引起酶合成减少，如肝豆状核变性（Wilson病）患者血中铜氧化酶明显减少。

（2）合成增多　细胞对血清酶的合成增加或酶的诱导作用是血清酶活性升高的重要原因。增生性疾病如成骨性疾病可因成骨细胞增多，ALP合成和分泌增加，引起血清酶浓度升高。一些恶性肿瘤细胞也可因酶合成增多引起血清酶浓度增高，如前列腺癌患者，血ACP浓度明显增高。此外，一些药物如巴比妥类、哌替啶类等也可通过诱导酶的合成引起血清酶浓度的升高。

2. 酶释放增加　当细胞损伤或病变时，大量细胞内酶释放入血是引起血清酶浓度增高的主要机制。研究表明，炎症、缺血、缺氧、供能物质缺乏、坏死和创伤等是细胞释放大分子酶蛋白的重要原因。细胞酶释放速率和数量还受下述一些因素的影响。

（1）细胞内外酶浓度的差异　酶在细胞内外的浓度差异会影响血清酶浓度增加速率，特别是非血浆特异酶，只要有少量细胞受损，酶从细胞中释出，就可使血液中酶浓度明显升高。例如，肝细胞内LDH浓度是细胞外液的3000倍以上，只要有少量肝细胞坏死或轻度病变，血液中的LDH浓度就会明显升高。但对于血浆特异酶而言，细胞内外浓度差异较小，细胞病变时血液中酶浓度变化不明显。

（2）酶的分子量　酶的分子量大小是影响细胞内酶释出的关键，酶从细胞内释出的速率与酶的分子量成反比，分子量越小的酶从细胞内释出的速率越快。如在AMI时，血液中最先升高的CK的分子量为85 000，而分子量为135 000的LDH升高的时间明显滞后。

（3）酶的细胞定位与存在形式　细胞病变时存在于细胞质中的酶较易逸出，而存在于细胞器中的酶较难逸出，除非细胞病变加重累及细胞器膜。如肝细胞中AST的绝对量超过ALT，AST大部分存在于线粒体中，ALT则存在于细胞质中，因此，急性肝炎时，由于细胞病变较轻，血液中ALT含量往往超过AST。而在肝硬化时，由于肝细胞坏死，AST大量逸出，血液中的AST含量大于ALT。

3. 酶的清除异常　血清中酶的清除方式与其他血浆蛋白质相似，通常以半衰期来表示酶从血液中清除速率的快慢。血清酶及其同工酶之间半衰期差异较大，半衰期长的酶，在血清中持续时间长，这有助于了解同一疾病不同酶升高持续时间的差异。常用酶的半衰期与分子量见表5-9。另外，酶的排出异常，也可导致血液中浓度的变化。例如，胆道梗阻时由于梗阻区ALP的合成加强，ALP排泄受阻而逆流入血。

表5-9　常用酶的半衰期与分子量

酶	半衰期	分子量	酶	半衰期	分子量
ALT	37～57h	110 000	CK_2（CK-MB）	约10h	87 000
AST	12～22h	—	CK_3（CK-MM）	约20h	85 000
AST_s	约14h	120 000	LDH	—	—
AST_m	约6h	100 000	LDH_1	53～173h	135 000
CK	约15h	—	LDH_5	8～12h	135 000
CK_1（CK-BB）	约3h	88 000	ALP	3～7d	120 000

续表

酶	半衰期	分子量	酶	半衰期	分子量
肠ALP	<1h	—	AMY	3～6h	—
骨ALP	约40h	—	LPS	3～6h	48 000
胎盘ALP	约170h	—	GGT	3～4d	—
GLDH	约16h	350 000			

4. 其他影响 病理情况下，一些药物或毒物对酶活性的影响，如有机磷中毒时血清ChE下降，是因为有机磷对ChE的不可逆抑制导致酶活性降低，而并非酶含量下降。

二、酶的区域化分布与诊断中的应用

人体内已知的酶有2000余种，大多数酶分布于机体各组织细胞中，不具备组织器官特异性；而有些酶呈区域化分布，具有组织器官特异性，能反映来源组织器官的病变，具有临床诊断价值。目前，血清酶学分析已成为临床诊断和疗效判断的一个非常重要的手段，占生化检验常规工作量的25%～55%。几种常见疾病血清酶的来源见表5-10。

表5-10 常见疾病血清酶的来源

血清酶	符号	组织来源	主要疾病
丙氨酸氨基转移酶	ALT	肝、肾、心	肝病等
天冬氨酸氨基转移酶	AST	心、肝、骨骼肌	心血管疾病、肝胆疾病等
γ-谷氨酰基转移酶	GGT	肝、胆、肾、小肠	肝胆梗阻性疾病
碱性磷酸酶	ALP	小肠、胎盘、肝、肾	肝胆梗阻性疾病
单胺氧化酶	MAO	肝、肾、脑	肝纤维化疾病
肌酸激酶	CK	骨骼肌、心、脑	心肌梗死、心肌病
乳酸脱氢酶	LDH	心、肾、骨骼肌、肝、肺	病种广泛
淀粉酶	AMY	胰、唾液腺	胰腺炎
脂肪酶	LPS	胰	胰腺炎
酸性磷酸酶	ACP	前列腺、红细胞、血小板	前列腺疾病等

目标检测

选择题（A_1型题）

1. 下列说法错误的是（　　）
   A. 最常用的偶联指示系统有两个：一个是脱氢酶系统，另一个为氧化酶系统
   B. 以脱氢酶为指示酶的系统测定的是辅酶Ⅰ（NAD^+）或辅酶Ⅱ（$NADP^+$）在540nm处的吸光度增高来计算出被测物的浓度
   C. 可利用脱氢酶的逆反应，将NAD(P)H变为$NAD(P)^+$，测定340nm处吸光度的下降来计算被测物的浓度
   D. 终点法受到乳糜、黄疸和溶血的影响，测定时需设定样品空白
   E. 为了消除内源性脱氢酶的干扰，在反应时一般加入乳酸脱氢酶的抑制剂
2. 酶活性测定方法中两种常用的共通（或通用）反应途径为（　　）
   A. 色素原底物系统与酶偶联系统
   B. 酶偶联系统与NAD(P)H反应系统
   C. 色素原底物系统与NAD(P)H反应系统
   D. 辅助酶系统与指示酶系统
   E. NADH反应系统与辅助酶系统
3. 已知某酶的K_m为0.05mmol/L，要使此酶所催化的v达V_{max}的90%，底物浓度应是（　　）
   A. 0.15mmol/L　　B. 0.25mmol/L

C. 0.35mmol/L　　D. 0.45mmol/L
E. 1.0mmol/L

4. 下列哪种辅助因子生成可通过测定340nm处吸光度的降低数来表示（　　）
A. $FADH_2$　　B. NAD^+
C. NADH　　D. FMN
E. NADPH

5. 关于酶速率法测定代谢物浓度的叙述正确的是（　　）
A. 酶用量大、成本高
B. 一般不需设置样本空白
C. 产物的堆积对反应的影响较大
D. 不需设防止底物耗尽的参数
E. 孵育温度波动，测定结果不受影响

6. 患者，男，45岁。4h前曾大量饮酒，出现上腹部剧烈持续疼痛1h伴呕吐入院。查体：血压105/70mmHg，脉搏85次/分，肠鸣音减弱，腹部有反跳痛。实验室检查：血清外观浑浊，TC9.0mmol/L，TG16.8mmol/L，血液AMY560U/L。该患者最有可能的诊断是（　　）
A. 胆结石
B. 肠梗阻
C. 胃溃疡
D. 急性胰腺炎继发高甘油三酯血症
E. 心肌梗死

7. 关于K_m值的描述，不正确的是（　　）
A. K_m是酶促反应达最大反应速度一半时的底物浓度
B. K_m值是酶的特征常数
C. K_m值越大，酶与底物的亲和力越大
D. K_m值取决于酶的种类和底物的性质
E. K_m值越大，酶与底物的亲和力越小

8. 诊断AMI最为敏感特异的血清酶是（　　）
A. ALT和AST　　B. ALP和CK
C. AMY和LPS　　D. AST和AMY
E. CK和CK-MB

9. 临床上常用来分析同工酶的方法是（　　）
A. 电泳法　　B. 层析法
C. 沉淀法　　D. 热失活分析法
E. 蛋白酶水解法

10. 由酶反应进程曲线，可以（　　）
A. 求得反应线性的时间范围
B. 求得反应线性的酶量范围
C. 选择适宜的pH
D. 选择适宜的酶量
E. 选择适宜的酶浓度

11. 患者，男，52岁。胸痛发作24h，伴心悸、气短、面色苍白。患者有慢性支气管炎史和25年吸烟史。心电图示ST段抬高。查血清AST250U/L，LDH3680U/L，CK1460U/L，CK-MB18%，最有可能的原因是（　　）
A. 急性心肌梗死　　B. 急性肾衰竭
C. 右心衰竭　　D. 肝硬化
E. 骨骼肌疾病

12. 酶活力测定应选择（　　）
A. 延滞期　　B. 零级反应期
C. 一级反应期　　D. 二级反应期
E. 混合期

13. Trinder反应中最常用的色原是（　　）
A. 联苯胺　　B. 邻联茴香胺
C. 2, 4-二氯苯酚　　D. 邻联甲苯胺
E. 4-AAP和酚

14. 当细胞膜受损，膜通透性改变时，血清中的酶活性升高，同一细胞内不同种类酶的逸出速度取决于下列因素，哪项除外（　　）
A. 酶在细胞内的合成速度
B. 酶分子大小
C. 酶的细胞定位
D. 酶细胞内外的浓度差
E. 酶的存在形式

15. 在下列偶联反应$A \xrightarrow{Ex} B \xrightarrow{Ea} C \xrightarrow{Ei} D$中工具酶是（　　）
A. 仅Ex　　B. 仅Ea
C. Ex和Ei　　D. Ea和Ei
E. 仅Ei

16. 诊断骨骼肌疾病的酶是（　　）
A. ALP　　B. ALT
C. GGT　　D. CK
E. LDH

（邓红玉）

第6章

生物化学检验的质量控制

学习目标

1. 掌握室内质量控制和室间质量评价的概念及作用，全过程质量控制的概念，质控品的选择，Levey-Jennings质控图判断规则，Westgard质控规则，室内质控常见的失控原因及处理措施。

2. 熟悉Levey-Jennings质控图和Z-分数制控图绘制方法及应用，室间质量评价的实施和评价方法，以及检验前、检验中和检验后的质量控制要素。

3. 能正确、规范地选择质控品进行室内日常质控检测与分析；初步查找失控原因并正确处理纠正；在质控品批号更换时能拟定室内质量控制的实施方案；进行室间评价计划申报、标本检测和结果报告流程，能对反馈结果进行分析。

4. 重视生物安全和检验质量控制，具有良好的计量意识和质量意识。

ISO 9000：2015文件将质量管理（quality management）概括为“关于质量的管理”，可包括制定质量方针和质量目标，以及通过质量策划、质量保证、质量控制和质量改进实现这些质量目标的过程。同时，定义质量控制（quality control，QC）为质量管理的一部分，致力于满足质量要求。ISO 15189：2022《医学实验室质量和能力认可准则》将质量控制定义为：监控检测过程以确认系统工作正常且确保可发出足够可信结果的内部程序。质量控制理论是所有质量理论的基础，质量控制作为一个工具用于保证临床检验质量，其主要工作是检测分析过程中的误差，分清误差类型并控制或消除误差，确保检测结果的准确、可靠（精密度和准确度）。生物化学检验的质量控制涉及检验过程中的每一个步骤，其中包括室内质量控制、室间质量评价，通过全过程的质量控制，保证检验结果的质量。

案例 6-1

患者，男，66岁，诊断为白内障，于手术当日晨7：45送检一个生化标本，普通管抽血2mL，检查项目：电解质。实验室检测结果：钾12.35mmol/L、钠132.6mmol/L、氯102.3mmol/L、总钙0.04mmol/L。钾与总钙均为危急值，按危急值处理程序，立即对患者标本的危急值项目进行复查，复查结果为：钾12.41mmol/L，钙0.03mmol/L。立即联系临床医生，医生反映该患者目前情况良好，没有电解质紊乱的临床表现和体征，征得患者同意，重新抽血复检，复检结果为钾4.23mmol/L，总钙2.39mmol/L。

问题： 1. 什么是危急值？

2. 实验室发现危急值后，应如何处理？

3. 分析造成几次检测结果与临床不符的原因。

第1节　室内质量控制

室内质量控制（internal quality control，IQC）是全过程（特别是分析阶段）质量控制的重要环节，是指检验人员按照一定的频率连续测定稳定样本中的特定成分，并采用一系列方法进行分析，按照统计学规律推断和评价本批次测量结果的可靠程度，以此判断检验结果是否可以发出的过程，及时发现并排除质量环节中不满意因素。室内质量控制的目的是检测和控制实验室测定工作的精密度和准确度，提高常规检测工作的日内、日间标本检测结果的一致性。

考点：室内质量控制的概念及作用

一、质量控制方法

（一）室内质量控制方法的发展

室内质量控制方法很多，但目前临床应用最多的仍是Levey-Jennings质量控制法和Westgard多规则质量控制法。Levey-Jennings质量控制法是与临床实验室手工操作技术相适应的第一代质量控制技术，以检验实际操作具有的误差水平为控制目标，最早由美国学者休哈特（W.A.Shewhart）于1924年提出。他将数理统计的原理和方法应用于工业生产，预测生产过程的变动，预防产品质量的波动。1950年，Levey和Jennings将工业质量管理上的质控控制图引进到检验医学中来，成为临床实验室室内质量控制的主要方法。该方法要求每次做一组检验技术平均值和极差，分别点在均值质控图和极差质控图上，Levey和Jennings建议每次对患者标本做双份检测，然后计算平均值和极差。1952年，Henry和Segalove改良了上述方法，用稳定的参考材料做重复检测，将各个检测值直接点在质控图上，使Levey-Jennings质控图更趋向科学合理，逐渐成为被广泛接受的临床生化检验质量控制方法，并进一步成为医学实验室定量检测室内质量控制的主要方法之一。

1979年，韦斯特加德（Westgard）等在Levey-Jennings质量控制法的基础上，创建了Westgard多规则质量控制法。该法和Levey-Jennings质控图的制作非常相似，只是用于判断的质量控制规则有所不同，该法采用两个或两个以上不同浓度的质控品和多个质量控制规则对分析批进行质量控制，在很大程度上提高了误差检出的灵敏度和特异性，是适应自动化操作技术高效率质量控制的第二代质量控制技术。

随着自动智能化技术的不断完善，自动分析系统结果的重复性得到了极大提高。而Westgard多规则技术仍然以检验实际操作具有的误差水平为控制目标，已不能满足临床检验的要求。1990年后，Westgard等提出了操作过程规范（operation process specification，OPSpecs）图，这是说明方法的不精密度、不准确度和达到规定质量要求需要采用的质量控制方法之间的线条图的第三代质量控制技术，以临床允许误差为控制目标。到了21世纪，Westgard尝试将工业管理上最新提出的六西格玛（six sigma，6σ）方法应用于临床实验室质量控制。

（二）Levey-Jennings质量控制法的理论依据

Levey-Jennings质量控制法的理论依据来源于正态分布。在医学实验室，如果在重复性条件下对同一质控品进行无数次检验时，由于存在着随机误差，每次的检验结果不可能完全一样。当测定次数无限多时，如果以测定值为横坐标，以测定值出现的频数为纵坐标，可以得到一条近似正态分布的曲线。

根据正态分布理论可知，$\bar{x} \pm S$、$\bar{x} \pm 2S$、$\bar{x} \pm 3S$的分布分别为一个恒定值，其中95.5%的测定值落在$\bar{x} \pm 2S$范围内，约99.7%的测定值落在$\bar{x} \pm 3S$范围内。Levey-Jennings质量控制法源于这个原理，将正态分布曲线转化为现在的Levey-Jennings质控图，见图6-1。

必须指出，以上描述的是在重复性条件下绘制的Levey-Jennings质量控制图，当检验条件、检验方法或检验技术等发生改变时，随机误差和系统误差随之会发生改变。当随机误差增大时，会有较多的测定值离中心线越来越远；有系统误差存在时，各测定值的分布会偏向中心线的正侧或负侧，见图6-2。

因此，医学实验室在对任何一个检验项目进行检验时，必须对影响检验结果的各种因素进行有效控制。当检验条件发生改变时，在仪器维修以后重新启用时，在更换了检验人员或检验程序发生改变时，均表明重复性条件发生了改变，这些改变可能会影响到检验系统的精密度或准确度，并在质控图中表现出来。检验人员应能够及时发现这些异常变化，正确分析这些误差产生的原因，找出解决问题的办法，保证结果的准确可靠。

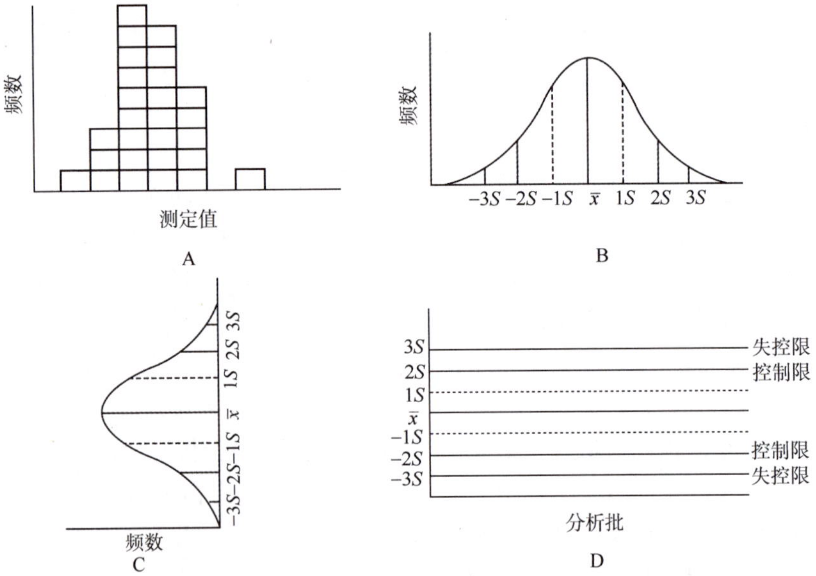

图6-1 正态分布曲线与Levey-Jennings质量控制转化

A.频数分布图；B.正态分布图；C.正态分布曲线逆时针旋转90°；D.转化后的Levey-Jennings质控图

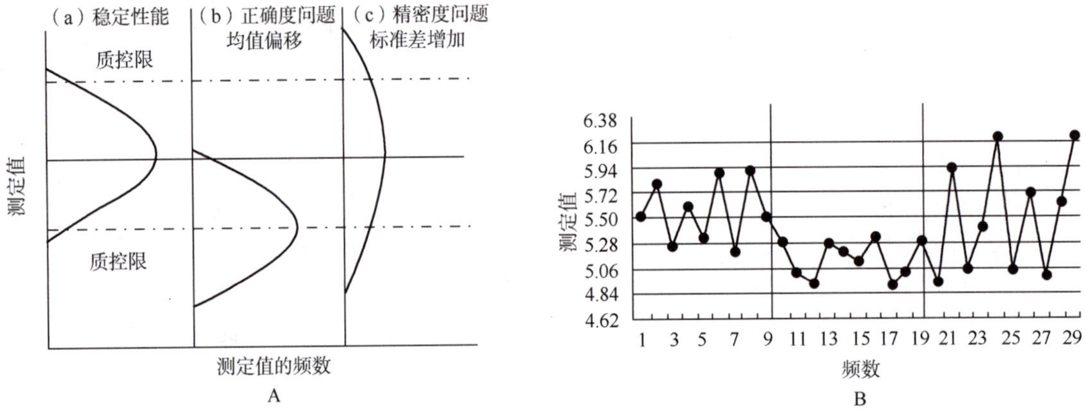

图6-2 正确度和精密度发生变化后的质控图

A. 质控模式图，（a）稳定性能，随机误差正常，测定值在质控图中正常随机分布；（b）有准确度问题，测定值曲线偏移均值；质控图中测定值一侧，频数接近或超出质控限；（c）有精密度问题，曲线变宽，标准差变大，质控图中各测定值频数接近或超出质控限。B. 质控模式图转化后的Levey-Jennings质控图。

二、质　控　品

（一）质控品的特性

IFCC对质控品的定义为：专门用于质量控制目的的标本或溶液，不能用作校准。作为理想的生化检验质控品，至少应具备以下特性：①基质：应与被检标本具有相同的基质（最好为人血清基质）；②瓶间差异小：酶类项目的瓶间CV应小于2%，其他项目的瓶间CV应小于1%；③稳定性：在规定条件下至少稳定1年；④无传染性；⑤添加剂和抑菌剂（防腐剂）的含量尽可能低。

（二）质控品的选择

选择什么类型的质控品是质量控制工作首先要解决的问题。质控品有多种分类方法，如根据血清物理性状可分为冻干质控血清、液体质控血清和冷冻混合血清；根据有无靶值可分为定值质控血清和非定值质控血清；根据血清基质的来源可分为含人血清基质的质控血清、含动物血清基质的质控血清、含人造基质的质控血清等。市场上有各种进口或者国产的质控品可供挑选，实验室可根据自己的实际情况认真选择。

常用的生化质控品多为人源性或者动物源性的血清或者血清模拟物，可分为定值和非定值两种。定值质控品标有各项目测定结果的预期范围，价格较贵，实验室在使用定值质控品时，不能将标示的预期范围误认为是控制的允许范围。在具体使用过程中，不论是定值质控品还是非定值质控品，都必须在本实验室的检验系统和实际条件下重新经过累积确定均值和标准差，并在日常的质量控制工作中加以应用，预期的浓度水平的标定值仅可作为参考。

质控品分析范围包括正常浓度和病理浓度，一般要求有两个或多个浓度水平。在日常工作中，建议采用两个不同浓度水平的质控品，浓度一高一低，形成一个控制范围，其中一个质控品的浓度在参考区间内，另一个质控品的浓度最好在医学决定水平处。

（三）质控品的使用

质控品一般有液体和冻干粉两种类型。如果为液体，将质控品放室温一定时间后即可使用。如果为粉剂，应先将其溶解后再使用。溶解过程：将质控品从冰箱取出使其完全恢复至室温。小心取下瓶盖，使瓶盖朝上（当心瓶盖上黏附的冰冻粉末掉落）。根据说明书要求，用容量吸管准确吸取蒸馏水或去离子水加入质控瓶中，小心盖上瓶盖后，置室温约15min，再倒置放15min，然后温和转动瓶子（避免产生气泡），使瓶内冻干物完全溶解。取样前，再次颠倒瓶子数次，确保均一，切忌剧烈振摇。

质控品与患者标本应在相同的条件下进行测定，并在每一个分析批长度内至少对质控品做一次检验，以评价该批次的性能。应确定每批内质控品放置的位置，其原则是报告一批患者检验结果前，应对质控结果作出评价，质控品的位置须考虑分析方法的类型，可产生误差的类型。如在实验室规定的批长度内，进行非连续样品检验，则质控品最好放在标本检验结束前，可检出偏倚。如将质控品平均分配于整个批内，可监测漂移。若随机插入患者样本中，可检出随机误差。在任何情况下，都应在报告患者检验结果前评价质量控制结果。质控品应严格按照说明书规定的方法保存，避免反复冻融，不得使用超过保质期的质控品。

考点：质控品的特征、选择要点及使用方法

三、质控均值和质控限

在开始室内质量控制时，首先要设定质控品的均值和质控限。最佳条件下的变异（optimal condition variance，OCV）表示实验室在最佳条件下测定项目所能达到的最好精密度水平，是实验室工作水平的一个基础指标，反映实验室最佳状况下的质控情况。常规条件下的变异（routine conditions variance，RCV）表示实验室在常规条件下测定项目所能达到的精密度水平，反映实验室日常情况下的质控情况。实验室对新批号的质控品测定确定均值和质控限，常以RCV所得均值和质控限制图，一般要经过暂定均值和质控限、累积均值和质控限、常规均值和质控限三个阶段。

（一）暂定均值和质控限

当原批号质控品剩余量可用一个月时，启用新批号质控品，每天开启一瓶，随机插入患者标本检测一次，连续20天或更多，获得至少20个数据。进行离群值检验，剔除$\bar{x}\pm 3S$以外的数据，计算均值（$\bar{x}$）和标准差（S）。此均值即为暂定均值（$\bar{x}$），$\bar{x}\pm 2S$为暂定警告限，$\bar{x}\pm 3S$为暂定失控限，绘制Levey-Jennings质控图，作为该项目下月室内质量控制的暂定质控图。

（二）累积均值和质控限

新批号质控品应用一个月结束后，将该月在控结果与前20个质控数据累加在一起，重新计算均值

和标准差，确定质控限，绘制Levey-Jennings累加暂定质控图，作为第三个月的室内质控图数据。重复以上操作3～5个月，使质控品测定值达100个以上。如果实验室标本量较大，每天分析批较多时，质控数据累计时间可相应缩短。

（三）常规均值和质控限

以最初20个数据和随后3～5个月的在控数据汇集的所有数据计算的累积均值和标准差，作为质控品有效期内的常规均值和标准差。对于在有效期内质控品浓度水平不断变化的项目，则需不断调整中心线（均值）。Levey-Jennings质控图制作流程见图6-3。

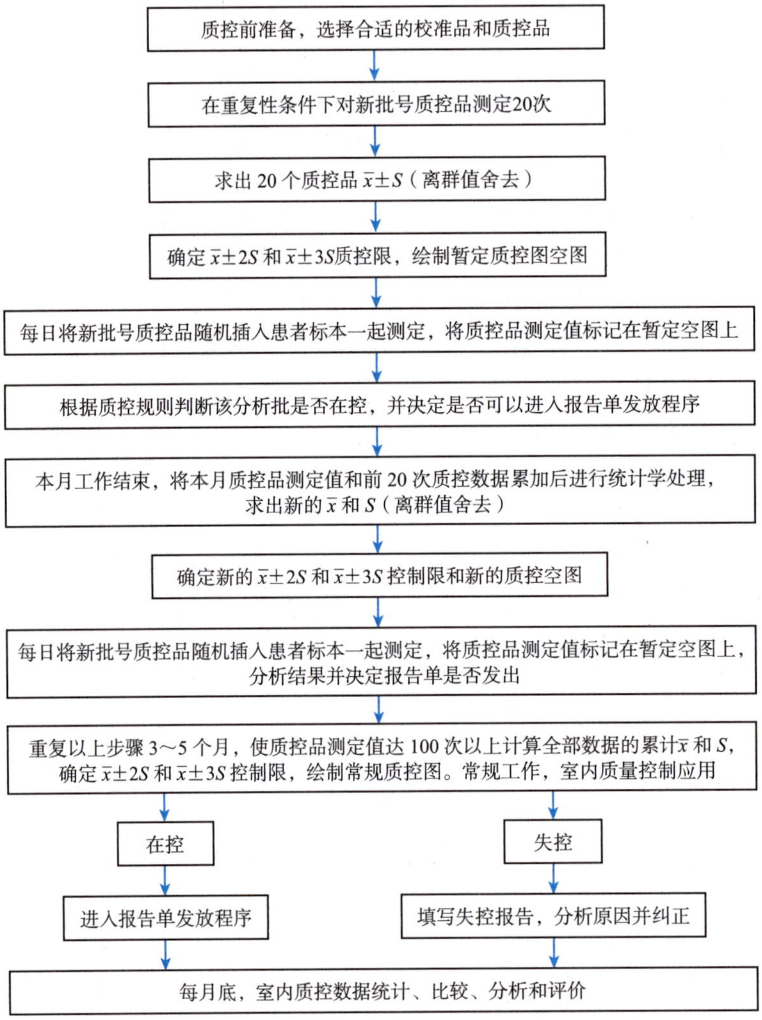

图6-3 Levey-Jennings质控图制作流程

考点：批号更换时室内质量控制的实施方案

四、Levey-Jennings质控图的制作及应用

（一）Levey-Jennings质控图的绘制方法

1. 填写表格 取一张空白Levey-Jennings质控图，在表中逐项填写相关内容，如单位、检验项目名称、起止时间、仪器型号、分析方法、质控品名称及批号、质控品测定均值（$\bar{x}$）、标准差（S）和变异系数（CV）等。标准差（S）等于均值（$\bar{x}$）乘以变异系数（CV）。

2. 绘制质控图 根据收集的质控数据绘制质控图。质控图横坐标表示分析批时间，纵坐标表示质控品测定值，纵坐标的中心线表示均值（$\bar{x}$）所在位置，在均值线的上下对应位置分别画出$\bar{x}\pm S$、$\bar{x}\pm 2S$和$\bar{x}\pm 3S$线段。为了使用方便，常用颜色对质控限加以区分：$\bar{x}$用绿色，$\bar{x}\pm S$用蓝色，$\bar{x}\pm 2S$用黄色，表示警告限，$\bar{x}\pm 3S$用红色，表示失控限。为了计算和画图方便，标准差之间一般设定为10个小方格，每一个小方格代表1/10标准差。最后，将$\bar{x}-3S$、$\bar{x}-2S$、$\bar{x}-S$、$\bar{x}$、$\bar{x}+S$、$\bar{x}+2S$和$\bar{x}+3S$量值分别填写在纵坐标各线段的相应位置。

Levey-Jennings质控图每个项目、每个浓度、每个月要用一张。由于每张Levey-Jennings质控图只能用于一个浓度水平的质量控制，当一个检测项目有两个或者三个浓度水平时，需要绘制两张或三张Levey-Jennings质控图。

（二）Levey-Jennings质控图的应用

1. 标记质控品测定值　日常检验工作中，将同批号质控品随机插入患者标本中进行检验。检验完毕，用式（6-1）计算出质控品测定值在质控图中的位置后，将其“点”标记在质控图中并与上一分析批的测定值的点连线，然后在质控图下方相应栏中记录分析批的测定值、测定时间和检验者。最后根据质控规则对质控数据是否在控进行分析。结果为正号表示所标示的“点”在均数线的上方，反之在下方。

$$\text{质控品测定值在质控图中的位置}=\frac{\text{测定值}-\text{均值}}{\text{标准差}}\times 10 \qquad (6\text{-}1)$$

2. Levey-Jennings质控图的判断规则　单纯随机误差是一种典型的正态分布，符合正态分布曲线规律，当质控品测定值违背正态分布规律时，检验者应考虑是否存在着非随机误差。由于各种误差在Levey-Jennings质控图上有各自的特点和规律，检验者通过对质控图图形的分析，可以及时发现这些误差并鉴别误差类型，然后分析误差产生的原因和采取正确的纠正措施，使误差得到及时纠正。

（1）概率分析　根据统计学分析，应有68%左右的质控品测定值落在$\bar{x}\pm S$范围内，95.5%的数据落在$\bar{x}\pm 2S$范围内，99.7%的数据落$\bar{x}\pm 3S$个范围内，即表现为：①20个数据里没有1个落在$\bar{x}\pm 3S$之外；②20个数据里可以允许1个（不能2个）落在$\bar{x}\pm 2S$外；③数据在两侧一正一负交替出现，且各占50%排列；④数据越接近均值越密集，越远离均值越稀疏。

（2）失控　1_{3S}、2_{2S}、漂移、趋势则为失控。

1）1_{3S}：20个数据里出现1个落在$\bar{x}\pm 3S$外，则为失控。说明随机误差增大。

2）2_{2S}：20个数据里出现2个落在$\bar{x}\pm 2S$外，则为失控。

3）漂移：连续5次结果在均数线的同一侧称漂移，提示存在系统误差。是准确度发生了一次性的向上或向下的改变，这种变化往往是由一个突然出现的原因引起的。如更换新批号的校准品、更换新批号的试剂、更换操作人员等。在查找误差原因时，应将重点放在突然出现误差的那个分析批，回顾在那个分析批的前后发生了哪些变动的因素，见图6-4。

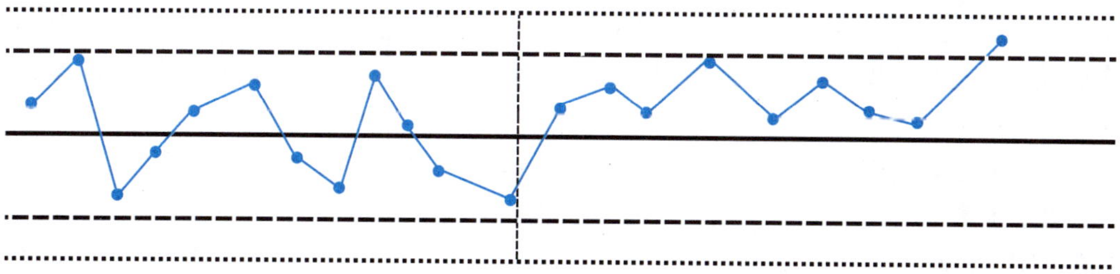

图6-4　漂移

4）趋势性变化：连续5次结果在均数线的两侧渐升或渐降称趋势，说明检测的准确度发生了逐渐性的变化。试剂或仪器的性能已发生变化。这种变化往往是由一个逐渐改变着的因素造成的，如试剂慢慢挥发或吸水、慢慢析出沉淀、仪器波长逐渐偏移、光电池（光源）逐渐老化、质控品（本身的）逐渐变质等。发生趋势性变化时，即使更换校准品和更换操作者，这种趋势性变化也不会得到纠正，见图6-5。

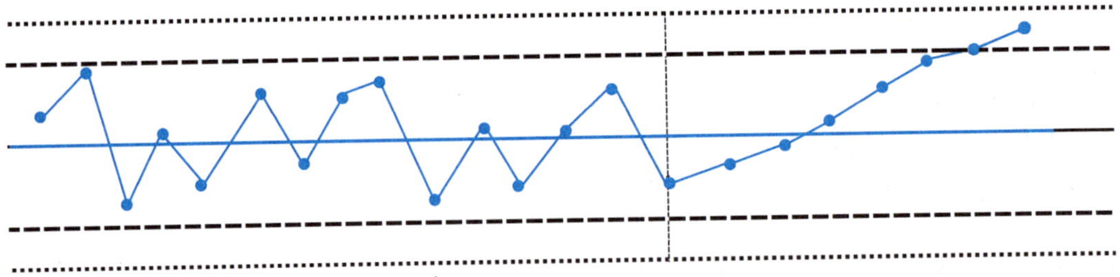

图6-5　趋势性变化

5）连续多点分布在均值（中心线）同一侧：连续多点分布在中心线同一侧的情况与曲线“漂移”的情况类似，但前者可能会有一个渐变的过程，后者可能是突然发生的。按照统计学原理，连续多点出现在中心线同一侧的情况，不大可能是由随机误差因素造成的，而很有可能是由于系统效应的影响，如质控品变质。发生此种情况时，应查找原因，采取纠正措施。必要时，应重新建立质控图的均值和质控限。

6）其他规律性变化：即循环出现的有一定规律的变化。如图6-6所示，每隔五日出现一个较高值，该值虽没失控，但规律性变化十分明显。经分析，发现每周五是该片区的停电日，医院靠自己发电维持工作，电压偏低，由此提示该项目的检测结果与电压有较密切关系。各种规律性变化都有各自原因，要及时分析原因，采取纠正措施。

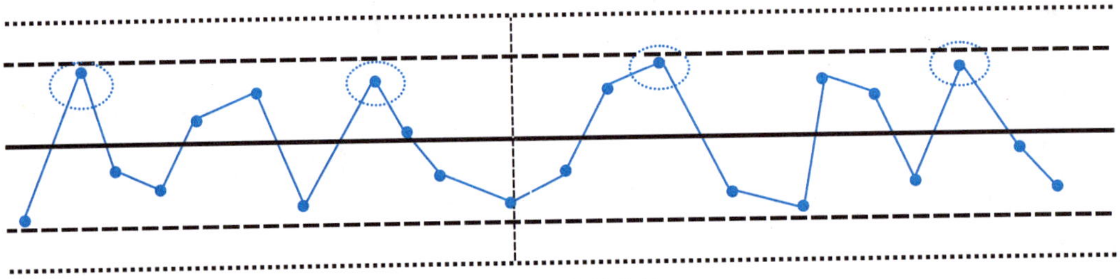

图6-6　周期性变化

考点：Levey-Jennings质控图绘制方法、应用以及判断规则

五、Westgard多规则质量控制法

（一）Westgard多规则质控图

Westgard多规则质量控制法临时质控图和常规质控图的建立与Levey-Jennings质量控制法基本相同，同样要经过暂定均值和质控限、累积均值和质控限、常规均值和质控限三个阶段。其质控图仍然可选用Levey-Jennings质控图，也可选用Z-分数质控图。

1. Levey-Jennings质控图　制作过程与Levey-Jennings质量控制法完全相同。由于每张质控图只能表示一个浓度水平，当一个检验项目采用两个浓度水平或多个浓度水平的质控品时，需要绘制两张或者多张质控图。检验者在分析质控结果时，要在两张或多张质控图中进行观察、分析和判断。由于Westgard质量控制法采用多种质控规则，判断时比Levey-Jenning质量控制法复杂得多，因此在实际工作中很不方便。Z-分数质控图可弥补这一缺陷。

2. *Z*-分数质控图

（1）*Z*-分数　是指质控品测定值与均值之差再除以标准差的所得值，结果用正负号表示，如果质控品的测定值大于均值，求得的Z-分数为正数，反之为负数。因此，Z-分数的符号实质上是表示质控品测定值偏离均值的方向，Z-分数值表示偏离均值的大小。因此，Z-分数是一个相对数，表示某批质控品测定结果（x_i）与均值（$\bar{x}$）之差是标准差（S）的多少倍。

$$Z\text{–分数}=\frac{x_i-\bar{x}}{S} \tag{6-2}$$

（2）Z-分数质控图　是以测定时间为横坐标，以Z-分数值为纵坐标绘制的质控图。在纵坐标的中心位置标出0，以0为中点上下等间距标出–3、–2、–1、+1、+2、+3六个点，并引出X轴的平行线（共七条），±2S、±3S线段可分别用不同颜色或不同类型线段（如实线或虚线）加以区别，见图6-7。

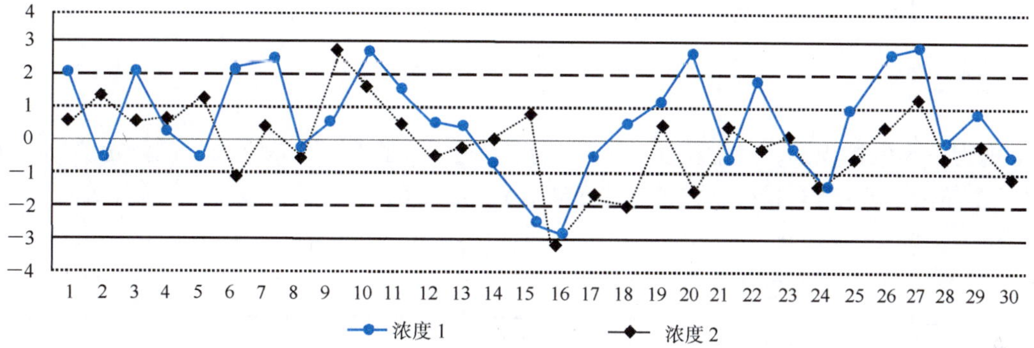

图6-7　Z-分数质控图及临床应用

（3）Z-分数质控图的应用　画图与Levey-Jenning质控图相同。Z-分数质控图判断直观，便于在同一张质控图上对同一分析批不同的质控物浓度之间、相同质控物浓度的不同分析批之间、不同分析批的不同质控物浓度之间进行观察和分析，见图6-7。

（二）Westgard质控规则

质控规则（quality control rule）是解释质控数据和判断分析批是否在控的标准。常用符号A_L表示，其中A表示测定质控品的数量或超过质控限（L）的质控测定值的个数，L表示质控限。如1_{2S}（A=1，L=2S）表示有1个质控测定结果超过2S。

Westgard质控规则有很多种，常用的有六个：1_{2S}、1_{3S}、2_{2S}、R_{4S}、4_{1S}、$10_{\bar{x}}$，其中1_{2S}为警告规则，其余五个为失控规则。1_{3S}、R_{4S}对随机误差敏感，2_{2S}、4_{1S}、$10_{\bar{x}}$对系统误差敏感。

1. 1_{2S}规则　为警告规则，指同一分析批中高、低两个浓度质控品的测定值中任意一个测定值在$\bar{x}$ ±2S～$\bar{x}$ ±3S之间（不包括正好在$\bar{x}$ ±2S和$\bar{x}$ ±3S限上）的值。该分析批究竟是在控还是失控分别用后面的五个质控规则来判定（图6-8）。

2. 1_{3S}规则　为失控规则，对随机误差敏感。指任一浓度质控品测定值超出$\bar{x}$ ±3S（图6-9）。

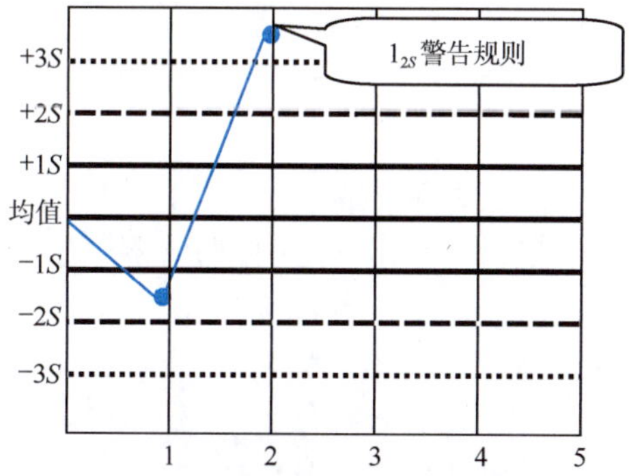

图6-8　Westgard 1_{2S}警告规则

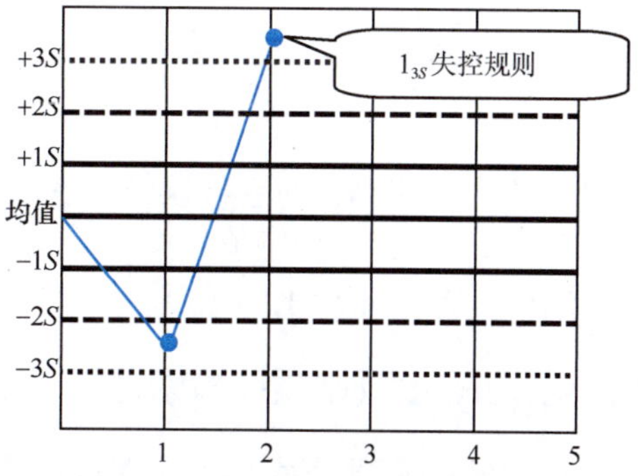

图6-9　Westgard 1_{3S}失控规则

3. 2_{2S}规则 为失控规则，对系统误差敏感。指同一分析批中两个浓度质控品测定值都超出$\bar{x}+2S$或$\bar{x}-2S$（同方向）限值，或者同一浓度质控品测定值连续两个分析批都超出$\bar{x}+2S$或$\bar{x}-2S$（同方向）限值（图6-10）。

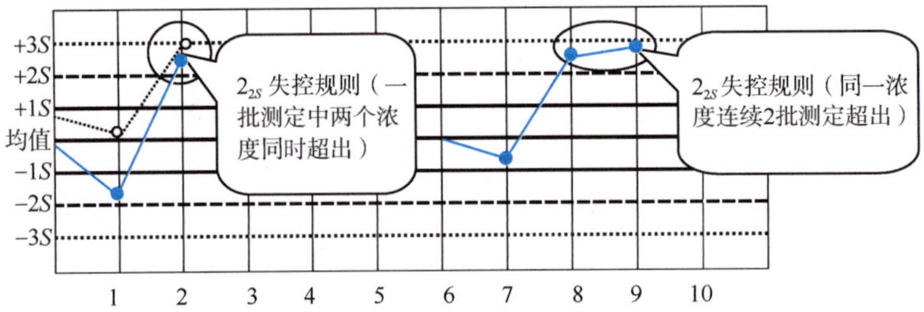

图6-10 Westgard 2_{2S}警告规则

4. R_{4S}规则 为失控规则，对随机误差敏感。指同一分析批中一个浓度质控品测定值超出$\bar{x}+2S$质控限，另一个超出了$\bar{x}-2S$质控限，差值超出了4个S（图6-11）。

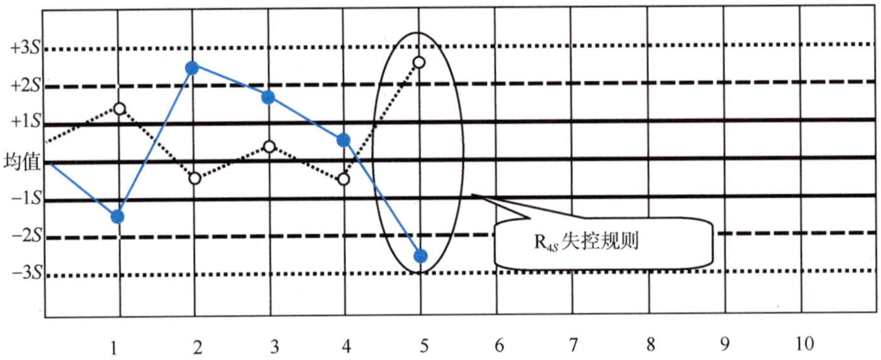

图6-11 Westgard R_{4S}警告规则

5. 4_{1S}规则 为失控规则，对系统误差敏感。指连续四个质控品测定值超出$\bar{x}+1S$或$\bar{x}-1S$。有两种情况：①同一浓度质控品测定值连续四个分析批超出$\bar{x}+1S$或$\bar{x}-1S$；②高低两个浓度质控品测定值连续两个分析批同方向超出$\bar{x}+1S$或$\bar{x}-1S$（图6-12）。

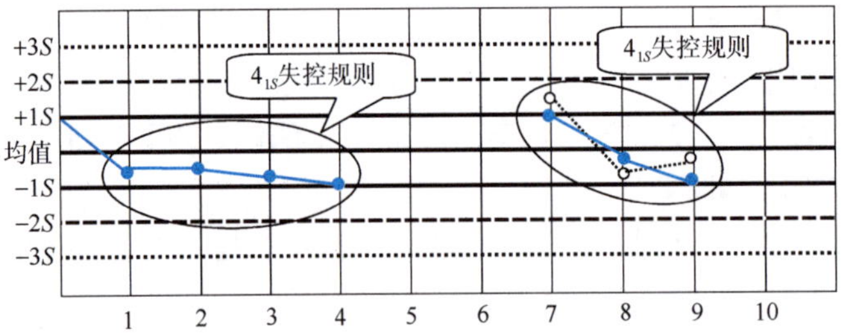

图6-12 Westgard 4_{1S}警告规则

6. $10_{\bar{x}}$规则 为失控规则，对系统误差敏感。指10个连续的质控品测定值均落在均值的一侧。有两种情况：①同一浓度质控品测定值连续10个分析批偏于均值一侧；②高低两个浓度质控品连续5个分析批的测定值在均值的一侧（图6-13）。

（三）Westgard多规则质控检索逻辑

质控数据标记好后，根据图6-14所示多规则质量控制检索逻辑进行分析。

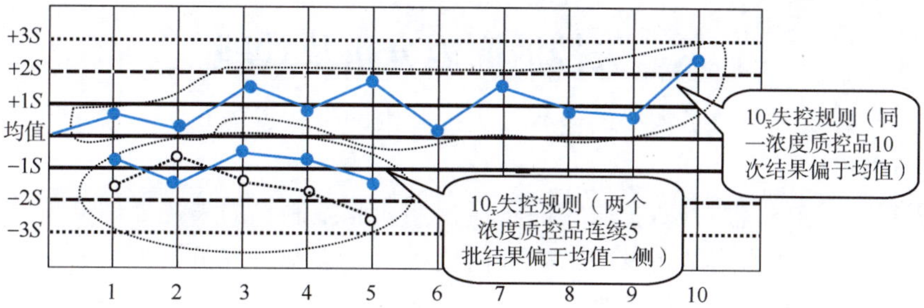

图6-13 Westgard $10_{\bar{x}}$警告规则

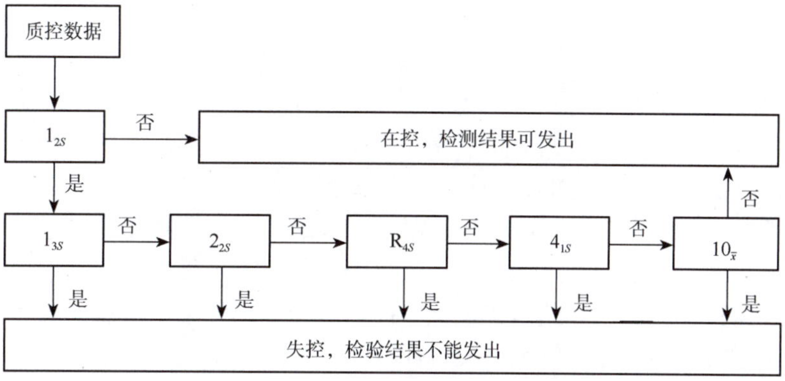

图6-14 多规则质量控制检索逻辑

1_{2S}规则作为警告规则，是启动其他质控规则来检查控制数据的基础。如果该分析批中高低两个浓度质控品测定值均没有超过$\bar{x}+2S$或$\bar{x}-2S$控制线，则判读该分析批在控，可以进入报告单发放程序。两个质控品测定值，如果其中之一在$\bar{x}+2S$或$\bar{x}-2S$质控限之外，应依次启动1_{3S}、2_{2S}、R_{4S}、4_{1S}、$10_{\bar{x}}$规则进一步判断质控数据是否在控；如果均没有违背这些规则，则判读该批次分析在控。如果违背1_{3S}、2_{2S}、R_{4S}、4_{1S}、$10_{\bar{x}}$中的任何一个规则，则判断该批次分析失控，报告不可发出，并根据违背规则的情况初步推断误差的类型。

在实际工作中，为了改善Westgard多规则的可操作性和实用性，4_{1S}、$10_{\bar{x}}$规则被修改为警告规则，检验结果可发出，用于启动预防性维护过程。

（四）Levey-Jennings和Westgard两种质量控制法的比较

Levey-Jennings质量控制法和Westgard多规则质量控制法均是目前医学实验室最重要的质量控制方法，两种方法的主要区别点见表6-1。

表6-1 Levey-Jennings和Westgard两种质量控制法的比较

区别点	Levey-Jennings质量控制法	Westgard多规则质量控制法
适用对象	主要适用手工操作技术	主要适用自动化分析技术
质控品浓度	单一浓度或两个浓度	两个浓度或多个浓度
质控规则	1_{2S}为警告，1_{3S}为失控	1_{2S}、1_{3S}、2_{2S}、R_{4S}、4_{1S}、$10_{\bar{x}}$中1_{2S}为警告，后5个为失控
误差类型判断	1_{3S}对随机误差敏感	1_{3S}、R_{4S}对随机误差敏感；2_{2S}、4_{1S}、$10_{\bar{x}}$对系统误差敏感
误差检出率	低	高
质控图	Levey-Jennings质控图	Levey-Jennings质控图或Z-分数质控图
真在控概率	低	高

考点： Z-分数图绘制方法及应用，Westgard质控规则，Levey-Jennings和Westgard两种质量控制法的区别

六、失控后原因分析及处理

任何实验结果都有误差，只是大小的差异。失控原因的查找过程并无一个固定模式，一般是由易到难、由近到远地查找。

1. 失控处理流程 当发现质控数据失控时，应按照实验室制订的失控处理流程进行处理。主要包括：①立即停止该分析批次报告的审核发放，并向质量负责人和科室负责人报告。②分析查找失控原因，判断误差的来源和类型，有针对性地处理。③处理后再次复测质控品，直至质控结果为在控为止。④必要时复测部分或全部患者标本。⑤由审核者查验处理流程和结果，对最终结果进行确认并签字。并决定是否发出与失控同批次的患者结果。

2. 失控原因分析 失控信号的出现受多种因素影响，失控原因的分析过程和方法如下。

（1）根据质控图确定误差类型 不同的质控规则有不同的检测误差类型的敏感度。例如，1_{3S}、R_{4S}规则通常指示随机误差；2_{2S}、4_{1S}、$10_{\bar{x}}$规则通常指示系统误差。质控曲线的突然变化或较大幅度的波动应多考虑随机误差，而趋势性和渐进性改变应多考虑系统误差。

（2）根据误差类型查找失控原因 由于随机误差和系统误差由不同原因引起，因此确定误差类型后较易分析出误差的来源。系统误差来源因素较随机误差的来源因素多，一般也较易解决。引起系统误差的常见原因有：①仪器方面：光路系统老化、仪器温控系统失灵、量器不准等；②试剂和实验用水方面：试剂批号改变或变质、校准物批号改变或变质、校准物定值错误、实验用水变质等。引起随机误差的常见原因有：①人员操作不规范及习惯变化；②仪器电压不稳、试剂或试剂通道混有气泡、混合不匀、环境因素等条件的突然改变等。

（3）检测系统及分析过程的回顾分析 无论是手工操作，还是自动分析仪测定，均按检测过程的先后顺序全程回顾，仔细检查整个检测过程中有无改变检测系统的状态，如更换操作人员、电压和温度的波动、变更试剂、校准品、质控品、更换分析仪硬件、参数的修改等。同时区分是个别项目失控还是多数项目失控，如果是个别项目失控，则基本确认分析仪工作正常，如果是多个项目失控，应寻找失控项目之间的共同因素。如Glu（HK法）、ALT、CK等项目同时失控，其共同特点是均以340nm为测定波长，因此应首先核实该波长滤光片是否损坏或光能量下降等问题。

（4）样本的选择性复查 为验证上述的初步分析是否正确，应对失控批中部分患者标本进行选择性（10%）复查。最好随机挑选结果异常的、已知病情的或近期曾做过该项检查的标本。最后根据既定标准对先前的失控作出恰当的判断。如判断为真失控，应在重做质控结果在控后，对失控分析批所有标本进行重测；如判断为假失控，则可以按原测定结果发报告，不必重测。失控原因的初步分析过程见图6-15。

考点： 室内质量控制常见的失控原因及处理措施

七、室内质量控制的数据管理

室内质量控制是临床实验室的日常工作，每天都会产生大量的质控数据，这既是每天室内质量控制工作的记录性文件，也是向服务对象提供质量保障措施的十分重要的质量证据和证明性文件。因此，应该作周期性总结和分析，并予以妥善保存。

（一）每月室内质控数据统计处理

每月所有质控活动结束后，应对全月的所有质控数据进行汇总及统计处理。至少应计算：

1. 当月各测定项目原始质控数据的$\bar{x}$、S和CV。

2. 剔除失控数据后，当月各测定项目的$\bar{x}$、S和CV。

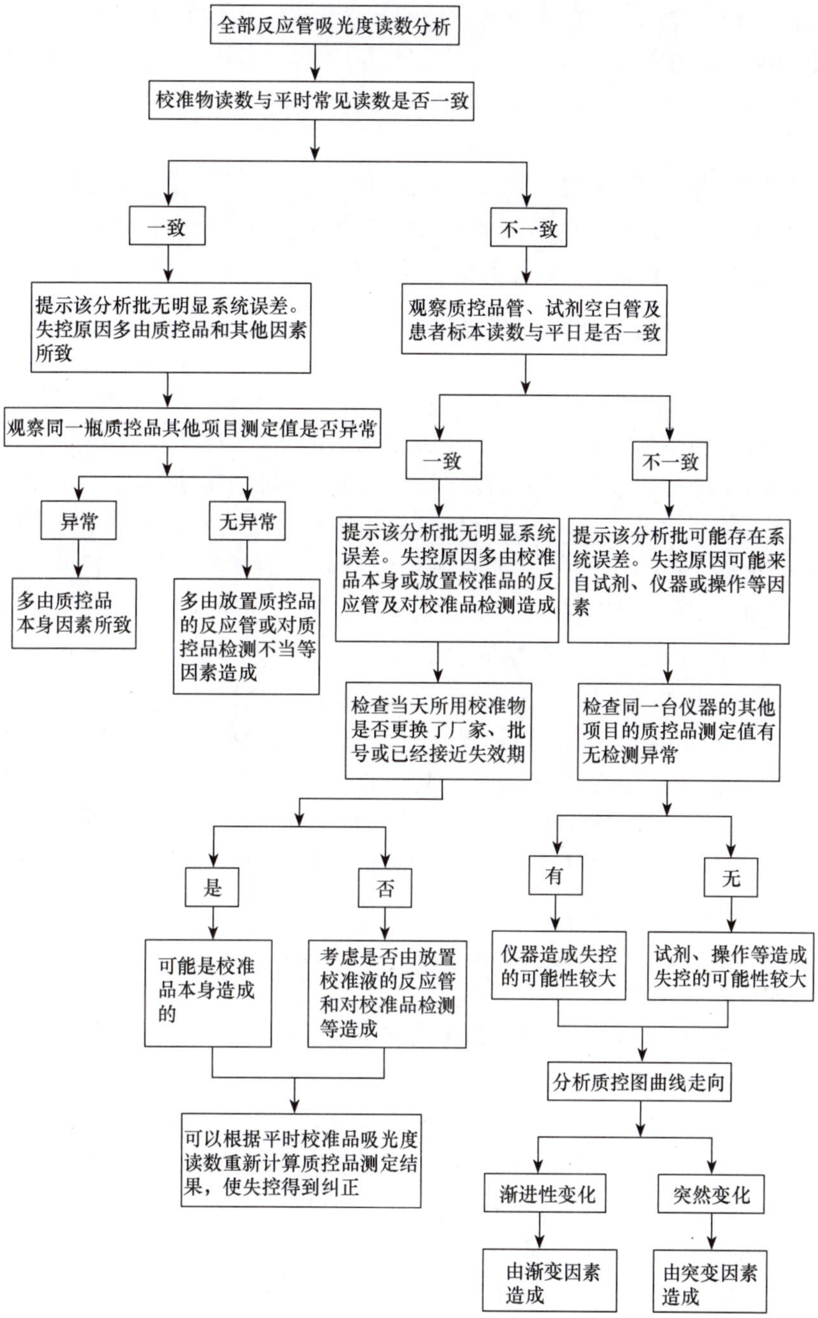

图6-15 失控原因初步估计图

3. 在新批号长效质控品投入使用前3～5个月，还应计算当月及以前各测定项目所有在控数据的累积$\bar{x}$、S和CV。

（二）每月室内质控数据的保存

每月所有质控活动结束后，应将当月所有整理汇总后的质控资料存档。存档的资料有以下几类。

1. 当月所有项目原始质控数据。

2. 当月所有项目的质控图，包括质控图上失控点的标注和处理。

3. 当月所有计算数据，包括$\bar{x}$、S和CV，以及累积的$\bar{x}$、S和CV等。

4. 当月的失控处理记录表，包括违背的质控规则、失控原因分析、采取的处理措施及效果验证（包括患者结果的处理）等。

5. 每台分析仪器的月质控小结，包括全月质控的基本情况、失控的规律性分析、存在的主要问题、下月改进措施和使用提醒等内容。

6. 各实验室还应对质控数据和资料的保存期限做出具体的规定。

（三）每月上报的质控数据图表

每月质控工作结束后，应将本月的所有质控数据汇总并上报实验室负责人。上报内容：当月所有测定项目质控数据汇总表、所有测定项目全月的失控情况汇总表。

（四）室内质控数据的周期性评价

室内质控数据的周期性评价包括月度总结评价、季度总结评价和半年或年度总结评价等。

1. 比较分析 每月工作结束以后，要对当月各个项目的质控数据的$\bar{x}$、S和CV，与以往各月同一浓度所求得的$\bar{x}$、S和CV进行比较，如按月画出逐月的$\bar{x}$、S和CV的折线图，可以更加直观地反映与以往各月是否有明显不同。如果当月的$\bar{x}$与其他月份相比有明显改变，表明本月测定的正确度发生了偏差；如果$\bar{x}$没有变化而S和CV变大，表明正确度没有变化但精密度发生了变化，提示随机误差增大；如果$\bar{x}$、S和CV均有变化，表明本月测定的正确度和精密度均发生了变化。无论是哪种变化，都应引起检验者注意，及时查找分析原因并采取纠正措施，避免类似的情况发生。

2. 排序分析 阶段性工作结束后，还应通过折线图将同一项目逐月的同一浓度的$\bar{x}$、S或CV按时间顺序，分析$\bar{x}$、S或CV的变化趋势，如果逐月上升或下降，应考虑质控品的稳定性欠佳或逐渐变质。如果各月$\bar{x}$基本一致，但S或CV逐渐变大，提示常规工作的精密度下降，应考虑试剂、仪器，以及管理等方面存在问题，应认真分析原因并采取相应的干预措施。若找不到明确的原因，在征得实验室主管同意后，必要时可以对控制图的中心线、标准差或质控限进行微调，或者对控制方法重新进行设计，以期符合持续质量改进的原则。

八、患者数据的质量控制方法

利用质控品进行质量控制的方法是目前临床实验室最广泛最常用的质量控制形式。虽然质控样本与患者标本的测定是在同一个反应条件下完成的，但就每一个标本而言有许多影响检验质量的因素，仅凭室内质控是无法控制的。质量控制只是对分析批反应条件的控制而不是对每一个标本的控制。因此，室内质量控制存在着一定的局限性。患者的检验结果是医学实验室的最终产品，使用患者数据进行质量控制是更加直接的方法，而不是间接推断分析。它不但可以节省质控活动的成本，还可以提供有关检验全过程中与质量相关的信息，如标本收集、运输与处理的各个环节等。当然，使用患者数据进行质量控制的方法有其固有的缺点，只能作为统计质量控制方法的补充。常用的患者数据质量控制方法有如下几种。

1. 临床相关性分析 可以对检验结果与患者的有关信息，如临床表现、治疗效果、疾病进展进行相关性分析，或者进行临床正确度评价，来判断检验结果的可靠程度。

2. 患者标本的双份测定法 按照随机选取的原则，对少数患者标本进行双份平行分析，根据双份测定的差值来检测出批内随机误差。该方法不需要稳定的质控品，可作为室内质量控制的一种补充。双份测定结果的差值可以绘制在极差质控图上，其质控界限为双份测定结果差值的标准差。当同一方法获得双份检验结果时，这种极差图仅能反映随机误差，不能对正确度进行评价。如果是两个不同的实验方法获得的双份测定值，这种极差图可以综合反映随机误差和系统误差，但无法区分误差的类型。此种方法还可以扩展成保留患者样本的双份分析，通过患者标本进行日间数据稳定性传递。患者标本双份测定法简单易行，是监测实验室数据一致性的有效方式。

3. 基于患者历史结果的差值（Δ值，Delta值）检查法 在患者情况稳定时，患者连续检验结果之间的差值，即Δ值应该很小。如果Δ值很大并超过预先规定的界限，则可能存在下列情况之一：①由于病情变化或治疗的干预，患者标本的检验结果本身确实发生了变化。②存在人为失误，如标本标记或采集错误。③计算Δ值的两个结果之一可能有误。临床化学的检验结果常见于术前术后营养指标的改变，或者是补液前后电解质发生了较大变化。

Δ值可以用绝对数表示（$\Delta=A_2-A_1$），也可以用相对数表示（$\Delta\%=\frac{A_2-A_1}{A_2}\times100\%$）。Δ值的检验界限可以通过有代表性的患者连续配对数据计算确定，也可以根据生物个体内变异和临床实践经验来确定。尽管Δ检查法存在一定的局限性，Δ值超出界限也不一定能说明检验过程出现质量问题，但Δ检查法对分析前或分析后误差还是较敏感的，进行Δ检查能增强实验室和临床医师对检验结果的可信度，减少重复检查的次数。

除上述方法外，以患者数据为质量控制的方法还有患者结果的多参数核查法、多种检验方法测定结果比较法等，实验室可根据专业特点和实际情况选择使用。

第2节 室间质量评价

室间质量评价（external quality assessment，EQA）是指多家实验室分析同一批样本，由外部独立机构收集、分析和反馈各实验室检测结果，以此评价实验室的检测能力的过程。EQA也被称作能力验证（proficiency testing，PT）。EQA是一种回顾性评价，在实验室质量管理体系中，EQA是重要的组成部分。

一、室间质量评价的目的和作用

室间质量评价的目的主要包括：①帮助参评实验室提高检验质量，提高结果的准确性；②建立参评实验室间检测结果的可比性和一致性；③为实验认证、认可、评审、注册和资质认证等提供依据；④对市场上同类分析系统（仪器、试剂等）的质量进行比较，并协助生产单位改进质量等。

室间质量评价的主要作用有如下八项。

1. 评价实验室的检测能力，识别实验室间的差异 室间质量评价报告可以客观地反映该实验室的检测能力，帮助实验室发现与其他实验室检测水平的差异。

2. 识别问题并采取相应的改进措施 如果本实验室结果与靶值有显著差异，则需认真分析原因并改进。

3. 改进分析能力和实验方法 如果实验室拟改变实验方法和选购新的仪器，可以从EQA总体信息中找到参考依据，帮助实验室做出正确的选择。

4. 确定重点投入和培训需求 EQA报告可以帮助实验室确定哪部分检测项目需要重点关注，加强培训和考核工作。

5. 是实验室质量保证的客观证据 EQA结果可以作为实验室质量稳定与否的客观证据。

6. 支持实验室认可 EQA成绩越来越受到认可组织的重视，成为实验室认可（如ISO 15189文件）活动中重要的参考依据。

7. 增加实验室内部和实验室用户的信心 满意的EQA成绩不仅可以树立实验室管理者和技术人员的信心，还可以鼓励实验室的用户（医师和患者）充分利用检测信息帮助临床诊断和治疗。

8. 实验室质量保证的外部监督工具 美国CLIA'88对于未能获得满意的室间质量评价成绩的实验室，要进行追踪检查，并可责令实验室暂停该检测项目。EQA成绩可作为卫生行政主管部门对实验室质量实施监督的重要工具。

考点： 室间质量评价的概念及作用

二、室间质量评价的类型和组织形式

目前我国EQA主要由国家卫生健康委临床检验中心（NCCL）和各省、自治区、直辖市临床检验中心（或质量控制中心）组织开展工作。

（一）室间质量评价的类型

EQA计划通常分为6种类型，即实验室间检测计划、测量比对计划、已知值计划、分割样品检测计划、定性计划和部分过程计划。我国各级临床检验中心组织的室间质量评价多为实验室间检测计划，已知值计划和分割样品检测计划也可以在临床实验室应用。

1. 实验室间检测计划 是由组织者选择控制物，同时分发给参加计划的实验室进行检测，完成检测后将结果返回室间质量评价组织者与靶值或公议值比对，以确定本实验室该项检测与其他实验室的异同。政府、实验室认可机构等组织在判定实验室的检测能力时，通常采用该类型的实验室间检测计划。

2. 分割样本检测计划 将样本如新鲜血分成两份或几份，每个检测系统或实验室分析其中的1份。与实验室间检测计划不同，分割样本检测计划主要适宜于数量有限的实验室间的比对；或在同一实验室两个定量检测系统间比对，如急诊化验室和常规化验室血细胞计数仪、生化分析仪结果的比对。其用途包括识别不良的精密度、描述一致性偏移和验证纠正措施的有效性。同时，在进行此类计划时需要保留足够的样本，以便由另外的实验室做进一步的分析。

3. 已知值计划 是指组织者将已通过参考实验室定值的检测物品发放给其他实验室，将其测定的结果与已知的测量值进行比对。这样的能力验证实验不需要很多的实验室参与。

（二）室间质量评价的组织形式

1. 调查方式评价 这是EQA最常采用的方法，由组织单位定期向参加单位发出EQA活动通知并发放申请表，由拟参加单位填写并按规定交纳质评费用后就可成为正式参加单位。在进行EQA时，由组织单位将相同的质评物按期发给各参评实验室，参评实验室在接到质评样本后，根据组织单位的EQA计划在规定时间对样本进行测定，完成检测后将结果报送EQA组织单位，组织单位对各实验室的检测结果进行评价，并将评价结果及建议再反馈给各参评单位。

2. 现场考察评价 事先不通知被评单位，临时派观察员到被调查的实验室，指定该实验室用常规方法随同患者标本一起，对已知值或已知结果的样本做规定项目检测，评价其检测水平。

考点：室间质量评价的类型

三、室间质量评价的实施与评价

（一）室间质量评价工作流程

EQA工作流程分为组织者内部工作流程和参加者工作流程两部分。

1. 组织者内部工作流程 包括质量评价计划的组织和设计、邀请书的发放、质评物的选择和准备、质评物的包装和运输、检测结果的接收、检测结果的录入、检测结果的核对、靶值的确定、报告的发放及与参加者的沟通等。每个被调查的质评项目每次活动至少5个样本，其浓度包括高、中、低不同的浓度水平，每年在相同的时间间隔内最好有3次活动。

2. 参加者工作流程 包括接收质评物、将接收单传真给组织者、按规定日期进行检测、反馈结果、查收评价报告、分析评价报告、决定是否采取纠正措施、评估采取措施的效果等。

（二）室间质评物的检验

参加EQA的实验室在收到质评物后，应按要求将质评物保存在适宜的条件下。对于冻存的质评物，在检验前应取出复温足够长的时间，需要复溶的质评物，应该使用适当的溶剂和经校验的移液装置进行溶解，放置足够长的时间使其充分溶解。在检验过程中，应特别强调以下几点。

1. 检验时间和结果上报时间 必须按照EQA组织者的要求进行，既不要提前，也不可推迟，检验后的结果要在规定时间内向组织者报送。

2. 室间质评物必须在实验室的常规条件下进行检验 即必须具备与检验患者标本完全相同的条件，包括样本处理流程、检验方法、检验试剂、检验环境、检验人员等，不准有任何特殊对待。特别是检验次数上必须与常规检验患者样品的次数一样，对于定量检验的项目，禁止多次测定上报平均值的做法。实验室主任和样品检验人员必须在EQA组织机构指定的文件上签字，保证EQA的标本是按常规标本处理和检验，没有违反EQA组织者的相关要求。

3. 参评实验室在对质评物测定时，每一个步骤都应作详细记录，包括样本处理的过程、检验系统的运行环境、所用方法、试剂、质控品、质控数据、质控图趋势等内容，作为实验室EQA回顾总结和质量管理体系记录的重要资料。

4. 检验后的结果在向EQA组织者报告以前，不得在各实验室之间互相交流检验结果，更不得修改本实验室的检验结果或将室间质评物交其他实验室代做。

5. 要求只在检验患者标本的主要检验方法或系统上进行EQA样品的检验，其余检验方法或系统可以通过实验室内部比对来保证检验结果的准确性和一致性。

（三）室间质量评价的评价方法

1. EQA成绩的评价方式 生化检验多为定量项目，其成绩计算包括以下几种方式。

（1）质评物的定值 目前室间质量评价的定值常用两种方法：①由参考实验室用参考方法对质评样品进行定值，以此作为靶值。②根据测定方法将所有参与室间质评活动的实验室结果进行分类统计，计算出总均值，反复剔除$\bar{x}\pm 3S$的离群值后，再计算不同测定方法的均值作为该组方法的靶值。

（2）偏倚评分方法 以测定结果偏离靶值的距离确定每一分析项目结果的正确性。即对每一个测定项目确定了靶值后，通过使用基于偏离靶值的百分偏倚的固定准则进行评价。

$$偏倚=\frac{测量值-靶值}{靶值}\times 100\% \tag{6-3}$$

NCCL推荐使用的准则是《临床实验室室间质量评价要求》（GB/T 20470—2006）中可接受性能准则，本标准是修改采用了美国CLIA'88能力验证的标准要求，自2013年开始常规化学又增加使用WS/T 403—2012，这些标准皆可在相关资料中查阅。如果某项目的测定结果距离靶值的百分偏倚在可接受的范围内，得分为100分，检验结果可接受，若超出可接受范围，则得分为0，检验结果不可接受。

每次室间质量评价活动，针对某一检验项目的得分计算公式为

$$项目得分=\frac{该项目的可接受结果数}{该项目的总的测定标本数}\times 100 \tag{6-4}$$

针对某次室间质量评价活动的所有项目，得分计算公式为

$$本次得分=\frac{本次可接受结果总数}{本次总的测定标本数}\times 100 \tag{6-5}$$

2. 室间质量评价计划的成绩要求

（1）以偏倚评分方法计算成绩，每次活动每个分析项目在可接受范围内的检验结果应≥80%，否则称为本次活动该分析项目EQA成绩不满意。

（2）每次室间质量评价所有评价项目的总成绩须≥80%为可接受成绩，否则称为本次室间质量评价成绩不满意。

（3）在规定的回报时间内，实验室未能将室间质量评价的结果回报给室间质量评价组织者，将定

为不满意，室间质量评价成绩得分为0。

（4）对同一分析项目，连续两次活动或连续三次活动中的两次未达到满意，则称为EQA活动不成功。

（5）所有参与评价的项目连续两次活动或连续三次中的两次活动未达到满意的成绩则称为不成功的EQA成绩。

（6）对于不满意的EQA评价成绩，实验室必须及时查找原因并采取纠正措施，必要时进行培训并保留文件记录。

考点：室间质量评价的实施与评价方法

四、室间质量评价回报结果的分析与评价

（一）室间质量评价回报结果的分析

参评实验室在接到组织者的反馈意见后要认真分析，即使是成绩合格的检验项目，为了保持或取得更好的检验质量，实验室仍要组织专业人员分析。观察本实验室每个被调查项目中各个浓度的测定值与靶值偏差的大小，检测结果是否都偏于靶值的一侧，某些结果是否已经接近质控限，是否存在趋势性变化等。

（二）不合格室间质量评价结果的研究程序和原因分类

对不合格的参评项目，实验室管理者要组织有关人员仔细阅读记录文件，认真分析偏差产生的原因。

1. 核实原始数据 审核所有记录性文件，检查数据是否有计算或录入错误。

2. 核实EQA样品 EQA样品的质量是否发生了改变，如基质效应、不均匀、变质等，EQA样品在运输、保存、处理和使用过程中是否按规定进行。

3. 分析检测环境 对检测系统的运行环境进行分析，如温度、湿度、水质、电压、干扰等因素是否完全符合检测系统的运行要求。

4. 分析检测过程 对检测系统的各组成要素逐一进行排查，如试剂、校准物、反应系统、光路等是否有影响检测结果的因素，室内质量控制状况如何等。

5. 对工作人员的操作技术进行分析 实验室应尽可能寻找造成不合格结果的原因，对每次室间质量评价报告进行总结，实验室管理者不仅要从技术层面找原因，还要从管理方面找原因，如工作人员的数量和能力是否能够满足实验室需要等。不论何时，实验室应尽可能地利用从不合格结果调查中获得的信息来预防将来出现类似的问题，增加实验室间检测结果的可比性和一致性，提高检验质量。

考点：室间质量评价反馈结果分析

五、实验室间比对

如果实验室的检验项目没有参加EQA计划或者该项目无EQA计划可参加，为了保证本实验室检验结果的准确可靠，实验室必须有一套确认本实验室检验结果准确性和可靠性的替代方案。最常用方法是实验室间比对，即按预先规定的条件，由两个或多个实验室对相同或类似的被测物进行检验，实验室将本实验室的检验结果通过与其他实验室（如已获得ISO 15189认可的实验室、使用相同检验方法的实验室、使用配套系统的实验室）的检验结果进行比对，判断检验结果的可接受性。最可靠的办法是将自己实验室的结果与参考实验室的结果进行比对。

比对要求即评价：①规定比对实验室的选择原则。②样本数量，至少5份，包括正常和异常水平。③比对频率，至少每年2次。④判定标准，应有≥80%的结果符合要求。

链接　实验室内部比对

在同一实验室内，用两种或两种以上的相同或不同的检验系统对同一个项目进行检验时，这两个（或多个）检验系统的检验结果之间要有可比性，即要有相似的检验结果，这个可比性可通过室内比对方式进行评价，其目的是保证在一个实验室所发出检验报告的一致性。常用的方法是用被评价的检验系统与本实验室完整有效的国际或国内公认的检验系统或参加室间质量评价（室间质量评价成绩合格）的检验系统进行比对。

第3节　全过程质量控制

临床生物化学检验的全过程质量控制是指从临床医生提出检验申请到检验报告发放至临床应用的整个过程的质量控制，包括检验前、检验中和检验后各个环节的一系列程序，而且受到很多因素的影响。检验人员不仅要考虑检验阶段的质量控制，还必须重视和参与检验前及检验后阶段的质量保证。

一、检验前质量控制

检验前（pre-examination process）过程按时间顺序，始于临床医师提出检验申请，止于测量程序启动，其步骤包括检验申请、患者准备、原始标本采集、运送到实验室并在实验室内部传递。检验前质量控制是全过程质量控制的前提，对这个阶段实施有效管理至关重要。临床反馈不准确的检验结果，最终约80%可溯源至检验前程序的不规范。但由于检验前阶段的大部分工作是在实验室以外，涉及的人员多、范围广，因此给实验室质量管理造成了许多困难，目前已成为影响实验室检验质量的一个重要环节。

（一）检验项目申请

检验项目申请是实验室检验的第一步，项目的选择主要由临床医师根据患者的病情来决定。为使临床医师正确、合理地选择检验项目，实验室应该向临床提供开展检验项目的清单、参考区间、临床意义、结果回报时间等信息。

1. 申请单　检验申请有多种形式，如书面申请、电子申请、口头申请及床旁检验申请等，其中电子申请已成为现在的主要方式。一份完成的申请单至少应包括条码号、住院号或者门诊号、姓名、性别、年龄、申请科室、病室及床位号、临床诊断、检验项目、标本类型、是否急诊、有关治疗（用药）情况、申请日期、申请医生等。

2. 检验项目的选择　选择检验项目时主要考虑下面几方面问题。

（1）有效性　首先应考虑诊断价值，即该项检验对某疾病诊断的敏感度及特异度。由于敏感度和特异度都有一定的限度，因此在不同情况下，侧重点可能有所不同。在人群筛查时，应考虑敏感度较高的检验项目，以防止假阴性，避免漏诊，为了确诊，应选用特异度较高的试验，以防止假阳性，避免误诊。

（2）阶段性　根据疾病发生、发展不同阶段，动态选择检验项目。例如，心肌梗死患者，在心肌梗死发生后2h血清肌红蛋白首先升高，6～9h达到高峰；3～4h后血清CK-MB升高，9～30h达到峰值；心肌肌钙蛋白I在3～6h出现，14～20h达到峰值。医生应该根据疾病发生发展的不同阶段合理选择项目组合与判断结果。另外应注意用于健康体检或为了某种疾病的筛查，应考虑敏感度较高的检验项目，避免漏诊。如为了确诊的目的，则应选用特异性较高的试验，避免误诊。

（3）时效性　强调及时性，早期诊断、早期治疗是临床医师和患者共同的期望，在检验工作中应尽量满足这一要求。如各类检验项目的结果往往都有窗口期，早于这个时段检测可能会出现假阴性，过了这个时段可能就已经转阴；另外，如某些检测项目时间较长，或某些项目需隔日或在规定时间内开展实验，这时需要采用相应的补救办法，最常用的就是先用一些快速方法或筛查方法检测，如怀疑急性冠脉综合征（ACS）患者一时不能进行cTnT、cTnI定量检测时，可用快速胶体金免疫层析法进行定性或半定量测定等。但这些快速检测和筛查方法不能完全代替传统的经典方法。

（4）经济性　按照循证检验医学的原则，在保证尽早确诊及向临床医师提供有效信息的前提下，应尽量考虑选用费用较低的检验项目，以降低就医成本、减轻患者经济负担。但经济性应从成本-效益总体上分析，如作某一项目检验，收费即使略高，但能迅速确诊，从而缩短诊疗时间，降低整体医疗费用。

3. 检验项目的“组合”　检验项目合理、科学的“组合”对临床提供更多有用信息及尽早确诊是必要的，同时也可使申请检验的步骤简化。“组合”总的原则是合理、有效、实用。①为提高敏感度或特异度而形成的组合，如几种肿瘤标志物的联合应用，这时应考虑对结果的分析是采用平行试验还是序列试验分析方法，前者提高了敏感度，但降低了特异度；后者提高了特异度，但降低了敏感度，这是应该注意的。②为了解某器官不同功能情况或从不同角度了解某一疾病病情而形成的不同组合，如肝功能、肾功能等。③为正确、及时诊断而形成的组合，如心肌酶谱、cTnT、cTnI、肌红蛋白的组合等。④初诊时，为了解患者多方面信息而形成的组合，如尿十项检测等。⑤为临床医师合理用药而形成的组合，如抗生素药敏试验等。但应防止不必要的大组合。有的患者只需做某1～2项试验，就不一定选用组合。

4. 检验项目选择不当的常见原因　在实际工作中，临床医师选择检验项目常会出现以下不当情况：①由于检验医学的迅速发展，一些使用多年的检验项目不断被新的项目所替代。在临床医师尚未了解此类新项目时，检验人员应积极、主动地予以介绍和推荐。②当临床医师对检验科所开展的各类检验项目并不十分了解，或对检验项目临床应用的评价指标不够熟悉时，都会影响到检验项目的正确选择，也会影响到对检验结果的解释。例如，某些肿瘤标志物应用于早期诊断敏感度不高，若有些医师将这些肿瘤标志物[如癌胚抗原（CEA）]用于早期筛查，就不易得到理想结果。③有的临床医师由于习惯会忽略应做的检验项目。例如，一些长期应用抗生素的患者，往往会被忽略做菌群失调有关检查，包括深部真菌的检查；一些溶血性疾病不完全抗体也往往被忽略等。④检验人员在对患者标本分析过程中，可能会发现一些临床医生发现不了的情况，这时检验人员有责任提醒医师做相关检验，如患者无黄染现象，但血清黄色过深，应建议做有关胆红素的检查。

（二）患者准备

引起患者检测结果变化的，有病理性因素、分析学因素和生物学因素三大原因，为了探究病理性因素，使检验结果有效地应用于临床，我们应了解影响结果的非病理性因素。分析学因素中如方法学的选择、仪器设备的操作、试剂的使用等，检验人员可进行控制，称为完全自控要素；而生物学因素如年龄、性别、民族、体型等则非检验人员所能完全控制，称为非完全自控要素。其中年龄、性别、民族等固定因素是不可控制的；饮食、药物、运动、时间等可变因素都可影响检测结果，这些可控因素需要由临床医师、护士、患者、检验人员等共同配合，提出要求，患者配合落实，以保证采集的标本符合疾病的实际情况。

1. 饮食的影响　进食标准餐后，可使血中甘油三酯含量增高50%、葡萄糖含量增高15%，尿素、尿酸等许多化学成分含量发生变化。餐后的血液标本，其血清常呈乳糜状，会影响到许多项目检测的正确性。因此除了急诊或其他特殊原因外，一般主张空腹12h以后取血。但并非空腹时间越长越好，空腹时间过长，患者饥饿状态过久，会使血糖、蛋白质含量降低，胆红素含量升高。

2. 药物的影响　药物对检验结果可造成复杂的影响，主要包括两方面：①药物通过它的生理作用、药理作用、毒理作用改变生化参数，如别嘌醇等药使ALT升高等；②影响分析方法，如维生素C可干扰Trinder反应，使酶法测定的葡萄糖、总胆固醇（TC）、甘油三酯（TG）等的含量比真值低。因此为了得到正确结果，应事先停用某些药物。在解释结果时，必须考虑药物的影响。

3. 运动状态的影响　轻度运动可血糖、胰岛素水平升高，CK、LDH、ALT等水平一过性升高；剧烈运动或长时间运动后，血糖、胰岛素、TG水平降低，乳酸、尿酸、肌酐、HDL-C、血钾、血钠、血钙、CK、LDH、ALT等水平升高，并在一定程度上产生血管内溶血。因此采集标本前应避免剧烈运动。

4. 标本采集时间的影响　某些生化成分具有昼夜节律性的变化，如皮质醇午夜时最低，清晨6：00左右出现峰值，生长激素则正好相反。采样时间选择的基本原则是：①最具“代表性”的时间：原则上晨起空腹时采集标本。②检出阳性率最高的时间：如细菌培养应尽可能在抗生素使用前采集标本。③对诊断最有价值的时间：如急性心肌梗死患者cTnT或cTnI在发病后4～6h采样较好。

5. 其他生理因素与环境的影响　当患者在不同情况下检测时，应考虑检验结果的变化。

（1）年龄　如儿童、青少年ALP活性比成人约高3倍，18岁后降至成人水平。因此某些检测项目，对不同的年龄段应制订不同的参考范围。

（2）性别　某些项目的检测结果男女之间有明显差异，如在15～55岁（绝经前），TC和LDL-C的水平女性比男性稍高，而HDL-C的水平没有明显差异，这可能与肌肉质量、激素水平及器官特异性有关。因而应根据不同的性别制订不同的参考范围。

（3）体重　肥胖者TG、TC、LDL-C、葡萄糖、胰岛素、尿酸、LDH等水平升高，肥胖男性的AST、肌酐、尿酸、总蛋白等水平升高，而睾酮浓度降低。

（4）月经　在月经周期的三个不同时期（即月经期、卵泡期、黄体期），与生殖相关的多种激素发生不同的变化，因此，雌二醇、促卵泡激素、促黄体生成素、黄体酮等的参考范围应随月经周期的各阶段而不同。

（5）妊娠　妊娠时血容量增加，血液稀释，微量元素水平明显降低；总蛋白、白蛋白水平降低；甲胎蛋白水平升高，甲状腺激素水平增加。

（6）季节变化　夏季受光照时间延长，维生素D的水平较冬季升高；TC水平冬季较夏季增高2.5%；甲状腺激素水平冬季较夏季增高20%。

（7）海拔高度　如血浆中的肾素、转铁蛋白、尿肌酐、雌三醇、肌酐清除率等，会因海拔高度增加而减少。

（三）标本的采集、运送和保存

1. 标本的采集　基本原则：送检标本的质量必须满足检测结果正确性的各项要求、检测结果必须能真实客观地反映患者当前病情，另外应注意下列问题。

（1）唯一性标志　标本容器的标签至少应注明患者姓名及病历号或条形码等唯一标志。

（2）采集具代表性的标本　如末梢血采集时应防止组织液的混入；脑脊液穿刺应防止外伤性血液的渗入。

（3）采血体位　坐位、立位、卧位等体位不同，检测结果也会不同，因血液体积、血压、心率改变，总蛋白、血脂、ALT等指标立位比卧位高10%左右。因此应保持采血体位的一致性，一般统一为坐位或卧位。

（4）采血部位　静脉采血通常是前臂肘窝正中静脉。注意不要在静脉输液的同侧肢体上采血，以避免血液稀释，最好能在输液完毕至少2h后采集血液标本。

（5）避免充血或浓缩　应尽量缩短止血带压迫时间，且回血后立即松开。如果压迫时间超过1min，会出现乳酸增加、pH下降、血氧含量下降、血液浓缩白蛋白增加约6%等变化。

（6）正确使用抗凝剂　生化检测，血清优于血浆。如需采用血浆标本，则必须正确选择抗凝剂及其用量。

（7）防溶血、防污染　淤血时间过长、容器不清洁、振动剧烈等均可导致溶血；体内溶血属合格标本，但应注明。应有无菌操作概念，防止交叉感染及污染。

（8）尿液标本的采集　根据需要采用随机尿或定时尿，原则上不用防腐剂为好，24h收集的尿液按要求添加相应的防腐剂。

（9）其他　实验室应向临床科室提供《检验标本采集指南》一类书面文件，以规范标本的采集、运输及保存。

2. 标本的运送　标本从采集部门输送到临床实验室应注意以下问题。

（1）专人输送　标本运送应采用符合生物安全的专门容器，且除门诊患者自行采集的某些标本允许患者自行送往实验室外，其他情况原则上一律由医护人员或经训练的护工输送，送达的标本也应由专人验收，并履行交接手续。

（2）安全性　防止标本容器的破损、污染、标本唯一性标志的丢失和混淆，防止标本对环境的污染、水分蒸发等；送往委托实验室的标本应有冷藏或保温等符合要求的设备；对于疑有高致病性病原微生物的标本，应按《病原微生物实验室管理条例》的相关要求输送。

（3）及时性　血液离体后细胞代谢仍在继续，因此标本采集后应及时送检，不要存放，有些检测项目（如血气分析等）的标本应立即送检。标本采集时间应有记录（最好精确至分钟），收到标本的时间也应有记录。标本运送应使用专用标本转运箱，可避光、避高温、避冷冻、避免标本和环境污染。

3. 标本的保存　保存标本的目的主要是满足标本的复查、差错核对及出现医患纠纷时证据保全的需要，一般标本要求在4℃保存七天，特殊标本要求置-20℃以下低温保存两年或长期保存。对于不能立即检测的标本，必须进行预处理，如及时分离血清或血浆，以免细胞内物质渗入血清而改变其浓度，并以适当的方式保存，尽量降低因存放时间的长短带来的误差，如检测LDH的标本应存放于室温，4℃或更低环境下反而不稳定。

（四）标本的验收和拒收

根据标本收检标准文件，建立严格的标本验收制度和不合格标本的拒收制度。

1. 标本的验收　标本送至实验室后应有专人验收，其程序和内容包括①标本接收与运送人员均应履行交接手续并签字记录；②唯一性标志是否正确无误；③申请检验项目与标本是否相符；④标本容器及存放条件是否正确、有无破损；⑤检查标本外观及标本量：有无溶血、乳糜状、凝块，细菌培养标本有无被污染可能等；⑥核实标本采集到接收之间的时间间隔，必要时了解标本采集后的保存方法。

2. 标本的拒收　对于不符合规定要求的样本应拒绝接收，注明拒收原因，作好拒收记录，建议送检科室重新采集样本。下列情况可以拒收：①唯一性标志错误、不清楚、脱落、丢失的。②用错标本容器（如用错真空采血管），容器破损难以补救者。③溶血、脂血严重者。④抗凝血中有凝块；该抗凝血未加抗凝剂者；或与抗凝剂比例不正确者（如血沉、凝血酶原时间等）。⑤标本量不足者。⑥应加防腐剂未加防腐剂导致标本腐败者。⑦应隔绝空气而接触了空气。⑧细菌培养被污染者。⑨输血、输液中采集的标本。⑩标本采集与送检时间超过规定时间者。

对特殊情况可能会影响检测结果的标本，应详细记录标本的缺陷，提醒临床诊断时参考。

标本验收工作实际上是对分析前质量控制的把关。如果临床实验室建立了实验室信息系统（LIS）并与医院信息系统（HIS）联网，条码技术的应用有利于减少错误并提高工作效率。

考点： 检验前质量控制要素

二、检验中质量控制

检验中（examination process）过程是从测量程序启动至检测完毕的全过程，包括标本预处理、检测系统的选择、室内质量控制、室间质量评价等。检验中质量控制主要是在实验室完成的，实验室是由人员、环境、仪器、技术、信息、外部供应等多种因素构成的相互间存在交叉关系和因果关系的技术实体，最终目的是为临床和患者提供准确可靠的检验结果。任何一个因素得不到有效控制都会影响最终的检验质量。因此，实验室必须建立一套科学有效的质量管理体系，对与检验质量有关的每一个要素都要进行控制。其中室内质量控制和室间质量评价也是检验中质量控制的重点内容。

（一）标本前处理

对符合要求的标本，即可按项目的测量程序进行标本预处理，包括标本的分离和保留，如分离血清或血浆，加贴唯一性标志或二次条形码。凡不能立即检测的血液，也应及时分离血清或血浆，按项目要求保存。冰冻标本复融时可分两层，须待全部融溶并充分混匀后才能检测。

（二）分析系统的选择

分析系统也称测量系统（measuring system），是指完成一个检验项目所涉及的仪器、试剂、校准物、质控品、操作程序、质量控制、维护保养程序等的组合，广义地还包括样本采集器、检测用水及操作人员。分析系统的选择是指对实验方法进行严格的选择与评价，目的是选择精密度、准确度均符合临床要求，快速简便、成本较低的方法。详细见实验室基本知识章节。

（三）质量控制与质量保证

完成一个检验项目涉及测量系统中的全部要素，其主要环节如下。

1. 试剂　应选择有批准文号的试剂，正式使用前应对产品质量与说明书是否相符进行验证。试剂盒应按要求妥善保存，在有效期内使用。

2. 仪器设备　仪器设备要定期检定，做好日常维护和保养，使仪器处于最佳状态下运转，才能取得准确的检测结果。

3. 实验室用水　水质的好坏直接影响试剂的质量、生化分析仪反应杯清洗的质量，并最终影响检测结果的准确度和精密度。美国国家临床实验室标准化委员会（NCCLS）建议尽量使用Ⅰ级水以最大程度地消除潜在风险。

4. 操作规程　测量方法产生测量程序，测量程序（也称标准操作规程，SOP）与仪器、试剂等组成测量系统，应严格制订并遵守SOP。

5. 人员　人员管理是实验室质量管理的核心，实验室专业技术人员应当具备相应的资格，进行专业培训并执证上岗。实验室应制订人员管理制度，定期进行岗位培训、考核及能力评估，保障实验室质量。

考点：检验中质量控制要素

三、检验后质量控制

检验后（post-examination process）过程是从检测完毕后发放报告单直至临床应用的所有过程，主要包括结果的审核与发放，咨询服务及与临床沟通和标本留存等。检验后的质量管理是全过程质量控制的最后一道关口，是全面质量控制的进一步完善和检验工作服务于临床的延伸。

（一）检验结果的审核与发放

检验结果是临床实验室工作的最终产品，检验报告是这些信息的载体，检验报告单分为纸质版和电子版。检验结果的审核是检验报告发出前的最后环节，检验结果的正确和及时发放是检验后质量控制的核心，检验结果的审核与发放工作的基本要求是：完整、准确、及时、保护患者隐私，并要求执行相关制度。

1. 完整性审核与检验报告的审核签发制度　检验报告单应当使用中文或规范缩写，报告单应信息完整，并包括以下要素。①一般信息：包括患者信息、标本信息、申请者信息。②检验信息：检验结果及单位、参考区间、异常提示、报告时间、操作者与审核者签名等。③实验室信息。④其他需注明的信息：如溶血、黄疸、脂血、血凝块等的备注。严格执行检验报告的审核签发制度，除操作者签名外，还须有审核者签名，检验结果的签发人员及审核人员须有资质认定。

2. 准确性审核与异常结果、危重疑难患者结果审核复查制度 检验结果的准确、可靠，是否可以发出，应以检测系统检验全过程及分析前质量控制的确认为基础，下述分析过程均确认时，检验报告才可发出：①该批次检测的室内质量控制"在控"；②被检样本的采集和送检符合规定要求；③样本处理正确，没有干扰测试的因素；④仪器运转正常、测量系统的不确定度在可接受范围内；⑤试剂合格且在有效期内；⑥检验人员操作规范无差错。严格执行异常结果、危重疑难患者结果审核复查制度，结合临床资料必要时查阅病历或与临床医师沟通审核，对于下述情况，应复查患者原样本，必要时重新采集样本复查：①可疑的偏差过大的不能解释的结果；②与临床诊断不符的结果；③与患者本人历史结果相差过大的结果；④与实验室同批相关试验结果或其他功能检查（如影像学诊断）不符或不能解释的结果；⑤有争议的结果。

3. 及时性与危急值报告制度 检验结果不仅应该完整、正确，还应将检验报告单及时发放给临床医师或患者，尽量缩短周转时间。即使检验结果完全正常，也应在规定时间内发出报告，因为正常结果与异常结果同样有诊断意义，特别是对排除某些疾病有重要参考价值。

4. 检测周转时间（turn-around time，TAT） 是指从医生申请检验项目到收到检验报告的时间。因实验室无法控制项目申请、标本采集及运输环节，那么从标本接收至报告结果的时间应保证其及时性。对"急诊标本"要按规定程序优先检测发出报告，目前国内多数医院"急诊生化检验"的TAT为2h。

5. 严格执行报告危急值报告制度 危急值（critical value）是指某些检验结果出现可能会危及患者生命的极限值。危急值报告是指当出现危急值后，检验者要立即将结果报告给临床医师或当班护士，双方做好记录，避免对患者诊治的贻误。常用的生化危急值见表6-2。

表6-2 危急值的报告示例表格

项目名称	单位	低值	高值	备注
血糖	mmol/L	2.2	22.2	血清
血钾	mmol/L	2.8	6.2	血清
血钠	mmol/L	120	160	血清
血钙	mmol/L	1.75	3.5	血清
胆红素	mmol/L	—	307.8	血清
淀粉酶	U/L	—	正常参考值限三倍以上	新生儿、血清
pH	—	7.25	7.55	动脉血
PCO_2	mmHg	20	70	动脉血
PO_2	mmHg	45	—	动脉血
HCO_3^-	—	10	40	动脉血
氧饱和度	%	75	—	动脉血

6. 危急值报告与急诊报告不要混淆 急诊检验结果不论正常或异常皆应立即报告；危急值不一定在急诊检验时才出现，不论急诊患者还是住院患者，一旦出现危急值都必须迅速报告。

7. 保护患者隐私与报告单的发送签收制度 隐私权是患者基本权利之一，原则上所有检验结果都属于该患者隐私的一部分，未取得本人同意，检验结果不得公开。

（二）检验标本的贮存与处理

检验后的标本应根据不同检验项目进行保存，并保证所存标本的信息如患者姓名、标本类型、标本编号等与原始标本完全一致。保存标本的目的主要是满足标本复检、差错核对，以及出现医患纠纷时实验室证据保全的需要，因此标本保存也是实验室工作的一项重要内容，一般标本要求在2～8℃保存1周，特殊标本要求置低温保存2年或长期保存。保存到期的标本要按照“标本处理操作规程”进行处理，严禁生物污染并做好登记。

（三）咨询服务与临床沟通

1. 咨询服务 实验室提供的顾问咨询服务涉及实验室检验所有方面。主要内容包括对检验项目的合理选择（包括重复检验的频率及所需样品类型），标本的正确采集，检验结果的解释，并为进一步检验提供建议。咨询服务是为了使检验信息在临床诊断、治疗及健康评估中发挥更大作用，这也对检验人员提出了更高的要求。

2. 临床沟通 实验室与临床科室的信息沟通在检验后的质量保证中具有重要作用。主要内容包括：向临床科室宣传并提供新的检验项目的种类、临床意义、回报时间等书面文件；向临床科室提供《检验标本采集指南》书面文件以保证标本合格；根据患者病情及检验结果向临床医师提供进一步检查的建议等。实验室与临床科室必须定期进行多种形式的沟通，主动征求临床医护人员和患者的意见，不断改进服务态度和提高检验质量水平，满足服务对象的需求，这也是提高检验质量的重要手段。

3. 抱怨处理 这里的抱怨是指临床医师或患者对服务态度和服务质量的投诉和咨询。工作中抱怨在所难免，正确地处理抱怨问题，可以帮助检验人员查找质量问题的原因，并逐步改进和提高检验质量，同时也能不断地减少抱怨。

考点：检验后质量控制要素

课堂思政 科研精神需“坐得住冷板凳”——屠呦呦

屠呦呦是中国第一位诺贝尔生理学或医学奖获得者，她和她的团队研制出的青蒿素类药物成功挽救了数百万人的生命。在提取青蒿素的过程中，她从收集汇总的2000多个治疟方药中精选出640个，药物样品显示出100%的抑制率时，她已进行了191次实验。在对患者做临床观察时，她效仿神农以身试药。“科学家亲身试药，具有极大的牺牲精神”施一公感慨到，尽管今时今日在科技管理模式、经费分配、科技评价标准等方面与彼时不同，但科研工作者应是一脉相承，“坐得住冷板凳，克服浮躁，长期努力创新”。

目标检测

选择题（A_1型题）

1. 实验室管理活动中，室内质量控制主要用于控制（ ）
   A. 准确度 B. 精密度 C. 特异性
   D. 敏感性 E. 系统误差
2. 实验室管理活动中，室间质量评价主要用于控制（ ）
   A. 准确度 B. 精密度 C. 特异性
   D. 敏感性 E. 偶然误差
3. 通常质控可接受范围是，正常情况下，质控血清测定100次结果有几次可能超过该范围（ ）
   A. 没有 B. 1 C. 2
   D. 4 E. 3
4. 下列______规则提示系统误差存在（ ）
   A. 1_{2S} B. 1_{3S} C. R_{4S}
   D. 4_{1S} E. 12.5S
5. 正态分布图中，3S范围包含全体的（ ）
   A. 55% B. 68.27% C. 95.45%
   D. 99.73% E. 99.0%
6. 变异系数的计算方法为（ ）
   A. $CV=S/\bar{x}$ B. $CV=S/\bar{x}\times100\%$
   C. $CV=S\times\bar{x}/100\%$ D. $CV=\bar{x}/S\times100\%$
   E. $CV=\bar{x}/S$
7. 多次重复试验中，正负误差代数和经常接近（ ）

A. 零　　B. 正
C. 负　　D. 不确定
E. 以上都不对

8. OCV与RCV的关系为（　　）
A. OCV＞RCV　　B. OCV＜RCV
C. OCV=RCV　　D. OCV=RCV/2
E. 不确定

9. 分析前质量控制不包括（　　）
A. 试验项目的正确选择
B. 患者准备
C. 护士抽血
D. 标本上机检测
E. 室内质量控制

10. 分析中质量控制不包括（　　）
A. 仪器校准
B. 室内质量控制
C. 收回错发的报告单
D. 水质监测
E. 传送分析结果

11. 室间质量评价与室内质量控制的关系（　　）
A. 室间质量评价是室内质量控制的基础
B. 室内质量控制是室间质量评价的基础
C. 室间质量评价成绩好不用做室内质量控制
D. 室内质量控制精密度好不用参加室间质量评价
E. 室内质量控制与室间质量评价没有关系

12. 对同一样品进行重复检测，所得结果（　　）
A. 差别越小，精密度越低
B. 差别越小，精密度越高
C. 差别越小，准确度越高
D. 差别越小，准确度越低
E. 差别与精确度无关系

13. 在临床生物化学室间质量评价某次活动中，对于血钾五个不同批号的结果，其中有一个批号结果超过规定的范围，其得分应为（　　）
A. 80%　　B. 100%　　C. 60%
D. 90%　　E. 70%

14. 室内质控图制作的关键是选择（　　）
A. 标准差　　B. 质控血清
C. 试剂盒　　D. 质控限
E. 变异系数

15. 对同一分析项目，连续两次活动或连续三次中的两次活动未能达到满意的成绩则称为（　　）
A. 不满意的EQA成绩
B. 不满意但成功的EQA成绩
C. 成功的EQA成绩
D. 不成功的EQA成绩
E. 满意且成功的EQA成绩

16. 假定尿素在常规实验室20天测定的质控结果的均数为6.5mmol/L，标准差为0.45mmol/L；第一个月在控数据的平均数为6.3mmol/L，标准差为0.20mmol/L；累积数据计算的平均数为6.4mmol/L，标准差为0.30mmol/L。您认为第二个月份的室内质控图，应采用的均值和标准差为（　　）
A. 6.5mmol/L和0.45mmol/L
B. 6.4mmol/L和0.30mmol/L
C. 6.3mmol/L和0.20mmol/L
D. 6.4mmol/L和0.45mmol/L
E. 以上都不是

17. 室内质量控制中最初求取均值的样本，测定次数不应少于（　　）
A. 10　　B. 20　　C. 50
D. 100　　E. 30

18. 记录室内质量控制结果时应该（　　）
A. 只记录在控结果
B. 只记录失控结果
C. 记录所有结果
D. 每天观察不用记录
E. 把失控数据去掉

19. 计算累积的平均数和标准差时使用（　　）
A. 所有在控数据　　B. 所有质控数据
C. 所有失控数据　　D. 部分质控数据
E. 以上都不是

20. 质控图上质控限的确定（　　）
A. 厂家提供的定值质控物的说明书中的定值
B. 最多20天测定结果的标准差
C. 累积3～5个月的标准差
D. 靶值的20%
E. 靶值的10%

（赵艳华）

第7章
蛋白质及其代谢检验

学习目标

1. 掌握血浆主要蛋白质的基本特征和功能；急性时相反应蛋白的概念、种类及其主要临床意义；血浆蛋白质的测定原理及其临床意义。

2. 熟悉血浆蛋白质功能与分类；常见相关疾病时血浆蛋白质水平的典型变化特征。

3. 了解尿液及脑脊液蛋白质的测定方法。

4. 具有蛋白质类物质的检测能力：能正确采集各种体液标本并熟悉标本处理要求；能独立完成体液蛋白质检测的操作。

5. 能与患者进行沟通，根据患者情况提出有关体液蛋白质检验项目种类以及标本采集前患者的准备要求；能对检验结果的临床意义进行解释。

蛋白质（protein）是生物体的主要组成成分，广泛分布于机体各处，参与细胞生命活动过程。人体内的蛋白质种类繁多，功能各异，体内蛋白质的异常可引发疾病；反之，组织器官代谢异常或功能障碍时，体液蛋白质种类和含量亦可发生相应的变化。因此，体液蛋白质的检测在疾病诊断、治疗及病情监测方面有重要价值。本章主要学习血浆蛋白质的检验。

第1节 血浆蛋白质的功能、分类及临床意义

案例 7-1

李某，男，39岁，无明显诱因出现眼睑水肿3周，无发热、无胸闷、无心悸，无肢体麻木、肌肉疼痛。尿色及尿量如常，无尿频、尿急、尿痛，无腹胀。查体：血压180/110mmHg，发育正常，营养情况良好。精神差，眼睑水肿，五官无畸形，双肺呼吸音清晰，未闻及干湿啰音，心率90次/分，律齐，闻及Ⅱ级收缩期杂音，腹部平软，肝脾肋下未及，双下肢水肿，压后凹陷，颈软，双侧巴宾斯基征、克尼格征阴性，布鲁津斯基征阴性。

问题：1. 此患者的首选临床诊断是什么？

2. 此患者应做哪些生化检查？

血浆蛋白质是存在于血浆中所有蛋白质的统称，是血浆中主要的固体成分。据估计，其种类在1000种以上，目前已分离出来的血浆蛋白质有500多种。这些蛋白质含量差别很大，多者达每升数十克，少的仅为毫克甚至微克水平。虽然各种血浆中蛋白质的含量、特性、功能差异很大，但在生命活动中的作用都是不可替代的。

一、血浆蛋白质的功能及分类

（一）血浆蛋白质的功能

血浆蛋白质是血浆固体成分中含量最多、组成复杂、功能广泛的一类化合物，占血浆固体成分90%左右。目前已经研究的血浆蛋白质有300多种，分离出的纯品约100来种，除免疫球蛋白外，主要

由肝细胞合成。血浆蛋白质的一些重要功能可概括如下。

1. 维持血浆胶体渗透压 血浆白蛋白分子量小、数量多，是维持血浆胶体渗透压的主要蛋白质，其作用占血浆胶体渗透压的75%～80%。

2. 运输功能 许多血浆蛋白质分子上具有与脂溶性物质结合的位点，脂溶性物质可与这些蛋白质结合成复合物而被运输；另外，血浆中还有一类特殊的运载蛋白，可与激素、维生素、金属离子、药物等进行特异性结合来运输。

3. 维持酸碱平衡 血浆蛋白质盐与相应蛋白质构成缓冲对，参与血浆pH的调节。

4. 免疫与防御功能 血浆中的免疫球蛋白和补体共同发挥作用，抵御感染。

5. 凝血、抗凝血及纤溶等功能 各种凝血因子（除Ⅳ因子外均为蛋白质）及抗凝血因子在减少出血、防止血管内凝血等方面发挥重要功能。

此外，血浆蛋白质还有营养、催化、调控物质代谢等功能。

（二）血浆蛋白质的分类

许多蛋白质的结构和功能还未完全阐明，所以还无法对血浆蛋白质进行恰当的分类，目前主要的分类方法有以下两种。

1. 按分离方法分类 盐析法可将血浆蛋白质分为白蛋白和球蛋白两大类；电泳法依据分辨率的不同可将血浆蛋白质分成数条甚至几十条区带，如采用醋酸纤维素薄膜电泳可将血浆蛋白质分为5条区带，依次是白蛋白、α_1球蛋白、α_2球蛋白、β球蛋白和γ球蛋白；聚丙烯酰胺凝胶电泳则可分离出30多条区带；而用十二烷基硫酸钠-聚丙烯酰胺凝胶电泳（SDS-PAGE）等电聚焦双向电泳可分离出300多种不同的血浆蛋白质。

2. 按生理功能分类 根据各种血浆蛋白质生理功能的区别，可以分成不同的类别，详见表7-1。

表7-1 血浆蛋白质的功能分类

类别	名称	功能特征
运输载体类	脂蛋白	运输胆固醇、甘油三酯、磷脂
	前白蛋白与白蛋白	运输激素、游离脂肪酸、胆红素、药物等
	甲状腺素结合球蛋白	结合甲状腺激素
	皮质素结合球蛋白	结合皮质醇
	类固醇激素结合球蛋白	结合类固醇激素
	视黄醇结合蛋白	结合视黄醇
	转铁蛋白	运输铁
	铜蓝蛋白（亚铁氧化酶）	结合铜
	结合珠蛋白	结合血红蛋白
	血红素结合蛋白	结合血红素
补体蛋白类	C3、C4、B因子、D因子等	参与机体的防御功能
免疫球蛋白类	IgG、IgA、IgM、IgD、IgE	排除外来抗原
凝血和纤溶蛋白类	凝血因子（除Ⅳ因子以外）及纤维蛋白原等	参与血液凝固与抗凝
蛋白酶抑制物	α_1-抗胰蛋白酶、α_1-抗糜蛋白酶等	抑制蛋白酶作用，避免作用过强
血清酶类	脂蛋白脂肪酶（LPL）、卵磷脂胆固醇酰基转移酶（LCAT）等	水解甘油三酯，将游离胆固醇转化为胆固醇酯等重要的代谢调节作用
蛋白类激素	胰岛素、胰高血糖素、生长激素等	参与机体多种代谢调节

考点：血浆蛋白质的分类方法及主要成分

二、常见血浆蛋白质的特性、功能及临床意义

（一）前白蛋白

前白蛋白（prealbumin，PA）由肝细胞合成，因电泳时位于白蛋白前面而得名。PA是由4个亚基形成的四聚体，分子质量54kDa，pI 4.7，在血浆中半衰期约12h。

PA除可作为组织的修补材料外，还有运载功能。用分辨率高的电泳技术可将PA分成2～3条区带，其中包括两种运载蛋白：①甲状腺激素转运蛋白：有调节甲状腺激素代谢的功能，可结合约10%的三碘甲状腺原氨酸（T_3）和甲状腺素（T_4），对T_3亲和力较大，但运输甲状腺激素的作用较甲状腺素结合球蛋白弱；②视黄醇结合蛋白（retinol-binding protein，RBP）：可转运维生素A。

【参考区间】 男200～430mg/L，女180～350mg/L。

【临床意义】

（1）PA分子量小，半衰期短，在营养不良或肝炎早期时，其含量降低往往早于其他血浆白蛋白，因此作为早期肝功能损伤的指标，比白蛋白、转铁蛋白具有更高的敏感性。

（2）PA可用来评估营养状况，PA水平在100～150mg/L为轻度缺乏，50～100mg/L为中度缺乏，＜50mg/L为严重缺乏。

（3）PA是负性急性时相反应蛋白，在急性炎症、恶性肿瘤、肝硬化、创伤等情况下，血浆中的PA水平均迅速下降。近年来研究发现：针对胰腺炎患者，若PA水平持续降低常提示预后不良；在细菌性肺部感染时，PA水平显著低于病毒性感染，可用于感染性质的鉴别诊断。

（4）PA水平可提示心力衰竭患者心肌重塑及心脏收缩功能的减退程度，联合C-反应蛋白（CRP）检测可提高急、慢性心力衰竭患者发生不良预后的敏感度和特异性。

（二）白蛋白

白蛋白（albumin，Alb）也称清蛋白，是由585个氨基酸残基构成的单链多肽，分子质量66.5kDa，pI 4～5.8，半衰期15～19d，是血浆中含量最多的蛋白质，占血浆蛋白总量的57%～68%。在pH7.4的环境中，每分子白蛋白可带200个以上的负电荷，可作为许多物质的运输载体。

Alb由肝细胞合成，合成速度受蛋白质摄入量及血浆胶体渗透压的共同调节，肝脏对Alb合成有很强的代偿能力，如肾病综合征时合成量可以增加到正常时的3倍以上。正常情况下每天约有360mg的Alb通过肾小球滤过，但大部分被肾小管重吸收，在肾小管细胞中被降解。

白蛋白作为血浆中含量最多的蛋白质，具有广泛的生理功能。

1. 维持血浆胶体渗透压　由于Alb分子量小、数量多，因此能最有效地维持血浆胶体渗透压。

2. 营养作用　Alb可被组织细胞内吞摄取，其分解产物氨基酸可被用于合成蛋白质、组织修补或提供营养。

3. 维持血液酸碱平衡　血浆Alb与其盐组成的缓冲对具有较强的缓冲酸碱的能力。

目前，我国临床上公认的白蛋白应用指征有大面积烧伤24h后、急性创伤性休克、成人急性呼吸窘迫综合征（ARDS）、血液置换治疗、肾透析、严重的低蛋白血症、急性肝功能衰竭伴肝性脑病（肝昏迷）等。要避免白蛋白可“增强体质”“提高机体免疫力”“延缓衰老”等认知误区而导致白蛋白的滥用，其实能影响人体免疫功能的蛋白是免疫球蛋白，而且给含量正常者输注白蛋白还可抑制机体自身白蛋白的合成，加速其分解，并可出现循环负荷过重、血钠增高等副作用。

4. 运输和解毒作用　白蛋白分子带有较多的极性基团，与某些金属离子和化合物有高度的亲和力，很多水溶性差的物质如胆红素、胆汁酸盐、长链脂肪酸、前列腺素、类固醇激素、某些金属离子（如Ca^{2+}、Cu^{2+}、Ni^{2+}）、某些药物（如青霉素、阿司匹林）等都可通过与白蛋白不同程度的可逆结合，从而有效地将这些物质运送到各自的靶细胞。此外，Alb也能结合某些有毒物质并将之运送至解毒器官，

代谢后排出体外，从而起到解毒作用。

参考区间及临床意义见本章第2节。

链接 “救命药”——白蛋白

白蛋白（临床多称其为清蛋白）是血浆含量最多的蛋白质，且生理功能强大，很多疾病导致的血液白蛋白的缺乏会引起严重的临床表现甚至危及生命。因此从人血浆中提取的冻干人血白蛋白在临床上有着重要的应用价值，一直有“救命药”之称。目前国内外主要以人源血浆为原料，采用低温乙醇法、层析法或者两者相结合的生产工艺进行人血白蛋白的分离纯化。随着国家对血液采集机构的整顿和规范、制备工艺的不断优化、GMP执行的核查，人血白蛋白产品的质量得到了大大的提升，已经成为最安全的药品之一。但这些传统方法对于血源供应的高度依赖、血液中可能存在感染性风险等缺陷仍然存在，在这方面，基因重组技术为白蛋白的生产又提供了一种新的方法和思路，虽然国内外一些公司已经取得了相当的进展，但离大规模量产仍有一段距离。

三、特殊血浆蛋白质的特性、功能及临床意义

（一）α_1-抗胰蛋白酶

α_1-抗胰蛋白酶（α_1-antitrypsin，α_1-AT或AAT）主要由肝脏合成，为一条含394个氨基酸残基的单链多肽，含糖10%～12%，分子质量51kDa，pI 4.8。醋酸纤维素薄膜电泳时位于α_1-球蛋白区带，是这一区带显色的主要成分，该区带中另外2个主要组分为含糖量特别高的α_1-酸性糖蛋白（AAG）和含脂类较多的α脂蛋白，由于这两种组分中蛋白质含量较少，故染色都很浅。

AAT是一种具有蛋白酶抑制作用的急性时相反应蛋白，也称丝氨酸蛋白酶抑制物，是血清中最主要的蛋白酶抑制物。AAT不仅作用于胰蛋白酶，同时对糜蛋白酶、弹性蛋白酶、纤溶酶、凝血酶、尿激酶和肾素等也有抑制作用，其作用占血清中抑制蛋白酶活力的90%以上。

一般认为AAT的主要功能是拮抗多形核白细胞吞噬作用发生时释放的溶酶体蛋白水解酶。作用机制为：AAT分子较小，可通过毛细血管壁进入组织液后与蛋白水解酶结合形成复合物后再回到血管内，此复合物有可能转移到α_2-巨球蛋白分子上，最终被单核吞噬细胞系统降解、消除。AAT对蛋白酶的抑制作用有明显的pH依赖性，在中性和弱碱性环境中活性最大，而当pH＜4.5时活性基本丧失。

测定血清AAT的方法有很多，采用酸性凝胶电泳或等电聚焦电泳（IFE）可将AAT分为5～8条区带，也可以利用其对蛋白酶的抑制能力进行测定。免疫散射比浊法是目前最常用的测定方法，已有试剂盒供应。

【参考区间】 成人：0.83～1.99g/L；新生儿：1.45～2.7g/L。

【临床意义】

（1）升高　AAT作为正性急性时相反应蛋白，在急性炎症、恶性肿瘤、肝硬化、创伤等情况下含量上升，一般24h后开始升高，3～4d达到峰值。妊娠、长期服用可的松、雌激素类药物也可使血浆AAT含量升高。

（2）降低　血清低AAT可发生于胎儿呼吸窘迫。AAT缺陷的一些遗传表型常伴有早年（20～30岁）出现的肺气肿。当吸入粉尘和细菌引起肺部多型核白细胞的吞噬作用活跃时，溶酶体弹性蛋白水解酶释放增多，对于AAT缺乏者，失去拮抗的蛋白水解酶可作用于肺泡壁的弹性纤维，使之损伤，再加上感染等因素引起的支气管阻塞，多方面的共同作用导致肺气肿的发生。而某些遗传表型还可引起肝细胞损害，有可能引起肝硬化。

（二）α_1-酸性糖蛋白

α_1-酸性糖蛋白（α_1-acid glycoprotein，α_1-AG或AAG）主要由肝细胞合成，某些肿瘤细胞或脓毒血症时的粒细胞和单核细胞亦可合成。分子质量约40kDa，是人体内含糖量最高（含糖约45%）、酸性最强（pI 2.7～3.5）的糖蛋白，包含有等分子的己糖、己糖胺和唾液酸，半衰期为1～3d。AAG分解代谢首先是降解掉唾液酸部分，然后蛋白质部分在肝中很快降解消失。

AAG是主要的急性时相反应蛋白，急性炎症时含量上升，与免疫防御功能有关，但机制还有待于深入研究。有报道指出AAG还可以抑制血小板聚集、影响胶原纤维的形成和参与一些脂类衍生物（如孕酮）的运输。

测定AAG的方法包括：可通过测定分子中糖含量的方法间接计算AAG含量。也可以通过免疫化学法定量，使用AAG抗体，用酶联免疫吸附法（ELISA）、免疫比浊法进行检测。电泳分离有局限性，原因是虽然AAG在α_1-球蛋白部分含量最高，但由于其含有大量的糖而着色很浅。

【参考区间】 0.25～2.0g/L。

【临床意义】

（1）升高　AAG为主要的急性时相反应蛋白，急性炎症、恶性肿瘤、肝硬化、创伤、急性心肌梗死等情况下大部分伴有AAG增高，且升高迅速。在急性炎症和外科手术的当天，即可升高，第4～5d后又迅速下降。溃疡性结肠炎时，AAG血浆含量升高是临床诊断最可靠的指标之一。库欣（Cushing）病或用肾上腺皮质激素治疗等情况下使糖皮质激素水平升高也可使血浆中AAG含量增高。恶性肿瘤细胞会产生酸性糖蛋白，尤其在肿瘤转移时升高会更显著。

（2）降低　近年来研究表明，血清AAG在各期慢性肝病中均有不同程度的降低，与病情的严重程度呈负相关，尤其在肝硬化失代偿期、重症肝炎患者下降尤其显著。随着病情好转，浓度亦随之逐渐上升，因此血清AAG水平可作为监控肝脏疾病病情变化的良好指标。另外由于AAG的分子质量较小，肾病综合征时AAG可通过尿液丢失，某些消化道疾病时可通过粪便丢失，从而导致血液中AAG的含量降低；妊娠、口服避孕药等雌激素水平升高的情况亦可导致AAG的合成减少。

（三）结合珠蛋白

结合珠蛋白（haptoglobin，Hp）又名触珠蛋白、血红素结合蛋白，为一种能与血红蛋白（Hb）进行不可逆结合的糖蛋白，含糖量12%，电泳时位于α_2球蛋白区带，分子质量85kDa，pI 4.1，是一种急性时相反应蛋白。Hp在肝脏合成，降解也在肝脏进行，半衰期为3.5～4d。

Hp的主要功能是在血浆中与红细胞释放出的游离血红蛋白不可逆结合，形成稳定的Hp-Hb复合物，每分子Hp可结合两分子Hb。Hp-Hb复合物半衰期约90min，肝细胞能迅速将复合物从血浆中摄取并分解，分解释出的铁可以再利用，这一作用可以防止Hb从肾丢失，从而为机体有效地保留铁。Hp和Hb结合后不能重新被利用，而肝脏清除Hp-Hb复合物的速度比肝脏合成Hp快很多，因此溶血时Hp含量急剧下降，一般在1周内可恢复正常。

Hp-Hb复合物是一种高效的过氧化物酶，能将多型核白细胞吞噬过程中生成的过氧化物水解而防止脂类的超氧化作用。结合珠蛋白还是需铁细菌如大肠杆菌的天然抑菌剂，原因可能是阻止了这类生物对血红蛋白铁的利用。

测定血清Hp的方法有：①免疫化学法；②Hp-Hb复合物过氧化物酶的活性测定；③电泳法。

【参考区间】 成人：0.5～2.2g/L，新生儿为成人的10%～20%。

【临床意义】

（1）升高　Hp为正性急性时相反应蛋白，在急性炎症、恶性肿瘤、肝硬化、创伤等时4～6d开始升高，病情得到控制2周后可恢复正常；肾病综合征及某些肠道疾病时常常伴有血浆蛋白质的丢失，此时肝脏合成Hp增加，可使血浆Hp含量升高。某些激素如皮质激素和雄性激素刺激后，也可使Hp合成增加而使血浆含量增大。

（2）降低　主要见于各种血管内溶血性疾病，如溶血性贫血、输血反应、疟疾、阵发性睡眠性血红蛋白尿症、蚕豆病、传染性单核细胞增多症等。其降低的程度常与病情轻重相一致，有的甚至低到测不出的程度。轻度溶血时，血浆中游离的Hb能全部与Hp结合而被清除，此时血浆中仅见Hp减少而检测不到游离的Hb；中、重度溶血时，游离Hb过多，超过Hp结合能力，此时游离Hb才可被检出。由此可见，Hp降低是诊断轻度溶血的一项敏感指标。此外，严重肝病患者由于蛋白质合成能力下降，血浆Hp含量亦下降；雌激素可减少Hp的合成，妊娠、口服避孕药等会使血浆Hp含量降低。

（四）α_2-巨球蛋白

α_2-巨球蛋白（α_2-macroglobulin，α_2-MG或AMG）由肝细胞及单核吞噬细胞系统合成，是血浆中最大的蛋白质，分子质量625～800kDa，由4个相同的亚基组成，含糖量约8%，pI 5.4，半衰期约5d，但与蛋白水解酶结合为复合物后清除速率加快。

AMG最突出的特性是能与多种分子和离子结合，尤其是能与不少蛋白水解酶（如胰蛋白酶、凝血酶、纤维蛋白溶酶等）结合从而抑制这些酶的活性，起到有选择性地保持某些蛋白酶活性的作用；还可刺激淋巴细胞和粒细胞发育，这在免疫反应中可能具有重要意义。

AMG测定多采用免疫化学法。

【参考区间】 成人：1.31～2.93g/L；婴幼儿及儿童：为成人的2～3倍。

【临床意义】

（1）升高　肝硬化、糖尿病、自身免疫性疾病、慢性肾炎等疾病时AMG升高；在低白蛋白血症时，为了维持血浆胶体渗透压，AMG也会代偿性地升高；妊娠、口服避孕药亦会引起AMG升高，但机制不明。另外，婴幼儿及儿童AMG含量为成年人的2～3倍，可能是一种保护机制。

（2）降低　见于急性胰腺炎和进展期的前列腺癌治疗前，并与病情严重程度有关；弥散性血管内凝血（DIC）、甲状腺功能亢进、心脏手术、营养不良等疾病；低AMG浓度的急性心肌梗死预后较好。

（五）铜蓝蛋白

铜蓝蛋白（ceruloplasmin，CER或CP），又称铜氧化酶，位于α_2球蛋白区带，是由1046个氨基酸残基组成的单链多肽，主要由肝脏合成。分子质量约132kDa，pI 4.4，含糖量8%～9.5%。每分子含6～7个铜原子，由于含铜而呈蓝色，故名铜蓝蛋白，血浆中铜蓝蛋白携带90%的铜离子。

CER既是铜的运输形式，也是铜的无毒性的代谢库，组织细胞可以利用CER分子中的铜来合成含铜的酶蛋白，如单胺氧化酶、抗坏血酸氧化酶等。CER还具有铁氧化酶活性，可将血液中的Fe^{2+}氧化成Fe^{3+}，只有Fe^{3+}才能结合到转铁蛋白上使铁不具毒性且利于运输，故又称亚铁氧化酶。CER还具有氧化酶活性，能催化多酚和多胺类底物氧化。

CER的稳定性较差，血液离体后，CER可丢失其分子中的铜而发生自行氧化，易被酶水解，因此采集血液标本后应尽快测定，不能立即测定时需置3～4℃下储存，长期储存应置-70℃条件下。

血清CER检测多用免疫化学法，也可利用血清CER具有氧化酶的特性进行分析，通过酶促反应，使底物转变为氧化型，转化的量与CER含量成正比，经比色计算后可得到CER含量。

【参考区间】 免疫扩散法：新生儿10～300mg/L；6个月至1岁150～500mg/L；1～12岁300～650mg/L；＞12岁150～600mg/L。

新生儿血中CER含量很低，出生后逐渐升高，2～3岁达到最高水平。以后逐渐下降，至14岁时降至成人水平。

【临床意义】

（1）升高　CER属于急性时相反应蛋白，在感染、创伤和肿瘤时血浆中含量上升，在急性损伤后4～20d达到高峰。在妊娠、口服雌激素类药物时其含量亦有明显增加。

（2）降低 多见于肝豆状核变性（Wilson病），是本病最有价值的诊断指标。该病为常染色体隐性遗传病，患者血浆CER含量明显下降但游离铜含量增加，这些铜沉积在肝脏引起肝硬化，而沉积在脑基底核的豆状核则导致豆状核变性，因此将本病称为肝豆状核变性。大部分患者有肝功能损害并伴神经系统症状，如不及时治疗会危及生命，可用铜螯合剂——青霉胺驱铜治疗。此外，重度营养不良、严重肝病及肾病综合征时CER亦多下降。

（六）转铁蛋白

转铁蛋白（transferrin，TRF或Tf）又名运铁蛋白，为血浆中主要的含铁蛋白质，由肝及单核吞噬细胞系统合成，分子质量约76.5kDa，为单链糖蛋白，含糖约6%，pI 5.5～5.9，电泳位置在β区带，半衰期约为7d。TRF能可逆地结合多价阳离子，如铁、铜、锌、钴等。目前已确认至少有22种TRF遗传变异体。

TRF主要功能是运输由消化道吸收的铁和Hb降解释放的铁，将其运输至骨髓等造血器官，一部分铁以含铁血黄素和铁蛋白的形式储存起来，一部分参与血红蛋白、肌红蛋白等的合成。每分子TRF能结合2个Fe^{3+}，相当于每毫克TRF能运输1.25μg铁。机体缺铁时血浆中TRF含量上升，经铁剂有效治疗后可恢复到正常水平。

TRF还具有抗菌杀菌、自我保护的抗病性能，是抑制细菌繁殖的重要因子；近年来研究也发现转铁蛋白还是细胞生长和增殖所必需的生长因子。

TRF常用的测定方法有放射免疫分析和免疫散射比浊法，也可通过测定血清总铁后求TRF的含量。

【参考区间】 2.0～3.6g/L。

【临床意义】

（1）缺铁性贫血时TRF含量升高，而由于铁利用障碍引起贫血时TRF含量正常或降低，血清TRF测定可用于贫血的诊断及贫血类型的鉴别。

（2）TRF是负性急性时相反应蛋白，在急性时相反应时含量降低；在慢性肝脏疾病、营养不良等疾病时血清TRF含量亦降低。

（3）妊娠、口服避孕药、注射雌激素类药物等可使TRF含量升高。

（七）$β_2$-微球蛋白

$β_2$-微球蛋白（$β_2$-microglobulin，$β_2$-MG或$β_2$-M）是组织兼容性抗原（HLA）的轻链部分，分子质量11.8kDa。主要由淋巴细胞和肿瘤细胞产生，特别是后者合成能力很强。正常人每日生成量及从细胞膜上释放量相对较恒定。血液中的$β_2$-M可自由通过肾小球滤过膜，原尿中的$β_2$-M约99.9%可被近曲小管重吸收后降解，由尿液排出量仅占滤过量的0.1%。因此正常人尿液中含量很少，近曲小管重吸收功能轻微损伤，即可导致尿中$β_2$-M含量显著升高。

目前，检测$β_2$-M的方法主要有ELISA和化学发光法。

【参考区间】 血$β_2$-M：18～59岁1.0～2.3mg/L；≥60岁1.3～3.0mg/L。

【临床意义】 肾功能是影响血清$β_2$-M浓度的最主要因素。在急性肾炎、慢性肾炎及慢性肾功能不全等疾病时，血清$β_2$-M浓度升高，血清$β_2$-M的检测对判断肾移植后的排斥反应，以及高血压、糖尿病等引起的肾损伤具有早期诊断意义。恶性肿瘤，如多发性骨髓瘤、慢性淋巴细胞白血病等时，血清$β_2$-M浓度明显增大。此外，病毒感染性疾病及某些自身免疫性疾病时血清$β_2$-M浓度多升高。

（八）C反应蛋白

C反应蛋白（C-reactive protein，CRP）是第一个被认定为急性时相反应的蛋白质。主要由肝细胞合成，分子质量115～140kDa，pI 6.2。由5条相同的亚基间靠非共价键连接形成圆盘状多聚体，含少量的糖或不含糖，电泳在γ区带，有时可延伸到β区带。

CRP广泛分布于各部分体液中，如血液、胸腔积液、腹水、心包液、关节液等处，具有类似抗体的功能，能激活补体，促进粒细胞、巨噬细胞的运动和吞噬，有免疫调节作用，表现为炎症反应，是反映炎症、感染及疗效的良好指标。对血小板凝聚和血块收缩有抑制作用。

CRP主要测定方法有放射免疫分析、免疫浊度法、ELISA法等。

【参考区间】≤6.0mg/L。

【临床意义】

（1）CRP升高的临床意义　CRP是目前临床上应用最多的急性时相反应指标，血液中CRP的水平可以及时反映病情变化，在炎症、创伤、急性心肌梗死、外科手术、肿瘤浸润等许多疾病时，CRP反应非常灵敏，在疾病发生6～12h内迅速上升，甚至可达正常时的2000倍。但CRP在很多疾病或情况下均会升高，是非特异性指标，不适用于单一疾病的诊断。在反映病情变化时，CRP明显升高提示病情活动，临床常以CRP维持在10mg/L以下为治疗目标。

（2）测定CRP结合病史有助于某些疾病的随访　CRP的临床价值主要在于组织损伤的筛查和监测，以及判断患者是否发生感染、评估消炎药物的疗效、诊断疾病复发的可能性。例如，风湿病的急性期和活动期CRP含量升高；系统性红斑狼疮（SLE）、白血病及手术后如果CRP含量不下降或再次升高，提示可能并发感染；CRP还可用来鉴别细菌性感染和病毒性感染，前者CRP升高，后者往往正常。

（九）肝素结合蛋白

肝素结合蛋白（heparin binding protein，HBP）是一种由成熟中性粒细胞分泌的蛋白质，当细菌感染或出现急性呼吸窘迫综合征（ARDS）或者急性肺损伤（ALI）及呼吸衰竭时，其水平会升高。非细菌感染时HBP不会升高。HBP是细菌感染最早升高的标志物之一，出现局部的或轻微的细菌感染后1h内即可在血浆中检测到HBP。

【参考区间】＜10ng/mL。

【临床意义】HBP可用于辅助诊断急性细菌性脑膜炎、儿童尿路感染等局部感染性疾病。HBP含量随病情严重程度逐渐升高。

上述几种主要血浆蛋白质生化特性与功能见表7-2。

表7-2　主要血浆蛋白质生化特性与功能

蛋白质种类	成人参考区间	分子质量（kDa）	含糖量	等电点	半衰期	功能简述
前白蛋白（PA）	男200～430mg/L，女180～350mg/L	54	0	4.7	12h	早期肝功能损伤、营养不良指标；负性急性时相反应蛋白
白蛋白（Alb）	35～55g/L	66.5	0	4～5.8	15～19d	血浆中最多的蛋白质；广泛的运输载体；维持血浆胶体渗透压；负性急性时相反应蛋白
铜蓝蛋白（CER）	150～600mg/L	132	8%～9.5%	4.4	4.5d	运输铜；氧化Fe^{2+}；急性时相反应蛋白
转铁蛋白（TRF）	2.0～3.6g/L	76.5	6%	5.5～5.9	7d	运输铁；负性急性时相反应蛋白
结合珠蛋白（Hp）	0.5～2.2g/L	85	12%	4.1	3.5～4d	结合游离血红蛋白；急性时相反应蛋白
α_1-抗胰蛋白酶（α_1-AT）	0.83～1.99g/L	51	10%～12%	4.8	4d	急性时相反应蛋白；蛋白酶抑制物

续表

蛋白质种类	成人参考区间	分子质量（kDa）	含糖量	等电点	半衰期	功能简述
α_1-酸性糖蛋白（α_1-AG）	0.25～2.0g/L	40	45%	2.7～3.5	1～3d	急性时相反应蛋白
α_2-巨球蛋白（α_2-MG）	1.31～2.93g/L	625～800	8%	5.4	5d	血浆中最大的蛋白质；急性时相反应蛋白
C反应蛋白（CRP）	≤6.0mg/L	115～140	少量或0	6.2	—	急性时相反应蛋白

医者仁心 C反应蛋白的由来

1930年，蒂利特（Tillett）和弗朗西斯（Francis）首次在急性大叶性肺炎患者的血清中发现一种有Ca^{2+}存在时能与肺炎球菌细胞壁中的C-多糖发生特异性沉淀反应的物质。1941年，埃弗里（Avery）等测知它是一种蛋白质，故称为C反应蛋白（CRP）。1944年，Jones将其作为临床风湿热诊断标准的次要指标之一。现在C反应蛋白已成为灵敏度非常高的一个炎性标志物。因此，我们对它的认识经历了一个缓慢而持续的过程，也是一个不断发现和探索的过程，充满了科学家的细心和艰辛。

考点： 前白蛋白、白蛋白、铜蓝蛋白、转铁蛋白、结合珠蛋白、α_1-抗胰蛋白酶、α_1-酸性糖蛋白、α_2-巨球蛋白、C反应蛋白的主要特点、参考值及临床意义

四、疾病时血浆蛋白质的变化

（一）急性时相反应蛋白

在急性炎症、组织损伤、心肌梗死、烧伤等急性疾病时，血浆中许多蛋白质浓度会发生明显改变，有些蛋白质浓度升高，有些蛋白质浓度降低，随着病情的好转，这些蛋白质含量又逐渐恢复至正常。这种现象称为急性时相反应（acute phase reaction，APR），而这些浓度发生显著变化的血浆蛋白质则称为急性时相反应蛋白（acute phase reaction protein，APRP）。APRP主要包括α_1-AG、α_1-AT、Hp、CER、C3、C4、纤维蛋白原（Fib）、CRP、PA、Alb、TRF等蛋白质，其中升高的有α_1-AG、α_1-AT、Hp、CER、C3、C4、Fib、CRP等蛋白质，称为正性急性时相反应蛋白；降低的有PA、Alb、TRF，称为负性急性时相反应蛋白。APR是机体防御功能的一部分，APRP浓度变化的幅度与以上病理状态的严重程度及时间进程有关，但缺乏特异性。

（二）肝脏疾病

血浆中的蛋白质绝大部分由肝细胞合成，当肝脏病变时由于合成功能障碍可导致多种血浆蛋白质水平下降，如PA、Alb、TRF，其中血浆PA是肝功能损伤的敏感指标，而Alb由于肝脏对其合成的代偿功能强大且半衰期较长，因此对于急性及轻度肝脏病变反应不灵敏，但在肝硬化中，Alb会有明显降低。而急性肝炎等肝脏病变时，可出现急性时相反应，导致许多蛋白质水平升高，如乙型肝炎活动期α_1-AT含量升高，而免疫球蛋白M（IgM）在发病初期即可升高，肝硬化时α_1-AG、α_1-AT、免疫球蛋白G（IgG）、CER、CRP等也有不同程度的升高。

（三）肾脏疾病

许多肾脏疾病时均可致部分血浆蛋白质丢失及部分蛋白质代偿性增加。丢失的蛋白质种类和量与肾小球的损伤程度及蛋白质的分子质量有关，当肾脏病变较轻时，小分子质量的蛋白质最容易通过损伤的肾小球滤过膜而最先发生丢失，如PA、α_1-AG、α_1-AT、TRF、IgG等。而某些大分子量的蛋白质

无法通过，且因肝细胞代偿性地合成增加，绝对含量不仅不减少甚至可升高如α_2-MG、β脂蛋白、Hp及IgM等，这种情况称选择性蛋白质丢失。严重肾病时肾小球失去分子筛作用，可导致非选择性蛋白质丢失。

（四）风湿病

风湿病可表现为急性或慢性炎症反应过程，主要累及结缔组织。血浆蛋白质异常变化的特征为：免疫球蛋白（Ig）特别是IgA、IgG及IgM升高，炎症活动期α_1-AG、Hp及C3升高。

（五）妊娠期及高雌激素血症

正常妊娠时血浆蛋白质表现为：PA、Alb、α_1-AG及IgG略有降低；TRF、α_1-AT、CER、Fib有明显升高；α脂蛋白有中度升高。使用雌激素治疗及口服避孕药都会出现高雌激素血症，可出现与正常妊娠类似的血浆蛋白质的变化。

（六）遗传性缺陷

个别蛋白质由于编码基因发生突变或缺失导致结构功能发生变异或成分缺乏。可出现遗传性缺陷的蛋白质包括：α_1-AT、CER、Hp、TRF、补体成分、免疫球蛋白及罕见的无Alb血症等。

上述几种疾病的血浆蛋白质变化见表7-3。

表7-3　几种疾病时血浆蛋白质的变化

血浆蛋白质	急性肝炎	肝硬化	选择性蛋白质丢失	风湿病	妊娠期及高雌激素血症
PA	↓	↓	↓	N	稍↓
Alb	N或↓	↓	↓	N	稍↓
CER	—	N或↑	—	—	↑↑
TRF	—	↓	↓	—	↑↑
Hp	↓	N或↓	—	↑	—
α_1-AG	N	↓	↓	↑	稍↓
α_1-AT	↑	↑↑	↓	—	↑↑
α_2-MG	—	↑	↑↑	—	—
C3	—	N或↓	—	↑	—
Fib	—	N	—	—	↑↑
IgG	—	↑	↓	↑	稍↓
IgA	—	↑↑	↓	↑	—
IgM	↑	N或↑	↑	↑	—
CRP	—	N	—	—	—

注：↑为升高，↑↑为明显升高，↓为降低，↓↓为明显降低，N为正常，—为缺失。

考点： 急性时相反应蛋白概念及主要变化特点，肝病疾病、肾病疾病等血浆蛋白质的变化特点

第2节　血清（浆）蛋白质检验

临床实验室体液蛋白质测定方法主要包括三大类：化学法测定含量较多的蛋白质；电泳法分离检测蛋白质的组分及其图谱；免疫化学技术特异地测定含量较少的个别蛋白质。除常规测定血清总蛋白、白蛋白、球蛋白外，通过电泳分离技术及免疫化学技术还实现了许多血浆微量蛋白质的测定。

一、血清（浆）总蛋白测定

血清总蛋白（total protein，TP）即血清中各种蛋白质的复杂混合物，包括白蛋白和球蛋白两大类。测定血清总蛋白的方法很多，有许多方法已淘汰不用，这里主要介绍以下两种方法。

1. 凯氏定氮法 1883年由基耶达（Kjeldahl）首创，根据蛋白质含氮量比较恒定（约占16%）这一元素组成特点，通过测定样品中含氮量来换算蛋白质的含量。其测定原理是：将血清与强酸一起进行消化，使血清中的含氮化合物转化为铵盐，再加碱使铵盐转化为氨，经过蒸馏后得以分离，最后用过量酸滴定或纳氏试剂显色测定其总氮量。由于血清中除了蛋白质以外还有其他的含氮化合物，因此要将总氮量减去血清中的非蛋白氮量后再乘以6.25即可换算为蛋白质含量。该法结果准确，精密度高，是血清TP测定的参考方法，但由于操作复杂、用时长，影响因素较多，临床实验室难以开展，多用于蛋白质标准物的定值和常规方法的校准。

2. 双缩脲法 是目前实验室测定血清TP的首选常规方法。测定原理是蛋白质分子的两个肽键（—CO—NH—）在碱性条件下能与Cu^{2+}作用生成紫红色络合物，在540nm波长处有明显吸收峰，吸光度在一定范围内与血清蛋白质的含量成正比，由此计算血清TP的含量。由于此反应与两分子尿素缩合形成的产物——双缩脲（$H_2N—CO—NH—CO—NH_2$）在碱性环境下与Cu^{2+}作用形成紫红色的反应类似，故称为双缩脲反应。因为至少需含2个甲酰胺基（$—CO—NH_2$）才能与Cu^{2+}络合，所以氨基酸和二肽无此反应。血液中小分子肽含量极低，故血浆中除蛋白质以外几乎不存在与双缩脲试剂显色的物质，且各种血浆蛋白显色程度基本相同。因此，双缩脲法在临床上广泛使用。

此法操作简单、结果准确、重复性好，干扰物质少，线性范围较宽（在10～120g/L浓度范围内均呈良好的线性关系），批内*CV*值＜2%。其缺点是灵敏度较低，检出限为0.2～1.7g/L。另外严重溶血、黄疸、脂血血清及血清中高浓度的葡萄糖、酚酞、溴磺酞会对本法有明显干扰，可采用标本空白管来消除，但如标本空白管吸光度太高（如严重脂血标本），亦会影响测定的准确度，可采用丙酮沉淀法消除。

【参考区间】 健康成年人65～85g/L。

【临床意义】

（1）血清TP含量升高

1）血液浓缩：严重呕吐、腹泻、高热、大量出汗、休克及慢性肾上腺皮质功能减退等疾病时由于水分丢失而使血液浓缩，TP浓度可明显升高，但白蛋白与球蛋白比值变化不大，临床称为假性蛋白增多。

2）合成增加：多见于球蛋白合成增加，如巨球蛋白血症、多发性骨髓瘤、冷沉淀等单克隆或多克隆性免疫球蛋白病。如多发性骨髓瘤患者血清球蛋白多＞50g/L，总蛋白多在100g/L以上。

（2）血清TP含量降低

1）营养不良：广义的营养不良包括营养不良和消化吸收不良。

2）合成障碍：如急性肝细胞坏死、慢性肝炎、肝硬化等导致肝脏合成功能受损时，TP含量会降低。

3）血液稀释：如因各种原因引起的钠水潴留或短时间内静脉注射过多低渗溶液。

4）丢失过多：大量失血，或由肾脏及消化道丢失过多也会引起TP含量降低。

5）其他：机体代谢加快、结核、肿瘤等情况时也可能引起TP含量降低。

考点： 血清总蛋白测定方法特点、参考区间、临床意义

二、血清（浆）白蛋白测定

白蛋白（Alb）是血清中含量最多的蛋白质，测定Alb的方法有很多，包括染料结合法、盐析法、电泳法、免疫化学法等，目前实验室应用最广的是染料结合法。

1. 染料结合法 在酸性环境下，白蛋白解离后带有正电荷，能与带有负电荷的染料结合产生颜色

反应，而球蛋白结合外源性染料很少，因此可以在不分离白蛋白、球蛋白的情况下直接测定血清Alb的含量。

与Alb结合的染料有多种，其中溴甲酚绿（bromocresol green，BCG）和溴甲酚紫（bromocresol purple，BCP）是最常用的两种，BCG法是测定血清Alb的推荐方法。两者的优缺点见表7-4。

表7-4 两种染料结合法测定血清Alb含量的优缺点比较

比较项	BCG结合法	BCP结合法
优点	灵敏度高，与人及动物标本中的Alb结合力差异不大	与Alb以外的血浆蛋白质结合少，干扰小
缺点	除了与Alb结合外，还可与血清中其他多种蛋白质结合	灵敏度较低，与非人源性标本中的Alb结合力相当弱，质控血清多采用动物血清制备，因此应用受限

反应原理：BCG全称是3, 3′, 5, 5′-四溴间甲酚磺酰酞，是一种阴离子染料，呈黄色，在pH4.2的缓冲液中与带正电荷的Alb结合成蓝绿色复合物，在628nm波长处有明显吸收峰，吸光度与Alb浓度成正比，经与同样处理的Alb标准液比较，即可求得样本中Alb的含量。

虽然BCG存在非特异性结合的问题，但该反应在30s内对Alb特异，30s后非特异性增高，因此该法测定血清Alb应严格控制反应时间。

2. 免疫化学法 主要包括免疫比浊法、速率散射比浊法和免疫扩散法等。临床实验室多采用前两种，其原理及特点见表7-5。

表7-5 两种免疫化学法的原理及特点

方法	原理	特点
免疫比浊法	在抗体过量情况下，抗原抗体复合物形成的浊度随抗原量的增加而增加，其透光率随之减少，根据吸光度值计算待测抗原的量	方法特异、结果准确、重复性好，结果一致。用酶标仪和自动生化分析仪均可测定
速率散射比浊法	抗原抗体复合物的颗粒可导致光散射，散射光的强度与单位时间内抗原抗体复合物的生成速率（即抗原的量）成正比	简便、快速、结果准确、灵敏度高、重复性好，缺点是需要专用的散射比浊仪和特异的检测试剂

【参考区间】 成人：35～50g/L；4～14岁儿童：38～54g/L。

【临床意义】

（1）血清Alb升高 主要见于严重腹泻、呕吐、出汗造成的脱水及休克等原因引起血浆浓缩而导致的假性Alb增高（Alb的绝对值并没有升高）；或者一次性静脉输入过量Alb，迄今为止尚未见到真性单纯Alb升高的疾病。

（2）血清Alb降低 临床意义同TP，但许多时候血清Alb与TP降低的程度不一致。急性血清Alb降低多见于急性大量出血、严重灼伤造成大量白蛋白丢失等；慢性Alb降低多见于肝硬化腹水、肾病综合征等疾病，严重时可低至10g/L。白蛋白浓度低于20g/L时，由于血浆胶体渗透压严重下降，患者常表现为水肿。但先天性白蛋白缺乏症患者血清中几乎没有白蛋白，但患者并不出现水肿。

考点： 血清白蛋白测定方法特点、参考区间、临床意义

三、血清（浆）球蛋白测定

血清球蛋白（globulin，G）的含量临床和实验室多采用计算法，即血清总蛋白与血清白蛋白的差值即为血清球蛋白的含量，并可同时计算出白蛋白与球蛋白的比值，即A/G值，公式如下。

$$G=TP-A\ (g/L) \tag{7-1}$$

$$A/G=\frac{清蛋白}{球蛋白} \tag{7-2}$$

【参考区间】 20～30g/L；A/G=1.5～2.5：1。

【临床意义】

（1）血清球蛋白浓度升高　可见于：①自身免疫性疾病，如系统性红斑狼疮、类风湿关节炎、风湿热等；②炎症或急慢性感染，如病毒性肝炎、结核病、疟疾、麻风病、黑热病、血吸虫病；③恶性M蛋白血症，如多发性骨髓瘤、巨球蛋白血症、淋巴瘤等。

（2）血清球蛋白降低　见于：①合成减少，肾上腺皮质功能亢进如库欣综合征，使用肾上腺皮质激素或其他免疫抑制剂等。②先天性免疫功能缺陷，如γ-球蛋白缺乏症。③放射治疗后或氮芥中毒。④正常婴儿出生后至3岁。

四、尿液蛋白质的测定

（一）尿液总蛋白的测定

在尿蛋白阳性的情况下，需进行尿液总蛋白（urine total protein，u-TP）定量检测，这对于某些疾病特别是肾脏疾病的诊断、分期、治疗监测和预后判断有非常重要的意义。正常情况下，尿液中蛋白质的浓度很低（＜0.1g/24h尿），因此采用的检测方法灵敏度要非常高，目前已有的尿液总蛋白的定量测定方法有很多，包括比浊法、比色法、染料结合法、免疫测定法、远红外光谱测定法、电阻法、高效液相层析法等，每种方法都有其特点，见表7-6。

表7-6　几种尿液总蛋白定量测定方法的特征及优缺点

测定方法	特征及优缺点
比浊法	苄乙氯铵比浊法是比浊法中最好的。它的灵敏度、准确性及对白蛋白、球蛋白的反应均一性均优于其他比浊法，且线性范围广、重复性好、回收率高、不受氨基糖苷类抗生素影响，还可用于自动化分析
比色法	双缩脲比色法是目前比较好的比色法。对白蛋白、球蛋白反应性一致，显色稳定，重复性好；缺点就是灵敏度低，所需标本量多，测定前要对蛋白进行沉淀浓缩，不能自动化
染料结合法	目前采用的是考马斯亮蓝G-250法及邻苯三酚红钼法。具有灵敏度高、操作简单、快速、重复性好、能自动化的优点；缺点是对不同的蛋白质显色反应不一，前者还容易污染比色杯，不易清洗
免疫测定法	灵敏、特异
远红外光谱测定法	准确、快速、样本准备简单、不需试剂、能实现自动化
电阻法	优点是快速、不需试剂、能实现自动化。但其精确度还需验证
高效液相层析法	该法准确度高、回收率高、糖、维生素C、胆红素等低分子底物不干扰分析结果，且对不同性质和不同分子量的蛋白质反应一致

【参考区间】 24h尿蛋白定量＜0.15g。

【临床意义】 正常人尿液中含有极少量的蛋白质，当尿蛋白定性为阳性，24h尿蛋白定量超过0.15g时，称为蛋白尿。病理性的蛋白尿的发生原因很多，主要分为肾前性、肾性、肾后性三个方面的原因。肾前性主要见于溶血导致的血液中血红蛋白浓度异常升高，骨骼肌损伤、急性心肌梗死导致的血液中肌红蛋白浓度异常升高，多发性骨髓瘤导致本周蛋白浓度异常升高等；肾性主要是由于肾脏损伤引起，如肾小球性蛋白尿、肾小管性蛋白尿等；肾后性主要是输尿管炎症、结核、肿瘤等因素引起。另外蛋白尿也可能是由生理性、体位性的因素所引起，但往往是一过性的，在疾病诊断时要注意排除。

（二）尿液微量白蛋白的测定

白蛋白是人体重要的血浆蛋白质之一，在正常情况下，白蛋白不能越过肾小球基膜，因此，在健康人尿液中仅含有浓度很低的白蛋白，即每升尿液中白蛋白不超过20mg。目前国内常用的尿液微量白蛋白检测方法有免疫比浊法、化学发光法等。

【参考区间】 尿微量白蛋白定量＜25mg/L。

【临床意义】 高血压、糖尿病及系统性红斑狼疮等伴有肾脏病变时，尿液中可较早发现白蛋白异常。需要注意的是，尿液中白蛋白排泄量变动较大，随机尿标本一次尿微量白蛋白升高可能并无意义，如连续2～3次升高均超过参考区间方有诊断价值。

考点：尿液蛋白质测定的方法特点、参考区间、临床意义

五、血浆纤维蛋白原测定

纤维蛋白原（fibrinogen，Fib）是血浆中含量最多的凝血因子，由肝脏实质细胞合成后释放到血液中，有凝血酶的作用，也是纤溶酶的底物。根据纤维蛋白原与凝血酶作用最终形成纤维蛋白的原理。以国际标准品为参比血浆制作标准曲线，用凝血酶来测定血浆凝固时间，所得凝固时间与血浆中纤维蛋白原浓度呈负相关，从而得到纤维蛋白原的含量。

【参考区间】 2～4g/L。

【临床意义】

（1）增多 轻型肝炎、胆囊炎时纤维蛋白原增多。但由于纤维蛋白原是一种急性时相反应蛋白，其增多往往是机体的一种非特异反应，常见于下列疾病。①感染：长期的局部炎症、肺炎、毒血症及肺结核等；②无菌炎症：风湿性关节炎、风湿热、肾病综合征、恶性肿瘤、脑血栓、脑梗死、心肌梗死等；③其他：如外科手术、放射治疗、月经期及妊娠期也可轻度增高。

（2）减少 ①纤维蛋白原在肝脏中合成，严重肝脏疾病如肝硬化、急性重型肝炎、急性黄色肝萎缩、慢性肝病晚期可以出现纤维蛋白原减少。严重的中毒性肝炎，纤维蛋白原减少并伴有凝血酶原及Ⅶ因子缺乏，这些往往是病情严重的先兆。②其他引起纤维蛋白原减少的疾病有：先天性纤维蛋白原缺乏症，这是一种极为罕见的遗传性疾病；或者见于胎盘早期剥离、分娩时羊水进入血管形成血栓引起的DIC等。

六、脑脊液蛋白质测定

脑脊液（cerebrospinal fluid，CSF）中的蛋白质主要是经脉络膜丛上的毛细血管壁超滤进入的，以白蛋白为主；还有一些由中枢神经系统合成释放的CSF所特有的蛋白质，如免疫球蛋白等。血液中绝大部分蛋白质不能通过血脑屏障进入CSF，因此CSF中蛋白质的含量明显低于血液，不到血浆蛋白质含量的5%，且主要是分子量较小的蛋白质如白蛋白。

由于脑脊液蛋白质（cerebrospinal fluid total protein）含量少，双缩脲法灵敏度不能满足测定要求，不宜采用。目前脑脊液蛋白质定量测定方法包括邻苯三酚红钼络合显色法、浊度法、考马斯亮蓝G-250比色法、伊红Y染料结合法等，其中全国临床检验操作规程推荐采用的是前两种。几种脑脊液蛋白质定量测定方法的原理和优缺点见表7-7。

表7-7 几种脑脊液蛋白质定量测定方法的原理及优缺点

测定方法	原理	优缺点
邻苯三酚红钼络合显色法	邻苯三酚红和钼酸络合形成红色复合物。该复合物在酸性条件下又与脑脊液蛋白质形成紫色复合物，在604nm波长处有最大吸收峰，用比色法求出标本中蛋白质的含量	优点：线性范围宽、结果准确、操作简便、显色稳定、对比色杯污染小、葡萄糖对该法无干扰、试剂价廉，应用较广 缺点：表面活性剂对该法有干扰，因此反应中应避免表面活性剂的污染

续表

测定方法		原理	优缺点
浊度法（磺基水杨酸-硫酸钠浊度法）		脑脊液中的蛋白质与磺基水杨酸-硫酸钠作用产生白色沉淀，与同样处理的标准液比较，求得蛋白质含量	优点：灵敏度高、线性范围宽、操作简单 缺点：敏感性不如考马斯亮蓝法，必须先经离心沉淀，以排除细胞及细胞蛋白的影响，影响因素多，因此在操作时应注意实验的温度、操作手法对形成浊度等的影响
染料结合法	考马斯亮蓝G-250比色法	考马斯亮蓝G-250在游离状态下呈红色，最大吸收波长为488nm，当它与蛋白质结合后变为青色，蛋白质-色素结合物在595nm波长处有最大吸收峰，其吸光度与蛋白质含量成正比	优点：灵敏度非常高、显色稳定、操作简便 缺点：容易污染比色杯，对球蛋白显色较浅（也有人认为由于脑脊液中的蛋白质主要为白蛋白，所以这点对其在脑脊液蛋白质测定中的应用影响不大）
	伊红Y染料结合法	在柠檬酸存在的条件下，伊红Y解离成阴离子型；蛋白质分子中精氨酸、组氨酸、赖氨酸、色氨酸残基可解离生成带NH_4^+基团，可与阴离子型的伊红Y的羧基、酚基借静电引力结合，生成红色蛋白染料复合物，最大吸收波长为540nm，其吸光度大小与蛋白质浓度成正比	优点：灵敏度高 缺点：干扰物质多、费时、操作需严格计时

【参考区间】 腰椎穿刺成人脑脊液总蛋白：150～450mg/L。

【临床意义】 脑脊液蛋白质升高主要反映血脑屏障通透性增加或鞘内分泌的免疫球蛋白增多，可见于中枢神经系统的感染（以化脓性、结核性脑膜炎脑脊液蛋白质升高最明显，病毒性脑膜炎则轻度升高）、神经根病变（如吉兰-巴雷综合征有蛋白质-细胞分离的现象，即只见脑脊液中蛋白质含量增高，而不伴有相应程度的细胞数增加）、梗阻（肉芽肿、脓肿、肿瘤等引起）和出血（脑动脉硬化症、高血压等引起）等多种疾病。临床不同情况下脑脊液蛋白质含量参考表7-8。

表7-8 几种常见疾病时脑脊液蛋白质含量变化

疾病	脑脊液蛋白质含量（mg/L）	疾病	脑脊液蛋白质含量（mg/L）
细菌性脑膜炎	1 000～30 000	脊髓肿瘤	1 000～20 000
结核性脑膜炎	500～3 000，偶可达10 000	脑瘤	150～2 000
浆液性脑膜炎	300～1 000	脑脓肿	300～3 000
脑炎	500～3 000	脑出血	300～1 500
癫痫	500～3 000	多发性硬化症	250～800

考点：脑脊液蛋白质测定的方法特点、参考区间、临床意义

七、体液蛋白质电泳分析

蛋白质电泳是临床实验室的一种常用分析技术，不同来源标本（如血清、尿液、脑脊液、浆膜腔积液等）中的蛋白质均可通过电泳进行分离，从而分析各组分的质和量。目前，蛋白质电泳技术发展很快，种类也很多，如醋酸纤维素薄膜（CAM）电泳、琼脂糖凝胶电泳、聚丙烯酰胺凝胶（PAGE）电泳、等电聚焦电泳（IFE）及双向电泳等，但临床实验室常用的主要是醋酸纤维素薄膜电泳和琼脂糖凝胶电泳。

（一）血浆蛋白质电泳

血浆蛋白质电泳对临床疾病的诊断及辅助诊断起着非常重要的作用。采用醋酸纤维素薄膜电泳可将正常人血浆蛋白质分为白蛋白、α_1球蛋白、α_2球蛋白、β球蛋白和γ球蛋白5条区带，薄膜分辨率高

的情况下，β球蛋白可分为$β_1$球蛋白、$β_2$球蛋白两条区带。由于血浆中的蛋白质有几百种，因此每一条区带中包括了许多种蛋白质组分，如转铁蛋白、补体C3等多个蛋白组分都在β球蛋白区带，区带中多个蛋白质组分互相重叠、覆盖；两个区带之间也有少量蛋白质，如IgA存在于β和γ球蛋白带之间；某些蛋白质组分染色很浅甚至不着色，因此，蛋白质电泳分析是一种定性分析，可粗略估计各种区带之间蛋白质的比例及分析是否有特殊的蛋白质成分。

常用的分析方法是根据各区带蛋白质所占的百分比（%）进行分析，也可将各区带的百分比与血清总蛋白浓度相乘，得到绝对浓度（g/L）后进行分析。

【参考区间】 白蛋白：57%～68%；$α_1$球蛋白：1.0%～5.7%；$α_2$球蛋白：4.9%～11.2%；β球蛋白：7.0%～13.0%；γ球蛋白：9.8%～18.2%。

【临床意义】 当疾病发生时，血浆蛋白质电泳后的区带的数目及百分比会发生变化。

（1）肝硬化 见增高的γ球蛋白峰，尤其是出现典型的“β-γ桥”是肝硬化所特有的，主要是由于IgA、IgM、IgG同时升高，导致β、γ区连续一片，难以分开。

（2）肾病综合征 见$α_2$球蛋白、β球蛋白含量明显升高，白蛋白含量明显降低。

（3）多发性骨髓瘤 出现典型的M蛋白峰，是由于多发性骨髓瘤患者浆细胞浸润引起，M蛋白出现在γ区，称为γ型，出现在β区，称为β型，为多发性骨髓瘤的一项重要诊断指标。

（4）免疫功能低下 见γ球蛋白含量明显降低。

（5）溶血标本 见$α_2$球蛋白明显升高，主要是溶血导致血红素结合蛋白释放所引起，此时的$α_2$球蛋白“升高”为假性升高，会影响分析结果，因此血浆蛋白质电泳不宜使用溶血标本。

几种典型电泳图谱及扫描图见图7-1。

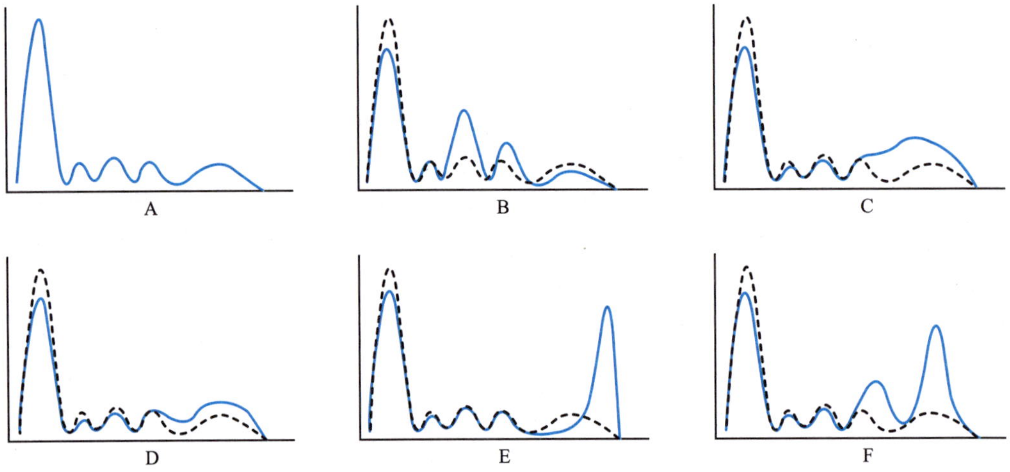

图7-1 几种典型电泳图谱及扫描图

A.正常人；B.肾病综合征；C.肝硬化（β-γ桥）；D.肝硬化（不典型“β-γ”桥）；E.多发性骨髓瘤；F.多发性骨髓瘤（IgA型）

图中虚线表示正常血清蛋白电泳图形

（二）尿液蛋白质电泳

蛋白尿是肾脏疾病最常见的表现之一，鉴别尿液中蛋白质的性质、来源是诊断及治疗各种肾脏疾病的关键。尿液蛋白质电泳可以将尿液蛋白质按分子大小进行分离，根据各组分的出现与否判断肾脏损伤的部位和程度，较为全面地反映肾脏的整体情况。

目前尿液蛋白质电泳多采用十二烷基硫酸钠-聚丙烯酰胺凝胶电泳（SDS-PAGE）。基本原理是在十二烷基硫酸钠（SDS）的作用下，屏蔽掉蛋白质之间的电荷差异和结构差异，使尿液蛋白质在电场中仅凭分子量大小进行分离。分子量越小，泳动越快，反之则越慢，若同时与标准蛋白一起电泳，可以判断尿蛋白的性质与分子量的范围。

【参考区间】 尿蛋白电泳图区带根据分子质量大小由小到大排序：如前白蛋白的分子质量为54kDa，白蛋白的分子质量为66.5kDa，α_2-巨球蛋白的分子质量为625～800kDa，在尿蛋白电泳图中最前面为前白蛋白，其次为白蛋白和α_2-巨球蛋白，其他蛋白根据分子质量的大小排列其中。白蛋白为其中的一个组分，在白蛋白区带左右两侧均有蛋白质分布，但不突出。

【临床意义】 尿液蛋白质电泳主要用于蛋白尿的分型。

（1）小分子型蛋白尿　尿液蛋白质电泳图谱中显示位于白蛋白以前的小分子蛋白质区带为阳性，分子质量10～70kDa，也称为肾小管性蛋白尿，见于以肾小管损伤为主的疾病，如肾小管性酸中毒、急性肾盂肾炎、慢性间质性肾炎早期、药物、重金属引起的肾损害等。

（2）中、大分子型蛋白尿　尿液蛋白质电泳图谱中显示位于白蛋白及白蛋白以后的蛋白质区带为阳性，分子质量50～100kDa，也称为肾小球性蛋白尿，一般见于肾小球损伤为主的疾病，如各类原发性及继发性肾小球肾炎、肾病综合征等。

（3）混合性蛋白尿　电泳图谱中出现大、中、小蛋白质区带，分子质量10～100kDa，则提示肾小球和肾小管均有不同程度的损伤，即整个肾单位受损，如严重间质性肾炎累及肾小球、慢性肾炎晚期及各种病因引起的慢性肾衰竭等。

考点：蛋白质电泳的方法特点、参考区间、临床意义

目标检测

一、选择题（A_1型题）

1. 血浆中含量最高的蛋白质是（　　）
   A. 前白蛋白　B. 白蛋白
   C. 结合珠蛋白　D. 铜蓝蛋白
   E. 球蛋白
2. 下列蛋白质中，分子质量最大的蛋白质是（　　）
   A. α_1-AT　B. α_1-AG　C. α_2-MG
   D. PA　E. Alb
3. 以下蛋白质中属于负性急性时相反应蛋白的是（　　）
   A. α_1-AG　B. CER　C. Alb
   D. α_1-AT　E. Hp
4. Hp主要作用是不可逆地结合血浆中的（　　）
   A. 维生素A　B. 药物
   C. 铁　D. 游离血红蛋白
   E. 肌钙蛋白
5. TRF主要作用是运输（　　）
   A. Cu^{2+}　B. Fe^{2+}　C. Fe^{3+}
   D. 激素　E. Zn^{2+}
6. 血浆胶体渗透压主要靠哪种蛋白质维持（　　）
   A. α_2-MG　B. Fib　C. CER
   D. Alb　E. PA
7. 下列急性蛋白质，在急性时相反应时升高最早的是（　　）
   A. CRP　B. CER
   C. Alb　D. TRF
   E. PA
8. 测定血清Alb的推荐方法是（　　）
   A. BCP法　B. BCG法
   C. 免疫比浊法　D. 双缩脲法
   E. Lowry法
9. 血白蛋白质采用醋酸纤维素薄膜电泳后，颜色最深的是（　　）
   A. 白蛋白　B. α_1球蛋白
   C. β_1球蛋白　D. β_2球蛋白
   E. 球蛋白
10. 以下哪种血清蛋白质电泳图谱的表现是肝硬化所特有的（　　）
    A. β-γ桥　B. M蛋白带
    C. Alb区带颜色变深　D. γ球蛋白区带颜色变浅
    E. β球蛋白缺失
11. 第一个被认定为急性时相反应蛋白的是（　　）
    A. α_1-AT　B. α_1-AG
    C. CRP　D. CER
    E. PA

二、简答题

1. 何谓急性时相反应蛋白？
2. 双缩脲法测定血清总蛋白的原理是什么？
3. 肝脏疾病时，血清蛋白质电泳图谱有何特征性的表现？

（董　立）

第8章 葡萄糖及其代谢检验

学习目标

1. 掌握高血糖症的概念；糖尿病的概念、诊断标准、分型、代谢紊乱及合并症；血糖测定、尿糖测定、口服葡萄糖耐量试验、糖化蛋白测定、胰岛素和C肽释放试验及糖尿病急性代谢合并症实验室检查的原理、方法学特点、参考区间和临床意义。

2. 能正确采集和处理血液、尿液及其他体液标本；具有独立的糖类物质检测能力，并能根据其测定结果做出初步的判断。

3. 具有尊重和保护患者权利的素质及关爱患者的意识。

糖是机体重要的能源及结构物质。反映体内糖含量的重要指标是血糖浓度，正常情况下血糖浓度维持相对稳定，以满足机体需求。当血糖浓度过高或过低时，则称为糖代谢紊乱，另外，一些糖代谢过程中酶的先天性异常或缺陷导致的单糖代谢障碍或糖原在体内的累积，也属于糖代谢紊乱的范畴。

糖代谢紊乱中最常见的是糖尿病（diabetes mellitus，DM）引起的高血糖，所以本章主要讨论糖尿病引起的高血糖症及其相关的实验室检验，包括：①糖浓度测定（血液、尿液、脑脊液）；②口服葡萄糖耐量试验；③糖化蛋白测定；④胰岛素、C肽测定及其释放试验；⑤糖尿病急性代谢合并症实验室检查（酮体、乳酸测定）等。

案例 8-1

某患者，29岁，多饮多食多尿，消瘦，易感染，血糖升高多年，近期出现肾衰竭，失明。

问题：1. 该患者最可能的诊断是什么？

2. 该患者诊断的主要依据是什么？

第1节 糖代谢紊乱

一、糖尿病及其代谢紊乱

（一）高血糖症和糖尿病

1. 高血糖症 高血糖症是指空腹血糖浓度超过7.0mmol/L的病理状态。若血糖浓度高于肾糖阈值9.0mmol/L，则出现糖尿。高血糖症有生理性和病理性之分。生理性如情绪激动、饮食等原因所致的高血糖，其特点是血糖呈暂时性升高，但空腹血糖正常。病理性高血糖主要表现为空腹血糖受损、糖耐量减退或糖尿病。

2. 糖尿病及其代谢紊乱 糖尿病（diabetes mellitus，DM）是临床上最常见的病理性高血糖症，是在多基因遗传基础上，加上环境因素、自身免疫的作用，通过未完全阐明的机制，导致胰岛素分泌不足和（或）胰岛素作用低下引起的代谢紊乱综合征。

糖尿病代谢紊乱主要表现在以下四方面：①糖代谢紊乱；②脂类代谢紊乱；③体重减轻和生长迟缓；④微血管病变、神经病变和白内障等并发症。

（1）糖代谢紊乱 临床主要表现为高血糖症和糖尿。出现高血糖症的原因，一方面是组织细胞对葡萄糖摄取、利用障碍，葡萄糖消耗减少；另一方面是肝葡萄糖激酶和糖原合成酶活化受限，使糖原合成减少，糖原分解和糖异生作用加强，导致血糖升高。如果血糖过高超过肾糖阈时可出现糖尿。

（2）脂类代谢紊乱 临床主要表现为高脂血症和酮症酸中毒。糖尿病时由于葡萄糖摄取利用障碍，脂肪动员加强，大量脂肪酸和甘油进入肝脏，一方面使肝合成甘油三酯（TG）增多，并以极低密度脂蛋白（VLDL）形式向血液中释放，而血液中脂蛋白脂肪酶（LPL）活性降低，VLDL分解减少，造成高VLDL血症；另一方面脂肪酸氧化分解使乙酰CoA增多，因胰岛素缺乏其不能彻底氧化，进而使胆固醇和酮体的合成增多，形成高TG、高胆固醇、高VLDL的糖尿病性Ⅳ型高脂血症，同时血中自由脂肪酸（FA）也增多。当酮体生成量超过肝外组织的氧化能力时，会形成酮症酸中毒和酮尿症。

（3）体重减轻和生长迟缓 胰岛素具有促进蛋白质合成、促进肌肉摄取支链氨基酸并抑制肌细胞内氨基酸氧化的作用。胰高血糖素则促进肝细胞摄取氨基酸，活化肝细胞内氨基转移酶，促进蛋白质分解。糖尿病时两者比值下降，使体内蛋白质合成减少，分解增强，导致机体出现负氮平衡、体重减轻、生长发育迟缓等现象。

（4）微血管病变、神经病变和白内障等并发症 微血管病变是糖尿病患者的严重并发症，其病变主要是肌肉和肾小球等组织的毛细血管基底膜增厚（膜上有大量糖蛋白沉着）及视网膜血管异常。目前认为与内皮细胞损伤、生长素介质促进黏多糖合成、高血糖导致多种蛋白质糖基化作用增强等有关，临床主要表现为糖尿病性视网膜病变、糖尿病性肾病和糖尿病性神经系统病变等。

脑细胞内葡萄糖增多致山梨醇、果糖增多，使脑细胞内高渗及导致糖尿病性周围神经炎。山梨醇、果糖增多致晶状体内渗透压上升，晶状体肿胀，导致白内障。

综上所述，糖尿病是以高血糖为其主要特征，伴有糖、蛋白质、脂肪、水和电解质等一系列代谢紊乱，临床上患者出现三多一少症状，即多尿、多饮、多食和体重减少。高血糖引起的高渗性利尿是多尿的根本原因；而多尿所致的脱水刺激机体产生口渴感又导致多饮；体内糖利用障碍，能量代谢紊乱所致的饥饿感使得患者多食；大量蛋白质和脂肪的分解及脱水使患者体重减轻。病情严重或应激时可发生多种急性代谢性紊乱，如酮症酸中毒及非酮症性高渗综合征等而危及生命。空腹血糖受损和糖耐量减退是正常糖代谢和糖尿病的中间状态，可视为糖尿病及心血管病变的危险因子和标志。

（二）糖尿病的分型和诊断标准

1. 糖尿病的分型 1999年美国糖尿病学会（ADA）、WHO推荐根据病因将糖尿病分为四种类型。

（1）1型糖尿病（type 1 diabetes，T1DM） 主要病变在于胰岛β细胞破坏导致胰岛素或C肽绝对缺乏，目前无法治愈，需终身使用胰岛素治疗，对胰岛素很敏感。在各年龄均可发病，但常见于儿童和青年人。起病较急，病情重，多饮、多尿、多食症状明显，多数容易发生酮症和酸中毒。多数患者可检出自身抗体，这些抗体有的在发病前数年可以检测到，如血清胰岛细胞胞质抗体（ICA）、胰岛素自身抗体（IAA）、谷氨酸脱羧酶抗体（GADA）等。此型只占糖尿病患者的5%～10%。

（2）2型糖尿病（type 2 diabetes，T2DM） 包括胰岛素抵抗（IR）伴胰岛素相对不足。依据《中国2型糖尿病防治指南（2020年版）》统计数据，我国2型糖尿病患病率上升至11.2%，占糖尿病患者90%以上，男性高于女性（2015～2017年全国调查结果分别为12.1%和10.3%）。常见于40岁以上的中老年肥胖者，起病缓慢，疾病早期常无明显症状，常以并发症出现为首诊。自身抗体阴性，酮症酸中毒发生率低于1型糖尿病。

（3）特殊类型糖尿病（specific types of diabetes） 包括一系列病因比较明确或继发性的糖尿病，主要有以下几类：①胰岛β细胞基因缺陷；②胰岛素受体基因异常导致胰岛素受体缺失或突变；③内分泌疾病（拮抗胰岛素的激素过度分泌）：如肢端肥大症、甲状腺功能亢进、Cushing病等；④胰腺疾病；⑤药物或化学制剂所致的胰岛损伤；⑥感染：先天性风疹及巨细胞病毒感染等。

（4）妊娠糖尿病（gestational diabetes mellitus，GDM） 是指在妊娠前糖代谢正常或有潜在的糖耐量减退的女性，在妊娠期出现或确诊的糖尿病，包含了一部分妊娠前已患有糖尿病但孕期首次被诊断的患者。GDM在世界各国报道的发病率为1%～14%，我国发生率为1%～5%，近年有明显增高趋势。在糖尿病孕妇中有80%以上为妊娠期糖尿病，妊娠前已确诊为糖尿病者不属GDM，后者称为“糖尿病合并妊娠”。

GDM发生与多种因素有关，多数妇女在分娩后血糖将恢复正常水平，但仍约有30%的患者在5～10年后转变成2型糖尿病。因此，不论分娩后血糖是否恢复正常，应于分娩6周后检查血糖，依糖尿病诊断标准重新确定，并长期追踪观察。

2. 糖尿病的诊断标准 目前国际通用的是1999年WHO糖尿病专家委员会认可的糖尿病诊断标准。

（1）糖尿病症状+随机血糖浓度≥11.1mmol/L。典型糖尿病症状包括多食、多饮、多尿和不明原因的体重下降。随机血糖指末次进食后任意时间点测得的血糖浓度，即一天中任一时间的血糖浓度。

（2）空腹血糖浓度≥7.0mmol/L。空腹指持续8h以上无任何热量摄入的状态。

（3）口服葡萄糖耐量试验（OGTT）中2h血糖（2h PG）≥11.1mmol/L。OGTT试验采用75g无水葡萄糖负荷。

以上三种方法都可以单独用来诊断糖尿病，但需要另一天采集静脉血重复试验，两次的试验结果有相关性才能确诊。在无明确高血糖时，应通过重复检测来证实诊断标准（1）、（2）。

链接 糖尿病的诊断标准

2010年，美国糖尿病协会重新修订了糖尿病的诊断标准，除上述3个标准外，又新增加了糖化血红蛋白（HbA1c）≥6.5%这一诊断标准，若HbA1c在5.7%～6.1%可作为可能患糖尿病的高危标志。2021年4月，我国发布了《中国2型糖尿病防治指南（2020年版）》，也将HbA1c纳入2型糖尿病的诊断标准。

2型糖尿病的诊断标准

诊断标准	静脉血浆葡萄糖或HbA1c水平
典型糖尿病症状	
加上随机血糖	≥11.1mmol/L
或加上空腹血糖	≥7.0mmol/L
或加上OGTT 2h血糖	≥11.1mmol/L
或加上HbA1c	≥6.5%
无糖尿病典型症状者，需改日复查确认	

3. 妊娠期糖尿病的诊断标准

（1）筛选 对妊娠24～28周有糖尿病倾向（肥胖，有GDM病史，尿糖阳性，有糖尿病家族史等）的孕妇可在空腹条件下口服50g葡萄糖，然后测定1h血糖浓度进行妊娠期糖尿病筛查，若血糖≥7.8mmol/L，则为筛查异常，需进一步做葡萄糖耐量试验。

（2）诊断 ①空腹早晨测定；②测定空腹血浆葡萄糖浓度；③口服100g或75g葡萄糖；④测定3h或2h内的血浆葡萄糖浓度；⑤至少有2项检测结果与表8-1诊断标准相符或超过，即可诊断；⑥如果结果正常，而临床疑似妊娠糖尿病，则需在妊娠第3个三月期重复上述测定。

表8-1 妊娠期糖尿病的诊断标准

方法	时间	血浆葡萄糖浓度	方法	时间	血浆葡萄糖浓度
100g葡萄糖耐量试验	空腹血糖	≤5.3mmol/L	75g葡萄糖耐量试验	空腹血糖	≤5.3mmol/L
	1h	≤10.0mmol/L		1h	≤10.0mmol/L
	2h	≤8.6mmol/L		2h	≤8.6mmol/L
	3h	≤7.8mmol/L			

注：①妊娠期糖尿病诊断标准长期未统一，上表为ADA推荐的Carpenter/Coustan诊断标准；②临床采用100g和75g葡萄糖耐量试验均可，前者较为常用；③以上检测结果每一个试验中如果有2项以上为阳性可诊断为GDM，1项阳性为妊娠糖耐量减退（GIGT），各项均阴性为正常。

4. 空腹血糖受损和糖耐量减低的诊断标准

（1）空腹血糖受损（IFG）　空腹血浆葡萄糖浓度在6.1～7.0mmol/L内（2003年ADA推荐空腹血糖受损诊断标准的下限为5.6mmol/L）；OGTT 2h-PG＜7.8mmol/L。

（2）糖耐量减低（IGT）　空腹血浆葡萄糖浓度＜7.0mmol/L；OGTT 2h-PG在7.8～11.1mmol/L。

检测结果同时满足以上2项时，即可诊断。

考点：高血糖症和糖尿病的概念，糖尿病的分型及代谢紊乱，糖尿病、妊娠糖尿病、糖耐量异常的诊断标准

（三）糖尿病并发症的生化诊断

糖尿病并发症包括糖尿病酮症酸中毒、高渗性非酮症糖尿病性昏迷、乳酸性酸中毒糖尿病性昏迷及低血糖。其中糖尿病酮症酸中毒、高渗性非酮症糖尿病性昏迷和乳酸性酸中毒糖尿病性昏迷是糖尿病最常见的急性并发症。

三者的鉴别诊断主要依据实验室检查结果。诊断糖尿病酮症酸中毒的要点是体内酮体增多和代谢性酸中毒，如尿、血酮体明显强阳性，后者定量多＞5mmol/L，血pH和CO_2结合力降低，碱剩余负值增大，阴离子间隙增大；但血浆渗透压仅轻度上升。高渗性非酮症糖尿病性昏迷的诊断要点是体内的高渗状态，实验室检查结果为“三高”，即血糖特别高（≥33.3mmol/L）、血钠高（≥145mmol/L）、血渗透压高[≥350mOsm/（kg·H_2O）]；尿糖呈强阳性，血清酮体可稍增高，但pH大多正常。乳酸性酸中毒糖尿病性昏迷的诊断要点为体内乳酸明显增多，特别是血乳酸浓度＞2mmol/L，pH降低，乳酸/丙酮酸比值＞10并除外其他酸中毒原因时，可确诊本病。

糖尿病慢性并发症的实验室监测指标包括：①血糖与尿糖；②糖化蛋白（包括糖化血红蛋白及糖化白蛋白等）；③尿蛋白（微量白蛋白尿与临床蛋白尿）；④其他并发症评估指标，如肌酐、胆固醇、甘油三酯等；⑤胰腺移植效果评估指标，如C肽和胰岛素等。

二、低　血　糖

低血糖症（hypoglycemia）指由于某些病理或生理原因使血糖浓度低于参考值下限，大脑中葡萄糖不足而出现交感神经兴奋性增高和脑功能障碍，其临床症状因人而异，缺乏特异性，常见的有心悸、心慌、多汗、面色苍白、饥饿、软弱无力、手足震颤等症状，严重时可出现意识丧失、昏迷甚至死亡。对低血糖的诊断目前尚无统一的界定标准，多数学者建议空腹血糖参考下限＜2.78mmol/L。

临床上一般将低血糖症分为空腹低血糖症和餐后（反应性）低血糖症两类。

1. 空腹低血糖症　为临床上常见的低血糖类型。正常人一般不会因为短时的饥饿而发生低血糖，成年人空腹时发生低血糖症往往是由于：①糖摄入不足或吸收不良；②肝功能严重障碍，失去了对血糖的有效调节；③使用降糖药物过量；④胰岛素分泌过多或拮抗激素分泌过少。特别是临床上反复发生的空腹低血糖症提示有器质性疾病，胰岛素瘤是器质性低血糖症中最常见病因。

2. 餐后（反应性）低血糖症　可由多种因素引发，如药物、胰岛素抗体、先天性缺陷等，多见于功能性疾病，在临床中往往容易被忽略。常见类型有：①特发性功能性低血糖症：发生于餐后或口服葡萄糖耐量试验2～4h的暂时性低血糖。每次发作15～20min，可自行缓解，多见于情绪不稳定和神经质的人，中年女性多见。②2型糖尿病或糖耐量受损伴有的低血糖症：患者空腹血糖正常，在口服葡萄糖耐量试验后，前2h似糖耐量受损或2型糖尿病，但食入葡萄糖后3～5h，血糖浓度迅速降至最低点。其原因可能是持续高血糖引起的胰岛素延迟分泌，出现高胰岛素血症所致；③营养性低血糖症（倾倒综合征）：发生于餐后1～3h。患者多有上消化道手术或迷走神经切除史。由于胃迅速排空，使葡萄糖吸收增快，血糖浓度明显增高并刺激胰岛素一过性分泌过多，导致低血糖。

低血糖症的诊断标准可以根据惠普尔（Whipple）三联征确诊：①低血糖症状；②发作时空腹血糖

浓度低于2.78mmol/L；③补充葡萄糖后低血糖症状迅速缓解。

考点：低血糖的概念、类型、诊断标准

三、糖代谢的先天性异常

糖代谢的先天性异常是指因糖代谢的酶类发生先天性异常或缺陷，导致某些单糖或糖原在体内贮积，并从尿中排出。此类疾病多为常染色体隐性遗传，包括糖原贮积病、果糖代谢异常及半乳糖代谢异常等，以糖原贮积病最为常见。

（一）糖原贮积病

糖原贮积病（glycogen storage disease，GSD）是由于参与糖原合成或分解的酶缺乏，糖原不能正常合成或分解，使糖原在肝脏、肌肉等脏器中大量堆积，造成这些器官组织肥大及功能障碍。由于酶缺陷的种类不同，临床表现多种多样，患者可表现为肝大，可伴有低血糖、肌肉萎缩、肌张力低下、运动障碍等。本病多见于男性，常在婴儿期发病，儿童期死亡，仅少数存活至成年。确诊需要依靠酶的检测。

根据酶缺陷不同，可将其分为13型，其中Ⅰ、Ⅲ、Ⅵ、Ⅸ型以肝脏病变为主，Ⅱ、Ⅴ、Ⅶ型以肌肉组织受损为主，Ⅰ型GSD最为多见。

（二）半乳糖血症

半乳糖血症（galactosemia）是机体不能转化利用半乳糖及其中间代谢产物的一种常染色体隐性遗传病，其特征主要是血和尿中半乳糖含量增高。引起本病的原因是半乳糖代谢的3种相关酶，即半乳糖激酶（GALK）、半乳糖-1-磷酸尿苷转移酶（GALT）和尿苷二磷酸-半乳糖-4-表异构酶中的任何一种先天性缺陷均可致半乳糖血症。经典型半乳糖血症发生于半乳糖代谢的第2步，即GALT缺乏，导致其前体半乳糖-1-磷酸堆积，沉积在肝、肾、晶状体、脑及红细胞等组织细胞中，产生特有的毒性作用。

第2节　血糖代谢相关标志物的测定

血糖测定是检查有无糖代谢紊乱的最基本和最重要的指标。血糖水平测定和临床症状结合能对糖尿病进行诊断，故糖代谢紊乱检测主要包括血糖及血糖调节物、糖化蛋白及其他相关代谢物的检测，有利于糖尿病及其并发症的早期诊断、病因查找、指导治疗和评估预后等。

糖尿病自身抗体检测是糖尿病分型的重要指标之一，特别是对1型糖尿病的筛查及鉴别诊断具有重大意义，但其检测属于免疫学范畴，具体操作请参照免疫学检验相关内容。

一、血清（浆）葡萄糖测定

血清（浆）葡萄糖主要指空腹血糖（FPG），即至少8h内未摄入能量食物后测定的血清（浆）葡萄糖，是糖尿病最常用的检测项目，绝大部分医院将其列为急诊检验和危急值报告项目。

（一）标本采集与处理

1. 标本采集　血浆、血清和全血均可用于血糖测定。全血葡萄糖浓度比血浆或血清低12%～15%，且受血细胞比容影响，故血浆或血清测定结果更为可靠。如果用血清标本，应使用带分离胶的真空采血管采血；如果用血浆标本，最好选择草酸钾-氟化钠抗凝剂，其中的氟化钠可抑制血细胞（主要是白细胞）中烯醇化酶活性，防止糖的酵解，特别是白细胞增多的患者或细菌污染时，可减少血糖的消耗。推荐以血浆葡萄糖作为糖尿病的诊断指标。由于血糖测定还受饮食、取血部位和测定方法影响，所以除特殊试验外，一般应采集清晨空腹静脉血。

在使用便携式血糖计进行床旁检查（POCT）或居家自查时，采用的是毛细血管全血标本，由于受到血细胞比容及其他非糖还原物的影响，空腹全血葡萄糖含量比血浆葡萄糖浓度低12%～15%；而在有葡萄糖负荷时，毛细血管血葡萄糖浓度要比静脉血高2～4mmol/L，因此应采用不同的参考区间。

2. 标本处理　由于血细胞对葡萄糖的酵解作用，采集的标本在室温下每小时可使血糖降低5%～7%，故采血后应立即（一般要求在1h内）分离出血清或血浆，可使血糖在室温下稳定24h。加入氟化钠的血浆标本中的葡萄糖室温下可稳定3天。

（二）测定方法

血糖的测定方法按原理可分为3类：无机化学法、有机化学法和酶法。无机化学法特异性差，已经淘汰；有机化学法主要为邻甲苯胺法，准确度高于无机化学法，但因干扰因素多，试剂有腐蚀性和致癌性，已极少使用，故目前实验室多使用酶法测定血浆（清）葡萄糖。

酶法包括己糖激酶法、葡萄糖氧化酶法和葡萄糖脱氢酶法。其特点是灵敏度高、准确度和精密度好、反应条件温和、操作简单且适用于自动化分析仪。

1. 己糖激酶法　己糖激酶（hexokinase，HK）催化标本中的葡萄糖和ATP发生磷酸化反应，生成葡萄糖-6-磷酸（G-6-P）与ADP。前者在葡萄糖-6-磷酸脱氢酶（G6PD）催化下脱氢，生成6-磷酸葡萄糖酸内酯，同时使$NADP^+$还原成NADPH。反应式如下：

$$\text{葡萄糖}+\text{ATP}\xrightarrow{\text{HK}}\text{葡萄糖-6-磷酸}+\text{ADP}$$

$$\text{葡萄糖-6-磷酸}+\text{NADP}^+\xrightarrow{\text{G6PD}}\text{6-磷酸葡萄糖酸内酯}+\text{NADPH}+\text{H}^+$$

NADPH的生成速率与标本中葡萄糖的浓度成正比。NADPH在波长340nm处有吸收峰，通过监测其吸光度升高速率，计算标本中葡萄糖浓度。

方法学评价：己糖激酶法特异性及准确度高于葡萄糖氧化酶-氧化物酶偶联法，且不受轻度溶血（Hb＜5g/L）、脂血、黄疸、尿酸、维生素C、氟化钠、肝素、EDTA和草酸盐等干扰，被认为是血清（浆）葡萄糖测定的参考方法，特别适用于急诊检验使用，但试剂较贵。

2. 葡萄糖氧化酶法　在葡萄糖氧化酶（glucose oxidase，GOD）的催化下，葡萄糖被氧化为葡萄糖酸，同时消耗溶液中的氧，产生过氧化氢。

$$\text{葡萄糖}+2\text{H}_2\text{O}+\text{O}_2\xrightarrow{\text{GOD}}\text{葡萄糖酸}+2\text{H}_2\text{O}_2$$

本法结果监测分为质谱分析法和比色分析法两类。

（1）质谱分析法（葡萄糖氧化酶-氧速率法，GOD-OR法）　是用氧电极监测溶液中氧的消耗量，氧消耗量与葡萄糖浓度成正比。此法准确性和精密度都很好，但需用特殊的分析仪。另外血细胞可消耗氧气，故不能用于全血标本。

（2）比色分析法（葡萄糖氧化酶-过氧化物酶偶联法，GOD-POD法）　是葡萄糖氧化酶（GOD）与过氧化物酶（POD）偶联，将过氧化氢分解为水和氧，同时使色素原性氧受体4-氨基安替比林和酚去氢缩合为红色醌类化合物，即Trinder反应。其色泽深浅在一定范围内与葡萄糖浓度成正比，在505nm处有吸收峰。

$$2\text{H}_2\text{O}_2+\text{4-氨基安替比林}+\text{酚}\xrightarrow{\text{POD}}\text{红色醌类化合物}$$

方法学评价：

1）GOD仅对β-D-葡萄糖高度特异，对α-型葡萄糖无作用，因此测定时为保证标本中葡萄糖的完全氧化需要使α-型葡萄糖变旋为β-型葡萄糖。在实际应用时需加入葡萄糖变旋酶或者适当延长孵育时间促使其变旋。

2）POD的特异性较低，一些还原性物质如尿酸、维生素C、胆红素和谷胱甘肽等可消耗过氧化氢，使测定结果偏低，出现假阴性。添加了抗干扰成分的试剂盒可消除上述物质的干扰。

GOD-POD法可直接测定脑脊液中葡萄糖的含量，但由于尿液中尿酸等干扰物浓度过高，可使检测结果假性偏低，所以该法不能直接测定尿液中葡萄糖的含量。可使用离子交换树脂除去尿中干扰物后再测定。

3）本法测定血糖线性范围可达19mmol/L，回收率94%～105%；批内*CV*为0.7%～2%，批间*CV*约为2%，日间*CV*为2%～3%。其准确度与精密度都能达到临床要求，操作简便，适用于常规检验，是国家卫生健康委员会临床检验中心的推荐方法，也是目前各级医院应用最广泛的方法。

3. 葡萄糖脱氢酶法 葡萄糖脱氢酶（glucose dehydrogenase，GDH）催化葡萄糖脱氢，氧化生成葡萄糖酸（*D*-葡萄糖酸-*δ*-内酯）。其反应式如下：

$$\beta\text{-}D\text{-葡萄糖}+NAD^{+}\xrightarrow{GDH}D\text{-葡萄糖酸-}\delta\text{-内酯}+NADH$$

向反应液中加入变旋酶可缩短反应到达平衡的时间。在反应过程中，NADH的生成量与葡萄糖浓度成正比关系，可通过监测340nm处吸光度的增加速率计算葡萄糖的含量。

方法学评价：

（1）GDH对葡萄糖具有高度特异性，其测定结果与HK法具有良好的一致性。

（2）一般浓度的抗凝剂或防腐剂如肝素、EDTA、柠檬酸盐、草酸盐、氟化物和碘乙酸等均不干扰测定。但当血胆红素≥342μmol/L和血红蛋白≥1g/L时，可使测定葡萄糖浓度分别增高0.72mmol/L和0.22mmol/L。脂血标本会干扰测定，故须做标本对照管。

【参考区间】 成人空腹血糖3.9～6.1mmol/L。

【临床意义】

（1）血糖增高 FPG＞7.0mmol/L称为高血糖症。

1）生理性高血糖：高糖饮食后1～2h、情绪激动等，可致血糖短暂升高。

2）病理性高血糖：①糖尿病，这是最常见的原因；②其他内分泌系统的疾病，如垂体前叶功能亢进（巨人症、肢端肥大症）、肾上腺皮质功能亢进（库欣病）、甲状腺功能亢进等；③应激性高血糖，如颅脑损伤、脑出血、脑膜炎等所致的颅内压增高等；④脱水引起的血液浓缩，如呕吐、腹泻、高热等。

（2）血糖降低

1）空腹血糖降低：①长期饥饿、剧烈运动；②内分泌疾病引起的胰岛素绝对或相对过量，如胰岛β细胞增生或肿瘤引起的胰岛素分泌过多；③对抗胰岛素的激素分泌不足，如垂体、肾上腺皮质或甲状腺功能减退而使生长激素、肾上腺素、甲状腺激素分泌减少；④严重肝病如急性重型肝炎、肝坏死使肝的生糖作用降低或肝糖原储存不足，肝脏不能有效地调节血糖。

2）反应性低血糖：①功能性饮食性低血糖；②胃切除术后饮食性反应性低血糖；③2型糖尿病或糖耐量受损出现晚期低血糖。

（3）药物影响 某些药物可以诱导血糖升高或降低。

引起血糖升高的药物有：噻嗪类利尿药、口服避孕药、儿茶酚胺、吲哚美辛、咖啡因、甲状腺激素、肾上腺素等。

引起血糖降低的药物有：降糖药、中毒剂量对乙酰氨基酚、抗组胺药、致毒量阿司匹林、乙醇、胍乙啶、普萘洛尔等。

考点：空腹血糖测定的主要方法、原理、评价、参考区间和临床意义

链接 血糖监测新指标——血糖目标范围时间

2021年4月发布的《中国2型糖尿病防治指南（2020年版）》建议将血糖目标范围时间（TIR）纳入血糖控制目标。推荐T1DM及T2DM患者的TIR控制目标为＞70%，但应高度个体化，同时关注低血糖及血糖波动。所谓TIR，就是葡萄糖目标范围内时间，或称葡萄糖达标时间百分比，是指24h内葡萄糖在目标范围内（通常为3.9～10.0mmol/L）的时间（用min表示）或其所占的百分比，通俗来讲就

是血糖在一天内有多少时间或比例处在正常范围内。可由连续血糖监测（CGM）数据或自我血糖监测（SMBG）数据（至少每日7次血糖监测）计算。多项观察性研究显示，TIR与糖尿病微血管并发症、心血管疾病的替代标志物及妊娠结局显著相关。此外，一项大数据研究显示，TIR与T2DM患者心血管死亡及全因死亡显著相关。

二、口服葡萄糖耐量试验

正常人口服或注射一定量葡萄糖后血糖暂时升高（一般不超过9.0mmol/L），并刺激胰岛素分泌增多，促使大量葡萄糖合成糖原加以贮存，在短时间内血糖可降至空腹水平，这种现象称为耐糖现象。因内分泌功能失调等因素引起糖代谢障碍时，口服一定量葡萄糖后，血糖浓度可急剧升高，而且短时间内不能恢复到原来的浓度水平，称为糖耐量失常。

（一）原理

口服葡萄糖耐量试验（OGTT）是依据耐糖现象设计的一种葡萄糖负荷试验，即人为给予一定量的葡萄糖（口服）后，在2h内间隔一定时间分别测定被检者的血糖和尿糖水平，用以了解胰岛β细胞功能和机体对血糖的调节能力。对于症状不明显或血糖升高不明显的可疑糖尿病患者可以通过该项试验早期发现或排除糖尿病。

（二）适应证

1. 无糖尿病症状，随机或空腹血糖异常者。
2. 无糖尿病症状，有一过性或持续性糖尿。
3. 无糖尿病症状，但有明显糖尿病家族史。
4. 有糖尿病症状，但随机或空腹血糖不够诊断标准。
5. 妊娠期、甲状腺功能亢进、肝病、感染，出现尿糖者。
6. 分娩巨大胎儿的妇女或有巨大胎儿史的个体。
7. 不明原因的肾病或视网膜病。

（三）方法

WHO推荐的标准化OGTT做法如下。

1. 标本采集　检查前三天停用胰岛素治疗，维持正常的饮食及活动（每天食物中糖含量不低于150g）。试验前应空腹10～16h，静脉采血2mL左右，迅速分离血清（浆）后测定空腹血糖浓度。

2. 口服葡萄糖　将75g无水葡萄糖溶于250mL冷开水中5min内饮完（妊娠妇女常用量为100g。儿童葡萄糖用量可按1.75g/kg体重计算，但总量不超过75g）。从口服第一口开始计时，每隔30min取血1次，共4次，历时2h（必要时可延长至6h），分别进行血糖测定。同时每隔1h留取尿液一次检验尿糖。整个试验过程中避免吸烟、喝咖啡、喝茶或进食。

3. 绘制糖耐量曲线　以标本采集时间为横坐标（空腹时为0）、血糖浓度为纵坐标绘制糖耐量曲线，见图8-1。

【参考区间】 健康成年人：FPG≤6.1mmol/L；服糖后30～60min血糖升高达高峰，一般＜10.0mmol/L，2h PG≤7.8mmol/L；同时测定上述各时间的尿糖均为阴性。

【临床意义】 OGTT结合FPG结果可协助糖尿病的诊断及相关状态的判定。

（1）诊断糖尿病　FPG≥7.0mmol/L，2h PG≥11.1mmol/L为糖尿病性糖耐量（DM）。

（2）判断空腹血糖受损　FPG 6.1～7.0mmol/L，2h PG＜7.8mmol/L为空腹血糖受损。

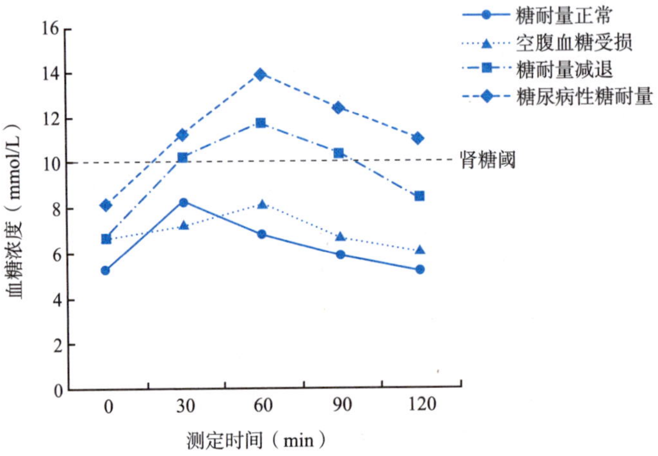

图 8-1 糖耐量曲线

（3）判断糖耐量减低 FPG＜7.0mmol/L，2h PG在7.8～11.1mmol/L为糖耐量减低，临床上称为亚临床或无症状性糖尿病。

（4）平坦型糖耐量曲线（smooth OGTT curve） FPG降低，口服葡萄糖后血糖上升也不明显，2h PG仍处于低水平状态。常见于胰岛β细胞瘤、肾上腺皮质功能亢进症、腺垂体功能减退症。也可见于胃排空延迟、小肠吸收不良等。

（5）储存延迟型糖耐量曲线（storage delay OGTT curve） 口服葡萄糖后血糖急剧升高，提早出现峰值，且＞11.1mmol/L，而2h PG又低于空腹水平。常见于胃切除或严重肝损伤。由于胃切除后胃肠道迅速吸收葡萄糖或肝脏不能迅速摄取和处理葡萄糖而使血糖急剧增高，反应性引起胰岛素分泌增多，进一步导致肝外组织利用葡萄糖增多，而使2h PG明显降低。

（6）鉴别低血糖 ①功能性低血糖：FPG正常，口服葡萄糖后出现高峰时间及峰值均正常，但2～3h后出现低血糖，见于特发性低血糖症。②肝源性低血糖：FPG低于正常，口服葡萄糖后血糖高峰提前并高于正常，但2hPG仍处于高水平，且尿糖阳性。常见于广泛性肝损伤、病毒性肝炎等。

考点：口服葡萄糖耐量试验的方法、适应证、评价、注意事项和临床意义

课堂思政 福林－吴宪法的发明

福林-吴宪法（Folin-Wu法）是血糖测定的经典方法之一，是我国著名生物化学学家吴宪早年的代表性科研成果。吴宪主导设计了极具突破性的钨酸滤血法：利用钨酸沉淀血液中的蛋白质，制备无蛋白血滤液，避免了血液中多种蛋白质的存在对实验准确性造成的影响。钨酸滤血法极大改进了血液生化检测的方法学，直到20世纪50年代后期才被自动分析仪所取代，被广泛用于全世界的临床实验室长达50年之久。

1920年，吴宪义无反顾地选择回国，任职于北京协和医学院，并于1924年成为北京协和医学院有史以来最年轻的系主任。美国学者评价道："毫无疑问，吴宪是20世纪前半叶中国最伟大的化学家，或者说是最伟大的科学家"。

三、糖化蛋白测定

糖化蛋白是指通过非酶促反应作用将糖基加到蛋白质的氨基酸基团上。其合成的速率与血糖的浓度成正比，直到蛋白质降解后才释放，故能持续存在于该蛋白质的整个生命中。

由于不同蛋白质的半衰期不同，所以可以通过对不同糖基化蛋白的测定了解一段时间内机体的血糖水平，常作为糖尿病治疗过程中的一个监测指标，用于评定糖尿病的控制程度。

血红蛋白、白蛋白、晶状体蛋白、胶原蛋白等都可发生糖基化反应，糖化后的蛋白质可变性，是引起糖尿病慢性并发症的原因之一。所以可用此指标估计血管合并症发生的危险程度。

（一）糖化血红蛋白

1. 糖化血红蛋白的生化特性　正常成人血红蛋白是由HbA1（占97%）、HbA2（占2.5%）和HbF（占0.5%）组成。层析分析显示HbA1中含有数种微量Hb成分，即HbA1a、HbA1b和HbA1c，总称为HbA1。HbA1c是HbA1的主要组分，约占HbA1的80%，HbA1a和HbA1b的含量则较低。

红细胞内的Hb可缓慢地与糖类（主要是葡萄糖）结合而形成糖化血红蛋白（glycosylated hemoglobin，GHb），这种Hb与糖结合的形成过程称为糖基化作用。糖基化位点主要发生在Hb的β链N端缬氨酸残基上。这些糖基化过程非常缓慢且不可逆，GHb一旦形成就不再解离。GHb的主要成分是HbA1c，且浓度相对稳定，因此临床上常以HbA1c代表GHb的水平，也有人将GHb称为HbA1c。

2. 糖化血红蛋白的测定方法　目前测定GHb的方法可分为两大类：一类是利用糖化和非糖化血红蛋白所带的电荷差异进行定量分析，如电泳法、离子交换层析法等；另一类是根据糖化和非糖化血红蛋白的结构差异，利用血红蛋白上糖基化基团的结构特点，采用亲和层析法、免疫法及酶法进行定量分析。由于HbA1c分离过程耗时，要求技术水平高且必须有高精密度的专业仪器，因此一般不作为常规测定方法。免疫学方法已有试剂盒供应，可以通过生化分析仪进行检测。离子交换层析法技术简单、操作快速、结果可满足临床对糖尿病监控的要求，是目前推荐的常规方法。高效液相色谱法被列为参考方法。

（1）离子交换层析法　原理是基于不同的糖化血红蛋白所带电荷不同进行分离。先将红细胞样品在等渗盐水中除去细胞中游离的葡萄糖，然后将细胞溶解并离心取上清液，用偏酸缓冲剂处理阳离子交换树脂，使之带负电荷。HbA带正电荷较多，但由于HbA1的两个β链N端正电荷被糖基清除，正电荷较HbA其他成分少，因此HbA1与HbA或其他成分对树脂的附着力不同。在低离子强度和中性pH的洗脱液作用下，HbA1c几乎不带正电荷，因而在其他成分前先洗脱，再用高浓度洗脱液将其他成分洗出，测定洗脱液中的HbA1c占总Hb的百分数。

离子交换手工微柱法最早应用于临床实验室，因操作的方法和微柱的质量不易控制，容易产生误差，后来发展成离子交换高效液相色谱法，经过不断改进，在临床上应用已较成熟，对HbA1c的分离可以达到临床需求的精密度（$CV < 3\%$）和稳定性。美国、瑞典及日本等国家将其作为HbA1c标准化参考系统的参考方法。

（2）HbA1c免疫法　本法是利用抗原-抗体的原理设计。以糖化血红蛋白作为抗原，HbA1c的β链N端提供了一个容易被抗体识别的抗原表位，可以采用单克隆抗体特异性识别糖化血红蛋β链N端最后3～4个氨基酸组成的抗原表位，以糖化血红蛋白为标准，结合比色或比浊法，测定HbA1c的含量，再测定血红蛋白的含量，最后计算出HbA1c占总Hb的百分数。

免疫法可溯源到离子交换高效液相色谱法，但高浓度样本测定结果偏低。

3. HbA1c检测的优势

（1）患者无须空腹，可以任意时间采血，不受进餐的影响。

（2）较静脉血糖更能反映长期的血糖情况，不受短期饮食、运动等生活方式变化的影响。

（3）HbA1c实验室检测方法正在逐步标准化。

（4）一些非血糖因素影响HbA1c而引起的误差少见，如血红蛋白病。

4. HbA1c检测的局限性　HbA1c检测结果对调整治疗后的评估存在“延迟效应”，不能精确反映患者低血糖的风险，也不能反映血糖波动的特征。

5. 影响HbA1c检测结果的因素

（1）血红蛋白的更新速度对HbA1c数值的影响　①可以引起红细胞平均寿命增加的因素都会增加HbA1c的浓度，如脾切除后红细胞清除率下降。②可能缩短红细胞寿命的因素可降低HbA1c的浓度，如溶血性贫血。接受透析治疗的尿毒症患者红细胞寿命缩短。

（2）药物　维生素C、维生素E、大剂量的水杨酸盐、促红细胞生成素治疗者可使测定结果降低。

（3）种族差异　HbA1c存在种族差异，黑种人的HbA1c比白种人高0.4%～0.7%。

（4）样本贮存时间与温度　测定结果可随样本贮存时间的延长而逐渐升高。大多数检测方法的样本可在-70℃保存1年，全血样本可在4℃保存1周，在室温条件下，仅能保存数天。在37℃条件下，有效保存时间均小于1天。

【参考区间】

（1）IFCC计算方案　健康成年人HbA1c为2.8%～3.8%。

（2）糖尿病控制和并发症试验/美国糖化血红蛋白标准化方案计算方案（DCCT/NGSP）　健康成年人HbA1c为4.8%～6.0%。

【临床意义】

（1）为糖尿病患者长期血糖控制的评价指标：GHb的形成是不可逆的，其浓度与红细胞的寿命（平均120天）和该时期内血糖的平均含量有关，而与血糖的短期波动无关，因此GHb反映的是测定前6～8周内受试者血糖的平均水平，是评价糖尿病患者血糖控制效果的良好指标，是糖尿病监控达标的"金标准"，也是临床决定是否需要调整治疗的重要依据。当血糖控制不佳时，GHb可达正常的2倍以上。目前我国糖尿病患者GHb控制标准如下（以离子交换层析法结果为例）。

GHb4.0%～6.0%表明血糖控制正常。

GHb6.0%～7.0%表明血糖控制比较理想。

GHb7.0%～8.0%表明血糖控制一般。

GHb8.0%～9.0%表明血糖控制较差，应注意饮食。

GHb＞9.0%表明血糖控制很差，应注意饮食结构，加强运动，调整治疗方案。

（2）对糖尿病性高血糖和应激性高血糖做出鉴别，前者GHb水平多增高，后者正常。

（3）HbA1c水平低于确定的参考区间，可能表明最近有低血糖发作、Hb变异体存在或红细胞寿命短，减少或缩短了红细胞在葡萄糖中的暴露时间。当解释此类患者的HbA1c结果时应当小心。

（4）GHb对监测糖尿病微小血管并发症、慢性并发症的发生和发展都有积极的意义。若GHb＞9%说明患者有持续性高血糖存在，会发生糖尿病肾病、白内障等，同时也是AMI、脑卒中死亡的高危因素。

链接　糖化血红蛋白测定的标准化

美国、日本、瑞典分别于1993年、1995年、1991年启动糖化血红蛋白标准化计划，并指定离子交换高效液相色谱法为参考方法，建立参考实验室，制备标准物质。国际共识的HbA1c标准化目标，精密度：*CV*＜5%；准确度：±0.5%HbA1c。我国HbA1c的标准化启动比较晚，各地实验室检测方法参差不齐，标准不一，多数实验室的室内质量控制也不规范，不利于糖尿病的防治。2010年3月20日，我国启动"中国糖化血红蛋白教育计划"，目标是以循证医学为依据，促进糖化血红蛋白检测技术在我国糖尿病管理中广泛和正确使用，加速糖化血红蛋白检测方法的标准化进程。在2021年4月发布的《中国2型糖尿病防治指南（2020年版）》将"糖化血红蛋白"首次正式纳入到糖尿病诊断标准中：在有严格质量控制的实验室，采用标准化检测方法测定的糖化血红蛋白可以作为糖尿病的补充诊断标准。说明我国在糖化血红蛋白标准化过程中已经取得了巨大进步。

（二）糖化白蛋白

血白蛋白分子的氨基末端与葡萄糖可通过非酶促糖基化反应形成高分子酮胺类化合物，这些糖化的血白蛋白称为果糖胺，即糖化血白蛋白（glycosylated serum protein，GSP）。白蛋白是血清中含量最多的蛋白质，临床上90%以上的糖化血清蛋白为糖化白蛋白（glycosylated albumin，GA），所以GA已成为临床常用检测项目，其特异性及实用性都好于GSP。又因为白蛋白的半衰期为15～19天，所以测定糖化白蛋白与血清白蛋白的比值可反映患者2～3周前的血糖控制情况。

目前对糖化白蛋白的测定主要是化学比色法、亲和层析法和果糖胺法，后者操作简单、快速，可用于自动化分析，是目前常用的方法。

果糖胺法是利用酮氨基在碱性溶液中能与硝基四氮唑蓝（NBT）发生还原反应，生成紫红色的甲臜，最大吸收峰在波长530nm处，以1-脱氧-1-吗啉果糖（DMF）作为标准参照物进行比色测定。该法*CV*为5.4%左右，不受溶血、脂血、葡萄糖或胆红素干扰，但必须注意测定的标准化，白蛋白标准品的类型会影响实验结果。

【参考区间】 10.8%～17.1%*。

注：*糖化白蛋白（%）= $\frac{\text{糖化白蛋白}}{\text{血清白蛋白}} \times 100\%$

【临床意义】

（1）GA测定可以反映患者过去2～3周的血糖控制水平，是糖尿病患者血糖监测的一个灵敏指标，能较好了解糖尿病患者短期血糖控制情况，能在短期内得到治疗效果的回馈，特别适用于住院调整用药的患者。

（2）由于测定GA是观察短期血糖浓度的改变，因此应与GHb结合应用而不是替代。当患者有血红蛋白异变体如HbS或HbC时，会使红细胞寿命下降，此时测定GHb的意义不大，而红细胞寿命和Hb变异体不影响果糖胺的形成，此时测定GA很有价值。

（3）当白蛋白浓度和半衰期发生明显变化时，会对GA产生很大影响。当患者血清Alb＜30g/L或尿蛋白＞1g/L时，如肾病综合征、肝硬化、异常蛋白血症或急性时相反应之后的患者，测定结果只能作参考。

考点：糖化白蛋白测定的主要方法、原理、评价、参考区间和临床意义

四、胰岛素、C肽和胰岛素、C肽释放试验

（一）胰岛素和胰岛素释放试验

胰岛素（insulin，INS）是胰岛β细胞所产生的多肽类激素，主要作用是促进肝、骨骼肌和脂肪组织对葡萄糖的摄取，促进葡萄糖转换成糖原或脂肪储存，抑制肝脏的糖异生，刺激蛋白质合成并抑制蛋白质分解，总的效应是降低血糖。

糖尿病患者血糖升高的主要原因是胰岛素的绝对或相对不足。测定空腹，特别是进食后的胰岛素水平，通过观察在高血糖刺激下胰岛素的释放可进一步帮助了解胰岛β细胞的功能。但若患者接受过胰岛素治疗，6周后可产生胰岛素抗体，这时测定胰岛素常不能反映患者体内胰岛素的真实水平。

INS测定及胰岛素释放试验（insulin releasing test）是诊断和治疗糖尿病的两个主要试验。试验方法和测定对象完全相同，但标本的采集方法和观察目的有所区别。通过INS测定，可以了解胰岛β细胞的分泌功能。胰岛素释放试验可反映胰岛β细胞的贮备能力，标本采集方法及注意事项与OGTT完全相同，常与OGTT试验同时进行。即在空腹及服糖后的2h内每隔30min采血一次分别测定胰岛素水平。该试验对糖尿病的早期诊断、分型和治疗有重要的参考价值。

胰岛素测定方法主要有放射免疫分析（RIA）、ELISA、化学发光免疫分析（CLIA）和电化学发光免疫分析（ECLIA）。

正常人的胰岛素分泌常与血糖值呈平行状态，在服糖后30～60min达到峰值，其浓度为空腹值的5～7倍，达到峰值后的胰岛素水平下降很快，180min的测定值只比空腹值略高。1型糖尿病患者空腹值低，服糖后仍无反应或反应低下，呈不反应型。2型糖尿病患者空腹值正常或增高，服糖后胰岛素

水平增加，峰值出现晚，常在120min，甚至180min出现，但该型糖尿病在晚期也可呈不反应型。胰岛素释放试验曲线见图8-2。

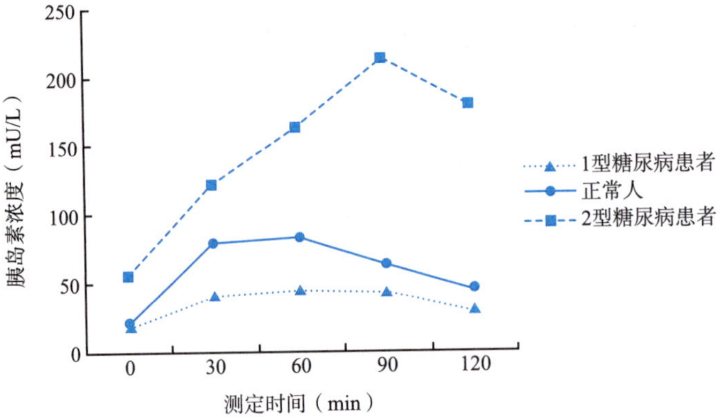

图8-2 胰岛素释放试验曲线

【参考区间】 空腹胰岛素为10～20mU/L（RIA）；服糖后30～60min胰岛素分泌达到峰值，是空腹胰岛素的5～10倍。

【临床意义】 胰岛素的增高常见于2型糖尿病患者，肥胖者居多，其早期与中期均有高胰岛素血症。胰岛β细胞瘤、胰岛素自身免疫综合征、脑垂体功能减退症、甲状腺功能减退症及怀孕妇女、应激状态下如外伤、电击与烧伤等患者胰岛素水平也较高。

胰岛素水平降低常见于1型糖尿病及晚期的2型糖尿病患者；胰腺炎、胰腺外伤、胰岛β细胞功能遗传性缺陷的患者及服用噻嗪类药、β受体阻滞剂者胰岛素水平可降低。

糖尿病患者的胰岛素释放试验曲线可分为以下3种类型。

（1）胰岛素分泌不足型　试验曲线呈低水平状态，表示胰岛功能衰竭或遭到严重破坏，胰岛素分泌严重不足。见于1型糖尿病，需终身胰岛素治疗。

（2）胰岛素分泌增多型　患者空腹胰岛素水平正常或高于正常，口服葡萄糖刺激后曲线上升迟缓，高峰在2h或3h，多数在2h达到高峰，其峰值明显高于正常值，提示胰岛素分泌相对不足，多见于2型糖尿病肥胖者。该型患者经严格控制饮食、增加运动、减轻体重或服用降血糖药物后常可得到较好控制。

（3）胰岛素释放障碍型　空腹胰岛素水平略低于正常或稍高，刺激后呈迟缓反应，峰值低于正常。多见于成年起病、体形消瘦或正常的糖尿病患者。

（二）C肽及C肽释放试验

C肽也是胰岛β细胞的分泌产物，它与胰岛素有一个共同的前体——胰岛素原。一个分子的胰岛素原在蛋白水解酶的作用下，裂解成等分子的C肽和胰岛素，因此其测定意义与胰岛素相同。但C肽半衰期为10～11min，比胰岛素长，而且C肽没有生物活性，与外源性胰岛素无抗原交叉，且生成量不受外源性胰岛素影响，很少被肝脏代谢，只在肾脏降解和代谢，特别是对用胰岛素治疗6周后的患者，由于可产生胰岛素抗体，这时测定胰岛素常不能反映患者体内胰岛素的真实水平，而测血浆C肽水平则能准确反映胰岛β细胞生成和分泌胰岛素的能力。

C肽及C肽释放试验的标本采集方法与胰岛素及胰岛素释放试验基本相同，其测定方法有RIA法和化学发光法。

C肽释放试验曲线见图8-3。

【参考区间】 RIA法：空腹0.3～0.6nmol/L；服糖后30～60min出现峰值（为空腹值的5～6倍）。

【临床意义】

（1）C肽测定常用于糖尿病的分型，它与胰岛素测定的意义是一样的。

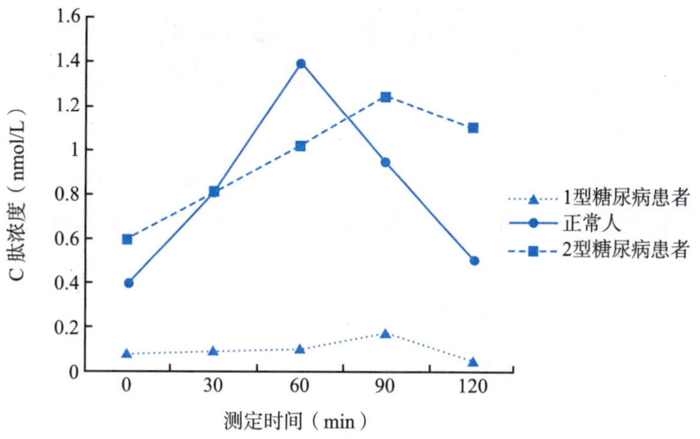

图 8-3 C肽释放试验曲线

（2）C肽测定还用于指导胰岛素用药的治疗，可协助确定患者是继续使用胰岛素还是只需口服降糖药或饮食治疗。

（3）C肽可用于低血糖的诊断与鉴别诊断。某些胰岛β细胞瘤患者，尤其是存在间歇性胰岛素分泌过多时，胰岛素检测可正常，但C肽浓度却升高。当注射胰岛素导致低血糖发生时，胰岛素水平会很高而C肽水平降低，这是因为药用胰岛素中没有C肽存在，且外源性胰岛素会抑制β细胞的分泌功能。

（4）C肽和胰岛素同时测定，还可以帮助了解肝脏的变化，因为胰岛素每次血液循环都会被正常肝脏降解一半，而C肽很少被肝代谢，测定外周血C肽/胰岛素比值，可以估计肝脏处理胰岛素的能力。

考点：胰岛素、C肽测定及其释放试验的评价和临床意义

五、尿液葡萄糖测定

正常人尿液中不含或仅有微量葡萄糖，用一般方法难以测出，因此正常人尿糖为阴性。当血糖浓度增高并超过肾小管的重吸收能力（肾糖阈）时，血液中的葡萄糖就会从尿液中排出，尿中出现较多量的糖，称为糖尿。因此，测定尿液中葡萄糖的浓度可以间接反映血液中葡萄糖的浓度和肾小管的功能状况。

1. 尿液葡萄糖定性测定 可见本套教材《临床检验基础》的相关内容。

2. 尿液葡萄糖定量分析 用于血糖测定的己糖激酶法、葡萄糖脱氢酶法和邻甲苯胺法亦可用于尿液葡萄糖测定，其原理和方法与血糖测定完全相同。前二者特异性、准确性最高。但由于尿液中各种还原性物质（如尿酸等）含量较高，因此GOD-POD法不适合做尿液中葡萄糖测定，因为这些还原性物质会消耗葡萄糖氧化酶反应中产生的过氧化氢，降低呈色反应，从而造成较大误差。但测定氧消耗量的GOD-OR法，也是较为可靠的方法。

尿液葡萄糖定量分析时要求标本必须新鲜。研究表明，尿液标本在室温下存放24h，尿中葡萄糖大约丢失40%。因此不能快速检验时，应将标本冷藏保存，以防葡萄糖分解。标本如果有浑浊，应离心除去沉淀。

【参考区间】 ＜2.78mmol/24h尿。

【临床意义】

（1）血糖增高性糖尿 如糖尿病、甲状腺功能亢进、肢端肥大症等。

（2）血糖正常性糖尿 ①肾糖阈降低所致的肾性糖尿，如家族性糖尿；②因细胞外液容量增加，近曲小管重吸收受抑制，如妊娠等；③肾小管重吸收功能受损，如慢性肾炎或肾病综合征等。

（3）暂时性糖尿 ①超过肾糖阈的生理性糖尿，如一次食入糖过多；②应激性：如脑外伤、脑血管意外、急性心肌梗死等。

考点：尿液葡萄糖测定的方法、参考区间和临床意义

六、脑脊液葡萄糖测定

脑脊液（cerebrospinal fluid，CSF）是存在于脑、脑室、蛛网膜下腔内的一种无色透明液体，具有保护脑和脊髓免受外力损伤、调节颅内压、为脑神经细胞提供营养及运输代谢物等功能。当外伤、感染、炎症、肿瘤等原因引起中枢神经系统发生器质性病变时，脑脊液成分会发生改变。脑脊液葡萄糖浓度受下列因素的影响：①血浆葡萄糖浓度；②血脑屏障的通透性；③脑脊液中葡萄糖酵解程度等。

脑脊液葡萄糖测定方法与血糖测定完全相同，葡萄糖氧化酶或己糖激酶法等均适用于脑脊液葡萄糖测定。但由于脑脊液中的葡萄糖含量较低，为血液葡萄糖含量的50%～80%。为了提高测定的敏感度，可将标本用量加倍，最后将计算出的结果除以2。

脑脊液标本应在标本采集后立即送检，若要保存较长时间，应采用血糖抗凝管并置冰箱保存。

【参考区间】婴儿：3.9～5.0mmol/L；儿童：2.8～4.5mmol/L；成人：2.5～4.5mmol/L。

【临床意义】

（1）脑脊液葡萄糖含量的测定常用于细菌性脑膜炎与病毒性脑膜炎的鉴别诊断。①化脓性或结核性脑膜炎时，由于感染菌对葡萄糖的分解而使脑脊液葡萄糖含量降低；病毒性感染时，脑脊液葡萄糖含量可正常甚或由于血脑屏障受到损害使脑脊液葡萄糖含量增加。②各种原因引起的血糖增高。

（2）颅内肿瘤：常见于髓母细胞瘤、多形性胶质母细胞瘤、星形细胞瘤、脑膜瘤及脑膜肉瘤等，因脑膜肿瘤可阻止葡萄糖通过血脑屏障，且瘤细胞可分解葡萄糖，故脑脊液中葡萄糖含量降低。

（3）各种原因引起的高血糖或低血糖均可致脑脊液葡萄糖含量变化。

考点：脑脊液葡萄糖测定的方法、参考区间和临床意义

七、酮体的测定

酮体（ketone body）是脂肪酸在肝内正常分解代谢的中间产物，主要在肝外如脑、心、肌肉组织等中利用，亦可随尿排出体外。酮体包括β-羟丁酸、乙酰乙酸和丙酮三种成分，前两者是酮体的主要组成成分，分别占78%和20%，丙酮仅占2%。正常人血液中酮体含量极少，在某些生理或病理情况下，酮体的生成和利用失去平衡，导致血液中酮体含量升高称为酮血症和酮尿症。血、尿酮体检测对酮症的诊断、病情严重程度的评估及治疗监测十分有用。

（一）尿酮体的测定

测定血清和尿酮体的多种方法中最常用的是硝普盐半定量试验，其原理是乙酰乙酸和丙酮与硝普盐（亚硝基铁氰化钠）在碱性条件下反应生成玫瑰红色化合物，颜色深浅与酮体的含量成正比，通过比色法测定。

【方法评价】该法是一种传统的酮体检测方法，只能定性或半定量地检测乙酰乙酸和丙酮的浓度。目前已做成试纸条，灵敏度达25～50mg/dL，线性范围达1600mg/dL，但这种方法完全不能测出β-羟丁酸，对丙酮的检测灵敏度也比乙酰乙酸低很多。因此这只是一种简便易行的筛选试验。

该法是非特异性的，一些物质如水杨酸盐、酚和安替比林都可产生类似的颜色。因此，阳性反应只表示可能存在乙酰乙酸。要确证其存在，应将尿液加热，使乙酰乙酸分解为丙酮并将丙酮去掉后，再重复进行一次试验，如结果为阴性，才能证实最先出现的颜色是由乙酰乙酸所产生的。

（二）血酮体的测定

目前血酮体的测定主要是直接针对酮症时浓度最高且与病情严重程度平行的β-羟丁酸进行检测。在酮体中β-羟丁酸占78%，而且在糖尿病酮症发生早期，β-羟丁酸就可有明显升高，此时乙酰乙酸尚无明显变化。所以测定乙酰乙酸的硝普盐试验常引起临床对总酮量和酮症程度的低估；在酮症恢复期，β-羟丁酸迅速下降时，乙酰乙酸在一定时间内仍然保持升高或下降缓慢，这时用硝普盐试验又会引起

临床对病情的高估。因此，β-羟丁酸的测定在糖尿病酮症的诊断、治疗和监测中比乙酰乙酸测定更灵敏、更可靠，同样在糖尿病酮症的预测中也非常有价值。

β-羟丁酸测定的主要方法有分光光度法、比色法和电化学法，目前应用较多的为分光光度法。其测定原理是：β-羟丁酸在β-羟丁酸脱氢酶（β-HBDH）的催化下脱氢生成乙酰乙酸，由NAD^+接受氢生成NADH。在pH8.5时后者的生成量与样品中β-羟丁酸的浓度成正比，因此用分光光度计监测340nm处吸光度的变化就可以计算样品中β-羟丁酸的含量。

$$\beta\text{-羟丁酸}+NAD^+ \xrightarrow{\beta\text{-HBDH}} \text{乙酰乙酸}+NADH+H^+$$

【方法评价】 在各种酮体检测技术中，基于分光光度法的酶试剂盒和β-羟丁酸电化学生物传感器能够定量地检测β-羟丁酸。分光光度法可进行定量测定，重复性好、灵敏度高，样品无须预处理，适合在生化分析仪上使用，在临床病情诊断和疗效监测方面有很大的优势，但它需要的分析仪器成本相对较高，不适合家庭使用。

电化学法可进行定量测定，多在POCT血酮检测试纸上使用。血酮检测试纸把酶的高特异性和电化学电极的高灵敏度特点结合在一起，微量、快速、准确，具有广泛的应用前景。

【参考区间】 血酮体（以β-羟丁酸计）0.03～0.3mmol/L或者尿酮体（-）。

【临床意义】 血酮体水平是糖尿病酮症（DK）和糖尿病酮症酸中毒（DKA）诊断的重要指标之一，血酮体检测贯穿DKA诊断、治疗和预防的整个过程中。

在严重DKA时，代谢中的β-羟丁酸与乙酰乙酸的比值明显增高，如果只检测乙酰乙酸，易导致实验结果与病情不符，因为DKA早期，乙酰乙酸的检测结果可为弱阳性；经治疗后，β-羟丁酸转变为乙酰乙酸，检测结果显示酮症加重，因此，DKA时最好是检测β-羟丁酸浓度。

尿酮检出的是丙酮和乙酰乙酸，二者在病情缓解时在酮体中所占比重反而上升，评估具有滞后性。

考点：尿酮体和血酮体测定的区别、参考区间和临床意义

八、血液乳酸测定

乳酸（lactic acid，LA）是无氧糖酵解的最终产物。在机体内，随着供氧情况的不同，糖分解供能的途径也各异，当机体活动增加引起组织需氧增多或因呼吸循环功能障碍导致组织供氧不足时，葡萄糖只分解到乳酸阶段，释放的能量少，这种供能途径称为糖的无氧酵解。在正常情况下，肝外组织产生大量局部无法代谢的乳酸和丙酮酸并进入血液循环，这些过量的乳酸主要由肝脏代谢，合成肝糖原和葡萄糖，小部分由肾排出。若某些疾病引起乳酸代谢异常，就会使乳酸堆积，从而导致乳酸酸中毒。

乳酸测定方法较多，这里主要介绍目前常用的分光光度法。其原理是在NAD^+存在下，乳酸在乳酸脱氢酶催化下脱氢生成丙酮酸，氧化型NAD^+接受氢转变成还原型NADH。

$$\text{乳酸}+NAD^+ \xrightarrow{LDH} \text{丙酮酸}+NADH+H^+$$

测定NADH的吸光度，可计算出血液中乳酸含量。反应体系中加入硫酸肼可消耗丙酮酸，并促进反应完成。

该方法的正常参考值见表8-2。

表8-2　不同标本乳酸含量

标本	生理状态	乳酸浓度	乳酸浓度
静脉血	静息时	0.5～1.3mmol/L	5～12mg/dL
	住院患者	0.9～1.7mmol/L	8～15mg/dL
动脉血	静息时	0.36～0.75mmol/L	3～7mg/dL
	住院患者	0.36～1.25mmol/L	3～11mg/dL
尿液	24h尿液	5.5～22mmol	49.5～198mg

【临床意义】乳酸升高见于糖尿病乳酸性酸中毒、肾衰竭、呼吸衰竭、循环衰竭等缺氧和低灌注状态。

当乳酸＞5mmol/L时称为乳酸酸中毒。乳酸血症的严重程度常提示疾病的严重性。当血乳酸水平＞10.5mmol/L时存活率仅有30%。对于血气分析无法解释的代谢性酸中毒，可用乳酸测定来检测其代谢基础。

考点：乳酸测定的临床意义

目标检测

一、选择题（A_1型题）

1. 检测葡萄糖的特异性最高的方法是（　　）
   A. 己糖激酶法　　B. 邻甲苯胺法
   C. 硫酸铜还原法　　D. 葡萄糖氧化酶法
   E. 上述4种方法特异性没有区别
2. 最新的按病因将糖尿病分类不包括下列哪项（　　）
   A. 1型糖尿病　　B. 2型糖尿病
   C. 特殊类型糖尿病　　D. 营养不良相关性糖尿病
   E. 妊娠期糖尿病
3. 对1型糖尿病叙述错误的是（　　）
   A. 多发于青少年　　B. 起病急
   C. 易发生酮症酸中毒　　D. 血中胰岛细胞抗体阴性
   E. 胰岛素释放试验可见基础胰岛素水平低于正常
4. 对2型糖尿病叙述错误的是（　　）
   A. 胰岛β细胞功能减退
   B. 胰岛素相对不足
   C. 常见于肥胖的中老年人
   D. 存在胰岛素抵抗
   E. 常检出自身抗体
5. 糖尿病的诊断标准是（　　）
   A. OGTT试验，2h血糖≥11.1mmol/L
   B. 空腹血糖浓度＞7.0mmol/L
   C. 随机取样血糖浓度＞11.1mmol/L
   D. 餐后2h血糖浓度＞11.1mmol/L
   E. 尿糖浓度＞1.1mmol/L
6. 糖尿病血糖升高的机制不包括（　　）
   A. 组织对葡萄糖利用减少　　B. 糖原合成增多
   C. 糖原分解增多　　D. 糖异生增强
   E. 糖有氧氧化减弱
7. 糖尿病患者血中的代谢变化有（　　）
   A. 低钾血症　　B. 高脂血症
   C. 呼吸性酸中毒　　D. 代谢性碱中毒
   E. 高蛋白血症
8. 在评价血糖测定时下列各项中错误的是（　　）
   A. 标本尽量不要溶血
   B. 血浆是测定葡萄糖的最好样品
   C. 全血分析前放置一段时间会使结果偏低
   D. 无特殊原因，应空腹抽血测试
   E. 毛细血管内葡萄糖浓度低于静脉血葡萄糖浓度
9. 关于GHb下列哪项不正确（　　）
   A. 糖尿病病情控制后GHb浓度缓慢下降，此时血糖虽正常，但GHb仍较高
   B. GHb形成多少取决于血糖浓度和作用时间
   C. GHb反映过去6～8周的平均血糖水平
   D. 用于早期糖尿病的诊断
   E. GHb是HbA与己糖缓慢并连续的非酶促反应产物
10. 某患者最近一次检测空腹血糖为11.6mmol/L，GHb为6.5%，该患者很可能为（　　）
   A. 新发现的糖尿病患者
   B. 未控制的糖尿病患者
   C. 糖尿病已经控制的患者
   D. 非糖尿病患者
   E. 糖耐量受损的患者

二、简答题

患者，男，40岁，农民，因多食、多饮、消瘦半年，双下肢麻木半个月来诊。患者半年前无明显诱因逐渐食量增加，由原来每天400g逐渐增至500g以上，最多达750g，而体重逐渐下降，半年内下降达5kg以上，同时出现烦渴多饮，伴尿量增多，曾看过中医，服中药治疗1个多月无好转，未验过血。半个月来出现双下肢麻木，有时呈针刺样疼痛。病后二便正常，睡眠好。既往体健，无药物过敏史。个人史和家族史无特殊。

查体：T 36℃，P 80次/分，R 18次/分，BP 130/80mmHg。无皮疹，浅表淋巴结无肿大，巩膜无黄染，双眼晶状体透明无浑浊，甲状腺（–）。心肺（–），腹平软，肝脾肋下未触及。双下肢无水肿，感觉减退，膝腱反射消失，Babinski征（–）。

实验室检查：Hb 125g/L，WBC 6.5×10^9/L，N 65%，L 35%，PLT 235×10^9/L；尿常规：尿蛋白（–），尿糖（+++），镜检（–）；空腹血糖（11mmol/L）。

1. 该患者最可能的诊断是什么？
2. 该患者诊断的主要依据是什么？
3. 进一步检查需要检查哪些项目？

（张静文）

第9章

血脂及其代谢检验

学习目标

1. 掌握血脂及血浆脂蛋白的概念、组成和分类；血浆脂蛋白的基本结构特征；高脂蛋白血症的分型及实验室鉴别方法；脂蛋白代谢紊乱及其与动脉粥样硬化的关系；血清总胆固醇、甘油三酯、脂蛋白测定的基本原理、方法类别及评价和临床意义。

2. 能够正确采集合格的血脂标本，并根据结果对高脂血症进行正确的评估。

3. 具有尊重和保护患者权利的基本素养，并能够对患者的生活习惯和监测指标给予指导和建议。

案例 9-1

患者，男，32岁，体检血脂检验结果为：甘油三酯12.86mmol/L，总胆固醇5.12mol/L，前β脂蛋白增多，β脂蛋白正常，乳糜微粒阴性，血清乳状化。

问题：1. 该患者血浆中哪些脂类、脂蛋白成分显著升高？

2. 该患者最有可能为什么疾病？

3. 我国最常见的高脂蛋白血症是哪一型？

脂类是机体组织结构的重要成分，也是机体能量的重要来源之一，体内脂代谢状况可通过血脂变化反映出来，血脂代谢异常不仅与动脉粥样硬化（atherosclerosis，AS）的发生和发展有密切的关系，而且对冠心病急性事件（不稳定型心绞痛、急性心肌梗死和冠状动脉性猝死）的发生起重要作用。血脂、血浆脂蛋白及载脂蛋白分析已成为AS和心脑血管疾病诊断、治疗和预防的重要实验室指标，且应用于糖尿病、肾脏疾病等临床相关疾病的研究中。

第1节　血脂及血浆脂蛋白

血脂是血浆中脂质（类）的总称。包括甘油三酯（triglyceride）[或三酰甘油（triacylglycerol，TG）]、游离胆固醇（free cholesterol，FC）及胆固醇酯（cholesterol ester，CE）、磷脂（phospholipid，PL）、游离脂肪酸（free fat acid，FFA）等。血脂中的胆固醇包括FC和CE，称为总胆固醇（total cholesterol，TC）。在血浆中它们是与特殊的载体蛋白和极性类脂（PL）结合成微溶于水的一类球形大分子复合物而被运输，这种球形大分子复合物就称为脂蛋白（lipoprotein）。

一、血浆脂蛋白的分类

利用琼脂糖电泳法，血浆脂蛋白可分为乳糜微粒、前β脂蛋白、β脂蛋白和α脂蛋白四条区带，分别相当于超速离心法中分出的乳糜微粒（chylomicron，CM）、极低密度脂蛋白（very low density lipoprotein，VLDL）、低密度脂蛋白（low density lipoprotein，LDL）和高密度脂蛋白（high density lipoprotein，HDL）。中密度脂蛋白(intermediate density lipoprotein，IDL)也有β移动度，在IDL异常增加时可显现宽β带；脂蛋白（a）[lipoprotein（a），Lp（a）]电泳时相当于前β脂蛋白区带，但不易分离清楚。

脂蛋白因其结构及组成的差异，有多种存在形式。用超速离心方法，可将血浆脂蛋白分为四大类：

CM、VLDL、LDL、HDL。此外，还有Lp(a)，它的密度在LDL与HDL之间，并与此二者重叠。Lp(a)结构与LDL相似，所不同的是Lp(a)含特殊的载脂蛋白（a）。

二、血浆脂蛋白的组成与结构

血浆脂蛋白主要由蛋白质、甘油三酯、胆固醇及胆固醇酯和磷脂等组成，各种脂蛋白的成分比例及含量差别很大。CM颗粒最大，含TG最多，达90%～95%，蛋白质含量最少，为1%～2%，密度最低，小于0.95。VLDL含TG也较多，为50%～65%，蛋白质含量为5%～10%，密度较CM大。LDL含FC及CE最多，占45%～50%。HDL含蛋白质最多，占50%，密度最大，颗粒最小。

各种脂蛋白在形态学上有许多共同之处，成熟的血浆脂蛋白大致为球形颗粒，由两部分组成，即疏水的核心部分和亲水的外壳部分。核心部分由不溶于水的TG和CE组成，表层则覆盖有载脂蛋白和具有极性的PL和FC，它们的极性基团突出于脂蛋白的表面，向外露在血浆中，而疏水部分则隐藏在脂蛋白内部。

这种形式能使脂蛋白颗粒稳定、均匀地分散在血浆中，并可以与酶及细胞表面的受体接触，在脂蛋白代谢中起关键作用。各种血浆脂蛋白的特性与主要功能见表9-1。

表9-1 血浆脂蛋白的特性与主要功能

脂蛋白	密度	电泳位置	颗粒直径（nm）	主要脂质	主要载脂蛋白	来源	主要功能
CM	＜0.950	原位	80～500	TG	$ApoB_{48}$、ApoA Ⅰ、ApoA Ⅱ	小肠合成	将小肠中来自食物的TG和胆固醇转运至其他组织
VLDL	0.950～1.006	前β	30～80	TG	$ApoB_{100}$、ApoE、ApoCs	肝脏合成	将肝内合成的TG转运至外周组织，经脂酶水解后释放FFA
IDL	1.006～1.019	β	27～30	TG、TC	$ApoB_{100}$、ApoE	VLDL中TG经脂酶水解后形成	属于LDL前体，部分经肝脏摄取
LDL	1.019～1.063	β	20～27	TC	$ApoB_{100}$	VLDL和IDL中TG经脂酶水解后形成	胆固醇的主要载体，经LDL受体介导而被外周组织摄取利用，与冠心病直接相关
HDL	1.063～1.210	α	8～10	PL、TC	ApoA Ⅰ、ApoA Ⅱ、ApoCs	肝脏和小肠合成，CM和VLDL脂解后表面物衍生	促进胆固醇从外周组织转运至肝脏或其他组织再分布，HDL-C与冠心病呈负相关
Lp(a)	1.050～1.120	前β	25～35	TC	$ApoB_{100}$、Apo(a)	肝脏合成后与LDL形成复合物	可能与冠心病相关

三、载脂蛋白

脂蛋白中的蛋白部分称为载脂蛋白（apolipoprotein，Apo）。目前人体中发现的载脂蛋白至少有20种。主要分为ApoA、B、C、D、E五类，各类载脂蛋白又可分为许多亚类，如ApoA有AⅠ、AⅡ、AⅣ、AⅤ；ApoB可分为B_{100}、B_{48}；ApoC可分为CⅠ、CⅡ、CⅢ等。不同的脂蛋白有不同的载脂蛋白。载脂蛋白具有结合与转运脂质及稳定脂蛋白结构等功能，在脂蛋白代谢中具有重要的生理功能。人体血浆脂蛋白的几种主要载脂蛋白特征见表9-2。

表9-2 构成血浆脂蛋白的几种主要载脂蛋白的特征

载脂蛋白	分子质量（kDa）	血浆浓度（g/L）	主要分布	主要功能	合成部位
AⅠ	28.3	1.00～1.50	HDL、CM	HDL结构蛋白，激活LCAT	肝、小肠
AⅡ	17.5	0.35～0.50	HDL	HDL结构蛋白，抑制LCAT	肝
AⅣ	46	0.13～0.16	CM、HDL	激活LCAT，参与胆固醇逆转运	肝、小肠

续表

载脂蛋白	分子质量（kDa）	血浆浓度（g/L）	主要分布	主要功能	合成部位
B_{48}	264	0.03～0.05	CM	转运TG	—
B_{100}	550	0.80～1.00	LDL、VLDL	转运TG、TC，识别LDL受体	肝、小肠
CⅡ	8.8	0.03～0.05	VLDL、CM、HDL	激活LPL，抑制肝脏摄取CM和VLDL	肝
CⅢ	8.7	0.12～0.14	VLDL、CM、HDL	抑制LPL活性，抑制肝脏摄取HDL	肝
E	34	0.03～0.05	VLDL、HDL、CM	促进CM残粒和IDL摄取，运输TG	肝、巨噬细胞
（a）	500	0～1.0	Lp（a）	抑制纤维蛋白溶酶活性	肝

四、脂蛋白受体

脂蛋白受体是一类位于细胞膜上的糖蛋白，它能以高度的亲和方式与相应的脂蛋白配体作用，从而介导细胞对脂蛋白的摄取与代谢，进一步调节细胞外脂蛋白的水平。主要有LDL受体、残粒受体及清道夫受体。

1. LDL受体（low density lipoprotein receptor） 广泛分布在肝、动脉壁平滑肌细胞、肾上腺皮质细胞、血管内皮细胞、淋巴细胞、单核细胞和巨噬细胞，各组织和细胞分布的LDL受体活性差别很大。它不仅能识别$ApoB_{100}$，也可识别ApoE，在细胞结合、摄取和降解LDL及其他含$ApoB_{100}$的脂蛋白过程中起中介作用，对维持细胞全身胆固醇平衡起重要作用。

2. 残粒受体（remnant receptor） 能识别ApoE，是清除血液循环中CM残粒和β-VLDL（一种修饰型LDL）残粒的主要受体，它也能结合含ApoE的HDL。

3. 清道夫受体（scavenger receptor） 主要存在于巨噬细胞、血管内皮细胞、平滑肌细胞表面，介导修饰LDL（包括氧化型LDL和β-VLDL）从血液循环中清除。清道夫受体的生物化学特性及遗传学性质与LDL受体明显不同，其表达不受细胞内胆固醇浓度的调节。巨噬细胞能不停地通过清道夫受体摄取修饰LDL的胆固醇，导致胆固醇堆积和泡沫细胞形成，促进动脉壁粥样斑块形成。

五、胆固醇酯转运蛋白

20世纪70年代中期，有人发现血浆中脂蛋白部分含有一种特殊的转运蛋白，血浆各脂蛋白间胆固醇、甘油三酯、磷脂单向或双向转运或交换，这类转运蛋白称为脂质转运蛋白（lipid transfer protein，LTP）。LTP包括三种成分：胆固醇酯转运蛋白（cholesterol ester transfer protein，CETP）、磷脂转运蛋白（phospholipid transfer protein，PLTP）和甘油三酯转运蛋白（triglyceride transfer protein，TTP）。

考点：脂蛋白的种类以及每种脂蛋白含脂类的特点、载脂蛋白的主要功能

第2节 异常脂蛋白血症的分类及临床应用

脂蛋白代谢紊乱的常见表现是高脂血症或高脂蛋白血症，目前已经认识到血浆HDL降低也是一种脂代谢紊乱。

一、高脂蛋白血症

高脂血症（hyperlipidemia）是指血浆中TC和（或）TG水平升高。高脂蛋白血症（hyperlipoproteinemia）是指血浆中CM、VLDL、LDL、HDL等脂蛋白出现一种或几种浓度过高的现象。近年已逐渐认识到血浆HDL-C降低也是一种脂质代谢紊乱。因而，采用脂质异常血症（dyslipidemia）能更全面准确地反映血脂代谢紊乱状态。我国于1997年制订了“高脂血症防治建议”，并首次提出如果发现血脂异常，应在2～3周内复查，若仍然异常，则可确立诊断。中国成人血脂异常防治指南修订联合委员会在1997年“高脂血症防治建议”的基础上，充分参考我国人群的血脂状况和国际上的相关标准，于2007

年制订出版了《中国成人血脂异常防治指南》，再次提出“血脂水平分层标准”，并于2016年进行修订（表9-3）。

表9-3 中国成人血脂异常防治指南（2016年修订版）

分层	血脂项目[mmol/L（mg/dL）]				
	TC	LDL-C	HDL-C	非HDL-C	TG
理想水平	—	＜2.6（100）	—	＜3.4（130）	—
适合范围	＜5.2（200）	＜3.4（130）	—	＜4.1（160）	＜1.7（150）
边缘升高	≥5.2（200）且＜6.2（240）	≥3.4（130）且＜4.1（160）	—	≥4.1（160）且＜4.9（190）	≥1.7（150）且＜2.3（200）
升高	≥6.2（240）	≥4.1（160）	—	≥4.9（190）	≥2.3（200）
降低	—	—	＜1.0（40）	—	—

高脂蛋白血症主要有三种分类法。

1. 按临床表型分类 目前国际上通用的是以弗雷德里克森（Fredrickson）分类法为基础，经WHO修订的分型系统，主要是根据血浆（清）外观、血TC、TG浓度及各种血浆脂蛋白升高程度的不同而进行分型。该分型法只是描述异常脂蛋白的表现，而忽略引起高脂血症的病因，故称表型分类。此种分型有助于临床选择治疗方案，但具有很大的局限性。按此法分型可将高脂蛋白血症分为五型或包括亚型在内分为六型（表9-4）。

表9-4 高脂蛋白血症WHO分型法

表型	血浆（清）4℃过夜外观	TC	TG	CM	VLDL	LDL	备注
Ⅰ	奶油状上层，下层澄清	↑→	↑↑	↑↑	↑→	↓→	罕见，易发胰腺炎
Ⅱa	澄清	↑↑	→	→	→	↑↑	常见，易发冠心病
Ⅱb	澄清或轻浑	↑	↑	→	↑	↑	很常见，易发冠心病
Ⅲ	奶油上层，下层浑浊	↑↑	↑↑	↑	↑	宽β带	很少见，易发冠心病
Ⅳ	澄清或浑浊	↑→	↑↑	→	↑↑	→	较常见，易发冠心病
Ⅴ	奶油状上层，下层浑浊	↑	↑↑	↑↑	↑↑	↓→	较少见，易发胰腺炎

注：↑↑表示浓度明显升高；↑表示浓度升高；→表示浓度正常；↓表示浓度降低

（1）Ⅰ型高脂蛋白血症 又称家族性高乳糜微粒血症或脂蛋白酶缺乏症，主要生化特征是血浆中CM浓度明显增加，TG水平明显升高，TC水平可正常或轻度增加。血浆外观浑浊，4℃冰箱中静置过夜，其表面呈奶油状，下层澄清。在临床上较为罕见，属于常染色体隐性遗传病，从婴儿期即可出现。其发病原因是基因突变导致脂蛋白脂肪酶（LPL）遗传性缺陷或缺乏LPL的激活剂。

（2）Ⅱa型高脂蛋白血症 血浆中LDL水平明显升高，血浆外观澄清。血脂测定只有TC水平明显升高，而TG水平则正常。此型临床上常见。

（3）Ⅱb型高脂蛋白血症 血浆中VLDL和LDL水平均有增加，血浆外观澄清或轻浑。血脂测定TC和TG水平均有增加。此型临床上很常见。

（4）Ⅲ型高脂蛋白血症 又称为异常β脂蛋白血症，主要是由于血浆中CM残粒和VLDL残粒水平增加。血浆外观浑浊，常可见一模糊的奶油样表层。血浆中TC和TG浓度均明显升高，血清脂蛋白电泳图谱上β脂蛋白与前β脂蛋白带融合，呈一个宽而浓染的色带，称为“宽β带”。此型高脂蛋白血症在临床上很少见。

（5）Ⅳ型高脂蛋白血症 也称内源性高甘油三酯血症。血浆中VLDL水平明显增加，血浆外观可以是澄清也可呈浑浊状。4℃冰箱中过夜，其表面无奶油状。血浆TG水平明显升高，TC水平正常或偏高。此型高脂蛋白血症在临床上较常见。

（6）Ⅴ型高脂蛋白血症　也称混合性高甘油三酯血症。血浆中CM和VLDL水平均明显升高。4℃冰箱中过夜，其表面呈奶油状，下层浑浊。血浆TG和TC水平均升高，以TG升高为主。此型高脂蛋白血症易于发生危及生命的胰腺炎，在临床上较少见。

Ⅱb型高脂蛋白血症常与Ⅳ型高脂蛋白血症混淆，测定LDL-C浓度对于鉴别两者很有帮助。当LDL-C＞3.65mmol/L时即为Ⅱb型高脂蛋白血症，否则为Ⅳ型高脂蛋白血症。临床表型分类法有助于高脂蛋白血症的诊断和治疗，但较烦琐。在临床上诊治血脂代谢紊乱时，认为不必过分强调高脂蛋白血症的分型，因为这种分型并不是病因诊断，而且有时也会发生变化。为了指导治疗，临床上将高脂血症进行了简易分型，即将高脂血症分为高胆固醇血症、高甘油三酯血症、混合型高脂血症和低HDL-C血症，见表9-5。

表9-5　高脂血症简易分型

分型	TC	TG	相当于WHO表型
高胆固醇血症	↑↑	—	Ⅱa
高甘油三酯血症	—	↑↑	Ⅳ（Ⅰ）*
混合型高脂血症	↑↑	↑↑	Ⅱb（Ⅲ、Ⅳ、Ⅴ）*
低HDL-C血症	—	—	—

注：*括弧内为少见类型。

考点：高脂蛋白血症的分类及判断种类的主要生化指标

2. 按是否继发于全身性疾病分类　分为原发性和继发性高脂蛋白血症。继发性者由一些全身性疾病引起血脂异常，如糖尿病、肾病综合征、肾衰竭、甲状腺功能减退、肝胆疾病、系统性红斑狼疮、肥胖症及饮酒等。此外，某些药物如β受体阻断剂、降压药等也可引起血脂异常。

（1）糖尿病　糖尿病尤其是控制不良者，常表现为Ⅳ型高脂蛋白血症。由于胰岛素的缺乏，不仅促使肝脏生成VLDL增加，而且因LPL活性降低，导致VLDL清除减少。主要表现为血清TG、VLDL水平升高，TG严重升高者有发生急性胰腺炎的危险。

（2）甲状腺功能减退（甲减）　甲状腺激素是调节正常生命活动的重要激素，甲状腺激素水平的高低对机体的脂质代谢有很大影响。甲减可影响脂蛋白代谢的各个环节，如LPL活力降低、IDL代谢障碍、LDL受体功能下降、血浆LDL清除减慢等。常表现为Ⅱa或Ⅱb型高脂蛋白血症。患者血TC水平升高，可同时有血TG水平升高。

（3）肾脏疾病　肾病综合征时的高脂血症由脂蛋白降解障碍和合成过多双重机制引起。当尿蛋白排量少时，以降解障碍为主；当尿蛋白＞10g/d时，以合成增多为主。主要表现为血清VLDL和LDL升高，呈Ⅱb或Ⅳ型高脂蛋白血症。慢性肾衰竭常见血清TG升高，主要由于血浆VLDL和IDL颗粒增加，尽管TC水平多正常，但HDL-C总是降低。慢性肾衰竭表现为Ⅳ型高脂蛋白血症，还可出现载脂蛋白水平的异常，主要表现为高ApoAⅣ、$ApoB_{100}$，低ApoC。

（4）药物　降血压药可影响血浆脂蛋白的代谢，利尿药可升高TC和TG水平。β受体阻滞剂可升高TG，降低HDL。长期大量应用糖皮质激素治疗可促进脂肪分解，使血浆TC和TG水平上升。

（5）其他　血脂异常还可见于肝胆系统疾病（如各种原因引起的胆道阻塞、胆汁性肝硬化）、胰腺炎、长期过量饮酒等。

3. 高脂蛋白血症的基因分型法　近年来，随着分子生物学的迅速发展，人们对高脂蛋白血症的认识已逐步深入到基因水平。目前已发现有相当一部分高脂蛋白血症患者存在单一或多个遗传基因的缺陷，多具有明显的家族聚集性，有明显的遗传倾向，临床上称为家族性高脂蛋白血症（表9-6），如家族性高胆固醇血症、家族性异常β脂蛋白血症。

表9-6 家族性高脂蛋白血症的临床特征

常用名	基因缺陷	临床特征	表型分类
家族性高胆固醇血症	LDL受体缺陷	以胆固醇升高为主，可伴轻度甘油三酯升高，LDL明显增多，可有肌腱黄色瘤，多有冠心病和高脂血症家族史	Ⅱa Ⅱb
家族性 $ApoB_{100}$ 缺陷症	$ApoB_{100}$ 缺陷	同上	同上
家族性混合型高脂血症	不清楚	胆固醇和甘油三酯均升高，VLDL和LDL都增加，无黄色瘤，家族成员中有不同型高脂蛋白血症，有冠心病家族史	Ⅱb
家族性异常β脂蛋白血症	ApoE异常	胆固醇和甘油三酯均升高，CM和VLDL残粒及IDL明显增多，可有掌皱纹黄色瘤，多为 $ApoE_2$（2/2）表型	Ⅲ
家族性高甘油三酯血症	不清楚	以甘油三酯升高为主，可有轻度胆固醇升高，VLDL明显增多	Ⅳ

二、低脂蛋白血症

脂蛋白代谢紊乱不仅表现为高脂蛋白血症，也可以出现低脂蛋白血症，主要有以下几种类型。

1. 家族性低β脂蛋白血症 这是一种常染色体显性遗传病，主要特征是血浆LDL减少、血浆总胆固醇水平显著降低。该病的主要缺陷可能是肝脏LDL受体上调，伴随胆汁酸过度合成，因而使血浆中VLDL在转化为LDL前已被肝脏分解代谢。临床表现为脂类吸收不良、棘形红细胞、视网膜色素沉着和神经性肌肉退变。

2. β脂蛋白缺乏血症 这是一种罕见的常染色体隐性遗传病，其特征是载脂蛋白B（ApoB）合成分泌缺陷，使含ApoB的脂蛋白如CM、VLDL和LDL合成代谢障碍，伴随脂肪吸收和代谢紊乱，血浆胆固醇明显降低。杂合子患者除缺乏LDL外，没有明显的临床症状。纯合子患者从幼儿时期起就有脂肪瘤，生长发育不良。可出现视网膜色素沉着、运动失调等症状。

3. 家族性低α脂蛋白血症 该病系常染色体显性遗传，其主要特征为血浆HDL-C水平低于同年龄、同性别对照者。由于α脂蛋白合成障碍（即ApoAⅠ和ApoAⅠ/ApoCⅢ缺乏）所致的低水平HDL-C者常伴随早期发生的动脉粥样硬化。

4. 丹吉尔（Tangier）病 Tangier病（ApoAⅠ缺乏，Tangier是地名）是一种罕见的常染色体隐性遗传病，纯合子患者几乎测不到HDL-C、ApoAⅠ和ApoAⅡ。血浆TC和LDL-C也常降低，TG正常或增高。临床表现为扁桃体肿大，呈橙色，肝脾肿大，角膜混浊，有的出现间歇性周围神经炎。

三、脂蛋白代谢紊乱与动脉粥样硬化

动脉粥样硬化（atherosclerosis，AS）是指动脉内膜因脂质、血液成分的沉积，平滑肌细胞及胶原纤维增生，并伴有不同程度坏死及钙化等一类慢性进行性的病理改变。

1. 动脉粥样硬化的危险因素 AS的病因非常复杂，除了年龄、性别、遗传和环境等多种因素相互作用之外，还有内皮炎症的产生、氧化型LDL（ox-LDL）在血管内膜中的堆积及对单核细胞的增生与泡沫细胞形成的作用等。在AS形成的多种病因中，脂蛋白代谢紊乱是一个极其重要的因素。

根据对因AS所致缺血性心脏病、脑梗死等患者的生活习惯、生活方式及身体状态等方面的调查，提示AS是多种因素联合作用所致，主要危险因素有以下几种：①高脂血症（或高脂蛋白血症）；②高血压；③吸烟；④性别；⑤遗传因素；⑥内分泌因素等。而且前三项即高脂血症、高血压和吸烟是促进AS发病全过程的三大主要因素，且高胆固醇血症是缺血性心脏疾病、动脉粥样硬化的独立危险因素。

凡能促进胆固醇外运的脂蛋白如HDL，则具有抗AS的作用，称为抗动脉粥样硬化性因素。

2. 引起动脉粥样硬化的脂蛋白 脂蛋白代谢异常，通常是脂蛋白的量和质的改变。

（1）乳糜微粒与动脉粥样硬化 正常人空腹12h后血中CM可完全被清除，但Ⅰ型和Ⅴ型高脂蛋白血症的患者，空腹血中会出现高浓度CM。由于CM颗粒直径大，不能透过动脉内膜，不易进入动脉壁，故一般不引起AS，但易诱发胰腺炎。富含TG的CM经LPL水解生成的脂蛋白残粒（CM残粒），可被巨噬细胞表面受体所识别而摄取，因而可能与AS有关。近年来研究表明，餐后高脂血症主要是CM浓度升高，也是冠心病的危险因素。

（2）极低密度脂蛋白与动脉粥样硬化　以往认为VLDL中胆固醇含量较低，且VLDL颗粒较大，不易透过动脉内膜，故正常的VLDL不具备导致AS的作用。但目前研究发现：①当血浆VLDL浓度升高时，其颗粒变小生成VLDL残粒，而胆固醇含量相对增加，因而具有致AS作用。如Ⅲ型高脂血症出现异常脂蛋白残粒即β-VLDL，经清道夫受体介导摄取进入巨噬细胞内，对引起动脉粥样硬化起促进作用。②VLDL浓度升高时，可影响其他种类脂蛋白的浓度和结构。如高VLDL血症常伴有小颗粒LDL的增加，而小颗粒LDL易被氧化生成ox-LDL，具有很强的致AS作用。③血浆VLDL浓度升高伴有血浆HDL浓度下降，导致体内抗AS的因素减弱。④VLDL增高常与其他冠心病危险因素相伴随，如胰岛素抵抗、肥胖和糖尿病等。故目前多数学者认为：血浆VLDL水平升高是冠心病危险因子。

（3）中间密度脂蛋白与动脉粥样硬化　因富含TG的VLDL经LPL水解生成脂蛋白残粒（IDL），并转变成富含胆固醇酯和ApoE的颗粒沉积于血管壁。故IDL一直以来都被认为具有致AS作用。有研究表明：血浆IDL浓度升高常易伴发周围动脉粥样硬化。

（4）低密度脂蛋白与动脉粥样硬化　大量临床和病理研究表明，LDL浓度升高及LDL被氧化是发生AS的前提条件，但有部分冠心病（coronary heart disease，CHD）患者血清LDL浓度并不高，进一步分析其LDL亚组分，可能会发现健康人和CHD患者因为LDL亚组分不同和特性差异，其氧化易感性和被巨噬细胞摄取的量也不同，与CHD的发生、发展呈高度相关性。LDL一般分为A型和B型亚组分，其中B型是小而密的LDL，是AS发生的高危险因素。

LDL的蛋白组分经化学修饰，使其正常的立体构象发生改变，生物学活性也有相应的变化，这种经化学修饰的LDL称为变性LDL或修饰LDL（modified LDL）。目前发现的变性LDL包括乙酰化LDL（ac-LDL）、ox-LDL和糖化LDL（gly-LDL）。这些已修饰的LDL经清道夫受体介导，被巨噬细胞摄取或吞噬后形成泡沫细胞，后者不断地增多、融合，构成了AS斑块的脂质核心。研究提示，AS是一种慢性炎症性疾病，而LDL可能是引起和维持这种慢性炎症的基本要素。

（5）脂蛋白（a）与动脉粥样硬化　近20余年的研究表明，Lp（a）与动脉粥样硬化有明显的相关性；近年的研究进一步提示，Lp（a）与血栓栓塞性事件有关，是公认的致AS的独立危险因素，其发病机制还有待更深入的研究。

3. HDL的抗动脉粥样硬化功能　HDL之所以具有血管保护作用，被视为人体内具有抗AS功能的脂蛋白，在很大程度上是因为HDL可将泡沫细胞中的胆固醇带出来，逆转运至肝脏进行分解代谢，可减少脂质在血管壁的沉积。有研究提示，HDL还可能通过抗炎、抗氧化、清除毒性磷脂（溶血卵磷脂）、保护血管内皮功能和抗血栓等而发挥其抗AS作用。大量的流行病资料表明，血清HDL-C水平与冠心病发病呈负相关。

4. TG水平与动脉粥样硬化　继发性或遗传性因素虽可使TG水平升高，但临床中血清TG升高多见于糖尿病和代谢综合征。TG轻至中度升高常反映CM和VLDL残粒增多，这些残粒脂蛋白可能具有直接致AS作用。但多数研究提示，TG升高很可能是通过影响LDL或HDL的结构，而产生致AS作用。

5. 载脂蛋白与动脉粥样硬化　血清ApoB的含量可反映LDL的含量，血清ApoB浓度升高与冠心病发生率呈明显正相关。ApoAⅠ则反映血液中HDL的数量。ApoAⅠ浓度与冠心病发生率呈负相关。家族性高TG血症患者HDL-C水平往往偏低，但ApoAⅠ不一定低，不增加冠心病危险；但家族性混合型高脂血症患者ApoAⅠ与HDL-C水平都会下降，冠心病危险性高。如ApoAⅠ缺乏症、家族性低α脂蛋白血症等患者血清中ApoAⅠ和HDL-C都很低。ApoAⅠ/ApoB比值对于预测冠心病可能更有价值。

6. 非高密度脂蛋白胆固醇与动脉粥样硬化 近年来非高密度脂蛋白胆固醇（non-high density lipoprotein cholesterol，非HDL-C）作为冠心病及其高危人群防治AS时降脂治疗的第二目标越来越受到临床的重视。非HDL-C是指除HDL以外其他脂蛋白中含有胆固醇的总和，主要包括LDL-C和VLDL-C，其中LDL-C占70%以上。非HDL-C测定适用于TG水平在2.26～5.64mmol/L时，特别是VLDL-C增高、HDL-C偏低而LDL-C不高或已达到治疗目标的个体。

7. 致动脉粥样硬化脂蛋白谱的应用 致动脉粥样硬化脂蛋白谱（atherogenic lipoprotein profile）是指一组血脂异常，包括TG升高、HDL-C降低和sLDL颗粒增多。此三项指标同时出现异常，常提示为糖尿病和代谢综合征所伴随的血脂异常。此时发生冠心病的危险性明显增加，必须引起临床上重视。

实际上，血脂异常的检出及心血管病其他危险因素的全面评价，是决定血脂异常的治疗措施及血脂目标水平的依据。高脂血症患者开始调脂治疗的TC和LDL-C值及其治疗目标值见表9-7。

表9-7 高脂血症患者开始调脂治疗标准及其治疗目标值（mmol/L）

疾病	指标	饮食疗法开始标准	药物治疗开始标准	治疗目标值
AS疾病（-）	TC	＞5.70	＞6.21	＜5.70
（其他危险因素，-）	LDL-C	＞3.64	＞4.14	＜3.62
AS疾病（-）	TC	＞5.20	＞5.70	＜5.20
（其他危险因素，+）	LDL-C	＞3.10	＞3.64	＜3.10
AS疾病（+）	TC	＞4.70	＞5.20	＜4.70
（其他危险因素，+）	LDL-C	＞2.60	＞3.10	＜2.60

血脂检查的重点对象为：①已有冠心病、脑血管病或周围动脉粥样硬化病者；②有高血压、糖尿病、肥胖、吸烟者；③有冠心病或动脉粥样硬化病家族史者，尤其是直系亲属中有早发冠心病或其他动脉粥样硬化性疾病者；④有皮肤黄色瘤者；⑤有家族性高脂血症者。也建议40岁以上男性和绝经后女性每年进行血脂检查。

第3节 血脂、脂蛋白、载脂蛋白测定

案例 9-2

患者，男，21岁，长期患腹部疾病，多次剧烈腹痛，血浆呈奶油样乳白色，但经1500r/min离心30min，血浆清亮很多，且标本表层浮有一厚层“乳脂”。

问题：1. 该患者血浆中哪些脂类成分含量显著升高？

2. 该患者最有可能为什么疾病？

3. 若为Ⅰ型高脂蛋白血症，其空腹血浆表现为什么？

目前临床上开展的血脂测定项目包括TC、TG、HDL-C及其亚类、LDL-C、Lp（a）及部分载脂蛋白如ApoAⅠ、ApoB等。其中TC、TG、HDL-C、LDL-C测定是血脂测定的四个基本指标，绝大多数实验室都作为常规测定项目。血浆（清）4℃冰箱中过夜观察其分层现象及清澈度可初步估计各种脂蛋白的变化状况。血浆脂蛋白电泳结合TC、TG水平有助于高脂血症分型。

一、血脂标本的采集与检验质量控制

血脂分析是受检验前因素影响最大的测定项目，应力求做到标准化，需要特别强调“分析前”各个环节的质量管理，包括受试者的准备、标本采集、合格的试剂、校准物选用和检测方法的选择。

1. 标本采集前的准备　受试者的准备工作非常重要，但往往被忽视。《中国成人血脂异常防治指南（2016年修订版）》中建议：采集标本前受试者应处于稳定代谢状态，至少2周保持一般饮食习惯和稳定体重；取血前24h内不进行剧烈身体活动；采集标本前受试者禁食约12h。应注意有无使用影响血脂的药物，如降血脂药、避孕药、噻嗪类利尿药、某些降压药、降糖药、胰岛素及其他激素制剂等。采血前应根据所用药物的特性，停止用药数天或数周，否则应注明用药信息。

2. 受检重点人群　20岁以上的成年人至少每5年测量一次空腹血脂。对于缺血性心血管病及其高危人群，则应每3～6个月测量一次空腹血脂。对于因缺血性心血管病住院治疗的患者应在入院时或24h内检测血脂。

3. 采血体位　除非是卧床的患者，一般采用坐位采血。体位可影响水分在血管内外的分布，因此影响血脂水平。例如，站立5min可使血脂浓度提高5%，站立15min可使血脂浓度提高16%，故采血前至少应静坐5min。止血带的使用时间不宜超过1min，穿刺成功后应立即松开止血带，然后抽血。静脉阻滞5min，可使TC增高10%～15%。

4. 标本处理　标本应尽快送检，室温下放置30～45min后离心，分离血清。放置时间不得超过3h。血清分离后必须吸出，转移至有盖小试管中，以防水分挥发。如当天不能测定，可暂时存放于4℃冰箱中，至少可稳定4天。如需长期保存，可低温保存，用作总胆固醇测定标本，–20℃保存即可；用作甘油三酯、脂蛋白、载脂蛋白测定标本，最好保存在–70℃。标本不要反复冻融。

5. 测定方法的选择　应采用美国疾病控制与预防中心（CDC）或全国临床检验操作规程推荐的操作方法。测定TC、TG和用沉淀法测定HDL-C浓度时，最好采用血清标本，而在分离脂蛋白时，则宜采用血浆标本。若采用血浆，由于测定脂蛋白的某些方法受肝素的影响，应选EDTA-Na_2抗凝剂。EDTA抗凝血中的TC和TG水平比血清中约低3%，可将结果乘以1.03，近似折算为血清浓度。EDTA浓度越高，血浆血脂水平下降程度越大。

在分析结果时，应考虑到脂质和脂蛋白水平本身受生物学因素、生活方式、临床因素、标本的采集与处理等影响。例如，血脂水平有季节性变化的特点，对于体检对象，为了前后比较，应在每年同一季节检查，以便于结果的对比分析。

二、血清（浆）静置试验

血清（浆）静置试验是将患者空腹12h后采集的静脉血分离出血清（浆）置4℃冰箱中过夜，然后观察其分层现象及清澈度。正常空腹血清应清澈透明。空腹血清浑浊，表示TG升高，可放在4℃冰箱过夜后进一步观察。如果上层出现奶油样且下层清澈，表明CM升高，VLDL正常，可能为Ⅰ型高脂蛋白血症；如果上层出现奶油样且下层浑浊，表明CM及VLDL均升高，可能是Ⅴ型高脂蛋白血症；空腹血清浑浊，4℃冰箱中过夜后仍为均匀浑浊，表明VLDL升高，此时应进一步测定TC，TC升高者可能是Ⅲ或Ⅱb型高脂蛋白血症，而TC正常者则可能为Ⅳ型高脂蛋白血症；Ⅱa型高脂血蛋白症血清也清澈透明，见图9-1。

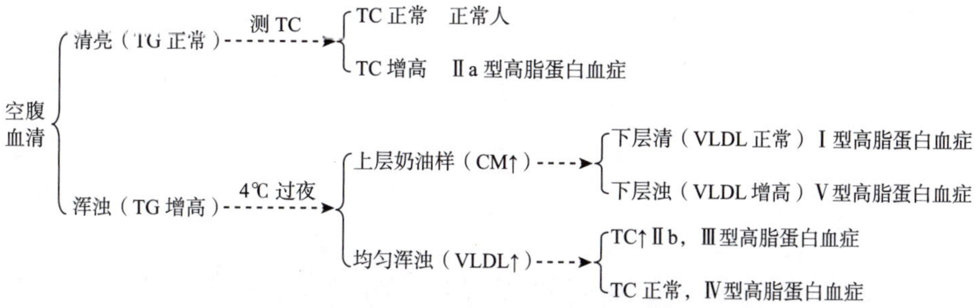

图9-1　血脂检验用于高脂蛋白血症分型示意图

链接 乳糜血

乳糜血（俗称牛奶血），简单来说，乳糜血就是“泛着浮油的血”或称为“脂血”，血浆呈乳白色或浑浊状，这种血不能捐给别人，还得特别注意是否有血脂异常的病症，如有无高脂血症。根据捐血中心统计，国内捐血人中乳糜血的比例高达百分之一。理论上乳糜血给患者输用并没有健康危害，但乳糜血含有大量的微粒子，流入患者体内后可能引起微血管堵塞，因此医院血库多半不采用。

三、血清（浆）总胆固醇测定

血清TC测定的参考系统完整，决定性方法为放射性核素稀释质谱法，参考方法为化学法中的正己烷抽提L-B反应显色法（ALBK法），常规方法为酶法。在我国，高效液相色谱法（HPLC）也被推荐作为TC测定的参考方法。

（一）化学法

化学法是将胆固醇及其酯在酸性条件下与显色剂作用呈色的一种测定方法，标本中的胆固醇通常需抽提纯化。

显色剂主要有两类：①乙酸-乙酸酐-硫酸；②高铁硫酸。这些显色反应须用强酸试剂，干扰因素多，准确测定有赖于从标本中抽提、皂化、纯化过程，因而操作较烦琐，不适于分析大批量标本，且不适于自动分析。

（二）酶法

胆固醇氧化酶法（COD-PAP法）测定始于20世纪70年代，其特异性高，精密度和灵敏度都能很好地满足临床实验室的要求。由于操作简便，试剂无腐蚀性，既可以手工分析，又特别适用于自动生化分析，国内外均推荐COD-PAP法作为测定胆固醇的主要方法，是胆固醇测定的常规方法。

1. 原理 TC是指血液中各脂蛋白所含胆固醇及胆固醇酯的总和，血TC约1/3为游离胆固醇，约2/3为胆固醇酯。COD-PAP法测定TC的基本原理是：先用胆固醇酯酶（CHE）水解胆固醇酯生成游离脂肪酸和胆固醇；胆固醇被胆固醇氧化酶（cholesterol oxidase，COD）氧化生成Δ^4-胆甾烯酮和H_2O_2，然后在过氧化物酶（POD）催化下，H_2O_2与4-AAP及酚反应，生成红色醌亚胺（Trinder反应）。醌亚胺的最大吸收峰在波长500nm左右，吸光度与标本中的总胆固醇含量成正比。反应式如下

$$\text{胆固醇酯}+H_2O \xrightarrow{CHE} \text{胆固醇}+\text{游离脂肪酸}$$

$$\text{胆固醇}+O_2 \xrightarrow{COD} \Delta^4\text{-胆甾烯酮}+H_2O_2$$

$$2H_2O_2+4\text{-AAP}+\text{酚} \xrightarrow{POD} \text{醌亚胺（红色化合物）}+4H_2O$$

COD-PAP法的单试剂中，除了上述三种酶（采用“三酶合一”）、酚和4-AAP外，还有维持pH恒定的缓冲液、胆酸钠、表面活性剂及稳定剂等。双试剂则分为R1和R2，R1含胆酸钠、酚及其衍生物，聚氧乙烯类表面活性剂和缓冲系统。R2含CHE、COD、POD、4-AAP和缓冲系统。试剂中胆酸钠是为了提高胆固醇酯酶的活性，表面活性剂的作用是促进胆固醇从脂蛋白中释放出来。

2. 方法评价

（1）优点　本法灵敏度高、准确度高、精密度好，线性范围宽。虽然血清中多种非胆固醇甾醇会不同程度地与本试剂显色，而正常人血清中非胆固醇甾醇约占TC的1%，故在常规测定时这种影响可以忽略不计。

（2）缺点　①某些胆固醇酯酶对胆固醇酯的水解不完全，不能用纯胆固醇结晶以有机溶剂配制的溶液作为TC分析的校准液，而应以参考方法（ALBK法）准确定值的血清作为标准，此校准液（品）

相当于三级标准。②表面活性剂，如吐温-40可以干扰胆固醇酯酶的作用，而聚乙烯醇6000可使结果提高1%～2%。③本法具有氧化酶反应途径的共同缺陷，即易受到一些还原性物质如尿酸、胆红素、维生素C和谷胱甘肽等的干扰。胆红素＜410μmol/L，血红蛋白＜7g/L，甘油三酯＜28.5mmol/L时，对结果无明显干扰。

【参考区间】《中国成人血脂异常防治指南》(2016年修订版)提出的标准为：合适范围＜5.2mmol/L；边缘升高≥5.2且＜6.2mmol/L；升高≥6.2mmol/L。

【临床意义】TC除了作为高胆固醇血症的诊断指标之外，不能作为其他任何疾病的诊断指标，对于动脉粥样硬化和冠心病而言，TC水平是一个明确的独立危险因子，与冠心病的发病率呈正相关。

影响TC水平的因素有：①年龄与性别，TC水平往往随年龄上升，但到70岁或80岁后有所下降，中青年女性TC水平低于男性，女性绝经后TC水平较同年龄男性高；②长期的高胆固醇、高饱和脂肪酸、高热量饮食和酗酒可使TC水平增高；③遗传因素，如家族性高胆固醇血症（LDL受体缺陷）、家族性ApoB缺陷症、多源性（polygenic）高TC、混合性高脂蛋白血症等；④其他：如缺乏运动、脑力劳动、精神紧张等可能使TC水平升高。

高胆固醇血症是冠心病的主要危险因素之一。原发的如家族性高胆固醇血症（LDL受体缺陷）、家族性ApoB缺陷症、多源性高TC、混合性高脂蛋白血症。继发的见于肾病综合征、甲状腺功能减退、糖尿病、妊娠等。

低胆固醇血症也有原发的与继发的。前者如家族性的无β脂蛋白血症或低β脂蛋白血症；后者如甲状腺功能亢进、营养不良、慢性消耗性疾病等。

肝脏是胆固醇及LCAT合成的器官。严重肝病患者，血清TC不一定很低，但由于血清LCAT活力低下，血清胆固醇酯占TC的比例可降至50%以下。

考点：胆固醇测定主要方法的原理和临床意义

四、血清（浆）甘油三酯测定

血清TG测定的决定性方法为放射性核素稀释质谱法；参考方法为二氯甲烷抽提，变色酸显色法；常规方法为酶法（GPO-PAP法）。

（一）化学法

化学法的基本原理是利用二氯甲烷等有机溶剂选择性提取TG（抽提），从而消除磷脂、游离甘油和葡萄糖等干扰性物质的影响。经KOH消解（皂化），使TG水解生成甘油，再以过碘酸在酸性溶液中将甘油氧化成甲醛（氧化），最后进行显色定量（显色）。其中比较准确的是变色酸显色法（Van-Handel法），比较简便的是乙酰丙酮显色法。故要经历抽提、皂化、氧化和显色4个步骤，但均因操作步骤繁多、不能自动化等不适应检验工作的发展而逐渐退出临床实验室。

美国疾病控制与预防中心（CDC）将万氏（Van-Handel）法修改后作为内部参考方法。此法抽提完全，去除了磷脂和甘油的干扰，以变色酸作显色剂，具有灵敏度高、呈色稳定等优点。

（二）酶法

酶法始于20世纪70年代初，包括偶联丙酮酸激酶和乳酸脱氢酶的紫外分光光度法、甘油脱氢酶法、甘油氧化酶法、磷酸甘油脱氢酶法等多种。早期的酶法大都先用碱水解TG并沉淀蛋白质，然后用酶来测定甘油，操作烦琐。1980年后出现了全酶单一试剂法，具有简便、快速、微量和准确等优点，既可用于自动化分析，也可用于手工操作，其中较为重要的有以下三种方法。

1. 磷酸甘油氧化酶法（GPO-PAP法） 该法使用最为普遍，其原理为用脂蛋白脂肪酶（LPL）使血清中TG水解成甘油与脂肪酸，甘油激酶（GK）及三磷酸腺苷（ATP）将甘油磷酸化生成3-磷酸甘油，以磷酸甘油氧化酶（GPO）氧化3-磷酸甘油产生H_2O_2，最后以Trinder反应显色，A_{500nm}的值与TG浓度成正比。反应式如下：

$$甘油三酯+H_2O \xrightarrow{LPL} 甘油+3脂肪酸$$

$$甘油+ATP \xrightarrow{GK,\ Mg^{2+}} 3\text{-}磷酸甘油+ADP$$

$$3\text{-}磷酸甘油+O_2+2H_2O \xrightarrow{GPO} 磷酸二羟丙酮+2H_2O_2$$

$$H_2O_2+4\text{-}AAP+4\text{-}氯酚 \xrightarrow{POD} 苯醌亚胺+2H_2O+HCl$$

本法酶试剂比较稳定，灵敏度高，线性范围也比较宽。目前国内外多数TG商品试剂根据上述原理配制，用一步终点法测定。此法的测定结果中包括血清中游离甘油（FG），若要去除FG的干扰得到真正的TG值，可用外空白法或内空白法。外空白法需加做一份不含LPL的酶试剂测定FG作为空白值；内空白法又称两步法或双试剂法，前述GPO-PAP试剂分成两部分，其中LPL和4-AAP组成试剂2，其余部分组成试剂1。测定时，血清首先加试剂1，37℃孵育，第一步反应如下：

$$甘油+ATP \xrightarrow{GK,\ Mg^{2+}} 3\text{-}磷酸甘油+ADP$$

$$3\text{-}磷酸甘油+O_2+2H_2O \xrightarrow{GPO} 磷酸二羟丙酮+2H_2O_2$$

$$H_2O_2+氧受体 \xrightarrow{POD} 氧化的受体（不显示颜色）+2H_2O$$

上述反应中，因为无LPL，血清中TG不能水解；FG在GK和GPO催化下生成H_2O_2，但因试剂中无4-AAP，Trinder反应不能完成；然后加入试剂2，启动TG的分解反应，最后生成红色苯醌亚胺，反应式同前。该法通过血清分步反应可以除去FG的干扰。

此两步法为中华医学会检验医学分会推荐方法。线性范围为0.05～11.4mmol/L。酶反应的最后一步为Trinder反应，其影响因素与胆固醇酶测定法相同。胆红素和维生素C可使测定结果偏低，但胆红素＜205μmol/L，血红蛋白＜6g/L时，对测定结果均无影响。

2. 乳酸脱氢酶法 本法的前两步反应与磷酸甘油氧化酶法相同，ATP参与甘油的磷酸化生成3-磷酸甘油和ADP。在第三步中ADP和磷酸烯醇式丙酮酸反应生成丙酮酸，后者在LDH作用下还原成乳酸，由于反应消耗NADH，故可利用NADH在340nm波长处吸光度降低来测定甘油三酯浓度。

$$ADP+磷酸烯醇式丙酮酸 \xrightarrow{丙酮酸激酶} 丙酮酸+ATP$$

$$丙酮酸+NADH \xrightarrow{LDH} NAD^++乳酸$$

本法结果准确，但灵敏度较低，试剂也不太稳定。由于血清本身存在游离甘油和丙酮酸等干扰物质，所以测定时除了做试剂空白外，还要做标本空白。

3. 甘油氧化酶法 这是一种直接测定甘油的方法，分两步进行。第一步为：

$$甘油+O_2 \xrightarrow{甘油氧化酶} 甘油醛+H_2O_2$$

$$H_2O_2+EMAE \xrightarrow{POD} 无色物质$$

此步反应的目的是消除血清中游离甘油的干扰，EMAE是*N*-乙基-*N*-(3-甲苯)-*N*-乙酰乙二胺，其作用与酚相似，是一种还原剂，但灵敏度比酚高，即使甘油浓度高达11.3mmol/L，5min内也可将其全部清除。因此一般在第一步后3～5min即可进行第二步过程，包括以下过程。

$$甘油三酯+3H_2O \xrightarrow{LPL} 甘油+3RCOOH$$

$$甘油+O_2 \xrightarrow{甘油氧化酶} 甘油醛+H_2O_2$$

$$H_2O_2+4\text{-}AAP+EMAE \xrightarrow{POD} 有色物质$$

【参考区间】 不同地区、不同人种的TG参考值因环境与遗传因素而异，不能笼统地制订所谓“正常值及正常范围”。我国人群的TG水平低于欧美人，成年以后随年龄上升。TG水平的个体间差异比TC大，呈明显正偏态分布。

《中国成人血脂异常防治建议（2016年修订版）》提出的标准为：合适范围＜1.70mmol/L；边缘升

高≥1.7且<2.3mmol/L；升高≥2.3mmol/L。

【临床意义】 原发性高TG血症多有遗传因素，包括家族性高TG血症与家族性型高脂（蛋白）血症等。继发性高TG血症见于糖尿病、糖原贮积病、甲状腺功能减退、肾病综合征、妊娠、口服避孕药、酗酒等。大量前瞻性的研究证实，富含TG的脂蛋白是CHD的独立的危险因子，TG增加表明患者存在代谢综合征，需进行治疗。TG降低比较少见，甲状腺功能亢进、肾上腺皮质功能减退和肝功能严重损伤时可以见到TG降低。

考点：甘油三酯测定的主要方法和临床意义

五、血清（浆）脂蛋白测定

目前用于测定血浆脂蛋白的方法有超速离心法、电泳分离法和血浆脂蛋白胆固醇测定法，以后者最为常用。由于直接测定脂蛋白含量较为困难，但根据血浆脂蛋白中胆固醇含量较为稳定的特点，因此目前常以测定各种脂蛋白中胆固醇总量代表脂蛋白水平。即测定HDL、LDL或VLDL中的胆固醇，分别称为高密度脂蛋白胆固醇（high density lipoprotein cholesterol，HDL-C）、低密度脂蛋白胆固醇（low density lipoprotein cholesterol，LDL-C）或极低密度脂蛋白胆固醇（very low density lipoprotein cholesterol，VLDL-C）。

（一）血清脂蛋白电泳测定法

血清脂蛋白电泳分析是利用电泳原理直接测定血浆脂蛋白的组分及相对含量，对高脂蛋白血症的分型具有十分重要的意义。电泳支持物可选用醋酸纤维素薄膜、琼脂糖凝胶和聚丙烯酰胺凝胶等，其中琼脂糖凝胶电泳最为常用。

脂蛋白电泳分析可分为预染法和电泳后染色法两大类。

1. 预染法 先将待测血清和苏丹黑染料按一定比例（9∶1）混合进行预染处理，离心后取上清液进行电泳分析。操作比较简单，分离效果直观，临床常用。其缺点是染液中残存的染料颗粒可停留在加样处，不易与CM区分。

2. 电泳后染色法 是用电泳方法先将血浆脂蛋白各成分分开，再用苏丹黑或油红O进行染色。

血清脂蛋白琼脂糖凝胶电泳自阴极起，位于加样原点处的是CM，然后依次为β脂蛋白、前β脂蛋白和α脂蛋白。正常人通常出现2～3条区带，即α脂蛋白、前β脂蛋白和β脂蛋白。

【参考区间】 血清脂蛋白琼脂糖凝胶电泳：α脂蛋白 0.30～0.40；前β脂蛋白 0.13～0.25；β脂蛋白 0.50～0.60；CM阴性。

（二）高密度脂蛋白胆固醇测定

HDL-C测定的参考方法是用超速离心法分离HDL，然后用化学法（ALBK法）或酶法测定其胆固醇含量，此法需特殊设备，而且不易掌握。目前多用沉淀分离法和HDL直接测定法。

1. 沉淀分离法（磷钨酸-镁法，PTA-Mg^{2+}法） 用磷钨酸（PTA）与Mg^{2+}作沉淀剂，可沉淀含ApoB的脂蛋白，包括LDL、VLDL及Lp(a)。而HDL中不含ApoB，不被沉淀。上清液中只含HDL，再用酶法测定其胆固醇含量。标本应为早晨空腹12h后的血液，当天测定。如需冷冻保存，只能冻1次，冻融后立即测定。最好能用低温离心，离心温度过高会使沉淀不完全。

本法试剂价廉易得，使用方便，能得到较好的结果，1995年曾被中华医学会检验医学分会推荐作为常规测定方法，但该法因有一个离心分离的操作，因此不适合作自动分析。

2. HDL直接测定法（匀相法） 大致分三类，分别是聚乙二醇/抗体包裹法、酶修饰法和选择性抑制法（又称掩蔽法），这类试剂的具体配方均未公开。

选择性抑制法是目前国内应用最多的方法，其原理为：分两步反应，第一试剂用聚阴离子及分散型表面活性剂（即反应抑制剂），后者与LDL、VLDL和CM表面的疏水基团有高度亲和力，吸附在这些脂蛋白表面形成掩蔽层，但不发生沉淀，能抑制这类脂蛋白中的胆固醇与酶试剂起反应。第二试剂含胆固醇测定酶及具有对HDL表面的亲水基团有亲和力的表面活性剂（即反应促进剂），使酶与HDL中的胆固醇起反应。

此类方法免去了标本预处理（沉淀）步骤，便于自动化，快速简便，准确性能满足常规应用的要求，已取代沉淀法成为临床实验室的常规方法。

【参考区间】《中国成人血脂异常防治建议》提出的标准为：理想范围＞1.04mmol/L；升高≥1.55mmol/L；减低＜1.0mmol/L（2016年修订）。

【临床意义】流行病学与临床研究证明，HDL-C与冠心病发病呈负相关，HDL-C低于0.9mmol/L是冠心病危险因素。HDL-C大于1.55mmol/L被认为是冠心病的“负”危险因素。HDL-C下降还多见于心脑血管病、肝炎、肝硬化等患者。高TG血症往往伴有低HDL-C，肥胖者的HDL-C水平也多偏低。吸烟可使HDL-C水平下降，适量饮酒、长期体力劳动和运动会使HDL-C水平升高。

（三）低密度脂蛋白胆固醇测定

低密度脂蛋白水平通常以LDL-C含量表示，参考方法亦为超速离心法。因LDL-C测定方法较烦琐，多以Friedewald公式计算（1972年首次提出），虽然方便，但影响测定准确性的因素较多。20世纪80年代发展了两种化学方法，一种是以化学法替代超速离心法分离VLDL，然后测定HDL+LDL部分的胆固醇（C），减去HDL-C，即得LDL-C。另一类是选择性沉淀LDL的方法，其中以聚乙烯硫酸盐（PVS）沉淀法最为常用，是一种间接测定LDL-C的方法，但不适合自动分析。90年代出现免疫沉淀法测定LDL-C，用免疫学原理沉淀血清中的非LDL脂蛋白，测定LDL-C的特异性高，精密度好，但试剂成本高，不易在临床推广。近年出现的直接法（匀相法）是适合现代自动分析的LDL-C测定法。与直接测定HDL-C相似，不需要标本预处理，适用于大批量标本自动分析，测定结果能满足临床要求。

1. 弗里德沃尔德（Friedewald）公式法 LDL-C=TC–HDL-C–TG/5（以mg/dL为单位时），或LDL-C=TC–HDL-C–TG/2.2（以mmol/L为单位时）。以Friedewald公式计算LDL-C水平，在一般情况下也能得到可被临床接受的近似结果。但此公式假设VLDL内Ch与TG之比固定不变，VLDL-C用TG的1/5表示（以mg/dL为单位时）或TG的1/2.2表示（以mmol/L为单位时）。公式中三项脂类的结果是三个变量，任何一项测定若不准确都会影响LDL-C结果。TG＞4.25mmol/L时不能应用此公式计算，否则结果偏差太大。

2. 聚乙烯硫酸盐沉淀法 本法并非对LDL-C做直接测定，而是用PVS选择性沉淀血清中的LDL，再以血清TC减去上清液（含HDL与VLDL）胆固醇即得LDL-C值。试剂中含EDTA用以去除两价阳离子，避免VLDL共同沉淀，辅以聚乙二醇单甲醚（PEGME）加速沉淀。胆固醇测定同TC测定。

3. 直接测定法 匀相的LDL-C直接测定法有两类，一类是以α-环糊精、硫酸葡聚糖和聚氧乙烯-聚氧丙烯封闭共聚多醚（POE-POP），抑制非LDL脂蛋白与胆固醇酯酶（CEH）和胆固醇氧化酶（COD）的反应（也可称选择性抑制），从而仅使LDL-C被酶水解并测定。另一类是以不同的表面活性剂的双试剂使非LDL-C与LDL-C分两步水解，因先消除非LDL-C而被称为消除法，是目前应用较广的直接测定法。

根据各类脂蛋白物理化学性质不同，与表面活性剂反应也不相同的原理，在第一反应中，表面活性剂Ⅰ使非LDL脂蛋白的结构改变，促进了与CEH和COD的反应，使非LDL脂蛋白在第一反应中被消除，而LDL受到表面活性剂Ⅰ的保护，不与CEH和COD反应。第二反应中表面活性剂Ⅱ促进未被消除的LDL-C与CEH和COD反应，并经Trinder反应显色测定。

目前各类方法测定的LDL-C值都包括IDL和Lp（a）的胆固醇在内，在流行病与冠心病危险因素研究中所有LDL-C都包含IDL-C和Lp（a）-C，且沿用多年已成习惯。在一般血清中IDL-C很少（约0.05mmol/L即2mg/dL），但在高TG血症时可以增加。一般Lp（a）-C 0.08～0.10mmol/L（3～4mg/dL），如Lp（a）-C较高时，有必要对LDL-C值进行校正。

【参考区间】 LDL-C水平随年龄上升，中、老年人平均2.7～3.1mmol/L（105～120mg/dL）。《中国成人血脂异常防治建议（2016年修订版）》提出的标准如下。

理想水平：＜2.6mol/L；合适范围：＜3.4mol/L；边缘升高：≥3.4且＜4.1mmol/L；升高：≥4.1mmol/L。

【临床意义】 LDL-C增高是动脉粥样硬化发生发展的主要脂类危险因素。由于TC水平同时也受HDL-C水平的影响，所以最好以LDL-C代替TC作为冠心病危险因素指标。美国国家胆固醇教育计划成人治疗专业组规定以LDL-C水平作为高脂蛋白血症的治疗决策及其需要达到的治疗目标。

（四）脂蛋白（a）测定

Lp（a）的结构蛋白中既有ApoB又有特征性的Apo（a），且Apo（a）分子中含有与纤溶酶原（Pg）同源的抗原决定簇，加之Apo（a）的分子量变异较大，这些造成了Lp（a）测定方法学的复杂性。

Lp（a）测定有两种方法，一是以免疫化学原理测定其所含Apo（a），结果以Lp（a）质量表示，也有以Lp（a）颗粒数mmol/L表示的。二是测定其所含的胆固醇，结果以Lp（a）-C表示。目前大都用免疫学方法测定。

【参考区间】 正常人群的Lp（a）水平呈明显的正偏态分布，个体差异极大。虽然个别人可高达1000mg/L以上，但80%的正常人在200mg/L以下。一般将Lp（a）参考值定为300mg/L以下，高于此水平者冠心病危险性明显增高。

【临床意义】 肝脏是Lp（a）合成的主要场所。Lp（a）不是由VLDL转化而来，也不能转化为其他脂蛋白，系一类独立的脂蛋白。血清Lp（a）水平主要取决于遗传因素，个体间Lp（a）水平可相差100倍，但同一个体血浆Lp（a）水平的变化则相对较小。环境、饮食、药物对它的影响不明显。体内LDL受体缺陷可影响Lp（a）浓度，可能与体内Lp（a）合成增加有关。血清Lp（a）水平是动脉粥样硬化性疾病的独立危险因素，与动脉粥样硬化呈正相关关系。

考点：几种脂蛋白与动脉粥样硬化的关系

六、血清载脂蛋白测定

血清载脂蛋白（Apo）测定采用免疫化学法，早期的方法有单向免疫扩散（RID）、电免疫分析（如火箭电泳法）、RIA和ELISA等，这些方法无论是方法学性能，还是可操作性均不适合现代分析要求。

目前比较适合于临床实验室的是免疫浊度法，包括免疫散射比浊法（INA）和免疫透射比浊法（ITA）。血清中的载脂蛋白与特异性抗体结合成免疫复合物沉淀并产生浊度。当抗体过量时，浊度即与抗原量成正比。比浊法简单快速，可以自动化批量分析，但是对抗血清的质量要求高，且消耗抗血清较多。

目前国内外有多种测定载脂蛋白ApoAⅠ及ApoB的比浊法试剂盒，在选择时应注意抗血清的质量。对抗血清的要求是：①特异性好，与其他血清蛋白及其他载脂蛋白无交叉反应；②高亲和力与高效价，与抗原反应迅速。抗ApoB多克隆抗体与$ApoB_{100}$、$ApoB_{48}$都有反应，虽然正常人空腹血清ApoB基本上都是$ApoB_{100}$，但病理状态下不一定一致。为严格起见，测定结果只宜称ApoB，不要称$ApoB_{100}$，除非所用的抗体是与$ApoB_{48}$无交叉反应的单克隆抗体。

载脂蛋白测定中的一个重要问题是需要有可靠的定值校准血清。因为提纯的抗原不稳定，而且它和抗体的反应性和以自然状态存在于血清脂蛋白中的载脂蛋白不一致，所以通常以定值人血清作校准用。

浊度法应选择标本与抗体试剂的比例及反应时间，采用多点定标模式，计算可采用Logit-Log模式。必须十分注意反应体系中不可有抗原过量，抗血清用量必须充裕。

试剂中PEG（聚乙二醇）有促进抗原抗体反应的作用，血清稀释及表面活性剂有助于脂蛋白中载脂蛋白抗原位点的暴露，使之能充分地与特异性抗体起反应，表面活性剂还可减轻血清空白浊度，主要干扰因素是血清本身的浑浊（如高脂血症），用表面活性剂消浊的作用也有限，所以在测定中必须作标本空白管，自动分析中可采用两点法除去空白值。

【参考区间】

（1）成人血清ApoAⅠ　1.40～1.45g/L，女性略高于男性，不同年龄变化不明显，血脂正常者多在1.20～1.60g/L范围内。

（2）成人血清ApoB　中青年人0.80～0.90g/L，老年人0.95～1.05g/L。

【临床意义】 在HDL组成中蛋白质占50%，而蛋白质中ApoAⅠ占65%～70%，即ApoAⅠ是HDL的主要结构蛋白，因此血清ApoAⅠ可以代表HDL水平，并与HDL-C的水平呈明显的正相关。但由于HDL的颗粒大小和组成的不均一性，尤其是病理状态下其组成往往会发生变化，ApoAⅠ的升降不一定与HDL-C成比例。故同时测定ApoAⅠ与HDL-C对病理和生理状态的分析更有帮助。冠心病患者ApoAⅠ偏低，脑血管病患者ApoAⅠ也明显低下。家族性高TG血症患者HDL-C往往偏低，但ApoAⅠ不一定低，不增加冠心病危险；但家族性混合型高脂血症患者，ApoAⅠ和HDL-C都会偏低，冠心病危险性增加。

虽然LDL、IDL、VLDL和Lp（a）颗粒中均含有ApoB$_{100}$，但由于血清中LDL居多，故约90%的ApoB分布在LDL中，即ApoB是LDL的主要结构蛋白，因此，血清ApoB可直接反映LDL的含量，两者呈显著正相关。但当高TG血症时，因VLDL极高，ApoB也会相应地增加。流行病学和临床研究已确认，高ApoB是冠心病的危险因素。且多数临床研究指出，ApoB是各项血脂指标中较好的动脉粥样硬化标志物。药物干预实验表明，降低ApoB可以减少冠心病发病及促进粥样斑块的消退。

冠心病、肾病综合征和糖尿病等都有ApoAⅠ下降和ApoB升高。临床上常将ApoAⅠ和ApoB比值作为冠心病的危险指标。

考点：几种载脂蛋白与脂蛋白关系和动脉粥样硬化的关系

目标检测

一、选择题（A$_1$型题）

1. 血浆脂蛋白密度由小到大的顺序是（　　）
   A. LDL、VLDL、CM、HDL
   B. HDL、LDL、VLDL、CM
   C. VLDL、LDL、HDL、CM
   D. CM、VLDL、LDL、HDL
   E. HDL、VLDL、LDL、CM
2. 下列各种脂蛋白中，脂质含量最多的脂蛋白是（　　）
   A. CM　B. VLDL　C. LDL
   D. HDL　E. Lp（a）
3. 与动脉粥样硬化发生率呈负相关的脂蛋白是（　　）
   A. HDL　B. VLDL　C. CM
   D. LDL　E. IDL
4. 运输内源性甘油三酯的脂蛋白主要是下列哪一种（　　）
   A. CM　B. VLDL　C. LDL
   D. HDL　E. Lp（a）
5. 载脂蛋白AⅠ是下列哪种脂蛋白的主要结构蛋白（　　）
   A. Lp（a）　B. LDL　C. VLDL
   D. CM　E. HDL
6. 运输内源性胆固醇的脂蛋白主要是下列哪一种（　　）
   A. HDL　B. VLDL　C. LDL
   D. CM　E. Lp（a）
7. 下列哪项比值降低表示心血管疾病危险度加大（　　）
   A. ApoAⅠ/ApoAⅡ　B. ApoAⅡ/ApoCⅢ
   C. ApoB/ApoCⅠ　D. ApoAⅠ/ApoB
   E. ApoAⅡ/ApoB
8. 目前常规检验方法中，通常测定下述何种物质来反映人体内HDL的含量（　　）
   A. HDL中的甘油三酯　B. HDL中的胆固醇
   C. HDL中的磷脂　D. HDL中的载脂蛋白
   E. HDL中的脂蛋白（α）
9. 全自动生化分析仪测定血浆载脂蛋白使用的方法为（　　）
   A. 免疫扩散法　B. 免疫电泳法
   C. 免疫散射比浊法　D. 免疫透射比浊法
   E. 酶法

10. 下列各种脂蛋白中，能够抑制纤溶酶活性的脂蛋白是（　　）

A. VLDL　B. LDL　C. HDL
D. Lp（a）　E. CM

11. HDL中存在的主要载脂蛋白是（　　）

A. ApoA　B. $ApoB_{100}$　C. ApoC
D. ApoE　E. $ApoB_{48}$

12. LDL中存在的主要载脂蛋白是（　　）

A. ApoA　B. $ApoB_{100}$　C. ApoC
D. ApoE　E. $ApoB_{48}$

13. 下列关于Lp（a）叙述错误的是（　　）

A. Lp（a）是动脉粥样硬化性疾病的独立危险因子
B. Lp（a）水平在个体间相差较大
C. Apo（a）与纤溶酶原具有高度同源性
D. Apo（a）可从Lp（a）上脱落下来，剩下不含Apo（a）仅含$ApoB_{100}$的颗粒称LDL
E. 肝脏是Lp（a）合成的主要场所

14. 下列哪种脂蛋白可以将肝脏合成的内源性胆固醇运转至肝外组织（　　）

A. CM　B. VLDL　C. LDL
D. HDL　E. Lp（a）

15. 下列哪种脂蛋白参与胆固醇的逆向转运（　　）

A. CM　B. VLDL　C. LDL
D. HDL　E. Lp（a）

16. Ⅰ型高脂蛋白血症的血清检查特点是（　　）

A. 冰箱放置过夜后，血清透明，胆固醇正常，甘油三酯稍高
B. 冰箱放置过夜后，血清上层为奶油层，下层清澈，胆固醇正常或稍高，甘油三酯明显增加
C. 冰箱放置过夜后，血清上层为奶油层，下层乳白，胆固醇稍高，甘油三酯增高
D. 冰箱放置过夜后，血清透明，胆固醇明显增加，甘油三酯正常
E. 冰箱放置过夜后，血清乳白，胆固醇正常，甘油三酯稍高

17. 临床上测定甘油三酯最常用的方法是（　　）

A. 甘油磷酸氧化酶法（GPO-PAP法）
B. 乳酸脱氢酶法
C. 免疫透射比浊法
D. 甘油氧化酶法
E. 脂质抽提法

18. 血清脂蛋白电泳时出现宽β带常见于什么型高脂蛋白血症（　　）

A. Ⅰ　B. Ⅱa　C. Ⅱb
D. Ⅲ　E. Ⅳ

19. Ⅰ型高脂蛋白血症患者，血清静置实验后血清外观特征是（　　）

A. 澄清
B. 浑浊
C. 浑浊或澄清
D. 上层“奶油样”，下层浑浊
E. 上层“奶油样”，下层澄清

20. Ⅱa型高脂蛋白血症的血清检测特点是（　　）

A. 血清透明，胆固醇明显增加，甘油三酯正常
B. 血清乳白色，胆固醇正常或稍高，甘油三酯明显增加
C. 血清浑浊，胆固醇稍高，甘油三酯增高
D. 浑浊，胆固醇正常，甘油三酯稍高
E. 血清透明，胆固醇明显增加，甘油三酯稍高

二、简答题

1. 影响血脂分析前变异的因素主要有哪些？
2. 临床表型分类法如何对高脂蛋白血症进行分类？
3. 磷酸甘油氧化酶法（GPO-PAP法）测定血清中TG，如何去除FG的干扰？

（杜　江）

第10章

肝胆疾病检验

学习目标

1. 掌握肝胆疾病的生化特点；血清蛋白质测定的临床意义；血清酶的种类、测定方法、原理和临床意义；血清胆红素代谢过程，黄疸的发病机制；血清总胆红素、结合与未结合胆红素，以及尿胆红素、尿胆素原测定的方法、原理和临床意义；血清总胆汁酸的测定方法、原理和临床意义；肝功能试验选择原则。

2. 熟悉肝结构、生物化学功能；胆红素的生成、运输、转化和排泄过程；黄疸的概念、分类、机制和鉴别诊断；胆汁酸肠肝循环的概念和意义。

3. 了解肝细胞损伤时，营养物质的主要代谢变化及生物转化作用的变化及临床意义；各种急、慢性肝病时综合考虑应选择的试验及其临床意义。

4. 能正确采集和处理肝功能检验标本，能用常规方法独立完成血清胆红素及肝功能损伤酶学指标的检验；能正确选择肝功能试验项目，并根据检验结果判读肝的功能状态。

5. 通过学习，培养生物安全意识，能对感染性标本进行无害化处理或留样待复查；养成密切联系临床、注重质量控制的意识，锻炼综合分析问题的能力。

肝脏是人体内最大的多功能实质性器官，几乎参与体内一切物质的代谢。不仅在糖类、脂类、蛋白质、维生素和激素等物质代谢中有重要作用，而且还具有分泌、排泄和生物转化等重要功能，同时还参与机体血容量调节、体液平衡和免疫吞噬等作用。正常情况下，肝胆在食物的消化、吸收及物质代谢过程中相互配合来发挥重要的生理生化作用。当体内外各种致病因子侵犯肝胆，造成肝内外胆道阻塞或严重肝损害时，引起相应的功能异常和代谢紊乱，从而引起血液等其他体液中相应生化成分发生改变。因此，阐明物质代谢紊乱和疾病发生的机制，合理选择相关生化指标进行检验，对判定肝功能状态，以及肝胆疾病的诊断、鉴别诊断、疗效观察、病情监测及预后判定等都具有非常重要的意义。

案例 10-1

患者，女，35岁，近2个多月来食欲差、无力，因腹痛、发热3天就诊。体格检查：体温39℃，皮肤、巩膜明显黄染，肝区叩击痛阳性，肝大肋下1cm，皮肤瘙痒，浅表淋巴结未触及肿大，双下肢无水肿。实验室检查：血清总胆红素689.8μmol/L，结合胆红素680.6μmol/L，未结合胆红素9.2μmol/L，ALT 562U/L，AST 287U/L，ALP 567U/L，GGT 176U/L；血脂检查：血清总胆固醇14.6mmol/L，血清甘油三酯4.3mmol/L，尿液颜色变深；尿常规检查：胆红素强阳性，其他均正常，大便呈灰白色，便常规检查均正常，血常规检查白细胞21×10^9/L，中性粒细胞79%，淋巴细胞21%，其余正常。超声检查：肝大，胆囊萎缩，胰腺、脾脏和肾脏未见异常。

问题： 1. 该患者可能患什么疾病？

2. 请列出对该病的诊断依据。

第 1 节　肝脏概述

肝是体内最大的实质性器官，在形态结构和化学组成方面有很多独特之处，这些特点与其复杂的生理功能相适应。肝在全身物质代谢及生物转化中显示了特别重要的作用，故有“物质代谢中枢”之称，是临床实验室肝脏功能检查的生物化学基础。

一、肝脏的生物化学功能

（一）肝脏的解剖结构特点

1. 双重血液供应　肝脏有丰富的血管网，接受肝动脉和门静脉的双重血液供应，其中肝动脉由腹主动脉发出，为肝细胞提供充足的氧气；门静脉将肠壁内血液回流至肝，为肝组织提供丰富的营养物质。

2. 双重输出通道　肝静脉将肝细胞代谢产物运出肝组织，注入下腔静脉；胆道系统将肝细胞分泌的胆汁收集、储存，排入肠道。

（二）肝脏的组织学特点

肝细胞代谢活跃，与以下特点密切相关。

1. 肝细胞表面有大量的微绒毛，增大了与血窦的接触面，有利于物质的转运。

2. 肝细胞膜具有较高的通透性，为肝细胞内外的物质交换提供了重要的通道。

3. 肝细胞内线粒体丰富，为肝细胞代谢提供了能量保证。

4. 肝细胞有丰富的粗面内质网、滑面内质网和高尔基复合体等，为各种蛋白质和酶的合成、药物和毒物等的生物转化以及物质的分泌排泄提供场所。

5. 肝细胞含有众多的酶系且有些酶是肝独有或其他组织含量极少的，如鸟氨酸氨甲酰基转移酶（ornithine carbamoyltransferase，OCT）等，为多物质代谢与加工提供有利条件。

（三）肝脏的生物化学功能

肝脏执行着人体生命活动所必需的生理和生物化学功能。主要包括：

1. 接收来自消化道吸收的各种物质，如氨基酸、糖、脂肪酸、胆固醇、脂类、维生素和矿物质等，并进行加工和储存。

2. 合成除γ球蛋白以外的几乎所有的血浆蛋白质，如白蛋白、α和β球蛋白、凝血因子和转运蛋白等。

3. 合成并分泌胆汁酸，调节胆固醇代谢并促进脂肪的吸收。

4. 加工处理体内产生（如氨、胆红素等）和外界进入（如药物、毒物、致癌物等）的非营养物质，保护机体免遭侵害。

5. 肝脏也是多种激素（如甲状腺素、类固醇激素等）在发挥调节作用后降解的主要部位，借此可调节血浆激素水平，这一过程称激素的灭活。

这些功能维持了机体内环境的恒定，因此有人将肝脏比喻为体内的“化工厂”。

二、肝细胞损伤时的代谢改变

肝的生理功能非常复杂，可以概括为营养物质的代谢、非营养物质的生物转化、胆汁酸分泌和胆色素排泄四个方面。在肝脏结构和功能受损时，众多物质的生物化学反应将会不同程度地受到影响，进而产生相应的病理生理和病理化学改变。现主要介绍蛋白质、糖和脂类物质在肝细胞损伤时的代谢变化。

（一）物质代谢变化

1. 蛋白质代谢变化

（1）肝脏在蛋白质代谢中的作用　主要表现如下所述。

1）能合成和分泌血浆蛋白质：除合成自身结构蛋白质外，还合成、分泌多种血浆蛋白质，如白蛋白、凝血酶原、纤维蛋白原、多种载脂蛋白（ApoA、B、C、E等）及某些血浆球蛋白（如α_2、β及部分α_1球蛋白等），其中以白蛋白的合成和分泌速度最快，从合成到分泌仅需20～30min。

2）转化和分解氨基酸：除支链氨基酸（亮氨酸、异亮氨酸和缬氨酸）外，其余氨基酸尤其是苯丙氨酸、酪氨酸及色氨酸等芳香族氨基酸主要在肝中进行分解代谢，以调整血液中的氨基酸比例。

3）代谢氨及胺类化合物，肝脏功能受损时血浆蛋白质浓度将发生改变，其变化程度取决于肝损害的类型、严重程度和持续的时间。

（2）不同蛋白质代谢变化的临床意义

1）血浆蛋白质含量降低：急性肝损伤时，血浆总蛋白（total protein，TP）浓度变化不大。慢性肝病如肝硬化时血浆白蛋白（albumin，Alb）、总蛋白浓度降低，而γ球蛋白浓度升高，出现血浆白蛋白（A）与球蛋白（G）比值（A/G）降低，甚至倒置。此时，血浆胶体渗透压降低，患者容易出现水肿和腹水。其他血浆蛋白质变化表现：α_1-抗胰蛋白酶、前白蛋白等低分子量蛋白水平下降，而与炎症、损伤反应有关的一些急性时相反应蛋白合成会增多。

2）血氨升高，血尿素含量降低：晚期肝病患者，尿素合成能力低下，血浆中尿素水平呈低值，氨清除障碍，造成高氨血症。这是肝性脑病的重要诱因。

3）血浆氨基酸比例失调：芳香族氨基酸主要在肝代谢。当严重肝损害时，血中氨基酸平衡紊乱，表现为支链/芳香族氨基酸比值下降。

2. 糖类代谢变化　肝脏是调节血糖浓度的主要器官。通过糖原的合成与分解、糖异生和其他单糖的转化等来维持血糖浓度的恒定，保障全身各组织，尤其是大脑和红细胞的能量供应；肝细胞膜含有葡萄糖转运蛋白2（glucose transporter2，GLUT2），可使肝细胞内的葡萄糖浓度与血糖浓度保持平衡。同时，肝也是人体内糖转化成脂肪、胆固醇及磷脂等的主要场所。一般地说，轻度肝损害往往很少出现糖平衡紊乱。当肝细胞发生弥漫性的严重损害时，由于肝糖原合成障碍及储存减少，表现为空腹时血糖降低，进食后易出现一时性高血糖，由于肝细胞损害，不能及时地把摄入的葡萄糖合成肝糖原，进食大量糖后，可发生持续时间较长的血糖升高。发生肝脏疾病时会以多种途径影响糖的代谢，主要表现为磷酸戊糖途径和糖酵解途径相对增强；严重肝病时，糖有氧氧化及三羧酸循环运转失常，血中丙酮酸含量可显著上升，血糖浓度难以维持正常水平，糖耐量曲线异常。不同肝病时糖耐量曲线可呈低平型、高峰型、高坡型等异常状态。目前，糖代谢检测指标对肝病的诊断价值不大，半乳糖代谢是肝脏特有的，因此，半乳糖清除率检测可反映肝脏代谢能力，一般用于测定肝血流。总之，肝的糖代谢检测指标临床意义如下所述。

（1）丙酮酸含量升高　糖酵解及磷酸戊糖途径相对增强，有氧氧化及三羧酸循环运转失常，使血中丙酮酸含量显著上升。

（2）血糖平衡紊乱　进食后易出现一过性高血糖；空腹时又易出现低血糖，血糖水平波动增大，表现为糖耐量曲线异常。

（3）血清半乳糖浓度增高　半乳糖代谢是肝特有的功能。检验半乳糖清除率可反映肝代谢情况，也可用于测定肝血流量。

3. 脂类代谢变化　肝脏能合成甘油三酯、磷脂和胆固醇，以极低密度脂蛋白的形式分泌入血，供其他组织器官摄取与利用；转化胆固醇为胆汁酸，随胆汁分泌入肠道，促进脂类的消化吸收；同时也是体内产生酮体的唯一器官，生成酮体是肝脏氧化脂肪酸的重要特点。可见，肝脏在脂类的消化、吸收、运输、合成及分解等过程中均起重要作用。在肝细胞损伤时，肝内脂肪氧化分解减少或脂肪合成增多或磷脂合成障碍，不能有效合成脂蛋白输出，过多的脂肪在肝细胞内沉积而形成脂肪肝。在某些慢性肝损伤时，由于糖代谢障碍而引起脂肪动员增加，导致酮血症。在肝功能障碍时，胆固醇的形成、酯化、排泄发生障碍，引起血浆胆固醇含量的变化，往往会表现出血浆胆固醇酯/胆固醇比值下降及血浆脂蛋白电泳谱异常，出现低密度脂蛋白积累。在慢性肝内外胆汁淤积患者，血胆固醇和磷脂明显增多，可出现异常的脂蛋白X（lipoprotein X，Lp-X）。胆汁排泄障碍可引起脂类消化吸收不良，产生厌油腻和脂肪泻等症状。总的来说，肝的脂代谢临床意义如下所述。

（1）分解减少，合成增多　肝病时，由于肝内脂肪氧化分解减少、合成增多或磷脂合成障碍，不能有效合成脂蛋白输出，过多的脂肪在肝细胞内沉积而形成脂肪肝。

（2）酮代谢紊乱　在某些慢性肝损伤时，由于糖代谢障碍而引起脂肪动员增加，血酮体增多，导致酮血症。

（3）血清胆固醇增高　肝功能障碍时，常常会表现出血浆胆固醇酯/胆固醇的比值下降，血浆脂蛋白电泳异常，LDL增多。

（4）磷脂增高　慢性胆汁淤积者，血浆磷脂明显增高，可出现异常的Lp-X。

综合以上内容，肝细胞损伤时糖类、脂类及蛋白质代谢变化的检验指标及临床意义见表10-1。

表10-1　代谢性指标在肝细胞损伤诊断中的意义

类别	检验指标	临床意义
蛋白质代谢	血清总蛋白	严重肝炎及肝硬化时减少
	免疫球蛋白	慢性活动性肝炎、肝硬化时增高
	A/G比值	慢性肝病和肝硬化时降低
	前白蛋白	灵敏反映急性肝损伤
	纤维蛋白原	反映有功能的肝细胞数量
	血清（浆）尿素	严重肝功能不全时降低
	血清（浆）氨	急性肝炎、慢性肝炎、重症肝炎、肝硬化时升高
	纤维连接蛋白	肝纤维化时增高
	甲胎蛋白	原发性肝癌时显著升高
	癌胚抗原	转移性肝癌时阳性率高
糖代谢	空腹血糖	肝功能不全时降低
	葡萄糖耐量试验	肝病时糖耐量曲线异常
	血丙酮酸	肝性脑病时升高
	血乳酸	反映肝清除乳酸的能力
脂类代谢	血清总胆固醇	阻塞性黄疸和肝内胆汁淤积时升高，重症肝炎和肝硬化时明显下降
	血清胆固醇酯	慢性肝炎时中度降低
	血清甘油三酯	阻塞性黄疸及脂肪肝时升高 肝实质细胞损伤时游离脂肪酸升高
	血磷脂	阻塞性黄疸和胆汁淤积性肝硬化时升高
	载脂蛋白	肝炎时ApoA Ⅰ明显下降，ApoE显著上升

4. 激素代谢变化　肝病时，肝细胞对激素的灭活能力降低，某些激素在体内聚积，引起物质代谢紊乱。例如，醛固酮、抗利尿激素在体内堆积，引起水钠潴留；雌激素过多可使局部小动脉扩张，出现肝掌、蜘蛛痣等表现。

5. 维生素代谢变化

（1）吸收减少　严重肝病时，胆汁酸的合成与分泌减少，肠道对脂类物质的消化、吸收能力减弱，伴随这类物质吸收的脂溶性维生素A、维生素D、维生素E、维生素K吸收也减少。

（2）活化减少 维生素A、维生素D、维生素B、维生素B_2等多种维生素都要经过肝代谢转变后才能发挥作用，肝病变时，这些维生素活化减少，影响其功能发挥。

（二）生物转化作用的变化

肝细胞损伤或者功能降低时，肝的生物转化作用减弱。非营养物质的代谢变化表现：①血氨含量升高，血尿素含量降低，严重时出现肝性脑病。②胺类物质代谢减慢，出现一些假神经递质，如*β*-羟酪胺和苯乙醇胺等。③激素灭活功能降低，血清中雌激素、醛固酮和抗利尿激素等浓度升高。④对外源性物质的清除作用减弱，容易造成蓄积中毒。⑤改变某些药物的代谢方式和作用规律，影响药物疗效。

（三）肝脏的再生

再生肝细胞是体内唯一具有再生能力的实质细胞。这种再生可由已分化的肝细胞增殖而来，也可由小叶内未分化的胆管上皮细胞分裂而成。肝脏受到肝炎病毒、中毒或代谢障碍等损伤后，可表现出很强的再生能力，这可能是慢性肝病容易导致肝纤维化或肝硬化的基础。肝移植的再生肝可分泌肝细胞生长因子（hepatocyte growth factor，HGF），HGF在肝炎患者血中含量增加，可考虑作为评估肝炎严重程度的标志物。

第2节 胆红素、胆汁酸及血浆酶类代谢及其异常

胆红素和胆汁酸是胆汁中的主要化学成分，分别由含血红素的蛋白质（主要是血红蛋白）和胆固醇在肝细胞内经过复杂的化学反应代谢转变而来，并随胆汁分泌排泄。

一、胆红素代谢与黄疸

胆色素是铁卟啉化合物在体内代谢产生的一类有色物质的总称，主要包括胆红素、胆绿素、胆素原和胆素。其中，以胆红素（bilirubin）最为重要，主要来自血红蛋白的分解代谢。其代谢的变化通常反映肝脏功能的状态。

（一）胆红素的生成与转运

1. 胆红素的来源 胆红素由卟啉类化合物在体内分解代谢生成，正常成人每天可生成250～350mg胆红素。其来源有：①衰老红细胞破坏、降解：由血红蛋白分子中的血红素辅基，在肝、脾和骨髓等单核吞噬细胞系统内降解而产生胆红素，约占人体胆红素总量的80%，称主流胆红素；②无效红细胞生成：即在造血过程中，骨髓内作为造血原料的血红素，在未成为成熟红细胞成分之前有少量分解而形成；③其他含血红素辅基的蛋白质分解：如肌红蛋白、细胞色素和过氧化物酶等降解产生，后两者来源约占20%，称分流胆红素。

2. 胆红素的生成过程 胆红素主要由血液中衰老和异常的红细胞释放的血红素生成。由于其细胞膜的改变，被肝、脾及骨髓等网状内皮细胞识别并吞噬后释出血红蛋白。血红蛋白进一步分解为珠蛋白和血红素，后者再经氧化、还原等反应逐步形成胆红素。在网状内皮细胞中生成的胆红素能自由透过细胞膜进入血浆而被运输，存在于血浆中的这种胆红素称游离胆红素。因其未与葡糖醛酸等产生化学结合，也称未结合胆红素（unconjugated bilirubin，UCB）。此种胆红素不能与偶氮试剂直接起反应，必须加入尿素或乙醇等加速剂破坏分子内部氢键后才能间接发生反应，故又称间接胆红素（indirect bilirubin，IBIL）。

3. 胆红素的运输 由网状内皮细胞释出进入血浆的游离胆红素是脂溶性的，难溶于水，不能通过肾随尿排出，主要以与白蛋白结合成胆红素白蛋白复合物的形式存在和运输。这种结合增加了胆红素

在血浆中的溶解度，便于运输；同时又限制了胆红素自由透过各种生物膜，正常情况下使其不致对组织细胞产生毒性作用。

每个白蛋白分子中存在两个可以和胆红素结合的位点。一般情况下，胆红素与白蛋白分子中的第一位点（高亲和力结合部位）结合，分子比为1∶1。正常人每100mL血浆中的白蛋白能与20～25mg胆红素结合，而正常人100mL血浆中仅含胆红素0.1～1.0mg。所以正常情况下，血浆中的白蛋白足以结合全部胆红素。当胆红素浓度增加时，则可与第二位点（低亲和力结合部位）结合，但这种结合的紧密度不及前者，很容易被某些有机阴离子如磺胺类、胆汁酸、脂肪酸、水杨酸等置换出来，增加其透入细胞的可能性。因此发生高胆红素血症时，这类药物应慎用。此外，少量胆红素与白蛋白呈共价结合，在血中滞留时间长，称δ-胆红素，与重氮试剂直接反应，可作为判断严重肝病预后的指标。除白蛋白外，α球蛋白也可以与胆红素结合。

4. 胆红素在肝的转变

（1）摄取　肝细胞摄取胆红素的有效性取决于以下几方面。①血窦面肝细胞膜上的受体蛋白。胆红素等有机阴离子与膜上载体蛋白结合后，从膜外侧转移至内侧，进入胞质，此为载体介导的主动转运过程。胆红素-白蛋白复合物通过肝脏一次，即有40%胆红素脱离白蛋白并迅速被转运到肝细胞内。②肝细胞内存在两种可溶性受体蛋白（或称配体蛋白）——Y蛋白和Z蛋白，又称载体蛋白。Y蛋白是肝细胞内的主要载体蛋白，与谷胱甘肽硫转移酶同属一个基因家族，为酸性蛋白质，与胆红素的亲和力高于Z蛋白，既能结合胆红素，又可以结合其他有机阴离子如类固醇、磺溴酞钠等。在胞质中，胆红素与载体蛋白结合成复合物，阻止其反流入血，从而增加其摄入的有效性。

（2）转化　胆红素在肝细胞内以“胆红素-Y蛋白”或“胆红素-Z蛋白”的形式运送至滑面内质网。在胆红素尿苷二磷酸葡萄糖醛酸基转移酶（UDP-glucuronosyl-transferase，UGT）的催化下，胆红素迅速与尿苷二磷酸葡萄糖醛酸（uridine diphosphate glucuronic acid，UDPGA）反应，通过其丙酸基与葡萄糖醛酸以酯键结合生成极性较强的水溶性结合物——胆红素葡萄糖醛酸单酯和双酯，此即结合胆红素（conjugated bilirubin，CB）。葡萄糖醛酸双酯是主要产物，约占95%。这种转化既有利于胆红素随胆汁排泄，又限制了其通过生物膜而起到解毒作用。未与葡萄糖醛酸结合的胆红素则称为未结合胆红素。

（3）排泄　结合胆红素在滑面内质网形成后，在高尔基复合体、溶酶体等参与下，通过毛细胆管膜上的主动转运载体，被排泄至毛细胆管中。这是一种逆浓度梯度的能量依赖的主动转运过程。

可见，血浆中的胆红素通过肝细胞膜上的受体蛋白、细胞内的胆红素载体蛋白和内质网葡萄糖醛酸基转移酶的联合作用，不断地被摄取、结合、转化及排泄，保证了血浆中的胆红素经肝细胞而被清除。结合胆红素能与偶氮试剂直接反应，又称直接胆红素（direct bilirubin，DBIL）。结合胆红素分子质量较大（单酯为769D、双酯为937D），呈水溶性，不易透过生物膜，对细胞毒性小，但逆流入血的这种胆红素可由肾随尿排出，这是与未结合胆红素的重要区别之一。检验学上将上述两种胆红素合称为总胆红素（total bilirubin，TBIL）。总胆红素常作为黄疸判定的重要检验指标。结合胆红素与未结合胆红素的区别见表10-2。

表10-2　结合胆红素与未结合胆红素的区别

项目	结合胆红素	未结合胆红素
别名	直接胆红素	间接胆红素、游离胆红素
与葡萄糖醛酸结合	结合	未结合
细胞毒性作用	无	大
与重氮试剂反应	迅速、直接反应	慢或间接反应
水溶性	大	小
经肾随尿排出	能	不能

5. 胆红素在肠管中的变化及其肠肝循环 肝生成的结合胆红素除极少部分逆流进入血液外，绝大部分结合胆红素随胆汁进入十二指肠，在小肠上段的碱性pH条件下，由来自肝脏、小肠上皮细胞和肠道细菌的*β*-葡萄糖醛酸糖苷酶的作用，大部分被水解而脱下葡萄糖醛酸基生成未结合胆红素，然后经肠道厌氧菌的还原作用，逐步形成无色的中胆素原、粪胆素原和尿胆素原，三者统称为尿胆原簇化合物（胆素原）。在肠道下段，三种胆素原大部分接触空气分别被氧化成中胆素、粪胆素和尿胆素（统称为胆素），随粪便排出，呈黄褐色，成为粪便的主要颜色。在生理情况下，有10%～20%的胆素原被肠黏膜细胞重吸收，经门静脉入肝，其中大部分（95%）以原形再排入胆道，此过程称为胆素原的肠肝循环（bilinogen enterohepatic circulation）。2%～5%重吸收的胆素原进入体循环，随尿排出，即为尿胆素原，并可氧化为尿胆素（urobilin），成为尿的主要色素。尿胆素原、尿胆素、尿胆红素临床上称尿三胆。正常人每天排出0.85～6.8μmol，如图10-1所示。

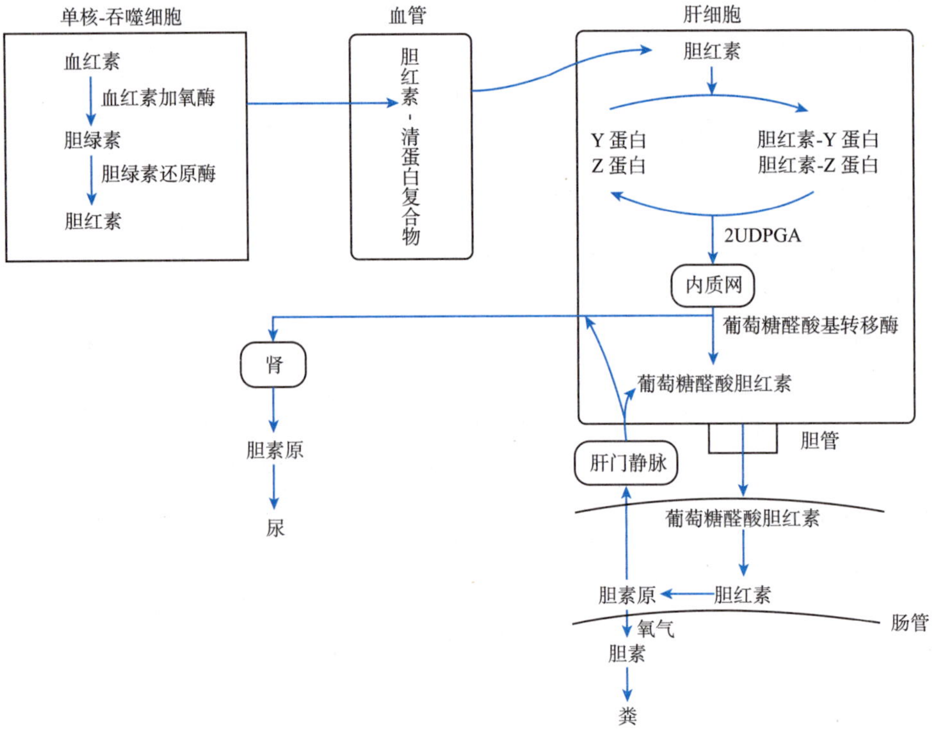

图10-1 胆红素代谢概况

（二）胆红素代谢紊乱与黄疸

正常成人每天可生成250～300mg的胆红素，通过以上过程不断进行。正常成人血清总胆红素＜7.1μmol/L（1mg/100mL），大部分（4/5）是未结合胆红素，其余是结合胆红素；尿液中胆素原及胆素含量很少，无胆红素；粪便中有粪胆原和粪胆素。在胆红素代谢过程中，任何一个环节发生了障碍，均可引起胆红素生成过多或肝细胞对胆红素的摄取、结合和排泄过程发生障碍等，使血中胆红素增高，引起高胆红素血症（hyperbilirubinemia）。

1. 黄疸的概念与分类 黄疸（jaundice）是由于胆红素代谢障碍，血浆中胆红素含量增高，使皮肤、巩膜、黏膜等被染成黄色的一种病理变化和临床表现。胆红素是金黄色色素，根据黄染的程度和血清胆红素升高幅度，可以将黄疸分为隐性黄疸和显性黄疸。一般而言，血清总胆红素在17.1～34.2μmol/L时，肉眼观察不出巩膜、皮肤黄染现象，称为隐性或亚临床黄疸；当血清中总胆红素浓度＞34.2μmol/L（2.0mg/100mL）时，可出现肉眼可见的黄染现象，称为显性黄疸。

2. 黄疸的类型 黄疸按病变部位可分为肝前性、肝性和肝后性黄疸；按病因可分为溶血性黄疸、肝细胞性黄疸和梗阻性黄疸；按血中升高的胆红素的类型分为高未结合胆红素性黄疸及高结合胆红素性黄疸两类。溶血性（肝前性）黄疸、肝细胞性（肝性）黄疸和阻塞性（肝后性）黄疸的实验室检验特点见表10-3。

表10-3 溶血性黄疸、肝细胞性黄疸和阻塞性黄疸的实验室检验特点

类型	正常	溶血性黄疸	肝细胞性黄疸	阻塞性黄疸
血清总胆红素	3.4～17.1μmol/L	明显增加	中度增加	明显增加
血清未结合胆红素	＜13.7μmol/L	明显增加	增加	不变或微增
血清结合胆红素	0～3.4μmol/L	正常或微增	增加	明显增加
尿胆红素	—	—	+	++
尿胆素原	+	++	不一定	减少或消失
尿胆素	+	++	不一定	减少或消失
粪便颜色	棕黄色	加深	变浅	变浅或陶土色

（三）黄疸的成因与发生机制

1. 胆红素形成过多 由于各种原因（如蚕豆病、疟疾等）使红细胞大量破坏，未结合胆红素释放过多，超过了肝细胞的处理能力，大量未结合胆红素在血中积聚而发生高未结合胆红素血症。其主要原因有：①溶血因素，包括先天性的红细胞膜、酶或血红蛋白的遗传性缺陷等和后天性的血型不合输血、脾亢、疟疾及各种理化因素等引起的红细胞破坏增加所致；②非溶血因素，即造血系统功能紊乱，如恶性贫血、珠蛋白生成障碍等引起的无效造血。

2. 肝细胞处理胆红素的能力下降 由于肝细胞损伤，肝细胞对血中未结合胆红素的摄取、转化和排泄发生障碍。一方面肝处理未结合胆红素的能力下降，使血中未结合胆红素增多；另一方面，病变区压迫毛细胆管（或肝内毛细胆管堵塞），使生成的结合胆红素随胆汁排出减少，而反流入血增多，故血中结合胆红素也增多，尿中出现胆红素。根据障碍的性质，可使血中未结合胆红素、结合胆红素含量均升高。临床上可见于新生儿生理性黄疸，肝内胆汁淤滞、感染、化学试剂、毒物、肿瘤等所致的肝病变，以及先天性遗传缺陷如日尔贝综合征（Gilbert综合征）和克-纳综合征（Crigler-Najjar综合征）等。

3. 胆红素在肝外的排泄障碍 各种原因引起的胆管梗阻，胆汁排泄受阻而淤积，使胆小管和毛细胆管内的压力增大，甚至毛细胆管破裂，胆汁反流入体循环，肝内转化生成的结合胆红素随胆汁通过破裂的小胆管和毛细胆管而流入组织间隙和血窦，引起血内胆红素增多，造成结合胆红素增多。可见于结石、肿瘤、炎症、寄生虫等所致的胆道梗阻及杜宾-约翰逊（Dubin-Johnson）综合征等。

新生儿生理性黄疸一般属生理性的，可见于50%～60%出生后第1周的新生儿，血浆胆红素出现升高，但浓度一般不超过86μmol/L。其原因：新生儿体内红细胞溶解致胆红素产生过多；肝细胞内尿苷二磷酸葡萄糖醛酸基转移酶（UGT）生成不足且活性差，新生儿肝细胞内缺乏Y蛋白，使得肝细胞处理胆红素的能力较成人差；血浆白蛋白联结胆红素的能力不足；肠肝循环增加等。这种黄疸以血清未结合胆红素增多为主，如无先天性胆红素代谢缺陷，可以逐渐消退。对于严重的新生儿高胆红素血症，大量胆红素可通过血脑屏障，与脑基底核的脂类结合，影响神经组织功能，甚至造成永久性损害，称为胆红素脑病（又称核黄疸）。

（四）黄疸的实验室检查

比较血、尿、粪中胆红素及其代谢产物异常改变，可对溶血性、肝细胞性和梗阻性黄疸三种类型加以鉴别诊断（表10-3）。

1. 血清酶学检查

（1）丙氨酸氨基转移酶（ALT） 任何原因引起的肝细胞损害，均可致ALT增高。胆道梗阻患者，ALT增高程度明显低于肝细胞损害。临床上综合判断ALT升高的程度、持续时间及其与碱性磷酸酶（ALP）的关系，有助于鉴别肝细胞性黄疸与胆汁淤积性黄疸。通常血清ALP值大于正常的2.5倍，ALT不超过正常的10倍，90%的病例为胆汁淤积，反之90%为肝细胞损害。

（2）ALP与γ-谷氨酰转移酶（GGT） ALP是判断胆汁淤积较为敏感的指标，但在肝炎和肝癌时，其增高程度远不及胆汁淤积。此外，在骨骼疾病时，ALP也增高。利用ALP同工酶检测有助于判断ALP增高的来源，提高诊断的特异性。GGT与ALP相比，除了在骨骼疾病时不升高外，在多数情况下两者变化一致。

（3）凝血酶原时间 在胆汁淤积性黄疸和肝细胞性黄疸时均延长，但前者给予维生素K可以纠正。

2. 血脂分析 血清胆固醇和磷脂含量在肝内胆汁淤积及肝外梗阻性黄疸时均升高，而在肝细胞性黄疸时，总胆固醇和胆固醇酯含量降低。脂蛋白-X（Lp-X）增多对于诊断胆汁淤积性黄疸有很高的灵敏度和特异性。

3. 血液学检查 主要用于协助溶血性黄疸的诊断。红细胞破坏过多导致血红蛋白和红细胞减少；红细胞代偿性增生引起网织红细胞增多，外周血中出现有核红细胞，且骨髓幼红细胞增生；血管内溶血导致血浆游离血红蛋白增多，有血红蛋白尿出现等（表10-4）。

表10-4 肝细胞性黄疸和梗阻性黄疸的鉴别

项目	肝细胞性黄疸	梗阻性黄疸
血清蛋白电泳图谱	Alb减少，γ球蛋白升高	球蛋白明显升高
Lp-X	多为阴性	明显升高
ALT	肝炎急性期升高	正常或升高
ALP	正常或轻度升高	明显升高
LAP	可升高	明显升高
γ-GT	可升高	明显升高
凝血酶原时间	延长，维生素K不能纠正	延长，维生素K可以纠正
胆固醇	降低，尤其CHE明显降低	增高
CA/CDCA	＜1	＞1

注：CA为胆酸；CDCA为鹅脱氧胆酸。

考点：胆红素代谢与黄疸

二、胆汁酸代谢及其异常

（一）胆汁酸的类型

胆汁酸（bile acid，BA）是由胆固醇在肝细胞内转变生成的一类胆烷酸的总称，是胆汁中存在的羟基衍生物，属内源性有机阴离子。胆汁酸的合成、分泌、转化和肠肝循环，均与肝、胆、肠等紧密相关。这些器官的病变必然影响胆汁酸代谢。检验血清胆汁酸对于这些器官疾病的诊断具有重要的临床意义。

（二）胆汁酸正常代谢

1. 胆汁的分泌与排泄 正常人的肝每天分泌金黄色、澄清透明的肝胆汁500～1000mL。肝胆汁进入胆囊后被浓缩成300～700mL的胆囊胆汁，最终排入肠道。胆汁酸是胆汁的重要成分，多以钠盐和钾盐形式存在，也称胆汁酸盐，在肠道中能促进脂类的消化吸收。

2. 胆汁酸的生成与分类　胆汁酸是胆固醇代谢的主要终产物，主要有胆酸（cholic acid，CA）、鹅脱氧胆酸（chenodeoxycholic acid，CDCA）、脱氧胆酸（deoxycholic acid，DCA）和少量石胆酸（lithocholic acid，LCA）等。按其来源分为初级胆汁酸和次级胆汁酸。在肝细胞内，胆固醇经7α-羟化酶（7α-hydroxylase）催化生成7α-羟胆固醇，然后再继续经氧化、异构、还原和侧链修饰等，生成初级游离胆汁酸（CA和CDCA）。按其是否与甘氨酸或牛磺酸结合分为游离型胆汁酸和结合型胆汁酸，CA和CDCA均可与甘氨酸或牛磺酸结合生成相应的初级结合型胆汁酸，人胆汁中的胆汁酸以结合型为主，其中甘氨酸结合物多于牛磺酸结合物，为（3～4）：1。初级结合型胆汁酸通过胆管随胆汁排入肠道。当到达回肠和结肠上段时，受肠菌酶的作用水解，分别生成脱氧胆酸和石胆酸，称为次级游离胆汁酸，可经肠道重吸收回到肝，再分别与甘氨酸、牛磺酸结合为次级结合胆汁酸，之后与初级结合胆汁酸一起再次排入肠道。

3. 胆汁酸的肠肝循环　排入肠道的各种胆汁酸，在发挥作用以后，绝大部分（95%左右）被肠黏膜细胞主动或被动重吸收，经门静脉重新回到肝，肝细胞将游离胆汁酸再转变为结合胆汁酸，与新合成的结合胆汁酸一起，再次被排入肠道，这种由肝分泌到肠道重吸收循环进行的过程称为"胆汁酸的肠肝循环"（enterohepatic circulation of bile acid）。其生理意义在于使有限量的胆汁酸被反复利用，最大限度地发挥其促进脂类物质消化、吸收的生理作用（图10-2）。

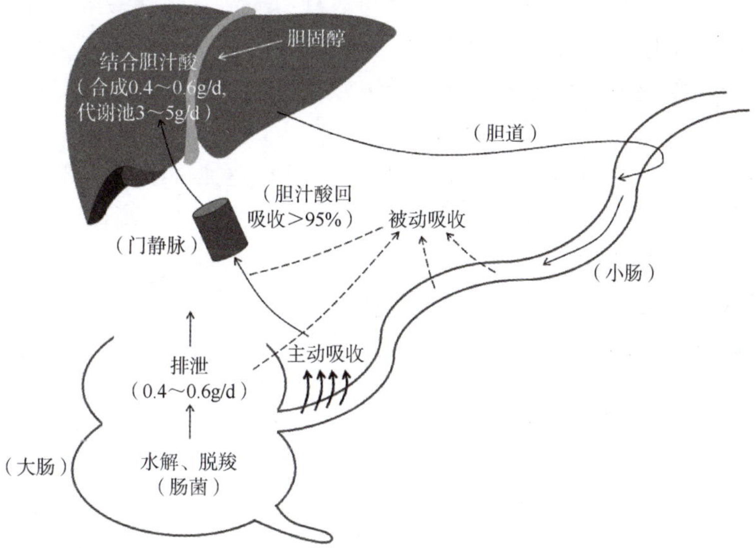

图10-2　胆汁酸代谢

4. 胆汁酸的生理功能　促进脂类的消化、吸收，抑制胆固醇从胆汁中析出，抑制肝胆结石的生成。

（三）胆汁酸代谢异常

胆汁酸的合成、分泌、重吸收及加工转化等均与肝、胆、肠等密切相关，因此，肝、胆或肠疾病必然会影响胆汁酸代谢；而胆汁酸代谢的异常又必然会影响到上述脏器的功能及胆固醇代谢的平衡。因此，血清胆汁酸测定可作为一项灵敏的肝清除功能实验。

1. 胆汁酸代谢遗传性缺陷　先天性的特发性新生儿肝炎因缺乏Δ^4-3-氧化类固醇-5β-还原酶和（或）3β-羟基类固醇-Δ^5-C27-类固醇脱氢酶而引起胆汁酸合成受限。脑腱黄瘤病是一种罕见的遗传性脂质贮积病，主要是由于酶的缺陷阻断了26α-羟化作用，使胆酸合成减少。其生化特征表现为：①胆固醇合成增加，储存于脑和其他组织中；②初级胆汁酸合成减少，尤其是胆汁中胆酸和鹅脱氧胆酸的比例下降，引起次级胆汁酸缺乏；③胆汁和尿液中胆汁酸的中间产物排泄增多。可有早发性动脉硬化、白内障和精神分裂症等。脑肝肾综合征（Zellweger syndrome）是一种常染色体退行性胆汁酸合成障碍的遗传性疾病。因过氧化物酶体疾病引起胆固醇侧链不能断裂所致，进而使胆汁酸合成受限。临床表现有明显的精神发育障碍、严重的肌张力减退和特殊的面部表情。

2. 肝胆疾病的代谢异常 肝胆疾病时总胆汁酸（TBA）浓度的升高与其他肝功试验及肝组织学变化极为吻合，在肝细胞仅有轻微坏死时，就有TBA的升高。急性肝炎时，由于肝细胞摄取胆汁酸减少和胆汁酸合成障碍而导致胆汁酸池变小，胆汁中的胆汁酸浓度降低，血清胆汁酸增多。在慢性活动性肝炎时，由于肝细胞摄取胆汁酸障碍和肝内胆汁淤积而使血清胆汁酸增高；当其有复发时，血清胆汁酸增多早于常规肝脏酶学异常之前，因此检测血清胆汁酸水平可作为提示慢性活动性肝炎病情好转或加重或复发的指标。肝硬化时，由于门脉分流，胆汁酸不再局限于肠肝循环，导致胆汁酸分布异常，血清胆汁酸含量升高并从尿中大量排出。有学者提出，TBA对肝硬化的诊断具有特殊价值，TBA＞20μmol/L时应更多考虑慢性活动性肝炎，当TBA＞30μmol/L时肝硬化可能性很大。对已确诊的肝病患者，血清胆汁酸的测定与其他常规肝功能试验相比并无优越性，但在肝病早期、无黄疸的潜在性肝病进展期以及肝实质细胞微小坏死等情况下，常规肝功能试验尚未检出任何异常时，血清胆汁酸的测定确实具有诊断价值。

在肝炎和肝硬化患者，由于肝实质细胞病变，因肝细胞功能障碍及肝细胞数量减少，可有胆汁酸的合成和结合发生改变，胆酸的合成显著减少，引起胆酸和鹅脱氧胆酸的比率不正常，甚至出现倒置，CA/CDCA＜1；在胆道寄生虫、狭窄、结石或癌肿引起肝内胆汁淤积和肝外胆道梗阻致胆汁淤积时，由于胆汁反流和门脉分流及运输到肠道减少，患者可表现有血清总胆汁酸浓度升高；尿中胆汁酸排出也增多，患者血清中胆酸和鹅脱氧胆酸浓度增加，但以胆酸为主，CA/CDCA＞1。故三羟基胆汁酸/二羟基胆汁酸的比值（主要为CA/CDCA比值）可作为肝胆阻塞性疾病与肝实质细胞性疾病的实验室鉴别指标。

此外，TBA测定也可用来区别高胆红素血症和胆汁淤积。根据胆红素和胆汁酸具有各自运输系统的观点，TBA正常而胆红素浓度升高者可归为高胆红素血症；前者升高而后者正常者归为胆汁淤积症；二者均升高则为胆汁淤积性黄疸。

3. 肠道疾病时的代谢异常 小肠在维持胆汁酸的肠肝循环中起着重要作用。血清中胆汁酸含量受肠道的胆汁酸量与门静脉中胆汁酸的肝脏摄取率所决定。因此，在小肠疾病时，可引起胆汁酸代谢异常，如回肠切除、炎症或分流（如造瘘）等，因胆汁酸的肠肝循环受阻，胆汁酸回到肝脏的量减少，血清胆汁酸水平降低；同时，由于胆汁酸返回肝脏减少，反馈抑制减弱，致肝脏胆汁酸的合成加速，血清胆固醇浓度降低。可见血清胆汁酸水平降低是回肠功能紊乱的一个反映。血清胆汁酸异常的程度常随小肠病变的程度不同而不同，若回肠的缺损不严重，患者因胆汁酸少量丢失而引起脂肪消化不良，患者可表现有水样泻；若回肠缺损或病变面积较大，由于胆汁酸丢失过多，患者可出现脂肪痢。故血清胆汁酸水平检测可作为回肠吸收功能状况的一个指征，若餐后水平不升高，则可表明有回肠病变或功能紊乱。

4. 高脂蛋白血症时的代谢异常 各型高脂蛋白血症，其血浆胆固醇浓度均有不同程度的升高，而胆汁酸的形成是胆固醇代谢的主要通路，因此，胆汁酸代谢与体内胆固醇的平衡密切相关。主要表现在：①胆汁酸的生成是内源性胆固醇的主要代谢去路，而胆汁酸的生物合成又依赖自身的负反馈调控；②肝细胞依靠胆汁酸的乳化及其形成的混合微团作用而随胆汁分泌排泄胆固醇，因此胆汁酸的合成和分泌必然影响胆固醇的排泄；③胆汁酸协助食物胆固醇的吸收，而吸收的胆固醇可直接调控肠壁细胞及肝细胞内胆固醇的合成。因此，高脂蛋白血症时的代谢紊乱必然涉及胆汁酸的代谢异常。例如，Ⅱa型高脂蛋白血症时，胆酸明显减少，而鹅脱氧胆酸的合成代偿性增加，其原因尚不清楚。

考点：胆汁酸代谢紊乱与疾病

三、血浆酶代谢及其异常

肝组织富含酶类，不仅有肝物质代谢需要的酶类，还有许多肝细胞合成的血浆特异酶类。肝细胞损伤、胆管阻塞及肝功能的减退等，都会影响血液中这些酶的含量甚或出现异常酶类。

1. 肝合成的血浆特异酶类 如胆碱酯酶、铜蓝蛋白、凝血因子等，在核糖体中合成，在高尔基体加工、修饰，最后通过肝细胞膜分泌到血浆。肝实质病变时，这类酶合成减少，血中水平下降，因此常作为肝合成功能检验的指标。

2. 肝细胞内的酶类 如ALT和AST。ALT主要分布在肝细胞胞质内，线粒体中含量低，且不稳定；AST在胞质或线粒体均有分布。肝细胞损伤的早期，细胞膜通透性增加，胞质中ALT、AST首先进入血液；随着损伤进一步加重，当累及线粒体时，线粒体内的AST也会进入血液。因此，线粒体型AST（ASTm）同工酶的测定对判断肝细胞损伤程度很有价值。

3. 与胆管阻塞相关的酶类 主要是ALP和GGT。胆汁淤积患者，胆汁与胆小管、胆道上皮细胞接触时间延长，细胞溶解增多，细胞碎片进入血液释放出ALP、CGT，使其在血液中含量增加。

4. 肝纤维化相关的酶类 肝硬化时，纤维化现象非常活跃，单胺氧化酶（monoamine oxidase，MAO）活性明显升高。常见肝病时的血浆酶学变化见表10-5。

表10-5 常见肝病时的血浆酶学变化

肝病类型/酶类	ALP	ALT	GGT	5′-NT	AST	MAO
急性肝炎	↑	↑↑	↑	↑	↑↑	—
慢性肝细胞疾病	N，↑	↑	N，↑	N，↑	N，↑	N，↑
酒精性肝炎	N，↑	↑	↑↑↑	↑	↑	—
胆汁淤积	↑	↑	↑	↑	↑	—
肝硬化	N，↑	N，↑	N，↑	N，↑	N，↑	↑
肝肿瘤	↑	↑	↑	↑	↑	—

注：5′-NT为5′-核苷酸酶（5′-nucleotidase）；N为正常；↑为轻度升高；↑↑为明显升高；↑↑↑为显著升高。

第3节 肝脏疾病的生物化学代谢紊乱

当肝脏受到体内外各种物理、化学和生物等致病因素侵袭时，可引起肝细胞的功能性和（或）器质性改变。不同的致病因素对肝细胞结构和功能的影响不尽相同，产生的代谢变化、发病机制和临床病程也不一样，从而表现出不同的临床症状和体征。肝病种类繁多，现就临床上较为常见的某些肝病的生物化学代谢紊乱作一简要阐述。

一、肝 硬 化

（一）肝硬化的生物化学代谢变化

在解剖学上，肝硬化表现为肝组织弥散性纤维化伴有结节性再生，是慢性肝损害的末期表现。当肝脏有炎症破坏时，必然伴随肝细胞再生和胶原的形成；当有结节形成，且胶原形成速率超过其降解速率时则导致肝硬化的发生。引起肝硬化最常见的病因有长期过量的乙醇摄入、病毒性肝炎和自身免疫性疾病等。肝硬化早期无明显症状和体征，后期可出现黄疸、腹水、肝性脑病和出血倾向等。其形成机制可能有：①缺氧和炎症刺激，导致胶原纤维合成增强。肝纤维化时增加的胶原以Ⅰ型及Ⅲ型为主；②机体免疫功能不足，不能将乙型肝炎病毒（HBV）完全杀灭和排除，使肝细胞反复遭受破坏，以及肝细胞结节状再生，纤维组织不断增生，导致肝硬化；③可能跟库普弗（Kupffer）细胞分泌多种细胞因子及胶原酶等生物活性物质，以及贮脂细胞产生胶原等有关。许多细胞因子（如TNF、IL-1、IL-6等）和生长因子（如TGF-β1、肝细胞生长因子、肝素结合生长因子等）可调节肝细胞再生和胶原的合成。同时，在细胞再生和胶原形成之间的平衡还涉及许多遗传因素，这已成为肝细胞对损伤反应的独立病原因素。此外，细胞外基质中纤维连接蛋白（fibronectin，FN）的沉积、肝细胞和胆管上皮细胞内角蛋白的表达异常等都与肝纤维化有关。

（二）肝硬化的生物化学诊断

肝纤维化指标的检测，可发现肝纤维组织增生的趋势，升高不一定是肝硬化，肝硬化静止期也不一定升高。目前临床上对肝硬化的确诊及疗效观察仍依靠穿刺肝组织活检，但由于该方法具有一定的损伤性及受穿刺部位的影响，使该方法应用大大受限。目前常用的实验室检查项目主要有以下几个。

1. 肝功能试验 血清白蛋白减少，球蛋白增多，A/G比值降低或倒置；血清胆红素不同程度升高，胆汁酸盐不同程度升高，血ALT轻至中度升高；当肝细胞坏死严重时，AST活力常高于ALT，凝血酶原时间延长，且维生素K不能加以纠正。单胺氧化酶活性也往往升高。

2. 其他生物化学检查 目前临床上应用比较广泛且与肝纤维化关系比较明确的项目有①透明质酸（HA）：由间质细胞合成，大部分在肝内被代谢。肝病患者，肝间质母细胞增生，合成HA明显增多，同时肝细胞受损，对血中的HA摄取及降解障碍。正常参考范围为2～115ng/mL。②层粘连蛋白（LN）：是细胞外间质中基底膜的主要成分。肝纤维化倾向时，LN合成和沉积大大增多。正常参考范围为48～114ng/mL。③Ⅲ型胶原前肽：血清中其含量反映肝纤维化的程度和活动性。正常参考范围为41～163ng/mL。④Ⅳ型胶原：是血管基底膜的主要成分，肝纤维化倾向时，血中Ⅳ型胶原明显增多，可导致肝窦“毛细血管化”，使肝细胞的损伤和功能障碍进一步加重。正常参考范围为13～74ng/mL等。

二、乙醇性肝脏疾病

乙醇是一种无受体的药物，长期大量摄入容易引起肝损害，可表现为轻度脂肪肝、中度乙醇性肝炎和重度的肝纤维或肝硬化，甚至在孕妇可造成胎儿性乙醇综合征，影响胎儿的生长发育。因此，阐明乙醇在人体内的代谢及其对机体的影响具有重要的生理意义、临床意义和社会价值。

（一）乙醇在机体内的代谢

乙醇90%～98%在肝脏代谢，余下的2%～10%随尿及呼气而排泄。在肝脏乙醇主要经乙醇脱氢酶（alcohol dehydrogenase，ADH）催化的乙醇氧化体系和微粒体乙醇氧化体系（microsomal ethanol oxidizing system，MEOS）两条代谢通路进行代谢；过氧化氢酶体系也参与乙醇代谢。乙醇的代谢有以下途径。

1. ADH催化的乙醇氧化体系 乙醇脱氢酶（ADH）催化的反应为：

$$CH_3CH_2OH+NAD^+ \xrightarrow{ADH} CH_3CHO+H^+$$

$$CH_3CHO \xrightarrow{ADH} CH_3COOH \longrightarrow CH_3COCoA \longrightarrow \text{三羧酸循环}$$

2. 微粒体乙醇氧化体系 微粒体乙醇氧化体系（MEOS）催化如下反应：

$$CH_3CH_2OH+NADPH+H^++O_2 \xrightarrow{MEOS} CH_3CHO+NADP^++2H_2O$$

3. NADPH氧化酶过氧化氢酶体系 该体系催化如下反应：

$$NADPH+H^++O_2 \xrightarrow{NADPH\text{氧化酶}} NADP^++H_2O_2$$

$$H_2O_2+CH_3CH_2OH \xrightarrow{\text{过氧化氢酶}} 2H_2O+CH_3CHO$$

4. 黄嘌呤氧化酶-过氧化氢酶体系 该体系催化如下反应：

$$\text{次黄嘌呤}+H_2O+O_2 \xrightarrow{\text{黄嘌呤氧化酶}} \text{黄嘌呤}+H_2O_2$$

$$H_2O_2+CH_3CH_2OH \xrightarrow{\text{过氧化氢酶}} 2H_2O+CH_3CHO$$

以上乙醇代谢体系中，以ADH催化的乙醇氧化体系与微粒体乙醇氧化体系最为重要。

（二）乙醇代谢对机体的影响

长期过量摄入乙醇对机体造成损害的作用机制尚不完全清楚，或因乙醇直接损伤所致，或因乙醇本身代谢影响肝细胞物质代谢平衡以及代谢中间产物对细胞产生毒性效应所致。

1. 代谢物的毒性效应 乙醛是乙醇在肝内代谢的重要中间产物，其毒性效应主要表现在：①高浓度的乙醛可引起肝细胞线粒体损伤，使其呼吸功能和脂肪酸氧化能力受损；同时也降低线粒体的乙醛代谢率，导致肝内乙醛浓度进一步上升，线粒体功能进一步低下，导致恶性循环。②乙醛与儿茶酚胺缩合形成与吗啡前身物质结构近似的四氢异喹啉，这一物质乃酒瘾发病的原因；此外，5-羟色胺代谢障碍，结果产生具有致幻觉作用的四氯-*β*-咔啉，可引起酒后的种种精神障碍。③乙醛具有使内源性儿茶酚胺释放的刺激交感神经作用，这可能是引起乙醇性心肌病的一个原因。④对肝和脑的辅酶A活性具有抑制作用，并能抑制脑内Na^+-K^+-ATP酶活性。⑤乙醛是引起慢性饮酒者维生素B_6缺乏症的重要原因。⑥能引起乙醇戒断症状等。

2. NADH/NAD$^+$比值改变 乙醇经乙醇脱氢酶催化形成乙醛，后者在线粒体内被乙醛脱氢酶氧化成为乙酸。催化这两步反应的乙醇脱氢酶和乙醛脱氢酶辅酶均为NAD^+，可见，在乙醇氧化过程中NAD^+被还原为NADH。因此，过量摄入乙醇可使NADH产生过剩，造成NADH/NAD^+比值增大。该比值增大一方面使肝脏中乳酸的利用降低，另一方面丙酮酸还原成乳酸增加，易导致乳酸性酸中毒，进而引起肾排泄尿酸障碍，从而发生高尿酸血症。

3. 对糖、氨基酸、水盐、维生素D及药物代谢的影响

（1）对糖代谢的影响 酒后血糖有降低倾向，尤其在慢性酒精中毒及糖尿病患者更容易发生乙醇性低血糖，究其原因可能与NADH/NAD^+值增大有关。由于NADH增多，导致糖的分解、脂肪酸的氧化、三羧酸循环等过程发生障碍，乳酸生成增加而丙酮酸减少；此外，乙醇能抑制糖异生反应，加之饮酒者摄食不足，造成肝糖原储备减少，这些均是引起乙醇性低血糖的原因。

（2）对氨基酸代谢的影响 用大鼠摘出肝进行的灌注实验表明，乙醇能抑制氨基酸氧化和氨基酸向脂蛋白的掺入作用。嗜酒者血清谷氨酸脱氢酶（glutamic dehydrogenase，GDH）活性显著上升，表明乙醇对肝细胞线粒体具有损伤作用，导致其释放出GDH。

（3）对水盐代谢的影响 酒后利尿作用增强，并伴有脱水症状，这是由于垂体抗利尿激素分泌受抑制所致，血清中各种电解质因脱水而浓缩。因乙醇代谢引起的乳酸、乙酸、酮体等增加而导致血pH降低、重碳酸盐减少，有酸中毒倾向。

（4）对维生素D代谢的影响 在乙醇性肝损伤时，由于维生素摄取不足、乙醇作用于肠道而引起的吸收障碍、肝中的25-位羟化作用减低及分泌的减少等，可导致血清中1, 25-$(OH)_2D_3$含量降低。

（5）对药物代谢的影响 可表现为两个方面。一方面，乙醇的持续摄取能引起滑面内质网的增殖和微粒体药物代谢酶的诱导生成，产生药物代谢亢进。男性严重嗜酒者可因睾酮的分解代谢亢进而发生不育；维生素的分解亢进而引起维生素缺乏症等。另一方面，因乙醇与药物同在微粒体中被代谢，当两者同时服用时，就可能发生对于其共同氧化系统细胞色素P_{450}的底物竞争现象。此外，大量饮酒也可引起药物代谢酶活性的受抑，易于产生药物中毒。因此大量应用镇静药、安眠药时必须注意患者有无饮酒嗜好。

（三）乙醇性肝损伤与胎儿性乙醇综合征

1. 乙醇性脂肪肝 主要表现为肝内中性脂肪增多。其形成机制包括：①一次大量摄取乙醇，通过儿茶酚胺作用引起末梢组织脂肪动员增强。同时伴有高脂血症的发生。②慢性乙醇摄取，NADH/NAD^+值增大，增加磷酸二羟丙酮向*α*-磷酸甘油的转化。提供甘油三酯合成的原料，同时，乙酰辅酶A过剩，脂肪酸的合成和酯化增强，两者均可引起肝细胞内脂肪合成增多。③NAD^+/NADH值缩小，使三羧酸循环和脂肪酸氧化受抑。④大量乙醇摄取使脂蛋白的合成及分泌减少。

2. 乙醇性肝炎 其发生机制可能有：①乙醇和乙醛可造成线粒体损伤，导致肝细胞坏死；②乙醇性肝损伤时，不仅肝内脂肪量增加，而且有胞质蛋白质的潴留和分泌障碍，主要为白蛋白和转铁蛋白；③乙醇引起的代谢亢进造成耗氧量增加，由于肝细胞缺氧而进一步加重肝细胞坏死；④乙醇在微粒体氧化过程中，氧自由基的出现可使细胞膜或亚细胞结构膜上的脂质过氧化，引起肝损伤；⑤乙醇性肝损伤时可出现IgA增多、白细胞黏着能力降低等免疫功能异常。

3. 胎儿性乙醇综合征 是由于妊娠中母亲饮酒所造成的胎儿异常。这种异常的典型表现有：①包括智能障碍在内的中枢神经系统的功能障碍；②出生前开始有发育障碍；③特异性面容；④大、小畸形频度增加。其异常的程度与母亲饮酒量呈正相关。目前关于胎儿性乙醇综合征的发病机制尚未完全阐明，可能与脑内蛋白质合成受抑制有关。

（四）乙醇性肝病的生物化学检测

迄今为止，针对乙醇性肝病尚缺乏高度敏感和特异的诊断标志物。目前常用的检测指标有：血氨基转移酶升高，AST/ALT值通常大于2；ALP活性增高，为正常参考范围的2～4倍；GGT显著上升；90%患者血中出现转铁蛋白异质体（一种无糖基结合的转铁蛋白）。此外，非特异性的异常检查有高尿酸血症、高乳酸血症、高甘油三酯血症和低血糖等。

（五）血液乙醇浓度测定

乙醇含量的检测方法通常有酶法、气相色谱法、干化学法和呼气法等。标本为血清或全血，乙醇易挥发，采集到的标本，应立即密封，进行检测。

1. 酶法（enzymatic method）测定 有乙醇氧化酶法和乙醇脱氢酶法两种。乙醇氧化酶法是基于乙醇经乙醇氧化酶催化生成乙醛和H_2O_2，后者经Trinder反应生成红色醌亚胺，在500nm波长处比色，与标准品对照可计算出乙醇含量。乙醇脱氢酶法是利用乙醇脱氢酶催化乙醇和NAD^+氧化成乙醛及NADH的反应原理，在340nm波长处比色测定NADH生成量，再求出乙醇含量。该法适用于自动化分析仪检测。

2. 气相色谱法（gas chromatography method） 是利用气相层析原理，测定血清或全血乙醇含量的方法，准确可靠，属于标准参考方法。

3. 呼气法（breath method） 属于乙醇测试筛选法，主要用于交通违规者。其原理是经呼吸道呼出的气体含有乙醇时，可使试剂或仪器中的重铬酸离子还原成绿色的铬离子，表面乙醇被氧化成乙酸，利用红外线比色计测定吸光度，可求出呼吸气体中每升所含乙醇量。

三、肝　　癌

（一）肝癌的致病机制

分子生物学及免疫病理学研究表明，HBV可能具有直接或间接致癌作用。尽管如此，到目前为止，HBV致癌的分子机制尚不完全清楚，有待进一步研究。

（二）肝癌时机体代谢的变化

癌肿本身代谢异常或癌组织对机体产生各种影响所致的内分泌或代谢方面的症候群称为伴癌综合征，有时可先于肝癌本身的症状。

1. 糖代谢变化 肝癌时，与糖代谢有关的酶活性表现为糖酵解酶系活性增高，而糖异生关键酶活性低下。酶活性变化程度与癌肿恶性程度呈正相关，糖代谢变化主要特点是：糖有氧氧化减弱，糖酵解加强，糖异生减少，磷酸戊糖通路增强。10%～30%的患者可因肝细胞异位分泌胰岛素或胰岛素样物质；或肿瘤抑制胰岛素酶或分泌一种胰岛β细胞刺激因子或糖原储存过多；或因肝癌组织过多消耗葡萄糖而产生自发性低血糖症。

2. 对蛋白质及氨基酸代谢的影响 肝癌组织中与氨基酸分解代谢有关的酶（如酪氨酸转氨酶、苏氨酸脱水酶和苯丙氨酸转氨酶等）的活性明显降低，说明癌组织中氨基酸分解代谢减弱，而呈现蛋白质合成旺盛；其他非癌肿组织蛋白质分解增强。与尿素合成有关的酶[如鸟氨酸转氨甲酰酶（OTC）、氨甲酰磷酸合成酶I（CPSI）和精氨酸酶等]活性低下；与核酸合成有关的天冬氨酸氨甲酰基转移酶（aspartate carbamoyl transferase，ACT）及与细胞增殖有关的鸟氨酸脱羧酶（ornithine decarboxylase，ODC）的活性则增高。支链氨基酸转氨酶的活性也增强，而与肝细胞特异功能有关的酶活性低下。肝癌组织还能合成大量甲胎蛋白（AFP），从而呈现反分化特征。

3. 对脂类代谢的影响　在肝癌细胞中可发现磷脂减少和甘油三酯增加，呈高脂血症。在人肝癌组织中能检查出非生理性不饱和脂肪酸，以C20：39最多见。此种不饱和脂肪酸只在血AFP阳性的肝癌患者中出现。此外，在脂质组成中非脂肪酸增加。

4. 其他改变　原发性肝癌和转移癌细胞中Na^+-K^+-ATP酶活性增高，癌前期肝细胞Na^+-K^+-ATP酶的活性低于癌细胞而高于正常细胞，提示该酶活性的变化规律反映了细胞癌变的过程。肝癌组织中腺苷酸环化酶活性明显低于正常肝组织，环磷酸腺苷（cAMP）的合成减少。此外，2%～10%的患者可能因循环中红细胞生成素增加引起红细胞增多症。

（三）肝癌的生物化学诊断

对肝癌血清标志物已有众多研究。常用的标志物检测有AFP、AFP异质体、异常凝血酶原、岩藻糖苷酶、GGT及其同工酶、5′-核苷酸磷酸二酯酶同工酶Ⅴ、M_2型丙酮酸激酶等。目前尚无特异性诊断肝癌的生物化学标志物。

考点： 各种急、慢性肝病时综合考虑应选择的试验

四、肝性脑病

（一）肝性脑病的生物化学机制

肝性脑病又称为肝昏迷，是由严重肝病引起的以代谢紊乱为基础的中枢神经系统综合征，临床上以意识障碍、行为失常和昏迷为主要表现。关于肝性脑病的发病机制至今尚未完全阐明。肝性脑病时脑组织并无明显的特异性形态变化，很难以脑的形态变化来解释肝性脑病的发生机制。目前认为，肝性脑病时中枢神经系统的功能障碍主要是代谢性的或功能性的，是多种发病因素综合作用的结果。目前对肝性脑病的发生机制虽然尚未完全定论，但目前看法逐渐趋向一致，逐步转向研究氨对脑组织氨基酸代谢的影响，阐明氨在肝性脑病发生中的关键作用。肝炎、肝硬化、肝癌等疾病时，由于门脉高压、胃肠道淤血等原因，未经消化的蛋白质成分增多，肠道细菌对蛋白质腐败作用增强，产氨增多，从而使肠道吸收的氨增多，肝病时机体对氨的代谢作用减弱，血中氨大量堆积，从而导致氨干扰脑组织的能量代谢，使脑内神经递质发生改变，最终导致肝性脑病，这就是氨中毒学说。对不同类型的肝性脑病应作动态观察与研究。

（二）肝性脑病的生物化学诊断

肝性脑病（肝功能不全）的生物化学检测指标可有：①血清胆红素浓度显著增高；②血清白蛋白浓度降低；③低胆固醇血症；④AST及ALP由高值转为低值；⑤血尿素氮呈低值；⑥血糖降低；⑦凝血酶原时间延长；⑧血浆纤维蛋白原呈低值；⑨血氨增高；⑩血液pH增高，PCO_2水平降低（呼吸性碱中毒）等。

考点： 肝昏迷时的生化变化

五、胆　石　症

按结石的主要成分及形成机制不同，可将结石分为胆固醇结石、胆色素结石及混合性结石三大类。胆色素结石又可分为纯胆色素结石和以胆红素钙为主的结石。

（一）胆固醇结石的形成机制

1. 胆汁中化学成分的比例发生失调 正常情况下胆汁中的胆固醇和胆汁酸盐及卵磷脂含量保持一定的比例，三者相互结合形成可溶性微粒团。若胆固醇含量过高或胆汁酸盐及卵磷脂含量降低，比例出现失常，胆固醇易于沉积，形成“致石性胆汁”。引起胆固醇分泌增多的因素有肥胖、某些药物和雌激素等；造成胆汁酸分泌减少的原因有回肠病变、胆汁淤积性疾病和囊性纤维化等。此外，胆固醇沉积块的再聚合，更进一步促进结石的形成。

2. 胆汁酸组成的改变 胆固醇结石患者的胆汁中鹅去氧胆酸含量明显地低于正常人，这种改变在结石形成过程中的作用尚不完全清楚。

3. 胆汁中磷脂含量降低 正常人胆汁中卵磷脂和胆固醇的比例为6.6，胆固醇结石患者则为2.3，仅为正常人1/3。当胆汁酸盐量一定时，胆固醇的溶解度与卵磷脂含量成正比，故卵磷脂含量降低，胆固醇易沉淀析出。

4. 胆汁微胶粒δ电位降低 微胶粒具有双电层结构，两层之间有电势存在，即δ电位。δ电位越大，微胶粒带电荷越多，其稳定性也越大；反之，稳定性则越小。牛磺胆酸具有负性较强的SO_3^{2-}，能增加δ电位，在胆固醇结石患者，胆汁中牛磺酸减少，甘氨胆酸与牛磺胆酸的比例由正常人的3∶1变成15∶1，致使微胶粒稳定性降低而发生凝集。

5. 其他 胆囊干迷走神经切除，胆囊蠕动减弱，可参与结石的形成。未饱和脂肪酸摄入过多，有结石高发的危险；相反，高纤维饮食的人群则发病率较低。此外，胆固醇结石的形成有遗传倾向。

（二）胆色素结石的形成机制

胆红素负荷增加是胆色素结石形成的基础。在正常胆汁中，β-葡萄糖醛酸酶活性很低，且受胆汁中存在的该酶抑制物——葡萄糖二酸-1, 4-内酯的抑制，所以正常分泌进入胆汁中的葡萄糖醛酸胆红素不易被该酶水解而处于良好的溶解状态。若因胆道感染引起胆汁中细菌性β-葡萄糖醛酸酶活性增高，或者胆汁中的葡萄糖二酸-1, 4-内酯含量明显降低，则胆汁中的结合型葡萄糖醛酸胆红素被β-葡萄糖醛酸酶水解成游离胆红素和葡萄糖醛酸，游离胆红素的羧基可与钙离子结合形成胆红素钙沉淀。此外，胆汁微胶粒δ电位降低、虫卵（体）及其他异物的存在构成结石核心等，均可进一步促进融合形成结石。

第4节 肝胆疾病的生物化学检测

肝胆疾病检验是临床生物化学检验中最重要的内容之一，肝脏的生理、生物化学功能极为复杂，为检查肝脏完整性，有无疾病和损伤，从不同角度设计了许多检查肝脏（包括胆道）的实验项目，其准确性、特异性与敏感性各有不同。临床上常将肝脏实验室检查统称为“肝功能检查”，包括功能、损伤、病原微生物、异常增生、肿瘤和免疫学等各种检查。在不同种类的肝胆疾病及同一病变的不同时期，其病理变化大不相同，由此而获得的肝功能实验室检查结果也不一样。任何单项实验室检查仅能反映肝脏功能的某个侧面，并不能概括肝脏功能的全貌。因此，了解每项检查的临床价值对综合评价肝脏功能是非常重要的。

一、血清（浆）蛋白质测定

血清蛋白质大部分由肝脏合成，当肝脏发生病理改变时，血清蛋白质的种类及含量会发生改变。由于肝脏具有很强的代偿能力，病变早期这些改变可能不明显，但随着肝病的进展，血清蛋白质的变化会越来越显著，并且其变化程度与肝病的严重性相关。

（一）血清总蛋白、白蛋白及A/G值的测定

白蛋白（Alb）是血浆中的主要蛋白质，合成白蛋白是肝脏的重要功能之一。同时测定血清中的总蛋白（TP）和白蛋白含量，计算球蛋白（globulin，G）量和A/G值，是判定肝功能的重要指标。

血清总蛋白测定方法有化学法、物理法、染料结合法、电泳法等。临床上常用的是双缩脲法。白蛋白测定常用方法为染料结合法，常用的染料有溴甲酚绿和溴甲酚紫。血清中蛋白质主要由白蛋白和球蛋白组成，而其他组分的蛋白质含量低，所以由同一份血清测定的总蛋白、白蛋白结果，通过计算可以求出球蛋白的含量和A/G值。

【参考区间】 双缩脲常规法。成年人TP：65～85g/L（双缩脲法）；Alb：40～55g/L（溴甲酚绿法）；G：20～40g/L；A/G值：（1.2～2.4）：1。

【临床意义】 严重肝病时，肝脏合成分子量小的蛋白质能力降低，血中白蛋白浓度减小；而免疫系统、单核-巨噬细胞合成球蛋白增多，导致A/G值降低，严重时会出现A/G值小于1，称为A/G值倒置，表示肝功能损害严重。

（二）纤维蛋白原测定

纤维蛋白原（fibrinogen，Fib）即凝血因子Ⅰ，是血中含量最多的凝血因子，由肝脏实质细胞合成后释放到血液中，有凝血酶的作用，也是纤溶酶的底物。纤维蛋白原测定方法、原理及特点见表10-6。

表 10-6　纤维蛋白原测定方法、原理及特点

方法	原理	特点
功能测定法	在血浆中加入凝血酶后测定所形成的纤维蛋白量或凝固时间。该类方法中雅各布森（Jacobsson）法为WHO和NCCLS推荐的参考方法，冯·克劳斯（Von Clauss）法为推荐的常规方法	该类方法测定的是有凝血功能的Fib，最能直接反映血浆中具有凝血功能的纤维蛋白原水平，准确性、特异性好。其中Von Clauss法还具有简便、快速的特点
物理化学法	通过盐析沉淀、热变性沉淀、电泳等测定Fib	比较简单、快速；但是特异性不高，所测定Fib不仅包括可凝固Fib，而且含有异常Fib（无凝固功能），以及纤维蛋白降解产物和（或）其他蛋白，其中有些方法精密度差，影响因素多，逐渐被临床淘汰
免疫测定法	用抗Fib多克隆抗体或单克隆抗体测定Fib	操作简单；但因为与纤维蛋白降解产物和异常Fib有共同抗原，存在交叉反应，特异性不高

【参考区间】 2～4g/L。

【临床意义】

（1）增加　轻型肝炎、胆囊炎时纤维蛋白原增多。但由于纤维蛋白原是一种急性时相蛋白，其增多往往是机体的一种非特异反应，常见于下列疾病。①感染：长期的局部炎症、肺炎、毒血症及肺结核等；②无菌炎症：风湿性关节炎、风湿热、肾病综合征、恶性肿瘤、脑血栓、脑梗死、心肌梗死等；③其他：如外科手术、放射治疗、月经期及妊娠期也可轻度增加。

（2）减少　①纤维蛋白原在肝脏中合成，严重肝脏疾病如肝硬化、急性重型肝炎、急性黄色肝萎缩、慢性肝病晚期可以出现纤维蛋白原减少。严重的中毒性肝炎，纤维蛋白原减少并伴有凝血酶原及Ⅶ因子缺乏，这些往往是病情严重的先兆。②其他引起纤维蛋白原减少的疾病有：原发性纤维蛋白原减少，见于先天性纤维蛋白原缺乏症，是一种极为罕见的遗传性疾病；继发性血浆纤维蛋白原减少是纤溶酶溶解纤维蛋白所致，可见于胎盘早期剥离、分娩时羊水进入血管形成血栓引起的DIC等。③严重的低纤维蛋白原血症也可见于肺及前列腺手术中。

（三）甲胎蛋白测定

甲胎蛋白（AFP）是原发性肝细胞癌常用的筛查和诊断指标，有多种测定方法，如酶联免疫吸附

法、放射免疫分析、斑点免疫结合法、火箭电泳放射免疫自显影法、酶联火箭电泳法等。

【参考区间】≤20μg/L（ELISA法）。

【临床意义】

（1）用于原发性肝细胞癌的普查及诊断　早期无症状体征的原发性肝癌患者，血清AFP浓度持续上升。具体的诊断标准和意义见本套书《免疫学检验》肿瘤标志物一章部分内容。

（2）急、慢性活动性肝炎、肝硬化或其他肝病患者　血清AFP浓度可升高，但一般在500μg/L以内。若血清AFP持续上升超过500μg/L，提示病变恶性程度高。

（四）转铁蛋白测定

转铁蛋白是一种能结合Fe^{3+}的糖蛋白，主要由肝细胞和吞噬细胞合成，每1分子转铁蛋白可结合2分子三价铁。正常条件下有1/3的转铁蛋白与血清铁结合，转移至需要铁的组织后将铁释放，而转铁蛋白可再与铁结合。测定方法有免疫散射比浊法、酶免疫分析、放射免疫分析和免疫扩散法。免疫散射比浊法：利用抗人转铁蛋白血清与待检测的转铁蛋白结合形成抗原-抗体复合物，其光吸收和散射浊度增加，与标准曲线比较，可计算出转铁蛋白含量。

【参考区间】免疫散射比浊法：28.6～51.9μmol/L（220～400mg/dL）。

【临床意义】

（1）升高　见于再生障碍性贫血、遗传性血色素沉积症等。

（2）降低　见于缺铁性贫血、炎症、肿瘤、营养不良及慢性肝脏疾病等。

二、血清酶活性测定

肝细胞损伤时，肝脏合成的血清特异性酶活性下降，如胆碱酯酶、卵磷脂胆固醇酯酰基转移酶等活性降低；而细胞损伤引起胞内酶的释放，使血清非特异性酶活性升高，如ALT、AST、ALP、GGT、MAO等含量升高。

（一）丙氨酸氨基转移酶的测定

丙氨酸氨基转移酶（alanine aminotransferase，ALT）又称谷丙转氨酶（GPT），是临床常用的氨基转移酶之一，大量存在于肝脏，其次为肾脏、心肌、骨骼肌等多种器官组织中。肝中ALT绝大多数存在于细胞质中，只有少量在线粒体中，其细胞内浓度高于血清1000～3000倍。只要有1%肝细胞坏死，就可使血清ALT增高1倍，是反映肝功能损害最敏感的检测指标。其测定方法有赖氏法、连续监测法等。目前临床上常用的是连续监测法。

1. 原理　采用酶偶联反应，其反应式为：

$$\text{丙氨酸}+\alpha\text{-酮戊二酸}\xrightarrow{\text{ALT}}\text{丙酮酸}+\text{谷氨酸}$$

$$\text{丙酮酸}+\text{NADH}+\text{H}^+\xrightleftharpoons{\text{LDH}}\text{乳酸}+\text{NAD}^+$$

（1）单试剂直接监测法　可在340nm波长处连续监测到NADH的消耗量，从而计算出ALT活性浓度。

（2）双试剂法　为减少内源性α-酮酸（如丙酮酸）的干扰，可采用双试剂法测定。在ALT双试剂法中，首先使血清与缺少α-酮戊二酸底物的溶液混合，37℃保温5min，将标本中所含的α-酮酸消耗完，然后加入α-酮戊二酸启动ALT的催化反应，在波长340nm处连续监测吸光度下降速率。根据线性反应期吸光度下降速率，计算ALT的活性。由于ALT和LDH催化的反应特异性很强，因此该方法有较好的特异性。

2. 方法评价　连续监测法测定中存在着两个负反应：①血清中存在的α-酮酸（如丙酮酸）能消耗NADH；②血清中谷氨酸脱氢酶（GLDH）浓度增高时，在有氨存在的条件下，亦能消耗NADH。上述负反应消耗NADH，340nm波长处吸光度下降值增加，使测定结果偏高。双试剂法因温育期长，能有效地消除内源性α-酮酸的干扰反应，测定准确性高，是ALT测定的首选方法。NH_4^+也可干扰此反应，但除严重肝病时血清谷氨酸脱氢酶活性升高和血氨升高外，一般血清中NH_4^+的含量甚微，干扰不大。

血清标本不宜反复冻融保存，以免影响酶的活性。血清置4℃冰箱1周酶活性无显著变化。草酸盐、肝素、枸橼酸盐虽不抑制酶活性，但可引起反应液轻度浑浊，故不宜使用。红细胞内ALT含量为血清中的3～5倍，应避免标本溶血。

【参考区间】 男9～50U/L，女7～40U/L。

【临床意义】 ALT在肝细胞中含量较多，且主要存在于肝细胞的可溶性部位。当肝脏受损时，此酶可较早释放入血，致血中该酶活性升高。

（1）肝细胞损伤的灵敏指标　急性肝损伤（如急性传染性肝炎及药物或酒精中毒时），血清ALT升高阳性率为80%～100%，可在临床症状（如黄疸）出现之前急剧升高，且一般与病情轻重和恢复情况相平行。肝炎恢复期，ALT恢复正常，但如果在100U/L左右波动或再度上升，为慢性活动性肝炎；重症肝炎或亚急性重型肝炎时，再度上升的ALT在症状恶化的同时，酶活性反而降低，表明肝细胞坏死后增生不良，预后不佳。因此监测ALT可以观察病情的发展，并作预后判断。

（2）慢性活动性肝炎或脂肪肝　ALT轻度增高（100～200U/L），或处于正常范围，且AST＞ALT。肝硬化、肝癌时，ALT有轻度或中度增高，提示可能并发肝细胞坏死，预后严重。其他原因引起的肝脏损害，如心功能不全时，肝淤血导致肝小叶中央带细胞的萎缩或坏死，可使ALT和AST明显升高；某些化学药物如异烟肼、苯巴比妥、氯丙嗪、四氯化碳、砷剂等可不同程度地损害肝细胞，使ALT活性升高。

（3）其他疾病或因素亦会引起ALT不同程度的升高　如骨骼肌损伤、多发性肌炎等也可引起氨基转移酶活性升高。

（4）ALT活性降低　见于磷酸吡哆醛（维生素B_6）缺乏症。

（二）天冬氨酸氨基转移酶的测定

天冬氨酸氨基转移酶（aspartate transferase，AST）又称谷草转氨酶（GOT），广泛存在于机体多种器官组织细胞中，以心肌含量最多，其次是肝脏、骨骼肌和肾脏等。其中肝细胞中AST 70%存在于线粒体，称为线粒体型同工酶（ASTm），30%分布于胞质中，称为胞质型同工酶（ASTc）。临床常用的检测方法也是连续监测法。

1. 原理　AST连续监测法中酶偶联反应式为：

$$L\text{-天冬氨酸}+\alpha\text{-酮戊二酸}\xrightarrow{\text{AST}}L\text{-谷氨酸}+\text{草酰乙酸}$$

$$\text{草酰乙酸}+NADH+H^+\xrightarrow{\text{MDH}}L\text{-苹果酸}+NAD^+$$

血清与底物溶液混匀，酶促反应立即开始，在波长340nm，比色皿光径1.0cm，37℃经90s延滞期后连续监测NADH被氧化生成NAD^+引起吸光度下降速率（$-\Delta A/t$），该下降速率与AST活性成正比。根据线性反应期吸光度下降速率计算AST活性。由于AST和MDH催化的反应特异性很强，因此，该方法有较好的特异性。

2. 方法评价　连续监测法测定AST的误差可来自内源性和（或）外源性干扰。内源性干扰主要来自血清中高浓度丙酮酸和L-谷氨酸脱氢酶。外源性干扰主要来自试剂中污染的谷氨酸脱氢酶和AST。内源性丙酮酸干扰可通过加入高活性的LDH在温育期间将其迅速转变为乳酸而消除。血清中谷氨酸脱氢酶能催化α-酮戊二酸和氨生成谷氨酸，同时使得NADH氧化，导致结果假性增高。外源性干扰的消除方法是使用高质量的试剂，工具酶中所夹杂的谷氨酸脱氢酶和AST应小于MDH或LDH催化活性的0.005%，且试剂中不能含胺。磷酸吡哆醛对AST影响及样本保存同ALT。

【参考区间】 男15～40U/L，女13～35U/L。

【临床意义】 AST在心肌细胞内含量较多，患者发生心肌梗死时，血清中AST活性增高。一般在发病后6～12h内显著升高，16～48h达高峰，在3～5天恢复正常。血清中的AST也可来源于肝细胞，各种肝病患者也可引起血清AST升高，有时可达1200U/L，中毒性肝炎患者还可更高，此类患者中如ASTm明显升高，表示肝损伤严重。肌炎、胸膜炎、肾炎及肺炎等患者的血清AST也可轻度升高。

临床常同时检测血清AST和ALT，并计算AST/ALT，即为德里蒂斯（Deritis）比值，正常人约为1.15∶1，用于判断肝病的病程、严重程度及病情预后。急性肝炎第1、2、3和4周分别为0.7、0.5、0.3和0.2。若Deritis比值有升高倾向，应注意转变为慢性肝炎的可能。慢性肝炎时可达1.0∶1以上；肝硬化时可达2.0∶1，肝癌时＞3.0∶1。

（三）碱性磷酸酶的测定

碱性磷酸酶（alkaline phosphatase，ALP）广泛分布于人体各组织和体液中，以肝脏、骨骼、肾脏、小肠等中最多。正常成人血清中ALP主要来自肝脏和骨骼，生长期儿童血清内ALP多来自成骨母细胞和生长中的骨软骨细胞，少量来自肝脏。当肝脏受损或功能障碍时经淋巴道和肝窦进入血液，若同时伴有毛细胆管阻塞，毛细胆管内压升高，可诱发ALP生成增多，随着胆汁反流入血，引起血清ALP明显升高。ALP测定方法有两大类，即化学法与连续监测法。常用的化学法有3种，即鲍氏法、金氏法和皮氏法。目前临床多采用连续监测法。

1. 原理 以对硝基苯酚磷酸钠（4-NPP）为底物，2-氨基-2-甲基-1-丙醇（AMP）或二乙醇胺（DEA）为磷酸基的受体，在碱性环境下，ALP催化底物水解产生游离的对硝基苯酚（4-NP），4-NP在碱性溶液中转变成醌式结构，出现较深的黄色。可通过监测405nm处吸光度增高速率来计算ALP的活性。

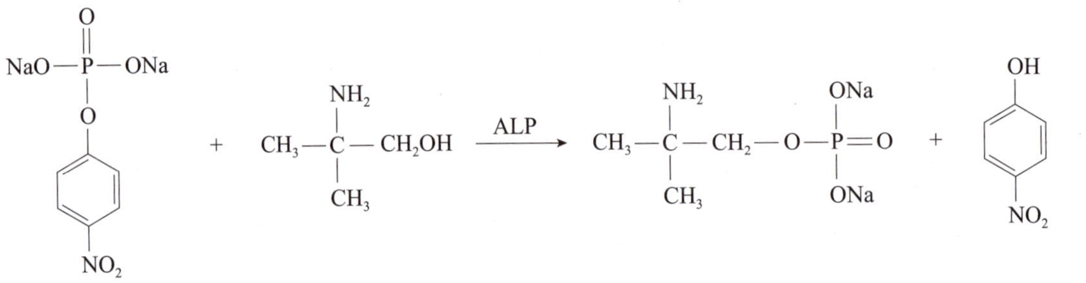

对硝基苯酚磷酸钠　　2-氨基-2-甲基-1-丙醇　　2-氨基-2-甲基-1-丙醇磷酸钠　　对硝基苯酚

2. 方法评价 本法以4-NPP和AMP缓冲液为底物，其优点在于：①4-NPP易被ALP水解。②产物对硝基苯酚具有较高的摩尔消光系数（在pH10.0的AMP缓冲液中，ε=18 500），在反应pH条件下几乎能达到最大呈色。③AMP缓冲液能充当磷酰基受体，避免游离无机磷酸对ALP的抑制作用。以上优点决定了该法灵敏度高、线性范围宽（可达1000U/L）和精密度高（批内*CV*为2.06%～2.36%，批间*CV*为2.74%）。

血清标本应新鲜，25℃测定时，ALP活性约增高1%，若冷冻保存，标本复溶后ALP活性升高可达30%，各种条件下储存可能会造成ALP活性改变，分离血清后应尽快测定。血清与肝素抗凝血浆测定结果一致，但EDTA、柠檬酸盐、草酸盐等因能络合Mg^{2+}而抑制ALP活性，故不能使用。血清稀释度对ALP活性测定有影响。

【参考区间】

成年男性：45～125U/L。

成年女性：20～49岁35～100U/L，50～79岁50～135U/L。

【临床意义】 ALP可作为肝胆疾病和骨骼疾病的临床辅助诊断指标，尤其是黄疸的鉴别诊断。

（1）ALP增多　①生理性增多，见于妊娠期与儿童生长发育期。②肝胆疾病，如阻塞性黄疸、急性或慢性黄疸性肝炎、肝癌等血清ALP活性可增高。急、慢性黄疸性肝炎时，血清ALP活性可轻度、中度升高。肝硬化、胆石症、肿瘤等引起的胆汁淤积，ALP活性明显升高，同时测定血清ALP和氨基转移酶活性有利于黄疸的鉴别诊断。肝细胞性黄疸，血清氨基转移酶活性会很高，ALP活性稍高或者正常；阻塞性黄疸，血清氨基转移酶活性轻度增高，ALP活性会明显升高；溶血性黄疸时ALP活性正常；肝癌时，血清ALP活性明显增高，氨基转移酶活性升高并不明显，胆红素也不高。③骨骼疾病，如纤维性骨炎、佝偻病、骨软化病、骨转移癌和骨折修复愈合期等，由于骨损伤或疾病使成骨细胞所含高浓度的ALP释放入血，引起血中ALP浓度升高。

（2）ALP减少　比较少见，主要见于呆小症、成骨不全症、磷酸酶过少症、维生素C缺乏症等。

（四）γ-谷氨酰转移酶的测定

γ-谷氨酰转移酶（gamma glutamyl transferase，GGT）的测定有连续监测法和化学法。以往国内多数实验室多使用化学法中的重氮试剂法，但由于影响因素较多，现已较少用。目前临床上多采用连续监测法测定GGT。

1. 原理　以*L*-γ-谷氨酰-3-羧基-4-硝基苯胺为底物，双苷肽为γ-谷氨酰基的受体，在GGT的催化下生成*L*-γ-谷氨酰双苷肽，同时释放出黄色的2-硝基-5-氨基苯甲酸，在405～410nm波长处其吸光度升高的速率（$\Delta A/t$）与GGT活性成正比。

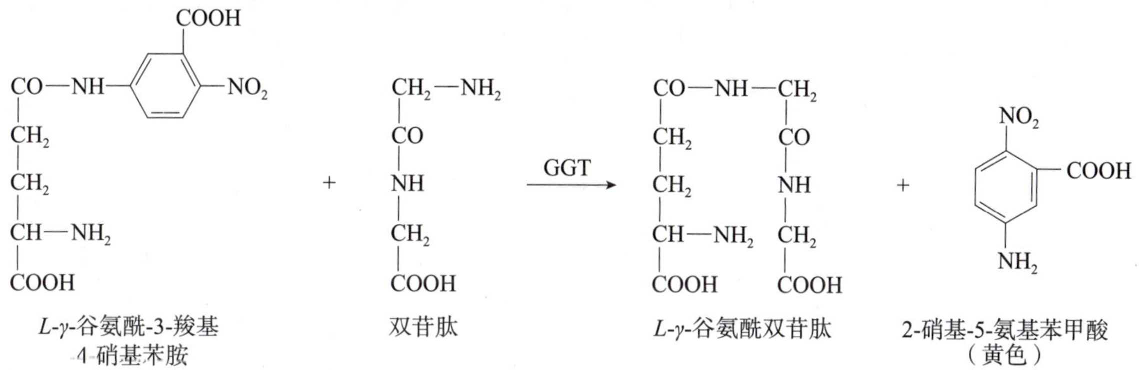

2. 方法评价　连续监测法测定GGT有两种底物，即*L*-γ-谷氨酰-3-羧基-4-硝基苯胺和*L*-γ-谷氨酰-4-硝基苯胺。*L*-γ-谷氨酰-3-羧基-4-硝基苯胺溶解度高，浓度可采用6mmol/L，相当于K_m（0.65mmol/L）的9.23倍，使测定准确度达95%。而*L*-γ-谷氨酰-4-硝基苯胺溶解度低，只能达到4mmol/L，相当于K_m（0.98mmol/L）的4.1倍，使测定准确度低（＜80%）。因此，国内外均推荐使用*L*-γ-谷氨酰-3-羧基-4-硝基苯胺。本法线性范围上限可达460U/L。红细胞中几乎无GGT，因此溶血对测定结果影响不大。

【参考区间】男性：10～60U/L；女性：7～45U/L。

【临床意义】

（1）人体器官中GGT按含量排序依次为肾、前列腺、胰腺、肝、盲肠和脑。在肾、胰腺和肝中，此酶含量之比约为100：8：4。血清中的GGT主要来自肝、胆。肾脏中的GGT含量虽最高，但肾脏疾病时，血中该酶活性升高不明显，可能是因为肾脏病变时，GGT经尿排出。

（2）GGT主要用于诊断肝胆疾病。原发性肝癌血清GGT活性显著升高，尤其在诊断患者有无肝性转移和肝癌术后有无复发时，阳性率可达90%。GGT作为肝癌的标志物特异性较差，GGT同工酶Ⅱ与AFP联合检测可使原发性肝癌检测的阳性率明显提高。而胆汁淤积可诱导GGT的合成，胆汁可使GGT从膜结合部位溶解释出，这是各种肝胆疾病血中GGT升高的主要原因。急性肝炎、慢性肝炎活动期、阻塞性黄疸、胆道感染、急性胰腺炎、胆石症时都可以升高。

（3）嗜酒或长期接受某些药物如安替比林、苯巴比妥、苯妥英钠等，血中GGT活性常升高。

考点：ALT、AST、ALP、GGT方法学评价、参考值及临床意义

（五）单胺氧化酶的测定

单胺氧化酶（monoamine oxidase，MAO）广泛分布于肝、肾、胰腺、心脏等组织器官，是一组能催化多种单胺类化合物氧化脱氨的酶，底物特异性不高。血清MAO活性与机体结缔组织增生有关，测定血清MAO活性常用于观察肝纤维化的程度。电泳法可将其分为3种亚型，其中血清MAO-Ⅰ活性升高常见于器官纤维化，特别是肝硬化和肢端肥大症；血清MAO-Ⅱ活性升高常见于大面积肝坏死。MAO-Ⅲ活性升高亦多见于肝硬化。MAO测定方法有谷氨酸脱氢酶偶联速率法、醛苯腙法、过氧化物酶偶联比色法、荧光法和生物发光法等。这里重点介绍谷氨酸脱氢酶偶联速率法测定MAO。

谷氨酸脱氢酶偶联速率法测定MAO的反应式为：

$$C_6H_5—CH_2—NH_2+O_2+H_2O \xrightarrow{\text{MAO, pH9}} C_6H_5CHO+H_2O_2+NH_3$$

$$NH_3+\alpha\text{-酮戊二酸}+NADH+H^+ \xrightarrow{\text{GLDH}} \text{谷氨酸}+NAD^+$$

在340nm波长下监测NADH吸光度的下降速率（$\Delta A/t$）与MAO活性成正比。

【参考区间】 12～40U/mL。

【临床意义】 肝硬化时，肝纤维化现象十分活跃，MAO活性明显升高。而急性肝病时由于肝细胞坏死少，肝纤维化现象不明显，MAO活性正常或轻度升高；急性重型肝炎时由于肝细胞中线粒体破坏，其中MAO进入血液，使血中MAO活性明显升高。

（六）血清5′-核苷酸酶测定

5′-核苷酸酶（5′-NT）是一种核苷酸水解酶，广泛存在于人体组织。血清5′-NT测定有化学比色法、速率法、酶比色法等，目前酶比色法较常用。

血清5′-NT可催化次黄苷酸水解生成次黄苷，次黄苷在嘌呤核苷酸磷酸化酶作用下分解为次黄嘌呤，后者在次黄嘌呤氧化酶催化下被氧化，产生过氧化氢，利用Trinder反应，可通过比色法测定。

【参考区间】 ＜10U/L。

【临床意义】 血清5′-NT增高主要见于肝胆系统疾病，如阻塞性黄疸、原发性及继发性肝癌等。血清5′-NT通常与ALP相平行，但和骨骼系统疾病无关。

（七）血清*α-L*-岩藻糖苷酶测定

α-L-岩藻糖苷酶（*α-L*-fucosidase，AFU）是催化*α-L*-岩藻糖苷键水解的酶，广泛存在于人体各组织细胞的溶酶体和体液中。血清AFU测定有荧光法、比色法、速率法等，前两者难以自动化使用，本节介绍目前使用较多的速率法。

血清AFU催化2-氯对硝基酚-*L*-岩藻糖苷的水解反应，生成2-氯对硝基酚，后者在405nm波长左右有较强的吸收峰，通过检测其生成速率，可计算血清AFU活性。

【参考区间】 ＜40U/L。

【临床意义】 原发性肝癌多见血清AFU明显升高，慢性肝炎和肝硬化也可见AFU升高。血清AFU随妊娠周数的增加而增加，在分娩或终止妊娠后，迅速下降。

（八）血清胆碱酯酶测定

胆碱酯酶（cholinesterase，ChE）是一类催化酰基胆碱或胆碱酯水解反应的酶。在人体中有两种，一种为乙酰胆碱酯酶，又称真胆碱酯酶或胆碱酯酶Ⅰ，分布于红细胞、肺、脾、神经末梢、大脑灰质等细胞或组织；另一种为酰基胆碱酯酶，又称为胆碱酯酶、丁酰胆碱酯酶或胆碱酯酶Ⅱ，分布于肝、

胰、心脏、脑白质和血清等组织或体液。两种ChE有一定底物特异性差异，临床上测定的是后者。目前血清ChE测定主要采用速率法。

1. 原理　血清ChE可催化丁酰硫代胆碱水解，产生丁酸与硫代胆碱，后者与黄色的氰化钾反应，使铁氰化钾还原为无色的亚铁氰化钾，通过检测405nm波长处的吸光度下降速率测定ChE活性。

2. 方法评价　丁酰硫代胆碱的指示反应目前较多用铁氰化钾还原反应。血清ChE相对稳定，4℃下可稳定数周，−20℃以下时可稳定数年。

【参考区间】 成人血清ChE：5000～12 000U/L。

【临床意义】 血清ChE测定主要用于肝功能评价，也用于农药中毒诊断及手术用肌松药响应预测等。血清ChE是肝合成功能的灵敏指标，各种慢性肝病时多见血清ChE降低。有机磷农药中毒时血清ChE明显降低。血清ChE活性过低者（遗传等因素）在手术时，慎用琥珀酰胆碱等肌肉松弛药。

三、血清胆红素测定

血清胆红素测定方法有胆红素氧化酶法、重氮试剂改良J-G法、高效液相色谱法、导数分光光度法和直接分光光度法等。下面重点介绍常用的胆红素氧化酶法和重氮试剂改良J-G法。

（一）胆红素氧化酶法

1. 原理　胆红素氧化酶（bilirubin oxidase，BOD）在不同pH条件下，催化不同组分的胆红素氧化生成胆绿素，胆绿素与氧进行非酶促反应转变为淡紫色化合物，胆红素的最大吸收峰在450nm附近。随着胆红素被氧化，450nm波长处吸光度下降，下降程度与胆红素浓度成正比。在pH8.0时，结合胆红素和未结合胆红素均被氧化，用于测定总胆红素；在pH4.5时，BOD仅能氧化结合胆红素和大部分δ-胆红素，而未结合胆红素不被氧化，测定的仅是结合胆红素的含量。

2. 方法评价

（1）酶法测定时，对标本和试剂的消耗量少，重复性好，特异性高，不仅适合手工操作，也适合自动生化分析仪测定。对于总胆红素测定有更宽的线性范围（0～513μmol/L）。高低浓度标本的精密度批内、批间*CV*变化不大，回收率为93%～102%，这说明BOD法测定总胆红素的准确度、精密度比重氮试剂改良J-G法好。

（2）脂血使测定结果升高，溶血时测定结果偏低。

（3）测定结合胆红素时，线性范围在0～513μmol/L，精密度批内*CV*为2.5%～2.8%。抗干扰能力强，如果Hb＜1.5g/L时不产生干扰，但在黄疸和肝素抗凝的血浆中会出现浑浊。

【参考区间】 血清总胆红素：3.4～17.1μmol/L；血清结合胆红素：0～3.4μmol/L。

【临床意义】

（1）血清总胆红素测定的意义　①黄疸及黄疸程度的鉴别：溶血性、肝细胞性及阻塞性黄疸时可引起血清胆红素升高；②肝细胞损害程度和预后的判断：血清胆红素明显升高反映有严重的肝细胞损害，但某些疾病如胆汁淤积性肝炎时，尽管肝细胞受损较轻，血清胆红素也可升高；③新生儿溶血症：血清胆红素有助于了解疾病严重程度；④再生障碍性贫血及数种继发性贫血（主要见于癌症或由慢性肾炎引起），血清总胆红素减少。

（2）血清结合胆红素测定的意义　结合胆红素与总胆红素的比值可用于鉴别黄疸类型。比值＜0.2，见于溶血性黄疸；比值0.4～0.6，主要见于肝细胞性黄疸；比值＞0.6，主要见于阻塞性黄疸。

（二）重氮试剂改良J-G法

1. 原理　在pH6.5的酸性条件下，血清中结合胆红素可直接与重氮试剂反应，产生偶氮胆红素；非结合胆红素需在加速剂咖啡因-苯甲酸钠-乙酸钠作用下，破坏其分子内氢键后才能与重氮试剂反应，产生偶氮胆红素。本法中所生成的偶氮胆红素呈红色，最大吸收波长为530nm，但颜色不稳定，最后需加入碱性酒石酸钠，使红色偶氮胆红素转变成呈色更加稳定的蓝绿色偶氮胆红素（λ_{max}=600nm）。颜色深浅与胆红素浓度成正比，在600nm波长处比色测定。

2. 方法评价 重氮试剂由等百分比浓度的亚硝酸钠和对氨基苯磺酸组成，试剂分开保存，使用前按1：40的体积混合，用咖啡因或甲醇作为加速剂。胆红素标准品的配制、保存和鉴定是获得准确结果的前提，胆红素应避光、干燥条件下保存，配制胆红素标准品时，应将胆红素溶入氯仿中，在20℃、453nm、光径为1.0cm的条件下检测，其摩尔消光系数应在61 000±1500L/（cm·mol）范围内。

本法为推荐的常规方法，线性范围较宽，浓度在342μmol/L以下有较好的精密度和准确度。高浓度时精密度和准确度降低，因此建议，浓度过高时可减少血样用量，或用0.154mmol/L的NaCl溶液稀释后重新测定。在重氮试剂方法中，改良J-G法有较好的灵敏度，且抗干扰能力较好。血红蛋白低于1.0g/L时无干扰。试剂中添加的防腐剂叠氮钠会破坏重氮盐而明显干扰偶氮胆红素的生成。标本要避光、低温放置，4℃冰箱保存可稳定3天，–70℃暗处保存可稳定3个月。

【参考区间】 同BOD法。

【临床意义】 见BOD法。

考点：血清总胆红素、结合与未结合胆红素测定的方法学评价及临床意义

四、血清总胆汁酸测定

血清总胆汁酸（total bile acid，TBA）常用的测定方法有酶法、酶免疫分析、放射免疫分析和高效液相色谱法。酶法中又分为酶比色法、酶循环法和酶荧光法。其中酶比色法可用于手工操作，亦可用于自动分析，应用较广。近年发展的酶循环法灵敏度高、特异性好，是目前临床推荐的血清总胆汁酸的检测方法。

1. 原理 血清中的总胆汁酸是一类具有3α-羟基的类固醇衍生物，3α-羟基类固醇可被3α-羟基类固醇脱氢酶（3α-HSD）及β-硫代烟酰胺腺嘌呤二核苷酸氧化型（Thio-NAD$^+$，硫代氧化型辅酶Ⅰ）特异性地氧化，生成3-酮类固醇及β-硫代烟酰胺腺嘌呤二核苷酸还原型（Thio-NADH）。而生成的3-酮类固醇在3α-HSD作用下被还原（NADH供氢）成胆汁酸及NAD$^+$。因此，血清中微量的胆汁酸在多次酶循环过程中被放大，同时可使生成的Thio-NADH扩增。在405nm测定Thio-NADH吸光度的变化值，即得血清中胆汁酸的含量。

$$\text{胆汁酸}+\text{Thio-NAD}^+ \xrightarrow{3\alpha\text{-HSD}} \text{3-酮类固醇}+\text{Thio-NADH}$$

$$\text{3-酮类固醇}+\text{NADH} \xrightarrow{3\alpha\text{-HSD}} \text{胆汁酸}+\text{NAD}^+$$

2. 方法评价 酶循环法测定血清TBA是一种通过脱氢酶-辅酶体系来循环底物的方法，因此要求这种酶对硫代NAD$^+$和NADH都应有高度的亲和力，反应体系的pH和缓冲液应允许正反应和逆反应都能进行，硫代NAD$^+$和NADH浓度比例合适，这样使循环速率相当快（约100次/分），以增加Thio-NADH的量，提高反应灵敏度。本方法干扰因素较少。

另外，标准品的制备非常重要，常采用甘氨酸溶入小牛血清中制成冻干品作为标准品。

【参考区间】 血清总胆汁酸：0～6.71μmol/L。

【临床意义】 测定血清TBA是反映肝实质损伤的一个敏感指标，对肝病的诊断有十分重要的价值。当肝细胞受损时，不能有效地摄取从肠道重吸收的胆汁酸，血中胆汁酸浓度升高；此外，胆汁淤积时，肝细胞分泌胆汁功能障碍，不能很好地排出胆汁酸，所以血中胆汁酸浓度亦升高。目前认为测定血清TBA是反映肝实质损伤的一个敏感指标，在慢性肝病如肝硬化时，胆汁酸升高比白蛋白、胆固醇、胆固醇酯、胆红素的改变时间更早，因此对慢性肝病的诊断有重要价值。

（1）急、慢性肝炎 急性肝炎时血清TBA显著升高，可达正常人水平的10～100倍，甚至更高。急性肝炎初愈患者血清TBA由最初的高值几乎与ALT、AST在同一时间降至正常水平，若持续不降或反而上升者则有发展为慢性的可能。空腹总胆汁酸（F-TBA）和餐后2h总胆汁酸（P-TBA）测定对慢

性肝炎的分型、监测、疗效判定及预后有着重要意义。TBA是一种特异性强并相对简单的肝功能检验标志物，是目前公认的最敏感的肝功能检验标志物之一。

（2）肝硬化 肝硬化时，肝脏对胆汁酸的代谢能力降低，血清TBA在肝硬化的不同阶段均增高，增高幅度一般高于慢性活动性肝炎。即使在肝硬化晚期亦如此。当肝病活动降至最低时，胆红素、氨基转移酶及碱性磷酸酶等指标转为正常，而血清TBA仍维持在较高水平。

（3）胆汁淤积 血清TBA测定对胆汁淤积的诊断有较高的特异性和灵敏度。肝外胆管阻塞及肝内胆汁淤积包括急性肝炎、初期胆管性肝硬化、新生儿胆汁淤积、妊娠性胆汁淤积等均可引起TBA水平升高。在胆管阻塞的初期，胆汁分泌减少，使血清TBA水平显著增高，且在阻塞的不同阶段几乎保持不变；而血清胆红素水平则随不同阶段而变化。胆汁淤积患者肝组织中的胆汁酸含量明显高于正常人。肝外阻塞经引流缓解后，血清TBA迅速下降，而其他指标则缓慢恢复。

（4）酒精性肝病 酒精性肝病时血清TBA水平可增高，当酒精性肝病（包括肝硬化）发生严重肝损伤时，血清TBA水平明显增高；而肝轻、中度损伤时，血清TBA水平增高不明显。有报道认为，血清TBA测定对酒精性肝病肝细胞损伤诊断的可信度和灵敏度优于各种酶学检查和半乳糖耐量试验等指标，甚至建议将血清TBA加上β-氨基己糖苷酶作为酒精性肝病的诊断指标。也有人认为，餐后60min血清TBA测定对酒精性肝病更有诊断意义。其他中毒性肝病时血清TBA水平也异常。

考点：胆汁酸测定的方法学评价及临床意义

五、血氨测定

氨是氨基酸和胺类分解的产物。正常情况下，氨在肝内经鸟氨酸循环转变成尿素，由肾脏排出。严重肝脏疾病时，尿素生成障碍，氨不能从血液循环中清除，引起血氨升高。血氨的测定可分为直接法和间接法。间接法是先从全血中分离出氨再进行测定，主要包括微量扩散法、离子交换法。直接法不需从全血中分离出氨即可直接测定，主要有酶法和氨电极法。目前应用最多的是谷氨酸脱氢酶直接测定法。

1. 原理 血浆中的氨在足量的α-酮戊二酸和NADPH存在时，经谷氨酸脱氢酶作用生成谷氨酸，并消耗NADPH，在340nm波长下监测NADPH吸光度的下降速率（$\Delta A/t$），该值与血氨浓度成正比。与同样处理的标准管比较，即可计算出血氨含量。

2. 方法评价 该法的优点是特异性好，分析时间短；线性范围大，在0～150μmol/L线性良好；精密度好，批内CV为3.9%，批间CV为4.5%；回收率高，为97.9%～102.7%，是较理想的血氨测定方法。但影响因素较多，如在pH＞7.0时，ADP是谷氨酸脱氢酶的稳定剂和激活剂，能加速反应；用NADPH取代原来的NADH，既可缩短反应时间，又能防止假阳性等。

【参考区间】 18～72μmol/L。

【临床意义】 血氨测定在诊断和治疗肝性脑病中有重要的作用。高血氨有神经毒性，容易引起肝性脑病。成人血氨测定主要用于肝性脑病的监测和处理。此外，血氨测定可用于儿童瑞氏综合征（Reye syndrome，RS）的诊断，该综合征有严重的低血糖、大块肝坏死、急性肝衰竭，并伴有肝脂肪变性。在肝酶谱升高前，即可见血氨升高。对诊断某些先天性代谢紊乱，如鸟氨酸循环的氨基酸代谢缺陷（高血氨）也有一定价值。

考点：血氨测定

第5节 肝功能试验的选择原则和分类

肝作为人体最重要的器官，几乎承担着体内所有物质代谢功能。一旦肝发生病变，常会导致许多物质代谢的紊乱。临床实验室将许多与肝代谢相关的试验组合成“肝功能试验”，包括功能、损伤、病原体、异常增生、肿瘤和免疫学等各种检查。肝的结构与功能相当复杂，发生疾病的原因也多，致使肝功能试验的组合已达700余种，新的试验还在不断地发展和建立，但没有一个肝功能试验组合能对肝疾病做出特异性诊断。常见的肝功能试验和与肝疾病有关的免疫学及分子生物学试验等检验项目之间相互关联，应全面了解，以期正确诊断肝功能状况，减少误差。

一、肝功能试验的选择原则

（一）肝功能试验的临床意义

肝功能试验是以测定从肝细胞中释放的特定物质为依据，或是以分析肝代谢和分泌产生的物质为基础，在一定程度上反映肝的结构、细胞的功能及膜的完整性，为肝是否损伤及其损伤程度提供有用的信息。

肝功能试验的主要意义：①有助于了解肝病的病因。②检测肝损伤的类型和定位。③了解肝功能有无异常或者障碍及其严重程度、转归和预后。④判断疗效和对手术的耐受性。⑤体检与健康咨询。

（二）组合原则

肝脏功能的实验室检查种类繁多，任何单个的某项检查并不能概括肝脏的功能全貌，具有局限性。到目前为止，尚缺乏肝功能评价的“金标准”。有针对性地选择能够反映肝某个方面状况的指标，采用多个试验项目组合在一起，将各个指标合理组合后从不同角度对肝功能进行验证、综合分析和判断，能大大提高试验的准确性、灵敏性和特异性。一般组合原则如下。

1. 根据试验本身的功效选择 理想的肝脏实验室检查项目应是：敏感性高，即对疾病的检出率、阳性率或异常率高；特异性强，即针对无疾病的试验应呈阴性；对不同疾病鉴别的选择性好，即阳性预测和阴性预测的正确性高，当试验阳性时即有某病的可能，而试验阴性时即可排除某病。目前尚难找到符合以上条件的试验项目，临床上应尽可能选用相对灵敏和特异的试验项目。

2. 根据临床实际应用的需要选择 按肝脏试验检查的目的，选择合理的肝功能试验项目。

3. 根据具体病情和各医院的实验室条件选择 肝脏试验检查项目繁多，一个医院的实验室不可能全部都可以检查，而且过多地进行各种试验，也会增加患者的痛苦和经济负担。因此，应根据检测项目的性质和特点，按临床实际应用的需要并结合具体病情及所在医院的实验室条件，选择诊断灵敏度高、特异性强、对不同疾病鉴别的选择性好及操作简便、费用少的肝脏实验室检查项目。

（三）临床对肝功能试验的评价

1. 肝功能试验灵敏度低 肝自身代谢和病变的特点，使得肝储备、代偿和再生能力很强，发生病变时临床症状常常被掩盖，在肝损伤的早期试验结果往往正常，只有损伤达到一定程度时，才能通过肝功能试验反映出来。此外，肝损伤及病理组织变化与肝功能试验结果不一定完全成正比，试验结果正常或轻微改变不一定说明肝病就很轻；反之，肝功能试验结果明显升高时，肝病理形态学改变不一定严重，也可能正常。

2. 肝功能试验特异性低 肝虽然有其特殊的代谢特点，但与机体其他组织器官的代谢合并有很多共有功能，大多数试验结果并非独有，有很多肝外疾病，也可导致肝功能试验结果的异常。因此，肝功能试验结果出现异常时，也不一定表示肝损伤。

3. 肝功能试验的局限性 肝生理、生化功能十分复杂，肝功能试验方法是以肝的某一种功能为依据设计的，所以一种肝功能试验只能反映肝功能的某个侧面。目前尚无一种理想的肝功能试验，能较全面地反映肝的功能。

（四）试验项目的合理组合与筛选

肝功能试验的结果应该能回答：①肝病是否存在？②存在何种类型？③肝病的严重程度如何？

④治疗效果如何？⑤预后怎样？目前尚无一项试验结果其本身可以回答上述所有问题。因此，应该根据肝脏功能检查项目的物质基础，联合实验室检查项目来回答上述问题。组合应遵循的原则是：①一般选用3～5个项目；②试验结果应能表明肝脏的主要功能和损伤情况；③方法简单，易于标化；④患者痛苦小，经济负担轻。

一般组合的项目为：①反映肝细胞损伤的项目，应用最多的是血清氨基转移酶（ALT、AST）情况；②反映肝脏的合成功能的项目，如血清总蛋白（TP）、白蛋白（A）、球蛋白（G）和A/G值测定；③反映肝排泄功能的项目，如血清总胆红素、未结合胆红素、结合胆红素；④反映肝的分泌功能的项目，如总胆汁酸、游离胆红素的测定；⑤有助于辅助诊断有无肿瘤和胆管通畅情况。

临床上肝功能试验常与免疫学检查项目组合，如组合乙型肝炎病毒抗原抗体测定，来判断有无乙型肝炎病毒的感染。

二、肝功能试验的分类

（一）根据代谢功能分类

以往常根据代谢功能将肝功能试验分为：①胆红素代谢试验：如TBIL测定、DBIL测定。②蛋白质代谢试验：如TP测定、Alb测定、A/G比值。③胆汁酸代谢试验：如总胆汁酸（TBA）测定、各种胆汁酸测定。④血清酶学试验：如ALT、AST、GGT、ALP等。⑤染料排泄试验：如靛氰绿（indocyanine green，ICG）排泄试验等。这种分类法有较强的系统性，但脱离了疾病的病理生理过程，有一定的局限性。

（二）根据病理过程结合肝功能的分类

这种分类法有利于临床工作者选择试验项目，解释试验结果，是较为合理的分类方法，它将肝功能试验分为以下几个方面。

1. 了解肝实质病变的试验　肝脏有“物质代谢中枢”之称，细胞内有丰富的酶系统，且有些酶为肝脏所特有，主要有总胆红素、结合胆红素和未结合胆红素，当肝细胞膜的结构和功能改变时，可导致肝细胞内的酶类大量逸入血液，使血中这些酶的活性升高。如ALT、AST、果糖-1-磷酸醛缩酶、亮氨酸氨基肽酶、鸟氨酸氨基甲酰转移酶、醛缩酶、柠檬酸脱氢酶、甘露醇脱氢酶等肝细胞内酶；腺苷酸环化酶、Na^+-K^+-ATP酶等是维持肝细胞膜功能的酶。目前临床应用最多的是ALT、AST、总胆红素、结合胆红素和未结合胆红素。

2. 指示肝细胞坏死的酶类试验　线粒体天冬氨酸氨基转移酶（mitochondrial AST，mAST）是存在于肝细胞线粒体中的一种同工酶，它可随着线粒体的崩解而逸入血液，mAST的检测可反映肝细胞线粒体的损害情况，对判断急性肝炎肝病变的严重程度和预后有一定的价值。

3. 反映肝细胞蛋白质合成障碍的试验　肝脏除了合成肝细胞自身所需要的蛋白质外，还能合成和分泌大量血浆蛋白，如前白蛋白、白蛋白、胆碱酯酶、凝血酶原和纤维蛋白原等。若血清中这些物质的浓度低下，提示肝细胞内质网蛋白质合成功能障碍，常见于慢性和迁延性肝病、肝硬化、肝恶变等疾病。目前临床应用最多的指标是白蛋白、A/G比值、胆碱酯酶、凝血酶原、纤维蛋白原等。

4. 指示肝内或肝外胆管阻塞的试验　肝脏具有排泄功能，很多物质可随胆汁排入肠道而排泄，如ALP、GGT、亮氨酸氨基肽酶、铜蓝蛋白和某些胆汁酸。当胆管阻塞时，血清中总胆红素、结合胆红素、未结合胆红素、ALP、GGT、胆汁酸、5′-核苷酸酶、铜蓝蛋白、透明质酸等这些物质含量升高。目前临床应用最多的指标是总胆红素、结合胆红素、未结合胆红素、ALP、GGT、胆汁酸等。

5. 反映肝结缔组织增生的试验　肝结缔组织增生、肝纤维化病变时，血清MAO、β-脯氨酸羟化酶活性增强，Ⅲ型前胶原肽（PⅢP）浓度增高。

6. 某些病因诊断的特殊试验　如血氨、尿三胆等可反映肝细胞复合功能，通过检测总胆红素、结合胆红素、尿胆红素和尿胆素原可鉴别黄疸类型等；血清AFP、ALP、GGT、AFU、铜和铁的测定对原发性肝癌有辅助诊断价值；用聚合酶链反应（PCR）检测各型肝炎病毒的基因组。

目标检测

一、选择题（A_1型题）

1. 下列叙述哪项是错误的（　　）
   A. 慢性肝炎时γ球蛋白升高，A/G值下降
   B. A/G＜1时，称白蛋白球蛋白比例倒置
   C. A/G＜1时，常见于肝硬化
   D. A/G在急性肝炎时与正常比值比较变化不大
   E. A/G比值的变化是肝病所特有的
2. 正常人血清中的胆红素主要是（　　）
   A. 结合胆红素
   B. 未结合胆红素
   C. 胆素原
   D. 与球蛋白结合的胆红素
   E. 与血红素结合蛋白结合的胆红素
3. 下列符合结合胆红素特点的是（　　）
   A. 易进入细胞，产生细胞毒性
   B. 溶血性黄疸时可明显升高
   C. 与白蛋白结合而运输
   D. 加入甲醇才与重氮试剂反应
   E. 易溶于水，一旦进入血液可从肾脏排出
4. 关于溶血性黄疸患者，下列哪项试验是错误的（　　）
   A. 粪胆原增加
   B. 尿胆红素增加
   C. 间接胆红素升高
   D. 尿胆原增加
   E. 尿胆素增加
5. 阻塞性黄疸的特征是（　　）
   A. 血结合胆红素增多，尿胆原增多
   B. 血未结合胆红素增多，尿胆原增多
   C. 血未结合胆红素增多，尿胆红素阳性
   D. 血结合胆红素增多，尿胆红素阴性
   E. 血结合胆红素增多，尿胆红素阳性
6. 肝豆状核变性时下列哪项指标明显下降（　　）
   A. 运铁蛋白　　B. 铜蓝蛋白
   C. 血清白蛋白　　D. γ-球蛋白
   E. 血清总蛋白
7. 肝硬化患者血清蛋白电泳图谱出现“β-γ”桥，是由于肝脏纤维增生导致（　　）
   A. IgG增高　　B. IgA增高
   C. 白蛋白增高　　D. α_1球蛋白升高
   E. α_2球蛋白升高
8. 急性病毒性肝炎最敏感的酶学指标是（　　）
   A. AST　　B. ChE　　C. ALT
   D. TBA　　E. mAST
9. 有关胆红素测定，不正确的说法为（　　）
   A. 重氮试剂法严重溶血时可使胆红素水平偏高
   B. 碱性酒石酸法可提高测定的敏感度
   C. 标准品及待测标本应尽量避光保存
   D. 脂血对测定有干扰
   E. 叠氮钠可使重氮法结果偏低
10. 下列哪种情况下血氨水平下降（　　）
   A. 贫血　　B. 尿毒症
   C. 上消化道出血　　D. 重症肝炎
   E. 肝癌

二、简答题

1. 黄疸的形成机制有哪些？
2. 简述溶血性、肝细胞性、梗阻性黄疸的实验室鉴别诊断。

（邓红玉）

第11章
肾功能检验

学习目标

1. 掌握血清肌酐、尿素、尿酸的常用测定方法、原理及主要临床意义；早期肾损伤的主要检验指标及临床意义；肾小球滤过功能常用试验的测定原理及临床意义；肾小管重吸收功能常用试验的测定原理及临床意义；肾功能的评价方法。

2. 能够正确选择合适的肾功能检测的标本，对常见肾脏疾病的概念及其实验室检测指标的临床应用进行合理的解释。

案例 11-1

患儿，男，9岁。2周前出现发热、咽喉疼痛、咳嗽，服用“感冒灵”后症状消退。1天前突发面部水肿。查体：BP 148/90mmHg。尿常规：RBC（++++），WBC 13/HP，尿蛋白（+++）。

问题：1. 该患儿可能的诊断是什么？

2. 为了进一步诊断还需要做哪些实验室检查？

3. 导致该病的相关病原菌是什么？

4. 该患者尿中蛋白质可有哪些？

肾脏是机体重要的排泄器官，也是重要的内分泌器官。肾脏可以通过排泄代谢废物，调节水、电解质和酸碱平衡来维持机体内环境的相对稳定。肾脏疾病可造成机体的代谢紊乱，导致血液和尿液成分的改变。因此，血、尿中某些生化指标的检测对肾功能评价及肾脏疾病的诊断、治疗和病情监测有重要价值。

第1节　血清尿素、肌酐、尿酸的测定

肾脏疾病的临床实验室检验项目主要有尿液检查、肾功能检验、肾免疫学检验等。其中血清肌酐、尿素、尿酸测定是临床上最常用的肾功能检验指标。测定血液和尿液中尿素、肌酐等成分的含量，对了解和评价肾脏的功能状况、肾脏疾病的诊断及预后等有较大价值。

一、血清尿素测定

尿素（urea）是体内蛋白质代谢的最终产物，氨基酸经脱氨基作用产生的NH_3在肝脏生成尿素并释放入血，主要经肾脏排出体外。血浆中的尿素可全部通过肾小球滤过，正常情况下约50%被肾小管和集合管重吸收，血浆尿素浓度在一定程度上可以反映肾小球的滤过功能。尿素的测定方法分为酶法和化学法。

（一）酶偶联速率法

1. 原理　尿素在脲酶催化下，水解生成氨和二氧化碳。氨在α-酮戊二酸和NADH存在下，经谷氨酸脱氢酶（GLDH）催化，生成谷氨酸。同时，$NADH+H^+$被氧化成NAD^+，可在340nm波长处监测吸光度下降的速率，下降速率与样品中尿素的含量成正比。反应式如下。

$$尿素+H_2O \xrightarrow{脲酶} 2NH_3+CO_2$$

$$NH_3+\alpha\text{-}酮戊二酸+NADH+H^+ \xrightarrow{GLDH} 谷氨酸+NAD^++H_2O$$

2. 方法学评价 酶法的共同优点是无毒性、特异性高，适合于自动化分析仪的应用，使用越来越广泛。

（1）干扰因素 该法第一步反应特异性高，脲酶只对样品中的尿素起催化作用，但第二步反应就存在一些干扰：样品（如血清、尿液）中含有的NH_3（内源性NH_3）会消耗NADH，使测定结果偏高；当样品中（如血清）含有较多的丙酮酸时，血清中的乳酸脱氢酶会催化丙酮酸加氢还原生成乳酸，也会消耗NADH，使测定结果偏高。也就是说，用单一试剂型试剂测定尿素时存在内源性NH_3、丙酮酸和外源性NH_3的干扰，使测定结果产生正误差。

采用双试剂法可以消除样品中所含的NH_3的影响。液体型试剂盒包含两个试剂，第一试剂（R1）中含的主要成分是谷氨酸脱氢酶、α-酮戊二酸、NADH及维持pH的缓冲物质等；第二试剂（R2）中含的主要成分是脲酶、NADH、α-酮戊二酸等。血清与缺少脲酶的试剂R1混合，37℃保温5min，将内源NH_3、外源性NH_3及内源性丙酮酸消耗掉。然后加入含脲酶的试剂R2，尿素被脲酶水解成NH_3，消耗NADH量与尿素量成正比，这就保证了尿素测定的准确性。

血红蛋白对测定有一定的干扰，因此，标本应避免溶血。

（2）准确度和灵敏度 本法批内*CV*为0.78%，批间*CV*为2.94%；回收率93.0%～105.3%，线性上限为17.85mmol/L。适用于自动生化分析仪测定，但试剂较贵。

（3）此法为IFCC推荐方法，可采用双波长（340nm、700nm）监测。

【参考区间】 血清尿素：男性（20～59岁）：3.1～8.0mmol/L；男性（60～79岁）：3.6～9.5mmol/L；女性（20～59岁）：2.6～7.5mmol/L；女性（60～79岁）：3.1～8.8mmol/L。

（二）脲酶波氏比色法

1. 原理 尿素在脲酶催化下，水解生成氨和二氧化碳。氨和酚及次氯酸盐在碱性环境中作用形成对醌氯亚胺；对醌氯亚胺与另一分子酚作用，形成吲哚酚，其在碱性溶液中可产生蓝色的解离型吲哚酚。蓝色解离型吲哚酚的生成量与尿素含量成正比，在560nm波长测定吸光度。

2. 方法学评价

（1）本法反应敏感，且血清用量少，无须蛋白质沉淀，一般用于手工操作测定中。

（2）本法亦可用于尿液中尿素的测定。方法如下：取尿液1mL，加入人造沸石（需预处理过的）0.5g，再加去氨蒸馏水至25mL，反复振摇数次，以吸附尿液中的游离铵盐。静止后吸取处理好的尿液1.0mL，按上述方法测定。结果需乘以稀释倍数25。

【参考区间】 同上。

【临床意义】 血液尿素浓度受多种因素的影响，分生理性因素和病理性因素两个方面。

1. 生理性因素 高蛋白饮食可引起血清和尿液中尿素浓度升高。男性比女性平均高0.3～0.5mmol/L。成人的日间生理变动平均为0.63mmol/L，随着年龄的增加有增高的倾向。妊娠期妇女由于血容量增加，尿素浓度比非孕妇低。

2. 病理性因素 血液尿素增加的原因可分为肾前性、肾性及肾后性三个方面。

（1）肾前性 最重要的原因是失水，引起血液浓缩，使肾血流量减少，肾小球滤过率（GFR）降低而使血液中尿素潴留。常见于剧烈呕吐、幽门梗阻、肠梗阻和长期腹泻、充血性心力衰竭、重度烧伤、休克、消化道大出血、脱水、严重感染、糖尿病酸中毒、肾上腺皮质功能减退、肝肾综合征等。

（2）肾性 血中尿素主要通过肾脏经尿排出体外。急性肾小球肾炎、肾病晚期、肾衰竭、慢性肾盂肾炎、中毒性肾炎、肾结核、肾血管硬化症、先天性多囊肾和肾肿瘤等引起肾功能障碍时尿素排出受阻，血中尿素浓度增高。临床上血尿素测定常作为肾功能状况的辅助诊断指标之一。

（3）肾后性　前列腺肿大、尿路结石、尿道狭窄、膀胱肿瘤致使尿道受压都可能使尿路阻塞，引起血液中尿素含量增加。

血液中尿素减少较为少见，常表示严重的肝病，如肝炎合并广泛性肝坏死，偶见于急性肝萎缩、中毒性肝炎、类脂质肾病等。

二、血清肌酐测定

血液中的肌酐（creatinine，CRE或Cr）来源包括从食物摄取的外源性肌酐（约占10%）和机体自身生成的内源性肌酐（内生肌酐）两部分。内源性肌酐主要为肌肉中磷酸肌酸的代谢产物，并以1mg/min的恒定速度排入血液中。肌酐是低溶解性的小分子终末产物，由肾小球滤过后全部排出，肾小管不进行重吸收。在未进行剧烈运动等情况下，血浆内生肌酐含量比较稳定，故在控制外源性肌酐摄入的情况下，其血浆浓度主要取决于肾脏排泄能力，测定血及尿肌酐的含量能反映肾的排泄功能。

肌酐测定方法有化学法和酶法。本节主要学习常用的肌氨酸氧化酶法和碱性苦味酸速率法测定肌酐。

（一）肌氨酸氧化酶法

1. 原理　样品中的肌酐在肌酐酶的催化下水解生成肌酸，后者在肌酸酶的作用下继续水解生成肌氨酸和尿素。肌氨酸在肌氨酸氧化酶（sarcosine oxidase）的催化下氧化成甘氨酸、甲醛和H_2O_2，最后偶联Trinder反应，以比色法测定，反应形成的色素与肌酐的浓度成正比。反应式如下：

$$\text{肌酐}+H_2O \xrightarrow{\text{肌酐酶}} \text{肌酸}$$

$$\text{肌酸}+H_2O \xrightarrow{\text{肌酸酶}} \text{肌氨酸}+\text{尿素}$$

$$\text{肌氨酸}+H_2O+O_2 \xrightarrow{\text{肌氨酸氧化酶}} \text{甘氨酸}+\text{甲醛}+H_2O_2$$

$$H_2O_2+\text{4-氨基安替比林}+\text{色原物质} \xrightarrow{\text{过氧化物酶}} \text{有色化合物}+H_2O$$

2. 方法学评价

（1）本法是肌酐的酶法测定中较为常用的方法，也是解决肌酐测定中非特异性干扰的根本途径。为消除样品中内源性肌酸的干扰，利用自动分析中双试剂法的特点，在第一试剂中加入肌酸酶，两步反应即可以消除内源性肌酸的干扰。

（2）本法操作简便，准确度高，特异性好，其参考值略低于碱性苦味酸速率法。各实验室最好建立本地区的参考区间。

（3）本法以Trinder反应为指示系统，不同的色原物质其灵敏度差异很大。Trinder反应受胆红素和维生素C的干扰，可在第一试剂中加入亚铁氰化钾（或者亚硝基铁氰化钾）和抗坏血酸氧化酶消除或降低干扰。

（4）肝素、枸橼酸、EDTA、氟化钠等抗凝剂在常规用量下对本测定无干扰。

【参考区间】 血清肌酐：男性（20～59岁）：57～97μmol/L；男性（60～79岁）：57～111μmol/L；女性（20～59岁）：41～73μmol/L；女性（60～79岁）：41～81μmol/L。

（二）碱性苦味酸速率法（两点法）

1. 原理　肌酐与碱性苦味酸反应，生成橘红色的苦味酸肌酐复合物，且反应速率与样本中肌酐浓度成正比。选择适宜的速率监测时间，在510nm处与通过同样处理的标准液比较，即可计算出样品中肌酐含量。

2. 方法学评价

（1）本法是基于1886年贾菲（Jaffe）建立的碱性苦味酸反应。但碱性苦味酸并非仅对肌酐特异，血清中的某些物质如蛋白质、葡萄糖、维生素C、丙酮、乙酰乙酸、丙酮酸、胍和头孢菌类抗生素等亦可与苦味酸产生同样的呈色反应，这些物质称为假肌酐。这些假肌酐约65%存在于细胞中，约20%存在于血浆中，在测定血肌酐时最好用血清或血浆，不宜用全血。

根据与苦味酸产生反应速度的不同，假肌酐分为两类：一类能与碱性苦味酸混合后迅速出现反应并在20s内完成，称为快速反应假肌酐，如乙酰乙酸等；另一类与碱性苦味酸混合后80～100s才开始反应，称为慢速反应假肌酐，如蛋白质、葡萄糖等。根据这个特点，测定时可设置20s延迟期并在80s前完成监测，从而排除这两类假肌酐的干扰。有建议测定时间选择在25～60s，但经严格评价后发现，这个时间段仍受到α-酮酸的正干扰和胆红素的负干扰。

（2）线性范围可达2000μmol/L。血清样本测定值过高时，可用生理盐水将血清稀释。尿液标本可用蒸馏水进行200倍稀释，测定结果乘以稀释倍数。

（3）温度对呈色反应速度影响较大，标准管与测定管的温度必须保持一致。

（4）苦味酸速率法为IFCC推荐方法，可采用双波长（510nm、600nm）监测。

【参考区间】 同上。

【临床意义】

1. 增高 见于各种原因引起的肾小球滤过功能减退，如肾病、急性或慢性肾衰竭、重度充血性心力衰竭、心肌炎、肌肉损伤、巨人症、肢端肥大症等。

在肾脏疾病初期，血清肌酐值通常不升高，肾小球滤过率下降到正常人的1/3时，血肌酐才明显上升，是反映GFR减退的后期指标。在正常肾脏血流量的条件下，肌酐值如升高至176～353μmol/L，提示为中度至严重的肾损害。所以，血肌酐测定对晚期肾脏疾病的临床意义较大。而非肾源性血肌酐浓度的增高一般不超过200μmol/L。

2. 减低 见于进行性肌肉萎缩、白血病、贫血、肝功能障碍及妊娠等。

*考点：*肌酐、尿素的主要测定方法和临床意义

三、血清尿酸测定

尿酸（uric acid，UA）为嘌呤代谢的终产物，可来自机体本身或食物中嘌呤的分解，小部分尿酸可经肝脏随胆汁排泄，大部分随尿从肾脏排出，每天生成量与排出量保持动态平衡。尿酸能被肾小球自由滤过，也可经肾小管排泌和重吸收，尿中排出量占肾小球滤过量的6%～10%。因此，血尿酸的浓度主要受肾小球滤过功能和肾小管重吸收功能的影响，排除外源性尿酸干扰，血尿酸浓度可作为评估肾功能的指标之一。

测定尿酸的方法有磷钨酸（PTA）还原法、尿酸酶法、高效液相色谱法（HPLC），干化学方法也是基于尿酸酶的方法，目前最常用的方法是尿酸酶-过氧化物酶偶联法。

（一）尿酸酶-过氧化物酶偶联法

1. 原理 尿酸在尿酸酶催化下，氧化生成尿囊素和H_2O_2。H_2O_2与4-AAP和3, 5-二氯-2-羟基苯磺酸钠（DHBS）在过氧化物酶的催化下，生成有色物质醌亚胺化合物，在520nm处有最大吸收峰，吸光度与血清中尿酸含量成正比，与同样处理的尿酸标准液比较，可求出血清中尿酸的含量。反应式如下。

$$\text{尿酸}+O_2+H_2O \xrightarrow{\text{尿酸酶}} \text{尿囊素}+CO_2+H_2O_2$$

$$2H_2O_2+4\text{-AAP}+3,5\text{-DHBS} \xrightarrow{\text{过氧化物酶}} \text{醌亚胺}+H_2O$$

2. 方法学评价

（1）特异性和干扰 该法灵敏且不需要去除蛋白质，尿酸酶对尿酸催化的特异性高，但POD催化反应特异性较差，主要干扰物质是维生素C和胆红素，对测定尿酸有负干扰，比对测定葡萄糖、胆固醇和甘油三酯的干扰更明显。在反应体系中加入抗坏血酸氧化酶和胆红素氧化酶，可以消除这两种物

质的干扰。

（2）线性范围　尿酸浓度在178.6～713.8μmol/L范围内线性良好。

（3）细胞内含有多种非特异性干扰物质，溶血标本不可用。血清标本室温下可稳定3天。

【参考区间】 男性：208～428μmol/L；女性：155～357μmol/L。

（二）磷钨酸还原法

1. 原理　无蛋白血滤液中的尿酸，在碱性溶液中被磷钨酸氧化成尿囊素及二氧化碳；磷钨酸在此反应中则被还原成钨蓝，钨蓝的生成量与反应液中尿酸含量成正比，可在660nm处进行比色测定。

2. 方法学评价

（1）特异性和干扰　血液中许多非尿酸还原性物质可造成尿酸假性增高，如葡萄糖、谷胱甘肽、维生素C、半胱氨酸、色氨酸、酪氨酸等，这些非尿酸还原性物质能使结果偏高17.8～29.3μmol/L。由于谷胱甘肽主要存在于血细胞内，故以血浆或血清为标本时并无明显干扰，但应避免溶血。

（2）线性范围　尿酸浓度在892.5μmol/L以下线性良好。

（3）此法灵敏度较低，特异性不高，显色不稳定，且需做无蛋白血滤液，不适于自动化，目前不作为血清尿酸测定的主要方法。

【参考区间】 男性：262～452μmol/L；女性：137～393μmol/L。

【临床意义】

1. 增高　①生成过多：见于痛风、白血病、多发性骨髓瘤、真性红细胞增多症、食用富含核酸的食物等，对痛风诊断最有帮助；②排出减少：见于急性或慢性肾小球肾炎、肾结核、肾盂积水等肾功能减退者。此外，氯仿中毒、四氯化碳中毒及铅中毒、妊娠反应等，亦可引起血尿酸增高。

2. 减低　见于恶性贫血、范科尼（Fanconi）综合征、使用阿司匹林、先天性黄嘌呤氧化酶和嘌呤核苷磷酸化酶缺乏等。

考点： 尿酸指标的临床应用

第 2 节　尿液总蛋白、微量蛋白的测定

肾脏具有强大的储备功能，多种肾脏疾病早期并无明显的临床表现，实验室许多检测指标也可能显示正常，但此时肾小球或间质已存在某种程度的病理损伤。如果这阶段未能引起足够重视，很有可能引发不可逆的病变，最终发展为尿毒症。因此，加强对早期肾损伤的实验室的检查具有十分重要的意义。

肾损伤早期，肾小球或肾小管病变就会引起一些蛋白质滤过或重吸收异常，导致尿液或血液中某些蛋白质含量变化。目前临床上常用的早期诊断肾脏损伤的实验室指标主要有尿微量白蛋白、血清及尿α_1-微球蛋白、血清及尿β_2-微球蛋白、尿转铁蛋白、胱抑素、尿视黄醇结合蛋白等，这些指标的应用对早期诊断和预防肾脏损害有重要意义。

一、尿总蛋白测定（尿蛋白电泳）及其临床意义

1. 尿蛋白的定性检查　正常人定性检查为阴性，当尿蛋白含量大于0.1g/L时，定性试验可呈现阳性。该方法详见本套书中《临床检验基础》相关内容。

2. 尿蛋白的定量测定　在尿蛋白阳性的情况下，需进行尿蛋白的定量测定来对肾脏疾病进行诊断、观察疗效及判断预后。

尿蛋白的定量与血浆蛋白的测定一样，可采用双缩脲比色法、邻苯三酚红钼络合显色法、磺基水杨酸-硫酸钠比浊法等。

3. 尿蛋白电泳　用于尿蛋白的精细分析。常用十二烷基硫酸钠-聚丙烯酰胺凝胶电泳法（SDS-

PAGE），亦称蛋白SDS盘状电泳。可将高、中、低分子量蛋白质加以分离。临床用来区分选择性和非选择性蛋白尿。

方法学评价：双缩脲比色法是蛋白质定量测定的经典方法，也是尿蛋白测定的推荐方法。显色稳定、重复性好、不同种类蛋白质之间反应灵敏度差异小；缺点是灵敏度低。

邻苯三酚红钼络合显色法灵敏度高、显色稳定，对白蛋白、球蛋白反应基本一致，但易受表面活性剂干扰，其染料的质量也会影响结果。

磺基水杨酸-硫酸钠比浊法操作简便，但对白蛋白、球蛋白的沉淀能力不一致，线性范围狭窄，受温度、时间及试剂加入方式等多种因素影响，重复性差。

【参考范围】 儿童：＜40mg/24h；成人：30～130mg/24h。

【临床意义】 尿液总蛋白的定性、定量测定主要用于泌尿系统疾病及一些全身性疾病的筛选、疗效观察。生理性蛋白尿见于发热、寒冷、高温、剧烈运动或劳动后及体位性蛋白尿；病理性蛋白尿为各种原发或继发性疾病所致的蛋白尿，可因肾小球滤过膜负电荷消失和基膜化学成分改变，滤过膜通透性增高，大量中分子量蛋白质漏出，超过肾小管重吸收能力所致，如各类肾小球疾病、肾血管病变、肾淤血、淀粉样肾病、糖尿病肾病、肾缺血和缺氧等；或因肾小管重吸收能力降低所致，见于各种肾小管疾病、慢性失钾、急性肾衰竭、药物或重金属中毒的肾小管上皮细胞损伤、间质性肾炎、系统性红斑狼疮肾损害等。正常情况下尿蛋白为阴性反应，当肾功能损伤或患泌尿系统疾病时尿液中蛋白质可呈阳性反应，通过蛋白质电泳分析对肾脏疾病的鉴别诊断有一定意义。不同蛋白尿分子量及意义见表11-1。

表11-1 尿蛋白分子量与疾病部位的关系

尿蛋白	主要分子质量	电泳区带部位	临床意义
低分子蛋白尿	10～70kDa	主要区带在白蛋白及白蛋白前	肾小管疾病
中分子蛋白尿	50～100kDa	主要区带在白蛋白上下附近	肾小球病变
高分子蛋白尿	50～1000kDa	主要区带在白蛋白及白蛋白后	肾小球病变
混合型蛋白尿	10～1000kDa	各区带都可出现，以白蛋白区带为主	肾小球及肾小管发生病变

高、中分子蛋白尿主要反映肾小球病变，如急性肾小球肾炎、慢性肾小球肾炎、肾病综合征、妊娠中毒等；低分子蛋白尿主要反映肾小管疾病，如慢性肾盂肾炎、小管间质肾炎、重金属（如镉、汞、铅等）中毒及药物毒性引起的肾小管间质病变等，肾移植排异时亦可出现低分子蛋白尿；混合型蛋白尿是指既有肾小球损害也有肾小管损害所引起的蛋白尿，可见于肾病综合征、慢性肾炎及慢性肾衰竭等。

二、尿微量白蛋白测定

肾功能正常时，带负电荷的白蛋白不能通过肾小球滤过膜，即使有少量白蛋白进入原尿中，也可被肾小管重吸收入血，因此正常人尿液中白蛋白含量极低，一般≤30mg/24h尿。尿微量白蛋白（micro-albumin，mAlb）指尿中Alb排出量在30～300mg/24h尿范围内，由于未达到尿液常规检查的灵敏度水平，此时尿蛋白常规检查仍呈阴性。

测定尿微量白蛋白的方法主要有两类：一类是染料结合法，此类方法虽简单、快速，但灵敏度、特异性较低；另一类为免疫学方法，有散射比浊法和透射比浊法两种。前者需专门的设备，后者适用于手工操作和各型生化分析仪，且有试剂盒供应，简便快速，在临床已广泛应用。下面主要介绍临床常用的免疫透射比浊法。

1. 原理 尿液中的白蛋白与抗人白蛋白特异性抗体作用生成抗原-抗体复合物，产生浊度，浊度的大小与尿液中白蛋白的含量成正比，用透射比浊法测定340nm处吸光度，与同样处理的标准品制备的校正曲线比较，求得尿液中白蛋白的含量。

2. 方法学评价 本法线性范围在4～200mg/L。尿液白蛋白浓度若超过500mg/L，结果可呈假性降低。因此，疑似高浓度标本时，分析前应以生理盐水稀释至4～200mg/L范围内。

【参考区间】 成年人24h尿：＜30mg；随机尿：＜30μg/mg肌酐。

【临床意义】

1. 肾脏疾病的早期诊断 肾小球肾炎、糖尿病性肾病及隐匿性肾炎患者，肾小球滤过膜损伤时，尿白蛋白含量升高，并出现在尿液常规检查尿蛋白定性阳性之前，是早期肾小球损伤的敏感指标之一。

2. 监测糖尿病和原发性高血压患者的肾功能状态 定期对糖尿病、原发性高血压患者尿mAlb进行监测可了解肾脏是否有早期损伤。有研究资料表明，尿mAlb排出率较高者，糖尿病肾病发病率及死亡率均明显高于尿mAlb排出率较低者。

3. 肾小球和肾小管损伤的鉴别诊断 同时监测尿液中的mAlb与β_2-微球蛋白可以对肾小球和肾小管损伤作出初步鉴别诊断。尿mAlb升高多见于肾小球损伤，且升高程度与肾小球受损程度相关；而肾小管损伤时以尿中β_2-微球蛋白升高为主。

4. 其他 mAlb升高亦见于肾外恶性肿瘤、急性胰腺炎、外伤、大手术后等，尿mAlb含量与疾病严重程度成正比。

三、α_1-微球蛋白测定

α_1-微球蛋白（α_1-microglobulin，α_1-MG或α_1-m）是由肝细胞和淋巴细胞合成的糖蛋白，生成量较为恒定。血液中的α_1-m有两种存在形式，即游离型和结合型。仅游离型α_1-m可自由通过肾小球滤过膜，结合型α_1-m不能通过肾小球滤过膜。原尿中的α_1-m约99%被肾小管重吸收并降解，故正常情况下尿液α_1-m含量甚微。

α_1-m在酸性尿液中较稳定，可能与其含糖量较高有关，多采用免疫学方法检测。

【参考区间】 尿α_1-m＜12.5mg/L（免疫散射比浊法）。

【临床意义】

1. 尿α_1-m增高 是反映和评价各种原因包括肾移植后排斥反应所致早期近端肾小管功能损伤的特异、灵敏性指标。与β_2-微球蛋白相比较，α_1-m不受恶性肿瘤的影响，酸性尿中不会出现假阴性，故结果更为可靠。肾小管对α_1-m重吸收障碍先于β_2-微球蛋白，因此检测尿液中α_1-m含量比检测β_2-微球蛋白能更早反映肾脏的早期病变，目前已成为低分子量蛋白（LMWP）中的首选指标。

2. 尿α_1-m检测有助于鉴别诊断上、下尿路疾病 前者尿液中α_1-m含量增高，后者无明显变化。

3. 评估肾小球滤过功能 血清和尿液中α_1-m均增高，表明肾小球滤过功能和肾小管重吸收功能均受损，比血肌酐或β_2-微球蛋白在反映肾小球滤过功能和肾小管重吸收功能上更灵敏。恶性肿瘤时无变化。

四、β_2-微球蛋白测定

β_2-微球蛋白（β_2-microglobulin，β_2-MG或β_2-m）是组织兼容性抗原（HLA）的轻链部分，分子质量11.8kDa。主要由淋巴细胞和肿瘤细胞产生，特别是后者合成能力很强。正常人每日生成量及从细胞膜上释放量相对较恒定。血液中的β_2-m可自由通过肾小球滤过膜，原尿中β_2-m约99.9%可被近曲小管重吸收后降解，由尿液排出量仅占滤过量的0.1%。因此正常人尿液中含量很少，近曲小管重吸收功能轻微损伤，即可导致尿中β_2-m显著升高。

目前，检测β_2-m的方法主要有ELISA和化学发光法。

【参考区间】 血β_2-m：1.28～1.95mg/L；尿β_2-m：0.03～0.14mg/L。

【临床意义】 血或尿中的β_2-m可用于肾小球与肾小管损伤的鉴别诊断。肾小球病变早期，虽然肾

小球通透性增加，$β_2$-m大量滤过，但因肾小管重吸收功能尚好，故血或尿$β_2$-m浓度均不增高。肾小球病变晚期，滤过功能降低，血中$β_2$-m浓度可明显增加。

1. 血清$β_2$-m浓度增加

（1）肾功能是影响血清$β_2$-m浓度的最主要因素。在急性肾炎、慢性肾炎及慢性肾功能不全等疾病时，因GFR及肾血流量降低，血清$β_2$-m浓度升高，故测定血清$β_2$-m浓度能较好地了解肾小球滤过功能，并且较血清肌酐浓度增高更早、更显著。此外血清$β_2$-m的检测对判断肾移植后的排斥反应及高血压、糖尿病等引起的肾损伤具有早期诊断意义。

（2）恶性肿瘤，尤其是淋巴细胞增生性肿瘤，如多发性骨髓瘤、慢性淋巴细胞性白血病等时，由于B淋巴细胞大量增生，细胞脱落的$β_2$-m增多引起血清$β_2$-m浓度明显增大，因而血清$β_2$-m是B淋巴细胞增殖性疾病的主要标志物。肝癌、肺癌及胃癌患者血清$β_2$-m浓度也可明显增大。$β_2$-m已被作为一种肿瘤标志物被应用。

（3）病毒感染性疾病，如人巨细胞病毒、EB病毒、乙型肝炎或丙型肝炎病毒及HIV感染时，血清$β_2$-m浓度可增高。这种增加可能与病毒感染时CD_4阳性细胞减少，而CD_8阳性细胞相对增多有关，在其产生的γ干扰素作用下，使全身细胞产生$β_2$-m增加。

（4）自身免疫性疾病时血清$β_2$-m多呈高值，尤其是系统性红斑狼疮（SLE）活动期。SLE时血清$β_2$-m有类血清补体效价和抗核抗体效价的变化，因而可用于SLE的诊断和疗效评价。

2. 尿液$β_2$-m增高

（1）尿液中$β_2$-m水平可较灵敏地反映肾小管的损伤，用于肾小管性蛋白尿的诊断和鉴别诊断。当肾小管重吸收功能障碍时，尿中$β_2$-m浓度明显增加，称肾小管性蛋白尿，可以区别于以白蛋白为主的肾小球性蛋白尿。引起肾小管性蛋白尿的疾病有肾盂肾炎、药物及毒物（如庆大霉素、卡那霉素、汞、镉、铬、金制剂等）引起的肾小管损伤、Fanconi综合征、胱氨酸尿症、肾小管酸中毒、胶原病等。

（2）高血压、糖尿病肾损害时尿中$β_2$-m浓度明显增高，常用于此类疾病的肾功能损伤监测。

（3）肾移植患者当出现急性排斥反应时，在排斥期前数天即见尿$β_2$-m浓度明显增高，在排斥高危期，连续测定有一定预示价值。

（4）自身免疫性疾病如系统性红斑狼疮、类风湿关节炎、慢性淋巴细胞性白血病等疾病时，因$β_2$-m合成加快，血清$β_2$-m含量增加。如果血中$β_2$-m浓度升高超过了肾小管的重吸收能力时，亦可导致尿中$β_2$-m水平升高。

（5）鉴别上、下尿路感染，上尿路感染时，尿液$β_2$-m浓度明显增加，而下尿路感染时（如单纯性膀胱炎）则基本正常。

五、尿转铁蛋白测定

转铁蛋白（transferrin，Tf）为转运Fe^{3+}的主要蛋白质，其分子量为76 500，主要在肝脏合成。Tf分子大小与Alb相当，直径也相似，在生理状态下Tf和Alb都很难通过肾小球滤过膜，但由于Tf带的负电荷相对Alb少，所以肾小球电荷屏障发生早期损伤时，Tf比Alb更容易漏出。Tf是一种反映肾小球滤过膜损伤的敏感指征。

Tf测定可用酶免疫分析、放射免疫分析和免疫比浊法。近年来多采用免疫散射比浊法的专用设备，可同时测定mAlb和Tf等多项标记蛋白。

【参考范围】 Tf＜2.0mg/L（免疫散射比浊法）。

【临床意义】 肾小球损伤时尿中Tf排出增多。尿中的TF增多早于mAlb，对早期发现糖尿病肾病更为敏感，是早期肾小球损伤的指标之一，主要反映肾小球滤过膜电荷选择屏障受损。但Tf的浓度相对Alb低，在pH≤4的酸性尿液中易降解，在糖尿病肾病的早期诊断和监测中目前首选还是mAlb。

考点：尿微量蛋白的临床应用

第3节 尿液pH、相对密度、渗透量及自由水清除率的测定

肾小管既有对尿液的浓缩和稀释功能，又有分泌多种物质的能力，肾小管的功能受损会导致尿液的pH、相对密度及渗透量等理化性质的改变。

一、尿液pH的测定

肾脏是体内唯一排泄非挥发性酸的器官，在调节酸碱平衡方面起重要作用。肾脏排酸的方式主要有三种：①直接分泌H^+，这部分酸可以用pH计测定。②同硫酸根、磷酸根及其他有机化合物结合，与直接分泌的H^+一起统称为可滴定酸。③H^+与NH_3结合以NH_4^+的形式排出体外。大部分酸都以结合酸的形式排出，因此，正常新鲜的尿液多呈弱酸性。

采用pH试纸或指示剂测定pH，二者都是利用酸碱指示剂与尿液作用的颜色变化来反映尿液酸度的。操作简便、快速，测定结果基本满足临床需要。但pH试纸易受到血尿、黄疸尿的影响，试纸易受潮变质，目测结果不易准确。

【参考范围】 4.5～8.0，平均约6.5。

【临床意义】 尿液pH变化范围大，受食物、药物、运动状态等影响较大。一般情况下，尿液pH反映机体细胞外液的pH。尿pH降低见于肾炎、糖尿病、酸中毒、高热、痛风及剧烈运动等。尿pH升高见于肾盂肾炎、尿路感染、剧烈呕吐，以及食用大量蔬菜、水果时。尿液存放过久，细菌分解尿素，可使酸性尿变成碱性尿。

二、尿液相对密度测定

尿液相对密度，是指4℃时尿液与等体积的纯水的重量之比。正常情况下由于含有3%～5%的固体成分，故尿液的相对密度大于纯水。其值取决于尿液中各种溶质成分的数量、密度和溶解度，粗略地反映肾小管的浓缩稀释功能。

测定方法有比密计法、试纸法和折射仪法。比密计法所需标本量大，影响因素多，准确性差，现已少用；试纸法受尿液pH的影响；折射仪法标本用量少，方法简便，精密度较高，但易受温度影响。另外，尿液中的蛋白质、葡萄糖、利尿剂及抗生素等药物也可以影响尿液的相对密度。

【参考范围】 1.015～1.025。

【临床意义】 尿液相对密度升高见于急性肾小球肾炎、高热、脱水、心功能不全等。尿液相对密度降低见于慢性肾小球肾炎、肾盂肾炎、肾衰竭等，也见于尿崩症、高血压及大量饮水等。

三、尿液渗透量的测定

尿液中溶质的毫摩尔数决定了尿液渗透量（简称尿肾量），即每公斤水含有的溶质颗粒的总摩尔数，以渗透质量摩尔浓度[Osm/（kg·H_2O）]表示。同尿液相对密度一样反映尿液中溶质的含量，但尿肾量不受溶质分子的分子质量和分子大小的影响，主要取决于尿素、磷酸盐及氯化物等小分子物质的浓度，更能反映肾脏的浓缩稀释功能。

测定方法有蒸气压降低法、沸点升高法和常用的冰点下降法。

【参考范围】 尿液渗量：600～1000mOsm/（kg·H_2O）。尿渗量与血渗量之比3～4.5∶1。

【临床意义】 尿渗量下降，尤其晨尿尿渗量小于400mOsm/（kg·H_2O），提示肾浓缩功能不全，可见于多种肾脏疾病所致肾间质受损、慢性肾衰竭等；尿渗量与血渗量之比等于或小于1，提示肾脏浓缩功能完全丧失；尿渗量小于200mOsm/（kg·H_2O）或尿渗量与血渗量之比小于1提示浓缩功能丧失而稀释功能还在，见于尿崩症患者。

四、自由水清除率

自由水清除率（C_{H_2O}）指单位时间内使尿液达到等渗尿，而应从尿液中加入或减去的纯水量。在尿液浓缩时，排出的尿量等于渗透尿量减去吸收的纯水量；在尿液稀释时，排出尿量等于渗透尿量加上血浆中清除的纯水量。等渗尿量实际就是渗透性溶质清除率，又称渗量清除率（C_{osm}）。它表示单位时间内肾脏能够将多少血浆中的渗透性溶质清除出去。

$$C_{osm}=U_{osm}/P_{osm}\times V\text{（单位时间尿量）}$$

由于$V=C_{osm}+C_{H_2O}$，因此C_{H_2O}计算公式为

$$C_{H_2O}=(1-U_{osm}/P_{osm})\times V$$

【参考范围】–100～–25mL/h。

【临床意义】 C_{H_2O}是判断肾脏浓缩与稀释功能的指标。正常时为负值，肾脏浓缩试验时为负值，肾脏稀释试验时为正值；急性肾功能不全时，C_{H_2O}持续等于或接近于0则表示肾不能浓缩和稀释尿液。排等渗尿是肾功能严重损害的表现。C_{H_2O}常作为急性肾衰竭的早期诊断和病情观察的灵敏指标。

考点：影响尿比重和尿渗量的主要因素和临床意义

第4节 脲酶及肾功能特殊试验的测定

正常肾脏具有强大的储备能力，只有当肾脏损害到一定程度时才表现为异常，有时肾功能检查正常，并不能排除器质性肾损害。肾功能检查对病变严重程度及预后有一定价值。

一、反映肾小球滤过功能的试验

血液中许多物质的排泄都是通过肾小球滤过的形式清除，GFR可作为衡量肾小球滤过功能的重要标志。实际上，GFR是无法直接进行测定的，但可以通过测定某物质清除率的方法间接求出。用于GFR测定的物质主要有菊粉、肌酐、甘露醇、硫代硫酸钠等。临床曾用过的肾清除率试验及临床意义见表11-2。

表11-2 肾清除率试验及临床意义

试验物质	肾脏对物质的清除方式			临床意义
	滤过	重吸收	排泌	
肌酐、菊粉、甘露醇	√	×	×或极少	反映肾小球的滤过功能
蛋白质	选择滤过	×或部分	×	反映肾小球屏障功能
尿素	√	部分	×	清除率不是理想的观察指标
各种电解质	√	大部分	×	滤过钠排泄分数能反映肾小管重吸收功能
葡萄糖、氨基酸	√	全部	×	清除率为0，接近阈值时反映肾小管重吸收功能
对氨基马尿酸、酚红、碘锐特	√或部分	×	√	反映肾小管排泌功能

注：√表示全部；×表示无。

在这些被用于GFR测定的物质中，菊粉全部由肾小球滤出，肾小管既不吸收也不分泌，能完全反映肾小球滤过率，是GFR测定最理想的物质，但由于该法繁杂，故临床已极少使用。目前最常用的是内生肌酐清除率和胱抑素C的测定。

（一）内生肌酐清除率的测定

肌酐是人体肌肉中磷酸肌酸的代谢产物，在严格控制饮食情况下，同一个体每天内生肌酐生成量

与尿液排出量相等，且相对稳定。肌酐主要通过肾小球滤过，仅少量由近端小管排泄，不被肾小管重吸收。内生肌酐清除率（endogenous creatinine clearance rate，Ccr）指肾脏在单位时间内（min）将肌酐从一定量血浆中全部清除并由尿排出时被处理的血浆量。

测定方法：在严格控制饮食及运动的条件下，体内肌酐产生的速度及量更为稳定，通过测定血液和尿液中肌酐浓度来计算24h或每分钟血液中肌酐的清除值，即为内生肌酐清除率。计算公式如下

$$\text{内生肌酐清除率（mL/min）}=\frac{\text{尿液肌酐（μmol/L）}}{\text{血清肌酐（μmol/L）}}\times\text{每分钟排尿量（mL/min）} \qquad (11\text{-}1)$$

式（11-1）计算得到的清除率是被测者个体的结果，而个体大小、高矮、胖瘦、年龄等均存在较大的差异，将计算得来的清除值应乘以1.73m^2/受试者体表面积，将结果校正，这样就得到了标准化的内生肌酐清除率。

$$\text{标准化内生肌酐清除率（mL/min）}=\text{内生肌酐清除率}\times\frac{1.73}{\text{体表面积（m}^2\text{）}} \qquad (11\text{-}2)$$

注：本试验前让患者连续进食3天低蛋白饮食（每日摄入的蛋白质少于40g），并禁食肉类（无肌酐饮食），不饮咖啡和茶，不用利尿剂，试验前避免剧烈运动，饮足量的水，使尿量不少于1mL/min。

【参考区间】 男：（105±20）mL/min；女：（95±20）mL/min。

【临床意义】

（1）Ccr能早期反映肾小球的滤过功能　Ccr＜80mL/min时，提示肾功能有轻度损伤；Ccr 50～80mL/min为肾功能不全代偿期；Ccr 25～50mL/min为肾功能不全失代偿期；Ccr＜25mL/min为肾衰竭期（尿毒症期）；Ccr＜10mL/min为尿毒症终末期（晚期肾衰竭）。

（2）判断肾移植是否成功　如移植肾存活，Ccr会逐步回升，否则提示失败。一度上升后又下降，提示发生排斥反应。

（3）测定GFR比测定血尿素或肌酐浓度更为灵敏　由于肾脏有强大的贮备能力，只有当GFR下降到正常值的50%以下时，血尿素及肌酐浓度才出现升高。也就说当血、尿肌酐浓度明显高于正常时，肾功能已经严重受损。

（二）胱抑素C测定

胱抑素是胱氨酸蛋白酶的抑制剂之一，是一种非糖化的碱性蛋白，有A、B、C等多种，其中胱抑素C（cystatin C，Cys-C）又称γ-痕迹蛋白，分子质量13kDa。胱抑素C基因属“管家基因”，机体几乎所有有核细胞均可持续恒定地产生Cys-C。Cys-C几乎均由肾小球滤过而被清除，原尿中Cys-C几乎全部被近曲小管上皮细胞重吸收并分解，不再重新进入血液循环，因此尿中Cys-C浓度很低。Cys-C水平不受饮食、身高、体重、年龄、恶性肿瘤等的影响，血中浓度较恒定，因此Cys-C是反映肾小球滤过率的理想的内源性标志物。

1. 原理　常用方法是透射比浊法。血清中胱抑素C与超敏化的抗体胶乳颗粒反应，产生凝集，使反应溶液浊度增加。其浊度的增加值与血清中胱抑素C的浓度成正比，可在波长570nm处监测吸光度的增加速率，并与标准品对照，计算出胱抑素C的浓度。

2. 方法评价

（1）干扰因素　血红蛋白＜460mg/mL，抗坏血酸＜2.8mmol/L，甘油三酯＜10mmol/L，胆红素＜311μmol/L，类风湿因子＜240U/mL时，对本测定不产生干扰。

（2）胱抑素C标准品的来源　①从人尿液中纯化的胱抑素C；②纯化的人类胱抑素C，用重组胱抑素C定值；③重组胱抑素C，溶于马血清中。用不同来源的标准品，参考区间会有一定的差异。

（3）标本稳定性　血清或血浆在室温条件下保存可稳定6天，4℃密封保存可稳定12天，–80℃保存可稳定14个月以上。

【参考区间】 0.59～1.03mg/L。

【临床意义】 胱抑素C是反映肾小球滤过功能的较为理想的内源性物质，其血中浓度与肾小球滤过率呈良好的线性关系，显著优于血肌酐，因而能更精确地反映GFR，特别是对于早期肾损伤，其敏感性和特异性均优于血肌酐。随着检验技术的日益成熟，已成为临床判断GFR的重要指标。

考点：哪些指标与肾小球滤过功能有关，以及各指标使用的优缺点

二、反映肾小管重吸收功能的试验

反映肾小管重吸收功能的试验较多，主要有测定某物质的排出量、重吸收率、排泄分数及最大重吸收量等。测定某物质的排出量如β_2-微球蛋白、尿酶、葡萄糖等；重吸收率是指某物质的重吸收量占肾小球滤过总量的比率；排泄分数是指尿排出部分占肾小球滤过总量的比例。

（一）尿酶

正常情况下尿液中酶的浓度和活性低，尿液中的酶可来自血液、肾实质和泌尿生殖道，但主要来源于肾小管，尤其是近端小管细胞。各种肾脏疾病，特别是肾小管上皮细胞受损时，肾组织中的某些酶排出量增加或在尿中出现，从而使尿酶活性发生改变。对肾脏疾病有诊断意义的尿酶主要有LDH、ALP、溶菌酶（lysozyme，LYS）、*N*-乙酰-*β*-氨基葡萄糖苷酶（*N*-acetyl-*β*-glucosaminidase，NAG）、丙氨酸氨基肽酶（alanine aminopeptidase，AAP）、GGT、亮氨酸氨基肽酶（leucine aminopeptidase，LAP）、*β*-葡萄糖苷酸酶（*β*-glucuronidase，GRS）等。常见尿酶的来源和临床意义见表11-3。

表11-3 常见尿酶的来源和临床意义

名称	主要来源	参考范围	临床意义
LDH	肾脏	11.0±0.52U/L	主要用于随访肾实质病变进展
LYS	体液、红细胞、血浆	＜2mg/L	＞3mg/L，表明肾小管损伤
NAG	主要在近曲小管上皮细胞	10.6±0.29U/L	为早期肾小管特别是近曲小管损伤和肾移植后排斥反应的敏感指标
AAP	近端小管上皮细胞	＜16U/L	药物、毒物所致肾小管损害及肾移植后排斥反应敏感指标
GRS	肾小管和膀胱上皮细胞	2.43±0.08U/L	活动性肾盂肾炎、活动性肾小球肾炎时中度升高。急性肾小管坏死、肾移植急性排异反应时显著升高
GGT	近曲小管上皮细胞刷状缘	38.0±1.69U/L	排斥反应、中毒性肾小管损伤等情况下升高。肾肿瘤时减少
LAP	血液、近端小管	7.52±0.20U/L	肾小管上皮细胞损害、药物致中毒性肾损害和肾肿瘤时增高
ALP	肾小管上皮细胞	1.72±0.09U/L	药物及其他原因所致肾损伤的较敏感指标
组织蛋白酶B	近曲小管	—	早期糖尿病患者增高大多早于尿微量白蛋白

目前认为：尿NAG是肾损害和抗生素肾毒性反应的良好指标。尿路感染时，NAG、GRS有一定的诊断价值，LDH、ALP、GRS对诊断肾脏肿瘤有一定意义。肾移植排斥反应时LYS、GRS、NAG、GGT等有不同程度的增高。

考点：哪些指标是反映肾小管重吸收功能的

（二）酚红排泄试验

酚红排泄试验（phenol sulfonphthalein excretion test，PSP）是诊断近端肾小管排泄功能较为敏感的指标。酚红（又名酚磺酞）注入人体后，94%由近端小管上皮细胞主动排泌并从尿液排出，因此在注入一定量酚红后，2h内测定尿中的排泄量，便可推知肾小管的排泄功能。酚红在碱性溶液中显红色，故在尿中加碱与标准管比色，能求出排泄的百分率。但目前已很少使用。

第5节 肾脏功能试验选择的原则

一、肾功能选择的原则

肾功能试验的敏感度及其所反映的肾单位功能各有不同，因此应根据患者的具体情况选用适当的检查方法。选择时注意以下几点：①必须明确检查的目的，是为了早期诊断，估计预后，还是为了观察病情。②按照所需检查的肾脏病变部位，选择与之相应的功能试验，方法应用由简到精，由易到难。③欲分别了解左、右肾的功能时，需插入导尿管分别收集左、右肾尿液。在评价检查结果时，必须结合患者的病情和其他临床资料，进行全面分析，最后作出判断。

二、肾功能的评价方法

肾功能的评价方法主要包括以下内容。

1. 多项指标综合分析 实验室在进行肾功能系列组合时最好能包括肾脏损伤各个阶段的检测指标。如果受实验室条件所限不能将有关项目进行有效组合时，医生应从血液和尿液的一般常规检验、生化检验及免疫学检验等相关检查中分析检测结果，最后根据多项指标作出综合判断。肾功能检查项目的分类见表11-4。

表11-4 肾功能检查项目的分类

检查部位	检查功能	标准试验项目	临床首选项目	临床次选项目
肾小球	滤过功能 屏障功能	菊粉清除率	内生肌酐清除率 血胱抑素C 尿蛋白定性 24h尿蛋白定量 尿蛋白电泳	血尿素、血肌酐 血尿素/血肌酐比值 尿微量白蛋白 尿蛋白选择性指数
近端小管	重吸收功能 排泌功能	TmG试验 TmPAH试验	尿钠、尿钠排泄分数	尿小分子量蛋白质 PSP
远端小管	水、电解质调节功能	—	尿比重、尿渗量	浓缩稀释试验 渗量溶质清除率 自由水清除率
	酸碱平衡功能	HCO_3^-排泄分数	尿pH 尿总酸测定	氨滴定试验 酸、碱负荷试验
肾血管	肾血流量	PAH清除率 碘锐特清除率	—	肾放射性核素扫描

注：TmG，肾小管葡萄糖最大重吸收量；TmPAH，肾小管对氨基马尿酸最大排泄率；PAH，苯丙氨酸羟化酶。

2. 结合临床症状和体征 许多肾功能指标受肾外因素如心功能不全、休克、水肿、输尿管梗阻和药物等因素的影响较大，因此在分析实验室检测结果时，应排除肾外因素的干扰。

3. 其他诊断 结合其他检查如X线、计算机断层扫描（CT）、B超、磁共振成像（MRI）、放射性核素（如肾图、肾显像等）、病理学检查等作出综合判断。

三、常见肾疾病的检验结果分析

由于不同的疾病有不同的临床表现，不同的实验室检查项目有不同的临床意义，临床医生或实验室检验人员在对肾功能进行评价时，应根据需要对诸多检测项目进行合理选择与组合。常见肾脏疾病的实验室检查及临床表现如下所述。

（一）急性肾小球肾炎

急性肾小球肾炎（acute glomerulonephritis），简称急性肾炎，临床症状以血尿、蛋白尿、高血压、水肿、肾小球滤过率低为主要表现。

尿液常规检验可有肉眼血尿或镜下血尿；尿蛋白量通常为1～3g/24h，多属非选择性蛋白，尿蛋白电泳多见白蛋白减少，γ-球蛋白增多，少数病例有α-球蛋白或β-球蛋白增多；有高脂血症；尿钠减少，一般有轻度高血钾；尿渗量大于350mOsm/（kg·H_2O）。肌酐清除率降低。肾小管功能相对良好，肾小管葡萄糖最大重吸收量（TmG）和肾小管对氨基马尿酸最大排泄率（TmPAH）轻度下降或正常，肾浓缩功能多为正常；早期有血总补体及C_3水平明显下降，可降至正常50%以下，其后逐渐恢复，6～8周时恢复正常。

（二）肾病综合征

肾病综合征（nephrotic syndrome，NS）是以大量蛋白尿、低蛋白血症、严重水肿和高脂血症为特点的综合征。NS不是一个独立的疾病，而是由于许多疾病损伤了肾小球毛细血管滤过膜的通透性而产生的一组临床综合征。

由于肾小球对蛋白质的渗漏，血浆中分子量较小的白蛋白和α_1-球蛋白浓度显著降低，而α_2-球蛋白、β-球蛋白和纤维蛋白原浓度相对增加。当白蛋白浓度下降至50%以下时，γ-球蛋白也相对减少，α_2-球蛋白和β-球蛋白比例明显升高。由于血浆中的一些凝血因子如纤维蛋白原等不能从肾小球滤过，而体内合成又增加，故在血浆中浓度明显增高，血液呈高凝状态，临床上一般多采用纤维蛋白原定量、凝血酶原时间和纤维蛋白原降解产物（FDP）测定作为检测指标，D-二聚体和IgG清除率比值（$C_{D\text{-}D}/C_{IgG}$）测定是指导肾脏局部治疗更为理想的实验指标。

（三）急性肾衰竭

急性肾衰竭（acute renal failure，ARF）是由于肾小球滤过率急剧降低或肾小管发生变性、坏死而引起的急性肾功能严重损害。由于泌尿功能丧失，机体出现急性氮质血症、高钾血症、代谢性酸中毒和水中毒等综合征。

ARF时内生肌酐清除率、肾小管排泌和重吸收功能下降。少尿期尿毒症（病情的严重）程度一般与血尿素及肌酐增高程度呈正相关，血肌酐和尿素每日可分别上升44.2～88.4μmol/L和3.57～7.14mmol/L；HCO_3^-浓度下降，二氧化碳结合力降至13～18mmol/L；少尿期水中毒时，可发生稀释性低钠血症，血钠浓度常＜125mmol/L；少尿期数日后血钾可高达7mmol/L；血磷可高达1.9～2.6mmol/L；血钙明显下降（1mmol/L）；血镁升高。尿相对密度少尿期为1.010～1.015，多尿期＜1.010；尿渗量少尿期为280～300mOsm/L，多尿期＜350mOsm/L；尿钠少尿期常＜30mmol/L，多尿期常＞40mmol/L；少尿期有血尿、蛋白尿、红细胞管型和颗粒管型，多尿期出现大量肾衰竭管型；肾浓缩功能丧失，肌酐清除率急剧降低提示急性肾小管坏死，α_1-m、β_2-m、NAG、TH糖蛋白（THP）等均有增高。

（四）糖尿病性肾病

糖尿病性肾病（diabetic nephropathy，DN）是由糖尿病直接引起的肾小球硬化症，是由于糖尿病引起的全身性微血管损害的并发症之一，以糖尿病患者持续性蛋白尿为主要标志。尿微量白蛋白测定是早期糖尿病肾病的重要诊断指标，早期增高可为间歇性，以后变为持续性。尿微量白蛋白排出率持续＞200μg/min或常规尿蛋白定量＞0.5g/24h，为临床糖尿病肾病诊断依据之一。

（五）肾小管性酸中毒

肾小管性酸中毒（renal tubular acidosis，RTA）是指各种原因引起的肾小管泌H^+和（或）重吸收HCO_3^-功能障碍产生的代谢性酸中毒。多有家族史。主要特征为：代谢性高氯性酸中毒；电解质紊乱如低或高钾血症、低钠血症、低钙血症。根据酸中毒部位可分为四种临床类型：远端肾小管性酸中毒为Ⅰ型；近端肾小管性酸中毒为Ⅱ型；混合型肾小管性酸中毒为Ⅲ型，高血钾性全远端肾小管性酸中毒为Ⅳ型。

远曲肾小管性酸中毒患者尿可滴定酸度（TA）和NH_3下降，若在酸中毒较为明显的状态下TA＜20mmol/L和NH_3＜40mmol/L，则Ⅰ型RTA的可能性极大；若TA＜10mmol/L和NH_3＜25mmol/L则基本可确诊为Ⅰ型RTA。酸碱负荷试验可判断有无远端肾小管酸化功能障碍。服用氯化铵2h后，尿pH＞5.5者为Ⅰ型肾小管性酸中毒。HCO_3^-负荷试验有助于近端肾小管性酸中毒的诊断，其中Ⅱ型肾小管性酸中毒的HCO_3^-重吸收率＞15%，Ⅰ型肾小管性酸中毒的HCO_3^-重吸收率＞5%。血钾和血氯测定对RTA诊断和治疗也很有帮助。

（六）慢性肾衰竭

慢性肾衰竭（chronic renal failure，CRF）是在发生各种慢性肾脏疾病基础上，由于肾单位逐渐受损，缓慢出现的肾功能减退以至不可逆转的肾衰竭。主要临床表现是代谢产物特别是蛋白质分解后的含氮代谢产物潴留，水、电解质和酸碱平衡失调。根据尿毒症毒素的分子量大小又可将这些毒素分为三类：①分子质量＜300Da的物质如尿素、肌酐等，为小分子毒素；②分子质量＞12kDa的物质称为大分子毒素，如肌球蛋白等；③分子质量在300Da～12kDa为中分子毒素，如吲哚类、马尿酸类等。GFR是诊断肾衰竭和评估其程度的最主要的检测指标。电解质、酸碱物质和内分泌物质测定对疾病的治疗有参考意义。尿FDP、β_2-m、IgG等测定是肾移植排斥反应的监测指标。

考点： 各种肾病的最主要的临床生化指标和临床症状

目标检测

一、选择题（A_1型题）

1. 能较早反映肾小球滤过功能受损的指标是（　　）
   A. 血清尿素氮测定　　B. 血清肌酐测定
   C. 内生肌酐清除率测定　　D. 血清尿酸测定
   E. 血清磷酸肌酸测定
2. 能完全反映肾小球滤过率的指标是（　　）
   A. 内生肌酐清除率　　B. 菊粉清除率
   C. 酚红排泄试验　　D. 尿素清除率
   E. 尿酸的测定
3. 正常人内生肌酐清除率为（　　）
   A. 50～70mL/min　　B. 30～50mL/min
   C. 70～80mL/min　　D. 80～120mL/min
   E. ＜50mL/min
4. 某男性患者，近日来少尿、恶心、呕吐，血清内生肌酐清除率测定为10mL/min，诊断应考虑为（　　）
   A. 早期肾衰竭　　B. 晚期肾衰竭
   C. 终末期肾衰竭　　D. 肾功能正常
   E. 肾功能不全氮质血症期
5. 可作为肾血流量测定的试剂是（　　）
   A. 菊粉　　B. 肌酐
   C. 尿素　　D. 葡萄糖
   E. 对氨基马尿酸盐
6. 可作为肾小管最大吸收率测定的试剂是（　　）
   A. 菊粉　　B. 葡萄糖
   C. 尿酸　　D. 对氨基马尿酸盐
   E. 肌酐
7. 内生肌酐清除率测定是反映（　　）
   A. 近端肾小管排泌功能　B. 远端肾小管排泌功能
   C. 肾小球滤过功能　　D. 肾脏浓缩稀释功能
   E. 肾血流量
8. 关于肾功能检测的叙述，下列哪项是正确的（　　）
   A. 血尿素正常，提示肾功能正常
   B. 肾小管损伤时尿转铁蛋白升高
   C. 尿中α_1-微球蛋白是判断近曲小管重吸收功能受损的灵敏指标
   D. 菊粉清除率试验是检测肾血流量
   E. 禁水12h后，尿渗量为800mOsm/（kg·H_2O），说明肾脏浓缩稀释功能减退
9. 肾脏对水的重吸收主要发生在（　　）
   A. 肾小球　　B. 肾盂
   C. 髓袢　　D. 近曲小管和集合管
   E. 近曲小管

二、简答题

1. 检查肾小球滤过功能的常用试验有哪些？
2. 急性肾小球肾炎时，可选择哪些试验以判定肾功能？

（杜　江）

第12章

心脏损伤标志物检验

学习目标

1. 掌握心肌损伤标志物的概念、选择原则；心肌损伤标志物的检测方法及临床意义。
2. 熟悉理想的心肌损伤标志物应具备的条件；心脏疾病的生化改变。
3. 了解常见心脏疾病的分类及临床分期；心衰标志物的检测方法及临床意义。
4. 具有进行心肌损伤标志物检测的能力。
5. 能够根据心肌损伤标志物检验结果作出检验诊断。

心脏是人体最重要的器官之一，它和血管组成血液循环系统，通过体循环和肺循环完成体内氧、二氧化碳、营养物质、中间代谢物、代谢终产物和激素等物质的运输。心血管系统疾病是以心脏和血管异常为主的循环系统疾病。心血管系统疾病的心肌损伤标志物的检测对心血管疾病的预防、诊断、治疗及预后起着重要作用。

案例 12-1

患者，男，56岁。发作性胸痛3天，心前区疼痛3h。入院前3日始感劳累后心前区闷痛，休息后缓解，每日发作3～4次，每次持续3～10min不等，未就医。入院当日凌晨突感心前区剧烈压榨性疼痛，持续不缓解，向左肩、背部放射，伴大汗。无恶心、呕吐及上腹部疼痛。既往史：1个月前有颅脑外伤史，否认既往高血压及冠心病病史。余无特殊。个人史：吸烟20多年，每日一包。不嗜酒。余无特殊。家族史无特殊。

问题：1. 此患者的初步临床诊断是什么？

2. 此患者应做哪些生化检查项目？

第1节　概　　述

心脏主要由呈梭形的心肌纤维（即心肌细胞）组成，每条肌纤维直径10～15μm，外包一层薄的肌膜，内有束状肌原纤维，由粗、细两种肌丝交错排列构成，其中细肌丝由肌动蛋白、原肌球蛋白和心肌肌钙蛋白（cardiac troponin，cTn）组成。在Ca^{2+}参与下，粗、细肌丝相互作用，完成心肌细胞的收缩与舒张，实现心脏作为“泵”的作用，提供血液循环的动力，保证全身血液供应。由心脏和血管及调节血液循环的神经体液等组成的心血管系统，是血液循环通道。心脏除循环功能外，还具有内分泌功能。心钠素是心脏分泌的激素，主要在心房肌细胞内合成；脑钠肽是由心室、脑分泌的激素。它们都具有利尿、利钠、舒张血管和降压作用，是调节体内钠平衡、稳定血压的重要激素。

一、心肌损伤与常见的心脏疾病

心肌损伤是指伴有心肌细胞变性坏死的疾病，主要包括急性心肌梗死、不稳定型心绞痛、心肌炎、心肌病、心力衰竭等疾病。下面主要介绍几种临床常见的心脏疾病。

（一）冠状动脉粥样硬化性心脏病

冠状动脉粥样硬化性心脏病（coronary heart disease，CHD，简称冠心病）是冠状动脉血管发生动脉粥样硬化病变，引起血管腔狭窄或阻塞，造成心肌缺血、缺氧或坏死而导致的心脏疾病。世界卫生组织将冠心病分为：无症状心肌缺血（隐匿性冠心病）、心绞痛、心肌梗死、缺血性心力衰竭（缺血性心脏病）和猝死5种临床类型。

当冠状动脉病变持续加重，出现不可逆转的心肌坏死时，即急性心肌梗死（acute myocardial infarction，AMI），临床出现剧烈胸痛，表现出心电图和心肌蛋白、心肌酶学的动态变化，是最为严重的急危重症。

（二）心肌病与心肌炎

除AMI外，由其他原因引起的心肌肥厚、纤维化、变性、坏死等改变，称为心肌病；心肌炎是由病毒、细菌感染等引起的心肌细胞及其间隙的局部或弥漫性急、慢性炎性病变，可伴有心肌细胞的变性、坏死，病情较轻的患者无任何症状，而重症患者可发生心力衰竭、心源性休克甚至猝死。大部分患者经治疗可以获得痊愈，有些患者在急性期之后发展为扩张型心肌病，可反复发生心力衰竭。

（三）心力衰竭

心力衰竭（heart failure），是指心脏的收缩功能和（或）舒张功能发生障碍，不能将静脉回心血量充分排出心脏，导致静脉系统血液淤积，动脉系统血液灌注不足，不能满足机体的需要，并由此产生一系列症状和体征。根据临床症状可分为左心衰竭、右心衰竭和全心衰竭。左心衰竭最常见。心力衰竭是心脏在发生病变的情况下，失去代偿能力的一个严重阶段。

二、心脏疾病时的生化改变

心脏疾病尤其是缺血性心脏病，都可使心肌细胞缺血、缺氧，造成不同程度的心肌细胞损伤，出现心肌细胞变性甚至坏死。心肌细胞损伤后，原本存在于心肌细胞内的一些生化物质会释放到血液中。由于这些物质在心肌细胞内存在的方式、部位、分子大小等不同，在心肌损伤后释放入血时间、血液中含量（包括峰值出现时间）、持续时间也各不相同。这些生化物质在血液中含量的变化可在一定程度上反映心肌是否损伤及其损伤程度，通常被称为心肌损伤标志物（myocardial injury marker）。

准确而言，所谓心肌损伤标志物是指当心肌细胞损伤时，可大量释放至循环血液中，其血液浓度变化可反映心肌损伤及其程度的特异性物质，对其准确检测可以为急性心肌梗死及其他伴有心肌损伤疾病的早期诊断、病情判断、疗效观察提供有价值的信息。

理想的心肌损伤标志物应具备以下条件：①高度的心肌特异性和高度敏感性，在其他组织中不出现，或在病理情况下只以微量出现；②主要或仅存在于心肌组织，在心肌中有较高的含量，心肌损伤后能在短时间内迅速进入血液循环，血液中浓度迅速升高；③血液中浓度与心肌受损程度呈比例，可定量反映心肌损伤程度；④能检验早期心肌损伤，在血液中能较稳定地存在一段时间，即有一定的“诊断窗口期”，以便于诊断，避免漏诊；⑤可发展成为一个敏感、准确的试验用于诊断，且简单迅速；⑥能够评估再灌注和再损伤，可根据标志物水平上升的峰值提前等特征，判断经溶栓治疗后栓塞动脉是否再通，并可根据标志物水平再度上升判断是否有再梗死发生，即能估计梗死范围大小和预后判断；⑦诊断价值已经过临床证实。但截至目前，还未发现能完全符合这些要求的心肌损伤标志物。

三、心脏疾病的诊断

心脏疾病的诊断技术常用的有物理诊断（心电图、超声心动图、放射性核素心血管造影、CT等）和化学诊断（酶类标志物、蛋白类标志物测定等）。

血液生化检查对缺血性心脏疾病的诊断和治疗提供了重要的实验室依据。AMI是心脏疾病中的主要疾病，发病急和死亡率较高，2000年欧洲心脏病学会/美国心脏病学会对AMI作了重新定义，得到了普遍的认同。此后，这一定义不断更新。2018年欧洲心脏病学会年会上，公布了新的第4版MI全球统一定义。这版定义提出：当有证据表明心肌肌钙蛋白（cardiac troponin，cTn）值升高，且至少有一个值高于99%参考值上限（URL）时，应使用心肌损伤一词。如果cTn值升高和（或）下降，则认为心肌损伤是急性的。当存在急性心肌损伤伴有急性心肌缺血的临床证据，且检出cTn值升高和（或）下降、至少有一个值高于99%URL时，并至少存在如下情况之一，应使用AMI一词：①MI的症状；②新发缺血性心电图（ECG）改变；③发生病理性Q波；④以与缺血性病因相一致的模式，存活心肌丢失的影像学证据或新的节段性室壁运动异常；⑤通过血管造影和尸解检出冠状动脉血栓。

课堂思政 中国当代心脏病学奠基人之一陈灏珠院士

陈灏珠——中国工程院院士，中国医学科学院学部委员，内科心血管病专家，上海市心血管病研究所名誉所长，复旦大学附属中山医院内科教授、博士生导师。

陈灏珠院士主要从事内科领域特别是心血管病的临床方面的研究工作，是中国第一个提出“心肌梗死”医学名词的医生，是中国“当代心脏病学”主要奠基人之一，为我国心脏病学的学科发展和人才培养作出了重要贡献。陈灏珠院士在耄耋之年仍不忘救死扶伤的天职，90多岁高龄仍坚持查病房、诊治患者，为人民健康事业做奉献。

第2节 心肌酶的测定及临床应用

20世纪70年代至90年代初，最常用的心肌损伤标志物为心肌酶，即CK及CK-MB、LDH及LDH_1、AST、α-羟丁酸脱氢酶（α-hydroxybutyric dehydrogenase，α-HBDH），这些项目常组合在一起测定，称为心肌酶谱。除CK及CK-MB之外，其他酶类标志物因特异性不高，AMI后出现异常的时间相对较晚，目前在AMI诊断中的作用越来越小，已逐渐少用甚至基本淘汰。

一、肌酸激酶及其同工酶测定

（一）生物化学特性

CK广泛存在于骨骼肌、心肌和脑组织中，分子质量86kDa，是由肌型（M）和脑型（B）亚基组成的二聚体，故可形成CK-MM、CK-MB、CK-BB三种同工酶。CK-MM主要分布在骨骼肌和心肌中；CK-BB主要分布在肝、脑、胃、肾、肠中；CK-MB主要分布在心肌中，且心肌不同部位含量也不尽相同，前壁>后壁，右心室>左心室。CK-MB一直是临床诊断心肌损伤的心肌酶谱中最具特异性的酶，是目前应用最为广泛的心肌损伤酶学指标。另外，在心肌、骨骼肌和脑等组织细胞的线粒体中还含有一种免疫特性和电泳迁移率不同于上述同工酶的CK，即为线粒体肌酸激酶（CK-Mt）。

（二）心肌损伤时血中肌酸激酶及其同工酶的时相变化

1. CK总活性变化 AMI后，血中CK 2～4h开始升高，峰值在10～24h，3～4天恢复至正常水平，其升高程度与心肌损伤程度基本一致。

2. CK同工酶变化 CK-MB活性在AMI后3～8h升高，16～24h达峰值，2～3天恢复至正常水平。为弥补CK-MB活性测定的不足，目前倾向于用CK-MB质量测定替代CK-MB活性测定，两者结果有时不一致，因为酶变性失活时仍保留抗原性，此时用测酶活性的方法准确性不高，用测质量方法可以提高准确度。

3. CK同工酶亚型变化 正常情况下，血清中CK-MB_1和CK-MB_2水平是平衡的，当发生AMI时，心肌释放CK-MB_2增多，CK-MB_2在AMI后4～6h即上升，9～24h达峰值，48～72h恢复正常。如进一步测定CK-MB_1，以CK-MB_2＞1.0U/L，CK-MB_2/CK-MB_1比值超过1.5为标准，诊断AMI的特异性可达95%。显然CK亚型分析在诊断AMI的特异性和灵敏度方面优于CK及其同工酶，可用于AMI早期诊断，CK亚型比值亦可用于判断溶栓疗效。

（三）测定方法

1. CK总活性测定 临床较多使用比色法和酶偶联速率法。

酶偶联速率法：在CK的催化下，磷酸肌酸与ADP反应生成肌酸和ATP，在己糖激酶催化下，ATP使葡萄糖磷酸化为葡萄糖-6-磷酸，后者在葡萄糖-6-磷酸脱氢酶（G6PD）催化下与$NADP^+$反应，生成6-磷酸葡萄糖酸和NADPH。利用酶偶联反应原理，在340nm波长处，连续监测单位时间内NADPH的生成速率，可计算出CK的总活性。

2. CK-MB活性测试方法 CK-MB用活性表示时称为百分CK-MB即CK-MB%；用质量表示时称为CK-MB百分相对指数。CK-MB活性测定方法有电泳法、免疫抑制法和放射免疫分析等。

3. CK同工酶亚型测定方法 CK-MB和CK-MM亚型分析目前尚无简单可靠的测定方法，需用等电聚焦电泳、阴离子交换高效液相色谱、免疫印迹电泳和琼脂糖凝胶高压电泳等才可分离鉴定，故目前尚无法作为临床常规应用。

CK及其同工酶测定的优点有：①操作简便、检测周期时间短、费用低；②不受溶血干扰；③可用于再梗死和溶栓效果的判断。但缺点是：①不能满足早期诊断要求，在AMI发生的6h内，敏感度较低；②特异性不高，各种骨骼疾病、中枢神经系统疾病均可导致血清CK增高；③不能较好地反映微小心肌损伤。

【参考区间】

CK总活性：男性为50～310U/L；女性为40～200U/L。

CK-MB活性：免疫抑制-酶动力学法10～24U/L，诊断限＞25U/L。

CK水平在人群中不是正态分布的，受到性别、年龄、种族、生理状态的影响，故在确定参考值时应注意不同“正常人群”的情况。男性因为肌肉容量大，血清CK活性要高于女性。新生儿出生时，由于骨骼肌受到损伤和短暂的缺氧可引起CK释放，故血清CK水平为成人的2～3倍；出生后7个月可降至成年人水平。儿童和成人的血清CK会随着年龄的增长而发生变化：女性的平均CK值在最初20年中会呈下降趋势，以后变化不大，而男性的平均CK值在15～20岁会出现生理性的高峰，其他时间变化不大。老人和长期卧床者由于肌肉容量减低也可能低于成人水平。在不同种族之间，白种人的CK活性通常为黑种人的2/3。故在确定参考值时应注意不同“正常人群”的情况。

【临床意义】

（1）CK及CK-MB活性测定有相同的临床意义。AMI时，血清CK、CK-MB活性变化基本同步，CK升高一般为正常的数倍，但很少超过30倍；CK-MB活性升高峰值一般超过参考值上限2倍，是诊断AMI最有价值的酶学指标。且其升高程度与梗死面积、病情严重程度成正比。

（2）AMI诊断时注意CK-MB与CK的时效性。AMI发病8h内查CK不高，不可轻易排除诊断，应继续动态观察；24hCK测定意义最大，因为此时CK应达峰值，如小于正常上限，可除外AMI；发病48h内多次测定CK不高，且无典型的升高、下降过程，可怀疑AMI的诊断。但要除外两种情况：①CK基础值极低的患者发生心肌梗死时，其CK升高后仍可能在正常范围内；②心肌梗死范围很小，可能为心内膜下心肌梗死。当心肌缺血时CK-MB常不增高，故不稳定型心绞痛患者早期大多数无CK-MB增高，即便增高也不超过正常上限的2倍。CK-MB并不对心肌完全特异，在骨骼肌、脑、小肠中也有少量存在。

（3）AMI后如及时进行了溶栓治疗并出现再灌注时，梗死区心肌细胞中的CK就会被冲洗出来，导致CK成倍增加，使达峰时间提前。故CK测定有助于判断溶栓治疗后是否出现再灌注。但总CK活性测定仅有中度敏感，早期不能检出。如在发病4h内CK即达峰值，提示冠状动脉再通的能力为40%～60%。溶栓治疗时，下壁AMI在治疗2h后CK-MB增加2.2倍以上，前壁AMI在治疗2h后增加2.5倍以上，均提示心肌出现再灌注。

（4）由于骨骼肌中CK含量极高，且其全身总量大大超过心肌，所以在剧烈运动、各种肌肉损伤（如肌肉挫伤、手术等）和肌病（如多发性肌炎、横纹肌溶解症、进行性肌营养不良等）时，CK极度升高，活性常高于参考数值数十至数百倍。

（5）生理性增高：人体在运动后将导致CK活性明显增高，运动越剧烈，时间越长，则CK活性上升的幅度越大，通常在运动后12～20h达到峰值，并维持36～48h。一般而言，对于较少运动的人，运动时间越长、幅度越剧烈，则CK上升的幅度越高；而对于训练有素的运动员，则CK在同等条件下增高的幅度有限。也有报道，怀孕妇女通常在14～26周时出现CK活性降低，而后又逐渐增高，分娩时CK活性升高。

【注意事项】

（1）CK总活性测定过程中，主要的干扰物质是腺苷酸激酶（AK）及肌激酶（myokinase）。它们在红细胞中含量尤为丰富，可导致结果偏高，故标本应避免溶血。加入AK抑制物如单磷酸腺苷（AMP）的试剂盒可拮抗溶血的干扰。

（2）目前临床使用免疫抑制法测定CK-MB活性，特异性不高。在急性脑外伤、癫痫时CK-BB明显增高，恶性肿瘤（如恶性组织细胞病）因胚胎化细胞产生CK-BB增多，这些患者的血清在应用M亚基的抗体封闭法测定CK-MB活性时，也可见所谓的“CK-MB”增高，但实际是CK-BB增高。CK-BB、巨CK、线粒体CK以及某些CK的变异体都不会被M亚基的抗体封闭，这些均导致CK-MB结果偏高，在日常检测中CK-MB活性大于CK总活性，故不少国内外学者建议摒弃此法。相比之下采用免疫学的方法测定CK-MB质量受到的干扰少，值得推广。

（3）由于CK活性很容易受到EDTA、柠檬酸、氟化物等抗凝剂的抑制，因此一般采用血清或肝素抗凝标本。CK-MB在常温下不太稳定，通常样本应在24～48h内测定。如果不测定，应将其血清或血浆分离，置于低温保存，温度越低，则保存时间越长。

二、乳酸脱氢酶及其同工酶测定

（一）生物化学特性

乳酸脱氢酶（LDH）分子质量为135～140kDa。LDH是由心型（H）和肌型（M）亚基组成的四聚体，形成5种同工酶：即LDH_1（H_4）、LDH_2（H_3M）、LDH_3（H_2M_2）、LDH_4（HM_3）及LDH_5（M_4），可用电泳方法将其分离。LDH同工酶的分布有明显的组织特异性，心肌、肾和红细胞中以LDH_1和LDH_2最多，骨骼肌和肝中以LDH_4和LDH_5最多，而肺、脾、胰、甲状腺、肾上腺和淋巴结等组织中以LDH_3最多，血清中LDH含量的顺序是$LDH_2 > LDH_1 > LDH_3 > LDH_4 > LDH_5$。后来从睾丸和精子中发现了$LDH_x$，其电泳迁移率介于$LDH_4$和$LDH_5$之间。因此可以根据其组织特异性来协助诊断疾病。

（二）血中LDH的变化

由于LDH几乎存在于所有体细胞中，而且在人体组织中的活性普遍很高，所以血清中LDH的增高对任何单一组织或器官都是非特异的。心肌损伤时，AMI发作后8～12h，血中LDH和LDH_1开始升高，48～72h可达峰值，7～12天回落至正常。因为LDH的半衰期较长（57～170h），在其他酶活性已恢复正常时，该酶仍处于升高状态，连续监测LDH对于就诊较迟且其他主要检测无异常的AMI患者有一定参考价值。另外，正常人血清中LDH_2高于LDH_1，心肌损伤时，LDH_1增高更明显，导致LDH_1与LDH_2的比值升高。

（三）测定方法

1. LDH总活性测定 临床实验室常以速率法测定。最常用的方法有两大类：①根据从乳酸氧化成丙酮酸正向反应（L→P），以乳酸和NAD^+作为酶底物，在340nm波长处监测吸光度上升速率，称为LDH-L法，此法在国内临床实验室中广泛应用，是IFCC推荐的LDH测定参考方法；②根据丙酮酸还原成乳酸的逆向反应（P→L），以丙酮酸和NADH作为酶底物，在340nm波长监测吸光度下降速率，称LDH-P法。

$$L\text{-乳酸}+NAD^+ \xrightarrow{LDH} \text{丙酮酸}+NADH+H^+$$

2. LDH同工酶测定 临床常以免疫抑制法和电泳法测定。临床上多用免疫抑制法测定LDH_1活性，即通过抗M亚基抗体抑制其他LDH同工酶活性而测得的LDH活性就是LDH_1的活性。琼脂糖凝胶电泳是分离乳酸脱氢酶同工酶的常用方法，扫描电泳后的各同工酶显色区带，即可求出各自的相对含量。

方法学评价：

（1）采血时应注意避免溶血。红细胞中LDH含量是血清中的100倍，故溶血可使结果严重偏高。草酸盐抗凝剂可抑制LDH，应避免使用。

（2）由于LDH的稳定性与温度有很大关系，不同的同工酶在不同的温度下稳定性也不同，因此不管在什么温度下（包括冷冻）保存，均可导致LDH酶活性丧失。

【参考区间】

LDH总活性：120～250U/L（L→P）。

LDH同工酶：LDH_1 14%～26%；LDH_2 29%～39%；LDH_3 20%～26%；LDH_4 8%～16%；LDH_5 6%～16%。

同工酶的比例为：$LDH_2>LDH_1>LDH_3>LDH_4>LDH_5$（小儿有时可出现$LDH_1>LDH_2$）；其中，$LDH_1/LDH_2<0.7$，AMI的诊断限为$LDH_1/LDH_2>1.0$。

由于不同实验室试验条件不同，故各实验室应有自己的参考值。

【临床意义】

（1）LDH总活性测定 由于LDH几乎存在于所有体细胞中，而且在人体各组织中的活性普遍很高，所以血清中LDH的增高对任何单一组织或器官都是非特异的。在AMI时升高迟、达峰晚、灵敏度低、特异性差、不能用于评估溶栓疗法和再灌注标志，故对AMI的早期诊断价值不大，目前在临床上的应用已逐渐减少。由于LDH半衰期长（10～163h），多用于回顾性诊断，如对入院较晚的AMI患者、亚急性心肌梗死的诊断和病情监测有一定价值。

（2）LDH同工酶活性测定

1）通常在AMI后6h LDH_1开始出现升高，总LDH活性升高略滞后。由于AMI时LDH_1较LDH_2释放多，因此$LDH_1/LDH_2>1.0$，LDH_1/LDH_2比值的峰值出现在发病后24～36h，然后开始下降，发病后4～7天恢复正常。

2）当AMI患者的LDH_1/LDH_2倒置且伴有LDH_5增高时，预后比仅出现LDH_1/LDH_2倒置差，LDH_5增高提示患者心力衰竭伴有肝脏淤血或肝功能衰竭。

3）LDH_1活性大于LDH_2或表现LDH图形倒置也可出现在心肌炎、巨细胞性贫血和溶血性贫血，但体外溶血通常不会导致$LDH_1>LDH_2$。

4）在肝实质病变，如病毒性肝炎、肝硬化、原发性肝癌时，由于LDH_5在血清LDH中所占比例很少，总LDH测定往往不易检出。但同工酶检查可出现$LDH_5>LDH_4$，在胆道梗阻未累及肝实质前仍为$LDH_4>LDH_5$。恶性肿瘤肝转移时常伴有LDH_4和LDH_5升高。

5）骨骼肌疾病时$LDH_5>LDH_4$，各型肌萎缩早期LDH_5升高，晚期可出现LDH_1和LDH_2升高。

6）肺部疾病可有LDH_3升高，白血病时常有LDH_3和LDH_4的升高。

三、天冬氨酸氨基转移酶测定

（一）生物化学特性

AST广泛存在于多种器官中，按含量多少顺序依次为心脏、肝、骨骼肌和肾，还有少量存在于胰腺、脾、肺及红细胞中，肝中AST 70%存在于肝细胞线粒体中。

（二）心肌损伤时血清中AST的变化

正常人血清中AST含量甚微。发生AMI时，患者血清中AST可升高，一般在发病后6～12h明显升高，16～24h达峰值，72～120h恢复正常。

（三）测定方法

目前临床常用速率法检测血清中的AST活性。

【参考区间】 速率法：成年男性13～40U/L，女性10～28U/L。

【临床意义】 AST是20世纪50年代第一个用于AMI诊断的酶类，但其组织特异性差，在AMI时升高迟于CK，恢复早于LDH，故诊断AMI价值不大。血清AST单纯增高不能作为诊断心肌损伤的依据，现已不用作心肌损伤的标志物。

四、α-羟丁酸脱氢酶

由于LDH专一性不强，可作用于一系列具有α-酮酸结构的化合物。当以α-酮丁酸作底物时所测LDH的活性就称为α-HBDH活性。α-酮丁酸是LDH_1和LDH_2的共同底物，其活性实际上就是两种同工酶之和。由于具有4个H亚基的LDH_1比其他同工酶对α-酮丁酸有更大的亲和力，故可用该指标反映LDH_1的活性变化。由于试验所采用的底物与LDH测定不同，其酶活性不等于乳酸为底物的LDH_1和LDH_2的活性之和。

【参考区间】 90～220U/L。

【临床意义】 LDH_1和LDH_2在心脏分布较多，故心脏疾病（心肌梗死、心肌炎等）时血清α-HBDH升高。α-HBDH曾是心肌酶谱的组成部分，用于心肌梗死的实验诊断，目前已很少用于此临床目的。血清α-HBDH/LDH比值有时可用于心脏疾病和肝脏疾病的鉴别诊断，心脏疾病时该比值较高，肝脏疾病时该比值较低。此外，溶血性贫血时血清α-HBDH含量增高。

五、糖原磷酸化酶及其同工酶测定

（一）生物化学特性

糖原磷酸化酶（glycogen phosphorylase，GP）是糖原分解代谢的关键酶，可催化糖原和无机磷酸生成葡萄糖-1-磷酸和少1个葡萄糖单位的糖原。GP在哺乳动物体内存在3种同工酶：GPBB（心肌、脑型）、GPMM（肌型）和GPLL（肝型）。GPBB型仅大量存在于心肌细胞及脑细胞中，心肌中虽同时存在BB型和MM型，但是MM型含量极低。动物实验表明，结扎动物冠状动脉10min后，即可在血中测到GPBB升高，此时还未发现心肌组织出现坏死，说明GPBB释放与心肌缺血密切相关。目前，GPBB成为最具潜质的心肌损伤标志物。

（二）心肌损伤时血中GPBB的变化

血中GPBB在心肌缺血2～4h明显升高，8h左右达峰值，约40h恢复正常。在心肌缺血损伤早期（2～3h），GPBB的敏感性最强，出现最早，增幅最高；无论心电图有无病理性Q波，GPBB均升高。通过比较发现，AMI发作后cTnT升高相对显著，但出现峰值较晚。因此可以认为GPBB是AMI早期诊断的最理想指标之一。

（三）测定方法

常用酶联免疫吸附法进行检测。

【参考区间】 0～7.0μg/L。

【临床意义】 目前认为GPBB为急性心肌梗死早期诊断的重要标志物，在AMI发生后的4h内，其敏感性明显优于CK、CK-MB、肌红蛋白（Mb）和cTnT，特异性与CK-MB相似。

考点：临床心肌损伤标志物的检测方法及临床意义。肌酸激酶及同工酶和同工酶亚型、乳酸脱氢酶及同工酶检查在心肌损伤诊断中的临床意义及方法评价

第3节 急性心肌梗死蛋白类标志物的测定

急性心肌梗死蛋白类标志物主要有心肌肌钙蛋白、肌红蛋白、CK-MB质量、心脏型脂肪酸结合蛋白、超敏C反应蛋白、同型半胱氨酸、缺血修饰性白蛋白、心肌肌球蛋白结合蛋白C等。

一、心肌肌钙蛋白测定

（一）生物化学特性

肌钙蛋白（troponin，Tn）是横纹肌重要的结构蛋白，存在于骨骼肌和心肌中，是肌肉收缩的调节蛋白。心肌细胞中的肌钙蛋白称为心肌肌钙蛋白（cTn），由心肌肌钙蛋白C（cTnC）、心肌肌钙蛋白T（cTnT）和心肌肌钙蛋白I（cTnI）三个亚基组成。cTnC分子质量18kDa，是肌钙蛋白的Ca^{2+}结合亚基，骨骼肌和心肌中的cTnC是相同的，没有心肌特异性，不能作为心肌损伤的特异性标志物；cTnI分子质量为22.5kDa，是肌动蛋白抑制亚基，有三种亚型：快骨骼肌亚型、慢骨骼肌亚型和心肌亚型，这三种cTnI亚型分别源于三种不同的基因；cTnT分子质量为39.7kDa，可能为不对称蛋白结构，是原肌球蛋白结合亚基，cTnT也有三种亚型：快骨骼肌亚型、慢骨骼肌亚型和心肌亚型，它们在骨骼肌或心肌中的表达分别受不同的基因调控。

cTnI和cTnT是心肌细胞特有的蛋白质，而且在AMI后血中浓度很快升高，和CK-MB（3～8h）相当或稍早，它们测定的特异性和灵敏度明显高于CK-MB。有研究表明，cTnI和cTnT对AMI的诊断无显著差异，都能鉴别出CK-MB所不能检测出的微小心肌损伤。所以血清cTnI和cTnT浓度升高是心肌损伤特异性、灵敏性的标志，cTn被认为是目前最好的确诊标志物，正逐步取代CK-MB成为AMI诊断“金标准”。cTn具有相当长的诊断窗口期，cTn对急性胸痛患者的诊断价值均优于CK-MB。

（二）心肌损伤时血中cTn的变化

cTnI/cTnT是诊断急性心肌梗死的高特异性和高敏感性的确诊标志物。在心肌细胞损伤早期，游离于胞质内的cTnI/cTnT快速释放出来，血清中水平在4～8h升高。随着肌原纤维不断崩解破坏，以固定形式存在的cTn不断释放，血清/血浆中cTn水平在AMI发生后8～14h达高峰，1～2周后降至正常。由于cTnI/cTnT具有心肌特异性，胸痛发生4h后的患者，可直接进行cTnI/cTnT检测，其血清中水平升高具有诊断的特异性，AMI的早期诊断可为患者的治疗赢得宝贵时间。对于不能通过心电图的改变进行诊断，又无临床典型症状的微小心肌损伤患者，cTnI/cTnT的检测是目前最佳的辅助诊断指标。cTnI/cTnT除了用于AMI的早期诊断外，也可作为临床溶栓治疗后再灌注的监测指标。因此，cTnI/cTnT在用于确定临床诊断急性心肌损伤的准确性、对未及时应诊患者的后期回顾性诊断、区别同时有着骨骼肌和心肌损伤的心肌损伤程度、溶栓治疗再灌注的疗效评估、心脏手术对心肌损伤程度和修复的评估都是非常有用的确诊性指标。

（三）测定方法

cTn可以用ELISA做定量检测，也可用快速的固相免疫层析法做定性检测。目前，化学发光法已有试剂盒供应，适用于自动化分析，通用性强，已应用于临床检验。

1. 原理 化学发光免疫法，加入包被抗cTnT单克隆抗体的聚苯乙烯珠及辣根过氧化物酶标记的抗cTnT单克隆抗体，通过抗原抗体反应，形成酶标抗体-cTnT-抗体-聚苯乙烯珠复合物，除去游离的酶标抗体，再加入鲁米诺发光体系，检测发光强度，根据发光大小对待测的cTnT进行定量分析，发光强度与待测样品浓度呈线性关系。

2. 方法学评价

（1）优点 ①cTnT和cTnI是心肌损伤的确诊性标志物，在众多标志物中其特异性最高，具有灵敏度高、特异性强、升高幅度大、诊断窗口期长等特点；②不仅能诊断AMI，还能检测心肌微小损伤。

（2）缺点 ①不是理想的AMI早期诊断标志，在AMI发生的6h内，cTn敏感度较低，远低于Mb，对于早期确定是否使用溶栓疗法价值较小；②cTn的窗口期较长，因此不利于诊断近期发生的心肌梗死，也不易于发现间隔较短的再梗死。

【参考区间】

免疫学方法（肝素抗凝血浆）：cTnT＜0.03μg/L。

微小心肌损伤诊断值为＞0.03μg/L，AMI诊断值为＞0.1μg/L。

不同厂家所用的cTnI试剂盒的抗体及检测方法不同，参考范围也存在10～20倍的差异，在具体应用上，应参考厂家提供的参考区间。

【临床意义】

1. cTn是早期诊断AMI最好的标志物 AMI患者cTn于发病后4～8h开始升高，发病10～120h内检测敏感性达100%，峰值于发病后10～48h出现，呈单相曲线，可达参考值范围的30～40倍。峰值出现较晚或较高的患者，增高可持续2～3周。对于非Q波心肌梗死、亚急性心肌梗死或用CK-MB无法判断预后的患者更有意义。

2. 对不稳定型心绞痛（UA）预后的判断 UA患者中cTn升高者是发展为AMI或猝死的高危人群，动态观察cTn变化对其诊断与判断UA预后具有重要意义。如果UA患者cTn正常，则预后良好；如果cTn阳性则应严密观察，可进行冠脉造影，以观察冠状动脉病变严重程度。cTn对UA诊断的时间窗为胸痛发作后数小时至数天，也可达数周，与心肌缺血损伤时间的长短有关。

3. cTn后期峰值与梗死面积呈正相关，可反映心肌细胞坏死的数量，但利用cTn的峰值浓度来估计梗死的面积不一定可靠。cTn累积释放量与心功能受损程度成正比。

4. 其他微小心肌损伤（MMD），如钝性心肌外伤、心肌挫伤、甲状腺功能减退患者的心肌损伤、药物的心肌毒性、严重脓毒血症导致的左心衰竭，cTn也可升高。

5. cTn被推荐用来评估围手术期心脏受损程度，特别是冠状动脉搭桥术后AMI和微小心肌损伤的鉴别。一般围手术期AMI者cTn会持续释放，血中浓度可达5.5～23ng/mL，术后第4天达高峰；无AMI者cTn释放取决于心脏停搏时间的长短，动脉被夹注时间短暂者术后第1天cTn有轻度增高，动脉被夹注时间较长者血中cTn增高可延续至术后第5天。

二、肌红蛋白测定

（一）生物化学特性

肌红蛋白（myoglobin，Mb）是一种氧结合蛋白，主要存在于横纹肌（心肌、骨骼肌）细胞中，有运输和储存氧的功能。Mb分子含153个氨基酸残基，是由1条多肽链和1个血红素辅基组成的结合蛋白，分子质量17.8kDa。当心肌细胞发生损伤时，Mb是最早进入血液的标志物之一，其扩散入血的速度比CK-MB或cTnI/cTnT更快。但因骨骼肌损伤时也有大量肌红蛋白释放，因此血中检测到肌红蛋白增多是横纹肌损伤的结果，不具有心肌特异性。

（二）心肌损伤时血中Mb的变化

肌红蛋白是心肌损伤的最佳早期标志物，由于其分子小，且分布于细胞质中，在心肌损伤后0.5～1h，即开始从受损的心肌细胞中释放入血，6～12h血中浓度可达高峰，24～36h恢复至正常水平。在AMI时可快速入血，故在AMI发生的1.5～6h内，通过动态检测两次血清肌红蛋白水平，可早期诊断是否有AMI发生：如两次检测值中第二次明显高于第一次，则具有极高的阳性预报价值；如两次检测值间无差异，则可排除AMI的可能性。但应注意的是，严重休克、广泛性创伤、终末期肾功能不全、心肌炎、急性感染、肌炎或肌病时血肌红蛋白含量均可能升高。因而应注意与AMI进行鉴别诊断。由于肌红蛋白的窗口时间最短，仅为3～4天，故在疾病发生后该指标不能用于回顾性分析。

（三）测定方法

测定肌红蛋白的方法较多，目前应用是免疫化学法，包括放射免疫分析、酶联免疫分析、免疫比浊法、荧光免疫分析等，常用的为胶乳透射免疫比浊法，该法灵敏度高、特异性好、测定速度快，适用于各型自动生化分析仪。

1. 原理　胶乳透射免疫比浊法，将包被抗人肌红蛋白特异性抗体的乳胶颗粒与抗体混合，标本中的肌红蛋白与乳胶颗粒表面的抗体结合，使相邻的乳胶颗粒彼此交联，发生凝集反应产生浊度，浊度的增加与标本中肌红蛋白含量成正比，通过与校准物比较即可求出样品中肌红蛋白的含量。

2. 方法学评价

（1）优点　①在AMI发作的12h内诊断敏感性很高，有利于早期诊断，是至今发现能用于AMI诊断的最早标志物之一；②能用于判断再灌注是否成功；③能用于判断再梗死；④在胸痛发作2～12h以内，阴性可排除AMI的诊断。

（2）缺点　①特异性比较差，任何原因所致的骨骼肌损伤，甚至肌内注射、剧烈运动均可导致血清中Mb含量升高；②窗口期太短，回降到正常范围太快，峰值在12h，AMI发作在16h后易见假阴性。

（3）其他　血样本在2～8℃可保存7天，–20℃下可保存28天（非均相免疫法）。

【参考区间】　依测定方法的不同而异。

免疫学方法：男性16～96ng/mL，女性9～82ng/mL。

血清Mb水平随年龄、性别及种族的不同而异，老年人血清Mb水平随年龄增加而逐渐轻度升高。

【临床意义】

（1）Mb是AMI的早期诊断标志物。心肌损伤后血肌红蛋白升高早于其他心肌损伤标志物，阳性结果必须通过肌钙蛋白来确认。

（2）Mb是筛查AMI很好的指标。由于Mb半衰期短（15min），胸痛发作后6～12h不升高，有助于排除AMI的诊断。

（3）能用于判断再梗死。由于在AMI后血中Mb很快从肾脏清除，发病18～30h内可完全恢复到正常水平。故Mb测定有助于在AMI病程中观察有无再梗死或者梗死有无扩展。Mb频繁出现增高，提示原有心肌梗死仍在延续。

（4）Mb是溶栓治疗中判断有无再灌注的较敏感而准确的指标。

三、CK-MB质量测定

（一）生物化学特性

CK-MB为肌酸激酶的同工酶，主要存在于心肌细胞中，心脏是体内含CK-MB最多的器官。

CK-MB质量（CK-MB mass）检测指用免疫法测定CK-MB酶蛋白的含量，而非活性测定，用以反映血清CK-MB的浓度水平。研究表明，缺血性心脏疾病和非缺血性心脏疾病在阳性率、升高倍数等方面，CK-MB质量检测的假阳性率明显低于CK-MB活性测定。CK-MB质量检测优于CK-MB活性检测，特别适用于AMI患者和伴有较明显肺部感染的心肌缺血患者的临床试验诊断。由于CK-MB活性检测存在许多不足之处，逐渐被CK-MB质量检测所替代，目前倾向用CK-MB质量测定作为心肌损伤的常规检查项目之一。

（二）心肌损伤时血中CK-MB的变化

血CK-MB在AMI发作后3～8h开始升高，16～24h达高峰。CK半衰期10～12h，若无再梗死或其他损伤，2～3天恢复正常。

（三）测定方法

应用最多的是ELISA法，正常人的参考范围在5μg/L以下，此法结果和电泳法相关性良好。有人运用磁微粒化学发光免疫技术，该检测系统对CK-MB高度灵敏和特异，可报告范围宽。ELISA法原理：用单克隆技术制备出特异性极高的仅和CK-MB作用的抗血清，用两株抗CK-MB单克隆抗体测定CK-MB质量，此法检测限为1μg/L，方法简单，特异性高。

【参考区间】 CK-MB质量（免疫学法）：男性为1.35～4.94μg/L，诊断限＞5μg/L。女性为0.97～2.88μg/L，诊断限＞5μg/L。

【临床意义】 CK-MB质量可以诊断无骨骼肌损伤的心肌梗死，也适用于AMI的早期诊断，特异性高于肌红蛋白。溶栓治疗90min后，若测定值增加4倍以上，提示梗阻的血管再灌注成功。对不稳定型心绞痛的患者，CK-MB增多，数月后心肌梗死的发生率和死亡率都明显增高。

四、心型脂肪酸结合蛋白

（一）生物化学特性

脂肪酸结合蛋白（fatty acid binding protein，FABP）是一组与长链脂肪酸非共价可逆性结合的胞质蛋白，广泛存在于脂肪酸代谢活跃的细胞内，已发现有9种不同类型的FABP，其中心型脂肪酸结合蛋白（H-FABP）是由132个氨基酸残基组成的酸性蛋白质，特异地存在于心肌组织中，占心脏全部可溶性蛋白质的4%～8%。H-FABP与心肌内的长链脂肪酸相结合，将其从细胞质膜向线粒体运输，进入能量代谢体系中氧化分解，生成ATP，为心肌收缩提供能量。此外，H-FABP还参与旁路信号传导，当心肌缺血造成局部长链脂肪酸聚集时，H-FABP对心肌有保护作用。

（二）心肌损伤时血中H-FABP的变化

正常人血液中可以检测到低浓度的H-FABP，心肌损伤后H-FABP被迅速释放入血，主要由肾脏清除。在AMI发病1～1.5h后血H-FABP开始升高，5～6h达峰值，经20～24h恢复至正常水平。变化规律与Mb相似，但比Mb有更高的心肌特异性，可以作为AMI的心肌损伤的早期标志物。

（三）测定方法

主要应用免疫学方法进行检测，目前常用的有酶联免疫吸附法、免疫胶体金层析法、微粒增强免疫比浊法等。

【参考区间】 1.0～11.4μg/L。

【临床意义】 临床对H-FABP的测定可用于早期诊断AMI及评估心肌梗死面积大小，评估心肌早期微损伤，评估心肌缺血再灌注及评估心力衰竭预后。

五、超敏 C 反应蛋白测定

（一）生物化学特性

CRP是由5个相同亚基以非共价键构成的环状五球体蛋白，CRP是目前最有价值的急性时相反应蛋白，正常人血清中含量极微，它的升高可以提示许多炎症事件的发生，CRP可以激活补体和加强吞噬细胞的吞噬而起调理作用，从而消除入侵机体的病原微生物和损伤、坏死、凋亡的组织细胞，在机体的天然免疫过程中发挥重要的保护作用。采用超敏感方法检测到的CRP，被称为超敏CRP（high sensitivity CRP，hs-CRP）。研究发现，在血管粥样硬化损害的早期，CRP与细胞膜形成的复合体附着在血管内皮细胞，导致血管内皮细胞损伤，促使动脉粥样硬化的形成。

（二）心肌损伤时血中hs-CRP的变化

近年研究发现，在急性心肌缺血、损伤或梗死时，血清hs-CRP浓度可明显增高，且升高的幅度与病情严重程度及预后等相关。AMI发病后，血中hs-CRP浓度4～6h开始升高，36～72h达峰值，72～120h下降至正常，hs-CRP升高的程度及持续的时间与心肌梗死的范围相关。

（三）测定方法

目前主要应用免疫学方法，如酶联免疫法、免疫比浊法等，有多种试剂盒可供选用。

免疫透射比浊法原理：血清中CRP与试剂中抗人CRP抗体相结合，形成抗原-抗体复合物，使溶液浊度增加。在波长340nm处测定抗原-抗体复合物的浊度，根据吸光度的变化，即可定量检测血清中CRP的含量。

【参考区间】 不同测定方法之间结果有一定差异。

新生儿脐血≤0.6mg/L；出生后第4天～1个月的婴儿≤1.6mg/L；产妇≤47mg/L；儿童和成人＜8.2mg/L。

【临床意义】

（1）测定hs-CRP可对冠心病、不稳定型心绞痛进行动态监控，以预测心肌梗死的危险性。

（2）hs-CRP可以增加血脂检查、代谢综合征和弗雷明（Framingham）危险评分的预后价值，可作为心血管疾病危险的一个独立危险因素指标。一般认为，用于心血管疾病危险性评估时，hs-CRP＜1.0mg/L为低危险性；1.0～3.0mg/L为中度危险性，＞3.0mg/L为高度危险性。如果CRP＞10mg/L，表明可能存在其他感染，应在感染控制以后重新采集标本检测。

六、同型半胱氨酸

（一）生物化学特性

同型半胱氨酸（homocysteine，HCY）是一种含硫氨基酸，是甲硫氨酸代谢的中间产物，其本身并不参与蛋白质的合成。体内不能合成同型半胱氨酸，只能由甲硫氨酸转变而来；人体内也不能合成甲硫氨酸，必须由食物供给。正常血浆中，80%的同型半胱氨酸以二硫键和蛋白质结合。未结合的同型半胱氨酸大部分以胱氨酸或半胱氨酸-同型半胱氨酸形式存在，仅小部分呈游离状态。不论是结合形式还是游离形式的同型半胱氨酸均统称为总同型半胱氨酸。影响同型半胱氨酸水平的主要因素是遗传与食物营养缺乏。同型半胱氨酸代谢中需要维生素B_6、维生素B_{12}、叶酸，若血中维生素B_{12}、维生素B_6、叶酸浓度过低，将使血中同型半胱氨酸浓度增高。

（二）心肌损伤时血中HCY的变化

近年研究发现，同型半胱氨酸水平增高，它产生的超氧化物和过氧化物可导致血管内皮细胞损伤和低密度脂蛋白氧化，造成血管平滑肌的持续性收缩及缺氧，从而加速动脉粥样硬化的过程。

（三）测定方法

目前常用方法包括放射性核素法、免疫学法和HPLC法等。

免疫学法原理：用特异性的抗*S*-腺苷同型半胱氨酸单克隆技术，采用荧光偏振法（fluorescence polarization）或免疫法测定HCY。

【参考区间】 5～15μmol/L。

【临床意义】

（1）血HCY水平检测可用于心血管疾病的危险评估，血HCY水平大于15μmol/L为高HCY血症，高浓度HCY不仅可以导致动脉粥样硬化和冠心病的发生，同时也使精神疾病和骨折的发生风险明显增加。

（2）血HCY水平降低，可减少AMI等缺血性心肌损伤和其他缺血性心血管疾病的发生。

考点：肌钙蛋白T和I的测定及其在心肌损伤诊断中的临床意义，肌红蛋白测定及其在心肌损伤诊断中的临床意义，在诊断心肌梗死和进行溶栓治疗时，综合考虑应选择的试验及其临床意义

第4节　心力衰竭标志物的测定

心力衰竭（简称心衰，heart failure，HF）是多种原因导致心脏结构和（或）功能的异常改变，使心室收缩和（或）舒张功能发生障碍，从而引起的一组复杂的临床综合征，主要表现为呼吸困难、疲乏及液体潴留（肺淤血、体循环淤血及外周水肿）等。心衰是多种心脏疾病的终末期表现，心血管患者一旦出现心衰的临床表现，提示预后差。心衰越重，死亡风险越高。长期以来心衰的诊断主要依靠临床表现和物理仪器，缺少相应的生化标志物。近年来发现，检测血清利钠肽激素可用于心力衰竭的实验室诊断。因为利钠肽激素是调节体液、体内钠平衡及血压的重要激素，当心脏内血容量增加和左心室压力超负荷时，可大量分泌并释放入血。利钠肽家族主要包括B型利钠肽、心房利钠肽、生长刺激因子表达基因2蛋白（ST2）。

一、B型利钠肽

（一）生物化学特性

B型利钠肽（B-type natriuretic peptide）又称脑钠肽（brain natriuretic peptide，BNP），是1988年由日本学者Tetsuji Sudoh等从猪脑中分离纯化的一种利钠多肽。在哺乳动物中广泛分布，存在于脑、脊髓、心、肺等组织，又称脑利钠肽。在合成过程中，心室和脑细胞表达分泌的B型利钠肽原前体水解为B型利钠肽原，后者进一步水解，生成等摩尔的BNP（32个氨基酸）和B型利钠肽原N端肽（N-terminal proBNP，NT-proBNP，76个氨基酸），二者均可反映BNP的分泌状况，但NT-proBNP不具备BNP的生物学作用。实际上，脑钠肽是机体进行自身调节的一种保护性机制，被称为“心脏负荷应急救援激素”，具有利尿利钠、降低血压、增加冠状动脉血流、防止血栓形成等多种生物活性。

（二）心衰时BNP的变化

生理情况下血清BNP浓度很低，当心室血容积增加和左心室压力超负荷时即可刺激BNP基因表达活跃，从而大量合成BNP释放入血。NT-proBNP血液中半衰期为120min，体外稳定性强，心衰患者血液中浓度较BNP高，因此测定血清NT-proBNP更利于心衰的诊断。

（三）测定方法

主要有放射免疫分析（RIA）、免疫放射分析（IRMA）、电化学发光免疫分析（ECLIA）。

电化学检测法原理：待测样本中NT-proBNP与标记钌配合物的抗NT-proBNP单克隆抗体和生物素化的抗NT-proBNP另一个位点的单克隆抗体在反应体系中混匀，形成双抗体夹心抗原-抗体复合物。加入链霉亲和素包被的磁珠微粒后，配合物结合成固体相，在电磁场的作用下，反应混合物被吸入测量池，捕获抗原-抗体复合物的磁珠微粒吸附到电极表面，对电极加电压，产生化学发光，通过光电倍增管进行测量。

【参考区间】

NT-proBNP：＜125pg/mL（＜75岁者）；＜450pg/mL（＞75岁者）（ECLIA）。

BNP：＜125pg/mL（诊断心衰）；＜80pg/mL（评价AMI患者预期生存率）（ECLIA）。

以上参考区间引自试剂盒说明书。

【临床意义】

（1）BNP可作为慢性充血性心力衰竭的血浆标志物，用于早期诊断、病情严重程度的判断。

（2）原发性高血压患者血浆BNP水平与左心室肥厚有关，因此BNP水平有助于监测高血压患者是否存在左心室肥厚和判断高血压的严重程度。

（3）肥厚型心肌病患者血浆BNP增高水平，可反映心肌肥厚程度及流出道有无梗阻。因肥厚型心肌病患者存在舒张功能障碍，加之流出道梗阻，心室舒张末压显著升高，BNP的分泌亦显著增加。

（4）心房颤动时血浆BNP含量升高，心房颤动转为窦性心律时BNP含量回降到原先水平。

二、心房利钠肽

（一）生物化学特性

心房利钠肽（atrial natriuretic peptide，ANP）又称心钠素，为28个氨基酸的多肽，在心脏中表达最为丰富，心房细胞是合成ANP的主要部位。与ANP同时合成的还有NT-proANP。ANP具有重要的生理功能：①利钠及利尿作用，并具有快、短、强的特点。②抑制肾素-血管紧张素-醛固酮系统。③抑制垂体后叶加压素的合成、释放及作用。④舒张血管、降低血压、改善心功能。

（二）测定方法

由于血清中ANP的不稳定性及检测方法存在重复性差等问题，目前临床上很少测定ANP，一般检测NT-proANP。常用测定方法有放射免疫分析（RIA）、免疫放射分析（IRMA）、电化学发光免疫分析（ECLIA）。

【临床意义】 NT-proANP在临床心力衰竭的危险性评估、诊断及预后判断等各方面广泛应用。

三、生长刺激因子表达基因2蛋白

（一）生物化学特性

生长刺激因子表达基因2蛋白（ST2）是白介素Ⅰ受体家族成员之一。具有膜结合型（ST2L）和可溶性型（sST2）两种形式，IL-33是ST2L和sST2的功能配体，ST2L与该配体结合可产生抗心肌肥厚、抗纤维化和抗凋亡作用，而sST2是IL-33的“诱饵受体”，它能够竞争性结合IL-33，阻断IL-33/ST2L信号通路，参与心肌肥厚、心肌纤维化和心室重构导致心脏功能异常的过程。sST2由一个独特的9个氨基酸C端序列单位组成，因缺乏ST2L结构中所包含的跨膜和胞质结构域，所以能释放到外周血并被检测出来，因此我们在临床中主要是对循环中的sST2进行检测。2013年美国ACCF/AHA心力衰竭管理指南推荐：sST2作为心肌纤维化标志物，可用于预测心衰患者入院和死亡率。《中国心力衰竭诊断和治疗指南2024》指出，sST2有助于心衰患者的危险分层和预后评估。

（二）测定方法

免疫学方法：双抗体夹心法的原理，以抗sST2鼠克隆抗体包被微孔板，当结合在微孔板上的包被抗体与待测样本接触时，如果样本中存在sST2（待测物），则会与包被抗体结合在微孔板上，形成“包被抗体-待测物”结构的免疫复合物。通过洗涤去除未结合的待测物，再加入辣根过氧化物酶（HRP）标记的抗sST2羊多克隆抗体，则酶标记抗体会与上述复合物中的待测抗原结合，形成“包被抗体-待测物-酶标抗体”结构的免疫复合物。通过洗涤去除未结合的酶标抗体，加入发光底物（含鲁米诺）测定其发光值，根据标准曲线即可算出样品中sST2的含量，样品的发光值可随sST2含量的增加而升高。

【参考区间】＜35ng/mL。

【临床意义】

（1）sST2已被反复证明具有作为心脏生物标志物的潜在价值。sST2在预测心力衰竭患者发生不良事件及再住院方面均有重要价值，是评估心力衰竭患者预后的一个独立标志物，其预测价值与BNP、NT-proBNP相比差异无统计学意义，甚至更高。

（2）sST2能够反映心室重塑程度，在心肌超负荷及纤维化过程中发挥着潜在的心脏保护作用，尤其是在AMI后心室重塑中具有明显价值。

链接 “中国心”问世，填补国内人工心脏领域空白

对于重症心力衰竭患者来说，心脏移植是唯一有效的救治方法。但因供体不足，我国每年心脏移植手术量仅300例左右，许多患者在等待供体过程中失去生命救治机会。正是基于这样的刚性需求，“人工心脏”便成为科学家们努力攻坚的方向。此前，仅欧、美、日等发达国家拥有人工心脏的成熟技术，我国尚无同类上市产品，直到2015年，我国自主研制出了世界上最小的第三代全磁悬浮式人工心脏，直径50mm、厚度26mm、重量不到180g，大小和乒乓球差不多，重量与手机相当，这个“铁疙瘩”被医学界亲切地称为“中国心”。

第5节 心脏标志物的选择和评价

心绞痛（angina）和AMI过去一直被看成两个独立的疾病，但近年随着诊断和治疗方法的改进，人们对这两种疾病有了新的认识。目前多数学者认为，缺血性心脏病（ischemic heart disease）是从稳定型心绞痛（stable angina pectoris，SAP），到不稳定型心绞痛（unstable angina pectoris，UAP），到非Q波心肌梗死（non-Q wave myocardial infarction，NQMI），到Q波心肌梗死（Q wave myocardial infarction，QMI）这样一个心肌缺血程度由轻到重的连续病理过程，不同阶段之间无完全清楚的界限；临床表现既可交叉，又可不同。

从临床角度来看，急性冠脉综合征（acute coronary syndrome，ACS）是涵盖了UAP、NQMI和QMI的一组病症。近年许多文献资料和随机对照试验中也将心肌梗死分为ST段抬高心肌梗死（STEMI）和非ST段抬高心肌梗死（NSTEMI）。临床实践证明，急诊患者的胸痛在疾病诊断时具有很大的挑战性，多数AMI患者都具有胸痛症状，通过ECG和各种心肌损伤标志物检查，可以确诊。但有2%～4%的AMI患者因ECG未发现异常可能被漏诊；此外，UAP及其他心脏病患者，也常常主诉在入院前有持续数小时或数天的胸痛，甚至某些老人或胰岛素依赖性糖尿病患者可能出现痛阈增高或者对疼痛反应迟钝的现象，导致临床上出现所谓的“无症状缺血性心肌损伤”。正确地选择心脏标志物，将使这些NSTEMI和UAP患者得到早期诊治。

一、心脏标志物的选择原则

心脏标志物根据其不同特点可分成以下几类。

1. 早期标志物　指症状出现6h内血液中升高的生化标志物，包括Mb、CK、CK-MB、cTnI/cTnT。AMI发生后，0.5～2h Mb升高；3～8h CK、CK-MB升高；3～6h cTnT、cTnI升高；cTnI/cTnT（或CK-MB质量）是诊断AMI的首选标志物，症状发作6h以内应同时检测cTnI/cTnT和早期标志物Mb，Mb与cTnI/cTnT（或CK-MB质量）联合应用有助于AMI的排除诊断。对可疑ACS患者，若cTnI/cTnT水平升高，其病死和缺血事件再发率的危险可增加。

2. 中晚期标志物　指症状发生后2～3天或更长时间的患者，LDH及其同工酶维持升高6～10天；cTnT维持升高5～7天；cTnI维持升高10～15天。

3. 排除标志物　Mb早期阴性可排除AMI，Mb晚期阴性不能排除AMI；cTnT和cTnI中晚期不升高不能完全排除AMI。

4. 确诊标志物　指在症状出现后6～12h升高，并能维持异常升高数天，有较高的灵敏度和特异性。cTnT或cTnI取代CK-MB作为检出心肌损伤的首选标志物。但仍需结合病史和其他实验室检查作出诊断。上述指标分析时间周期应严格控制总的分析时间在1h内。

二、心脏标志物的应用评价

为了合理应用心脏标志物，充分发挥其在心肌损伤诊断、病情监测及治疗过程中的作用，最近对心肌损伤标志物的应用取得了以下共识。

1. cTnT或cTnI应作为心肌损伤的首选标志物。

2. AMI时心肌酶谱的时相变化。急性心肌缺血后，伴随心肌细胞缺氧程度的增加，心肌细胞能量代谢障碍逐渐加重，膜通透性增加，首先从心肌中释出的是无机离子，然后是小分子有机物，最后是大分子的酶蛋白。另外，心肌酶从细胞释放后，主要进入组织液，通过淋巴液回流入血。因此，血清中心肌酶增高通常都有延缓期。延缓期是指从心肌细胞受损到血清中酶浓度出现增高的时间间隔，延缓期的长短取决于梗死区的大小、酶的分子大小、酶在细胞中的浓度和定位形式及酶在血液中稀释和破坏的程度等因素。CK-MB的延缓期较短，为3～8h，CK为4～10h，LDH为6～12h。酶从心肌细胞释出后在一定时间血中含量达高峰，CK-MB的峰值通常出现在AMI后16～24h，CK为20～30h，LDH为30～60h。上升较快的酶，其维持增高的时间也较短，CK-MB只有1～4天，CK为3～6天，LDH可维持7～14天。

3. 临床检验中只需开展一项心肌肌钙蛋白测定（cTnT或cTnI），如已经常规提供一项心肌肌钙蛋白测定，不必同时进行CK-MB质量测定。

4. 不再将LDH、AST和α-HBDH用于诊断ACS患者。如因某些原因暂不开展cTnT或cTnI测定，可保留CK和CK-MB测定以诊断ACS患者，但建议使用CK-MB质量测定法。

5. Mb列为常规早期心脏标志物。由于其诊断特异性不高，主要用于早期排除AMI诊断。

6. 如果患者已有典型的可确诊AMI的ECG变化，应立即进行针对AMI的治疗。对这些患者进行心脏标志物的检查有助于进一步确认AMI的诊断，判断梗死部位大小，检查有无合并症如再梗死或梗死扩展。应减少抽血频率。

7. 对那些发病6h后就诊的患者，不需要检测早期标志物如Mb，只需测定确定标志物如心肌肌钙蛋白。

8. 尽量缩短样品测定周期。样品测定周期（turnaround time，TAT）的定义为从采集血样标本到报告结果的时间。IFCC建议TAT控制在1h内，以便尽早开始有效治疗，降低死亡率。一些医院检验科室没有自动免疫分析仪或人员不足，难以在1h内报告结果，此时可考虑采用床旁检验仪器。标本的预处理时间包括必需的血液凝固和离心时间，对于自动免疫分析仪，可用血浆或抗凝的全血代替血清，免去凝血所需的时间，降低全部分析前时间。心肌损伤标志物的血清浓度和血浆浓度可能存在差别，使用血浆或抗凝全血检测心肌损伤标志物可以缩短TAT时间，但是一定要弄清抗凝剂对测定结果有无影响。在保证测定质量前提下，测定时间将成为选择试剂盒的重要依据。

总之，在心脏标志物检测的应用上，应根据实际情况在不同的时间，权衡利弊，采用优势互补的联合检测方法，可提高AMI的早期诊断率，这在AMI的及时救治和康复方面，有着非常重要的意义。

目标检测

一、选择题（A_1型题）

1. 下列哪项曾被认为是诊断急性心肌梗死的“金标准”（　　）

A. LDH　B. AST　C. α-HBDH　D. ALT　E. CK-MB

2. CK是由2个亚单位组成的二聚体，产生的同工酶有（　　）

A. 2种　B. 3种　C. 4种　D. 5种　E. 6种

3. CK在下列哪个组织器官中含量最高（　　）

A. 骨骼肌　B. 脑组织　C. 心肌　D. 红细胞　E. 肝

4. 心肌肌钙蛋白的英文缩写是（　　）

A. AST　B. MLC　C. cTn　D. CRP　E. Mb

5. 急性心肌梗死时，最先恢复正常的酶是（　　）

A. ALT　B. LDH　C. CK-MB　D. AST　E. ALP

6. 下列指标中可对微小心肌损伤做出诊断的是（　　）

A. 心肌肌钙蛋白（cTnT、cTnI）
B. 肌酸激酶
C. 丙氨酸氨基转移酶
D. 乳酸脱氢酶
E. 天冬氨酸氨基转移酶

7. 骨骼肌中的乳酸脱氢酶以下列哪一种为主（　　）

A. LDH_1　B. LDH_5　C. LDH_3　D. LDH_4　E. LDH_2

8. LDH是由两种亚基（M亚基和H亚基）组成的几聚体（　　）

A. 二聚体　B. 三聚体　C. 四聚体　D. 五聚体　E. 六聚体

9. 不能用来评估溶栓疗效的指标是（　　）

A. Mb　B. CK　C. CK-MB　D. LDH　E. cTn

10. 测定血清中哪种蛋白质可协助Wilson病的诊断（　　）

A. Alb　B. AAG　C. AMG　D. CpA　E. CRP

11. AMI发生后最先出现于血液中的标志物是（　　）

A. Mb　B. cTn　C. MLC　D. CK　E. CK-MB

12. 心肌损伤时血清LDH同工酶的变化是（　　）

A. LDH_1>；LDH_2
B. LDH_2>；LDH_1
C. LDH_3>；LDH_2
D. LDH_4>；LDH_3
E. LDH_5>；LDH_4

13. 目前诊断急性心肌梗死最好的确定标志物是（　　）

A. 肌酸激酶
B. 心肌肌钙蛋白（cTnT、cTnI）
C. 肌红蛋白
D. 乳酸脱氢酶
E. 天冬氨酸氨基转移酶

14. 下列哪项不属于传统心肌酶谱检测指标（　　）

A. CK-MB　B. LDH_1　C. LDH_2　D. CK　E. cTn

15. 肌酸激酶同工酶的种类有（　　）

A. 2种　B. 4种　C. 5种　D. 6种　E. 3种

16. 肌原纤维粗肌丝的组成成分是（　　）

A. 肌动蛋白　B. 肌球蛋白分子　C. 原肌球蛋白　D. 肌钙蛋白　E. 肌红蛋白

17. 用于诊断心力衰竭最敏感的指标是（　　）

A. 钠尿肽　B. D-二聚体　C. 儿茶酚胺　D. 尿皮质醇　E. 糖原磷酸化酶

18. 下列属传统心肌酶谱项目而现趋于淘汰的是（　　）

A. AST　B. cTn　C. Mb　D. CK　E. CK-MB

19. 心肌肌钙蛋白由几个不同基因的亚基组成（　　）

A. 2　B. 6　C. 4　D. 5　E. 3

20. CK-BB除在脑组织中和平滑肌中存在外，还在哪种组织中存在（　　）

A. 心肌　B. 人胚胎中　C. 肾脏　D. 肝脏　E. 骨骼肌

21. 对于非Q波心肌梗死的诊断，下列各项检查何者最有意义（　　）

A. CK　B. Mb　C. CK-MB
D. cTn　E. AST

22. 目前用于急性冠脉综合征（ACS）实验室诊断的心肌肌钙蛋白的是（　　）

A. cTnT和cTnC　B. cTnT和CK-MB
C. TnC和CK-Mb　D. TnC和cTnI
E. cTnT和cTnI

23. LDH_1的四聚体构成是（　　）

A. H_2M_2　B. H_3M_1　C. H_4
D. H_1M_3　E. M_4

24. 下述心肌损伤标志物中分子量最小的是（　　）

A. CK-MB　B. Mb　C. cTnT
D. cTnI　E. LDH

25. 不可作为诊断AMI的早期标志物的是（　　）

A. 超敏C反应蛋白
B. 免疫球蛋白重链和轻链
C. 肌红蛋白
D. 糖原磷酸化酶
E. 脂肪酸结合蛋白

二、思考题

患者，男，54岁，压榨性中心性胸痛发作后3h就诊。查体：面色苍白，发汗。血压110/90mmHg，脉搏78次/分，心音正常。心电图示ST段抬高。实验室检查：钾3.2mmol/L，钠138mmol/L，尿素氮9.2mmol/L，CK90U/L。

请问：患者需立即做什么生化检查，以便临床及时处理?

（付风洋）

第13章
胰腺疾病的检验

学习目标

1. 熟悉胰腺内外分泌结构与功能的主要特点；胰腺疾病检测指标方法学评价及临床意义，蛋白酶活性测定。

2. 掌握胰腺疾病的主要生化改变；血、尿淀粉酶测定的原理、参考范围及临床意义；酶偶联法测定胰脂肪酶的原理、注意事项和主要临床意义。

3. 了解胰液中主要电解质和消化酶的生理功能；胰腺的结构与功能，疾病时胰腺的生化改变。

4. 能根据淀粉酶、脂肪酶测定检验结果，结合患者临床体征作出初步的检验诊断。

胰腺是人体第二大消化腺体，是消化作用最强的器官，它所分泌的胰液是人体最重要的消化液。胰腺疾病相关实验室检查已被广泛应用于胰腺疾病的诊断、疗效监测及预后评估。

第1节　概　　述

一、胰腺的结构

胰腺分为外分泌腺和内分泌腺两部分。外分泌腺由腺泡和腺管组成，腺泡分泌胰液，腺管是胰液排出的通道。胰液通过胰腺管排入十二指肠，有消化蛋白质、脂肪和糖类的作用。内分泌腺由大小不同的细胞团——胰岛所组成，分泌胰岛素，调节糖类代谢。胰岛是散布于胰腺的腺泡组织之间的细胞群，呈岛状。

二、胰腺的功能

胰腺是人体内仅次于肝的第二大外分泌器官，具有外分泌和内分泌双重功能。其外分泌功能主要由腺泡细胞和导管壁细胞完成，分泌胰液至十二指肠参与食物的消化。胰腺的内分泌功能主要由分布于胰腺的腺泡组织之间的胰岛细胞完成，分泌胰岛素、胰高血糖素和胰多肽等激素。

（一）胰腺的外分泌功能

胰腺的外分泌部分由腺泡细胞和胰腺导管管壁细胞组成，分泌胰液，正常成人每天胰液的分泌量为1000～2000mL。胰液分泌受神经、体液的双重支配，以体液调节为主。胰液所含的成分主要包括各类电解质和消化酶，具体如下。

1. 电解质　胰液的电解质来源于血浆，包括多种阴离子和阳离子。阴离子主要有HCO_3^-、Cl^-、SO_4^{2-}和HPO_4^{2-}等，其中主要为HCO_3^-和Cl^-，尤其是HCO_3^-的含量远高于血浆，最高可达血浆浓度的5倍以上。阳离子主要有Na^+、K^+、Ca^{2+}和Mg^{2+}等，含量与血浆中略有差异。

2. 胰酶　胰液中的各种消化酶统称为胰酶，是由胰腺的腺泡细胞合成、储存和释放的，包括胰淀粉酶、胰脂肪酶、磷脂酶A_2和蛋白水解酶等。

胰液是所有消化液中最重要的一种。当胰酶分泌不足时，对糖类物质的消化影响不大，但对蛋白质和脂类的消化、吸收影响很大，脂类中的脂肪消化吸收障碍会引起脂肪腹泻，还会进一步影响脂溶性维生素的吸收。

正常情况下胰腺组织完整，仅有少量的胰酶进入血液循环，但在急性胰腺炎发生时，血液中胰酶水平可明显升高，故测定血浆中的胰淀粉酶或胰脂肪酶含量对诊断急性胰腺炎具有重要意义。

（二）胰腺的内分泌功能

胰腺的内分泌部分由胰岛组成，散在于胰腺实质内，以胰尾最多。胰岛细胞有5种功能不同的细胞类型：A细胞（α细胞）占胰岛细胞的20%，分泌胰高血糖素；B细胞（β细胞）数量最多，约占75%，分泌胰岛素；D细胞（δ细胞）占胰岛细胞的5%左右，分泌生长抑素；D1细胞和PP细胞数量极少，分别分泌血管活性肠肽和胰多肽。胰岛素的功能为：①促进肝糖原和肌糖原的合成。②抑制糖异生。③促进葡萄糖进入肌肉和脂肪组织细胞内。④激活葡萄糖激酶，生成6-磷酸葡萄糖。胰岛素缺乏时，肝糖原的分解与异生增强，进入组织细胞内的葡萄糖减少，由肝脏释放入血的葡萄糖大大增加，血糖水平升高，如超过肾糖阈值而从尿中排出，就表现为糖尿。

第2节　胰腺疾病的实验室检验

胰腺炎及胰腺其他疾病的实验室检验主要以胰腺酶类检验为主，本节主要介绍酶类活性相关的生化检验项目。

一、血清及尿液淀粉酶活性检测

胰淀粉酶和唾液腺分泌的唾液淀粉酶都属于α淀粉酶（*α*-amylase），用于淀粉分子*α*-1, 4-糖苷键，对分支上的*α*-1, 6-糖苷键无作用，故又称淀粉内切酶。胰淀粉酶由胰腺分泌，以活性状态随胰液排入消化道，对来自食物的淀粉进行消化，是体内最重要的水解糖类化合物的酶，其最适pH为6.9。因淀粉酶分子质量较小，约为62kDa，可通过肾小球滤过，是唯一能在正常情况下出现于尿中的血浆酶。

血清淀粉酶和尿淀粉酶测定有助于胰腺疾病的诊断。

（一）血清淀粉酶活性检测

基于测定原理和底物性质的不同，作为胰腺疾病尤其是急性胰腺炎诊断的试验，淀粉酶的测定方法有很多种。总体归纳为天然淀粉底物法和限定性底物法。

1.天然淀粉底物法　以天然淀粉为底物的测定方法主要有淀粉分解法、糖化法和色素淀粉法等，其基本原理都是先利用含淀粉酶的患者标本（血清或尿液）和作为底物的淀粉进行酶促反应，然后测定反应的剩余底物或产物来计算淀粉酶的活性。由于天然淀粉分子结构、分子质量和化学性质的不确定性和多样性，淀粉酶的测定酶解反应变异大，方法学难以达到标准化，因此淀粉酶的测定误差大，故天然淀粉不宜用作底物。目前这类方法已基本被淘汰。

目前实验室的淀粉酶检测多用限定性底物法。本法线性范围大，精密度好，方法简便快速，既适合自动化分析，也可用于手工操作，测定结果能以国际单位表示，是目前测定淀粉酶较为理想的方法。

2. 限定性底物法　使用分子组成确定的小分子寡聚糖或对硝基苯酚糖苷等作为淀粉酶底物，与辅助酶、指示酶共同组成淀粉酶测定系统。

以对硝基苯酚糖苷为底物的测定系统（染料释放法）：以对硝基苯酚麦芽七糖苷（4-nitrophenyl-*α*-maltum-heptanoside，4-NP-G_7）为底物，经α淀粉酶催化水解为游离的寡糖（G_3、G_4、G_5）及葡萄糖残基减少的对硝基苯酚寡糖苷（4-NP-G_2、4-NP-G_3和4-NP-G_4），在*α*-葡萄糖苷酶催化下，进一步水解为葡萄糖和对硝基苯酚（其摩尔数仅为酶解底物4-NP-G_7的1/3，其余2/3还结合在4-NP-G_4中）。对硝基苯酚的生成量在一定范围内与*α*-淀粉酶活性成正比。其反应式如下。

$$4\text{-NP-G}_7 \xrightarrow{\text{AMY}} 4\text{-NP-G}_{4.3.2}+\text{G}_{5.4.3}$$

$$4\text{-NP-G}_{4.3.2} \xrightarrow{\alpha\text{-葡萄糖苷酶}} 4\text{-NP-G}_4+\text{G}+4\text{-NP}$$

在以上测定系统中，均利用工具酶的偶联，使指示反应中NAD^+生成NADH，连续监测340nm处吸光度变化（$\Delta A/t$），即可计算出AMY的活性。

【参考区间】 血清淀粉酶≤220U/L。

淀粉酶的测定结果受方法的影响较大，不同方法参考值亦有所不同，临床所用方法较多，因此必须了解所用测定方法和其参考区间，才能作出正确的诊断。

【临床意义】 用于急性胰腺炎的诊断。血清淀粉酶升高多见于急性胰腺炎，是急性胰腺炎的重要诊断指标之一。急性胰腺炎发病后6～12h活性开始升高，12～24h达到峰值，2～5天下降至正常水平。如超过500U/L，即有诊断意义，达350U/L应高度怀疑此病。

其他急腹症也可以引起淀粉酶活性升高。所以当怀疑急性胰腺炎时，除应连续监测淀粉酶外，还应结合临床情况及其他测定指标，如胰脂肪酶、胰蛋白酶等测定结果共同分析作出诊断。

1. 监测急性胰腺炎有无并发症发生 若血清淀粉酶持续升高，或者下降后又升高，常表明胰腺病变有发展、扩大、复发或有并发症存在。如并发胰腺假性囊肿、胰腺脓肿，此时患者血淀粉酶活性多持续升高。重症急性胰腺炎时可以引起胸腔积液和（或）腹腔积液，积液中的淀粉酶活性甚至可高于血清淀粉酶活性100倍以上。慢性胰腺炎淀粉酶活性可轻度升高或降低，胰腺癌早期淀粉酶活性可见升高。

2. 淀粉酶活性中度或轻度升高 还可见于一些非胰腺疾病如腮腺炎、急性腹部疾病（急性阑尾炎、肠梗阻、胰腺癌、胆石症、溃疡病穿孔及吗啡注射后）、肾功能不良及巨淀粉酶血症等均可引起血清AMY增高，但一般低于500U/L，血清淀粉酶同工酶的检验可提高其诊断的特异性。

3. 其他 正常人血清中AMY主要由肝脏产生，因此血清与尿中AMY同时降低主要见于肝炎、肝硬化、肝癌及急性和慢性胆囊炎等。肾功能严重障碍时，血清AMY升高，但尿AMY降低。

需注意的是，血清淀粉酶的高低与病变的严重程度并不一致，急性水肿性胰腺炎的病变较轻，但血清淀粉酶一般均升高，而急性出血性胰腺炎由于胰腺腺泡破坏过多，血清淀粉酶可不升高，甚至明显下降。

（二）尿液淀粉酶活性检测

血液中淀粉酶能被肾小球滤过，任何原因引起血清淀粉酶升高时，都会使尿中淀粉酶排出量增加，尤以急性胰腺炎时多见，急性胰腺炎时肾清除淀粉酶的能力加强，其升高可早于血清淀粉酶，而下降晚于血清淀粉酶。尿淀粉酶在发病后12～24h开始升高，但下降较慢，维持时间较长，1～2周后才降至正常。尿淀粉酶常采用碘-淀粉比色法和限定性底物法测定，且以后者常见。

【参考区间】 尿淀粉酶≤1200U/L（限定性底物法）。

【临床意义】 尿淀粉酶在发病后12～24h开始升高，但下降较慢，维持时间较长，1～2周后才降至正常。此项测定适用于就诊较迟和血清淀粉酶仅轻度升高或已恢复正常者，其可靠性不如血清淀粉酶。由于尿淀粉酶水平波动较大，若与血清淀粉酶同时测定，则具有较好的诊断价值。

二、血清脂肪酶活性检测

血清脂肪酶（lipase，LPS）主要来源于胰腺，少量来自胃肠黏膜，LPS可由肾小球滤过，并被肾小管全部回吸收，所以尿液中测不到脂肪酶活性。正常人血浆中LPS含量极少，但在胰腺受损或病变时，血清LPS显著升高。脂肪酶可被Ca^{2+}、胆汁酸、巯基化合物及辅脂肪酶（colipase）等激活剂激活，而被重金属、丝氨酸等抑制。

血清脂肪酶检验是临床实验室常规检验项目，目前测定血清脂肪酶活性多采用酶偶联比色法。

酶偶联比色法：以1, 2-甘油二酯为底物，在单酸甘油酯脂肪酶和LPS的催化下，水解生成脂肪酸和甘油，甘油经甘油激酶作用生成3-磷酸甘油，3-磷酸甘油再被磷酸甘油氧化酶氧化成磷酸二羟丙酮和H_2O_2，H_2O_2、4-APP和TOOS[*N*-乙基-*N*-（2-羟基-3-磺丙基-*m*-甲苯胺）]经过氧化物酶催化产生紫红色化合物。在550nm波长下连续监测吸光度的变化即可计算LPS活性。反应式如下。

$$\text{1, 2-甘油二酯} + H_2O \xrightarrow{\text{LPS}} \text{2-单酸甘油酯} + \text{脂肪酸}$$

$$\text{2-单酸甘油酯} + H_2O \xrightarrow{\text{单酸甘油酯脂肪酶}} \text{甘油} + \text{脂肪酸}$$

$$\text{甘油} + \text{ATP} \xrightarrow{\text{甘油激酶}} \text{3-磷酸甘油} + \text{ADP}$$

$$\text{3-磷酸甘油} + O_2 \xrightarrow{\text{磷酸甘油氧化酶}} \text{磷酸二羟丙酮} + H_2O_2$$

$$2H_2O_2 + \text{4-APP} + \text{TOOS} \xrightarrow{\text{过氧化物酶}} \text{醌类化合物（紫红色）} + 4H_2O$$

【参考区间】 LPS 1～54U/L。

【临床意义】

1. 血液中LPS主要用于急性胰腺炎的诊断。在急性胰腺炎时，血液中的LPS 4～8h开始升高，24h出现峰值，可达10U/L，甚至50～60U/L，至48～72h可恢复正常，但随后又可以持续升高7～14天。由于血液LPS在急性胰腺炎时活性升高时间早，上升幅度大，持续时间长，故其诊断价值优于AMY。

2. 在酗酒、酒精性胰腺炎、慢性胰腺炎、胰腺癌及肝胆疾病等时血液中的LPS浓度可有不同程度的升高。此外血清脂肪酶升高也可见于急腹症、慢性肾病等，但患腮腺炎和巨淀粉酶血症时不升高，此点与淀粉酶不同，可用于鉴别。

三、蛋白酶活性检测

胰蛋白酶是胰腺分泌的重要消化酶之一，人类胰腺细胞可合成两种主要的胰蛋白酶，通常是以无活性的酶原形式存在，即胰蛋白酶原Ⅰ和胰蛋白酶原Ⅱ，它们都储存在酶原颗粒中，在食管神经反射和（或）肠道激素（胆囊收缩素-肠促胰酶素）的刺激下分泌入肠道，肠液中的肠肽酶可以激活胰蛋白酶，胰蛋白酶本身及组织液亦可使其激活，亦可被Ca^{2+}、Mg^{2+}等离子激活。

两种胰蛋白酶酶原的电泳迁移率不同，最适pH亦有差别，二者很少有免疫交叉反应，因此可用免疫学方法测定。

1. 血清胰蛋白酶 胰液中含有大量的胰蛋白酶原，正常时却很少进入血液循环，健康人血清中存在的主要为游离胰蛋白酶原Ⅰ，没有游离的胰蛋白酶。急性胰腺炎时，血清胰蛋白酶和淀粉酶平行升高，其峰值可达上限的2～400倍，两种胰蛋白酶的分布和急性胰腺炎的类型及严重程度有关。轻型者80%～99%为游离胰蛋白酶原Ⅰ及极少的结合型的胰蛋白酶Ⅰ；而重型者大部分以与α_1-抗胰蛋白酶或α_2-巨球蛋白结合的形式存在，游离胰蛋白酶原Ⅰ仅占胰蛋白酶总量的30%。

血清中其他蛋白酶也能水解试剂中的底物，同时还有蛋白酶的抑制物存在，这些都会影响胰蛋白酶的测定结果。但现在已经有了测定胰蛋白酶原Ⅰ、胰蛋白酶Ⅰ、α_1-抗胰蛋白酶复合物的免疫学方法，目前还没有建立有效的临床检验方法。

2. 尿胰蛋白酶原 由于胰蛋白酶原的分子质量较小（25kDa），很容易由肾小球滤出，但是肾小管对二者的重吸收却不同，对胰蛋白酶原Ⅱ的重吸收低于胰蛋白酶原Ⅰ，因此，尿中前者的浓度较大。在急性胰腺炎时，尿中胰蛋白酶原Ⅱ的浓度明显升高。所以，尿胰蛋白酶原Ⅱ可作为筛查急性胰腺炎的可靠指标，如结果呈阳性，表明患者需进一步检查，以便确诊。

目前尿胰蛋白酶原Ⅱ的试纸条定性方法是基于免疫层析的原理。试纸条上有两种抗人胰蛋白酶原Ⅱ抗体，一种标记于蓝色乳胶颗粒上，作为检验标志物，另一种固定在膜上，以捕捉标记的颗粒，显示结果。按要求将试纸条的一部分浸入尿液，如果出现蓝色条带视为阳性。试验可以在现场进行，于5min内完成，适合急诊应用。胰蛋白酶原Ⅱ还可用免疫荧光法作定量检验。

淀粉酶作为急性胰腺炎疾病筛选项目，其敏感度不够。尿胰蛋白酶原Ⅱ检测的敏感性和特异性均显著高于血、尿淀粉酶，故临床急性胰腺炎筛选以尿胰蛋白酶原Ⅱ为优。

尿胰蛋白酶原Ⅱ辅助诊断急性胰腺炎较血、尿淀粉酶及血清脂肪酶简便、快速，并可降低急腹症患者急性胰腺炎的漏诊风险。阴性结果很大程度上可排除急性胰腺炎，阳性结果则应结合血、尿淀粉酶及血清脂肪酶检测或影像学检查加以分析。

有研究报道急性胰腺炎时尿胰蛋白酶原Ⅱ的特异性为95%，敏感性为94%，优于淀粉酶，是一个比较敏感且特异的诊断指标，被用作急诊时的筛选。尿胰蛋白酶原Ⅱ阴性结果多半可以排除急性胰腺炎，而阳性结果时应做进一步检查以确定诊断，也应做动态观察。

原理：定性常用免疫层析法，定量常用免疫荧光法。目前尿胰蛋白酶原Ⅱ的检测多为定性方法，虽不能得到具体的检测数值，但试纸条具有快速、简便的优点，能满足临床急诊的需要。

【参考区间】 阴性（免疫层析法）；0.3～11.0μg/L（免疫荧光法）。

第 3 节　胰腺疾病试验项目的评价

急性胰腺炎、慢性胰腺炎及其他胰腺疾病的诊断和鉴别诊断需要依赖胰腺疾病的各种检测试验。目前，胰腺酶的测定和胰外分泌功能的试验在临床中是主要的检验项目。常用的胰腺外分泌酶和胰腺外分泌功能的实验评价有以下几项。

一、血清胰腺外分泌酶

1. 血清尿液淀粉酶、淀粉酶同工酶检测　血清淀粉酶和尿液淀粉酶升高在急性胰腺炎时最多见，升高程度越大，患急性胰腺炎的可能性就越大，尽管特异性和灵敏度都不够高，但临床上还是将淀粉酶作为急性胰腺炎诊断的首要指标。急性胰腺炎时肾清除淀粉酶的能力加强，尿淀粉酶升高可早于血淀粉酶，下降晚于血淀粉酶。在淀粉酶总活性升高时，测定淀粉酶同工酶有助于对胰腺疾病进行鉴别诊断。

临床上可以从血液、尿液及唾液等体液中检测淀粉酶的活性。血清淀粉酶和尿淀粉酶测定是胰腺疾病最常用的实验室诊断方法。

血清中淀粉酶主要来自胰腺、唾液腺；尿液中淀粉酶则来自血液。尿淀粉酶水平波动较大，所以用血清淀粉酶检测为好。

2. 血清胰脂肪酶检测　研究报告显示，急性胰腺炎时血清脂肪酶与淀粉酶活性同时升高，脂肪酶比淀粉酶更具敏感性和特异性，因而认为脂肪酶活性升高更有诊断意义，最好同时对淀粉酶和脂肪酶进行检测。脂肪酶活性升高持续时间长，所以在疾病的后期测定更有意义。

临床上检测血清脂肪酶活性主要用于胰腺疾病诊断，特别是对急性胰腺炎的诊断有很大帮助，临床研究证实，其灵敏度为80%～100%，特异性为84%～96%，而淀粉酶的灵敏度为73%～79%，特异性为82%～84%。故脂肪酶测定优于淀粉酶测定。

3. 胰蛋白酶原检测　胰蛋白酶原是胰蛋白酶的非活性前体，分子质量为24kDa，由胰腺泡细胞分泌进入胰液。人体有两种形式的胰蛋白酶原，即胰蛋白酶原Ⅰ与胰蛋白酶原Ⅱ。尿胰蛋白酶原由于分子质量比较小，所以很容易由肾小球滤出，但是肾小管对两者的回收却不同，对胰蛋白酶原Ⅱ的回收低于胰蛋白酶原Ⅰ，因此，尿液中前者的浓度较大。在急性胰腺炎时尿液中胰蛋白酶原Ⅱ浓度明显升高。急性胰腺炎时，血清胰蛋白酶和淀粉酶平行升高，其峰值可达参考值上限的2～400倍。

淀粉酶作为急性胰腺炎疾病筛选项目，其敏感度不够。尿胰蛋白酶原Ⅱ检测的敏感性和特异性均显著高于血、尿淀粉酶，故临床急性胰腺炎筛选以尿胰蛋白酶原Ⅱ为优。

尿胰蛋白酶原Ⅱ辅助诊断急性胰腺炎较血、尿淀粉酶及血清脂肪酶简便、快速，并可降低急腹症患者急性胰腺炎的漏诊风险。阴性结果很大程度上可排除急性胰腺炎，阳性结果则应结合血、尿淀粉酶及血清脂肪酶检测或影像学检查加以分析。

二、胰腺外分泌功能试验

1. 促胰酶素-促胰液素试验 促胰酶素-促胰液素试验（pancreozymin-secretin test，P-S test）是刺激胰腺，引起胰腺外分泌活动。本试验所给的刺激物主要作用是促使胰腺组织分泌富含碳酸氢盐的电解质溶液，使胰液流出量及各种胰酶的分泌量和浓度增加，然后测定在给这种刺激物前后胰液的流出量、碳酸氢盐及酶的浓度和排出量等，从其变化来评价胰腺外分泌功能。从原理上看，本试验属于真正的胰腺外分泌功能试验，但因其操作复杂，患者又比较痛苦，因此很少应用于临床。

2. 对氨基苯甲酸试验 对氨基苯甲酸试验（para amino benzoic acid test，PABA test）是一个简单易行的胰腺外分泌功能试验，其原理是利用胰糜蛋白酶分解所给药物的能力来判断胰腺外分泌功能。其做法是给患者口服*N*-苯甲酰-*L*-酪氨酰-对氨基苯甲酸（BTP），此药到小肠后被胰糜蛋白酶特异性地分解成苯甲酰-酪氨酸（Bz-Ty）和PABA两部分，PABA被小肠吸收并在肝代谢后经肾由尿排出，服药后留6h尿，测6h尿内所含PABA的量，计算其占所服药量的百分数。

胰糜蛋白酶降低主要见于胰腺功能缺损，可见于慢性胰腺炎、胰腺癌、胰腺部分切除术后等。许多药物对本试验存在干扰，特别是服用抗生素、磺胺类和利尿药后等，因此试验前应停服所有药物。有些含马尿酸盐前体的食物如梅子、李子等也能干扰测定，测试前应避免进食。留尿期间可以饮水，但要禁食。此外，肠道的吸收和肾排出速度都可以影响测定结果，应加以注意。

急性胰腺炎的诊断要从两个方面考虑，即临床症状（急性腹痛等）和实验室检查（各项检查的临床意义已写在各试验中），但二者都有不典型的时候，应注意鉴别诊断。要特别注意的是，由于胰腺也有很大的功能储备、代偿能力，往往是胰腺病变严重到一定程度时，其功能试验才能显出异常。

目标检测

一、选择题（A_1型题）

1. 血清中的淀粉酶主要的组织来源是（　　）
A. 心肌　B. 肾脏　C. 骨骼肌
D. 胰腺　E. 肝脏

2. 一般不引起血淀粉酶升高的是（　　）
A. 急性胰腺炎　B. 流行性腮腺炎
C. 十二指肠穿孔　D. 肠梗阻
E. 急性肝炎

3. 属于外分泌酶的是（　　）
A. 淀粉酶　B. 乳酸脱氢酶
C. 肌酸激酶　D. 胆碱酯酶
E. 酸性磷酸酶

4. 对淀粉酶活性测定影响不大的因素是（　　）
A. 淀粉酶作用的底物　B. 所采用的工具酶
C. 氯离子和钡离子　D. 钙离子
E. 铜离子

5. 测定血清淀粉酶临床常用的方法是（　　）
A. 比浊法　B. 电化学法
C. EPS法　D. 酶偶联法
E. 滴定法

6. 不是由胰腺分泌的酶是（　　）
A. 羧基肽酶　B. 胆固醇酯酶
C. 脂肪酶　D. 核糖核苷酸酶
E. 肠激酶

7. 急性胰腺炎时，最常选择的血清酶为（　　）
A. 胰蛋白酶　B. 胰脂肪酶
C. 胰淀粉酶　D. 乳酸脱氢酶
E. 胰凝乳蛋白酶

8. 除胰腺外，下列哪一组织器官在病理情况下可使血清及尿中淀粉酶增高（　　）
A. 肾　B. 性腺　C. 肺
D. 唾液腺　E. 肝

9. 关于脂肪酶的叙述，错误的是（　　）
A. 可由肾小球滤出　B. 被肾小管全部吸收
C. 尿中测不出脂肪酶　D. 可由肾小球滤出
E. 尿中可测出酶活性

10. 以下哪个不是引起急性胰腺炎的常见原因（　　）
A. 大量饮酒　B. 胆道疾病
C. 高脂饮食　D. 胰腺导管阻塞
E. 代谢紊乱

二、简答题

1. 简述淀粉酶测定的临床意义。
2. 血清淀粉酶比色法测定有哪些注意事项？

（李珊珊）

第14章

内分泌功能的检验

学习目标

1. 掌握甲状腺激素、肾上腺激素的代谢、调节及相关指标的临床意义。
2. 熟悉下丘脑-垂体内分泌激素、生长激素代谢、调节及相关指标的临床意义。
3. 了解性激素的功能、调节及相关指标的临床意义。

第1节　甲状腺功能的检验

甲状腺是人体最大的内分泌腺，由甲状腺滤泡、滤泡旁细胞及间质组成。甲状腺激素由甲状腺滤泡分泌。甲状腺功能紊乱是最常见的内分泌疾病，测定相应激素对甲状腺疾病的诊断具有重要价值。

一、甲状腺激素代谢及其调节

（一）甲状腺激素的代谢

甲状腺激素（thyroid hormones，TH），包括甲状腺素（thyroxine，T_4）和三碘甲状腺原氨酸（3, 5, 3′-triiodothyronine，T_3），它们都是酪氨酸的含碘衍生物。

1. 甲状腺激素的合成　甲状腺激素合成的原料有碘和甲状腺球蛋白，在甲状腺球蛋白的酪氨酸残基上发生碘化，并合成甲状腺激素。甲状腺激素的合成过程包括三步，即甲状腺腺泡聚碘、碘的活化和甲状腺球蛋白的碘化。

（1）甲状腺腺泡聚碘　食物中的碘，在肠道以离子碘（I^-）的形式被吸收入血后，再通过甲状腺上皮细胞膜的转运体，逆浓度梯度进入甲状腺滤泡内。正常情况下，甲状腺中碘的含量约为血浆的数十倍，临床常用摄取放射性碘的能力来检查与判断甲状腺的功能状态。

（2）碘的活化　摄入甲状腺腺泡上皮细胞的离子碘，在过氧化物酶的作用下被活化，转变为活性碘。

（3）甲状腺球蛋白的碘化　甲状腺球蛋白（thyroglobulin，Tg）是存在于甲状腺腺泡上皮细胞粗面内质网的核糖体上的一种大分子糖蛋白，碘化过程就是发生在甲状腺球蛋白的酪氨酸残基上。甲状腺球蛋白酪氨酸残基上的氢原子可被碘原子取代或碘化，首先生成一碘酪氨酸（monoiodotyrosine，MIT）残基和二碘酪氨酸（diioiodotyrosine，DIT），然后两分子的DIT偶联生成T_4；一个分子的MIT与一个分子的DIT发生偶联，形成T_3，还能合成极少量的rT_3。

2. 甲状腺激素的贮存、释放、运输与降解

（1）贮存　含有T_3和T_4的甲状腺球蛋白经分泌进入甲状腺滤泡腔内储存。

（2）释放　当甲状腺受到促甲状腺激素（thyroid stimulating hormone，TSH）刺激后，经一系列过程，甲状腺滤泡上皮细胞合成T_3和T_4，并分泌和释放入血。

（3）运输　T_3和T_4释放入血之后，以两种形式在血液中运输，一种是99%以上的T_3、T_4与血浆蛋白结合，其中主要与甲状腺素结合球蛋白（thyroxine binding globulin，TBG）结合；另一种则呈游离状态，两者之间可互相转化，维持动态平衡。

（4）降解　甲状腺激素的分解代谢包括脱碘、脱氨或脱羧和结合等反应，其中以脱碘为主。T_4脱碘变成T_3，是T_3的主要来源。甲状腺激素在肝脏与葡萄糖醛酸苷，经胆汁排入肠腔，或者在周围组织经脱氨、脱羧、氧化等产生无生理活性的代谢产物排出体外。

（二）甲状腺激素的调节

甲状腺功能活动主要受下丘脑-腺垂体-甲状腺轴的调节。此外，还可进行一定程度的自身调节和神经调节。

下丘脑分泌的促甲状腺激素释放激素（thyrotropin releasing hormone，TRH）经垂体门脉系统至腺垂体，有促进TSH合成和释放的作用。TSH作用于甲状腺细胞膜上的受体，促进甲状腺激素合成、释放、运输等每个环节。TSH还能刺激甲状腺腺泡细胞核酸与蛋白质的合成，使腺体增大。

同时，当血液中T_4、T_3浓度升高时，可抑制腺垂体对TSH的合成与分泌，进而导致T_4、T_3的释放也随之减少；反之则增多。这种负反馈作用是体内T_4、T_3浓度维持生理水平的重要机制。

此外，甲状腺球蛋白及某些患者体内存在的自身抗体，如甲状腺球蛋白抗体、抗过氧化物酶抗体、抗促甲状腺素受体抗体等都参与并影响甲状腺功能的调节，在甲状腺功能的评价中具有重要意义。

二、甲状腺功能的紊乱

甲状腺疾病以甲状腺功能亢进多见，此外还有甲状腺功能减退、自身免疫性甲状腺炎及甲状腺肿瘤、甲状腺功能正常的甲状腺肿等。

（一）甲状腺功能亢进

甲状腺功能亢进简称甲亢，是指各种因素所致甲状腺激素分泌过多引起的临床综合征。病因复杂多样，其中，最常见的是毒性弥漫性甲状腺肿（Graves病），约占75%，现已确定为自身免疫性疾病的一种；其次为腺瘤样甲状腺肿伴甲亢（近15%）；亚急性或慢性淋巴细胞性甲状腺炎早期（近10%）。而垂体瘤、甲状腺癌性甲亢、异源性促甲状腺激素综合征较少见。

（二）甲状腺功能减退

甲状腺功能减退简称甲减，是由多种原因引起的甲状腺激素合成、分泌不足或致生物学效应异常低下的一组内分泌疾病。其中最常见的原因是慢性或亚急性甲状腺炎中后期、甲状腺切除、抗甲亢药或放射性碘治疗过量、缺碘或高碘等，这些因素会直接影响甲状腺合成和分泌T_3和T_4导致的原发性甲减；其次为肿瘤、手术、放疗等损伤下丘脑或垂体，TRH和（或）TSH释放不足所致的继发性甲减；抗甲状腺激素抗体及遗传性甲状腺激素受体缺陷所致的甲减较罕见。

三、甲状腺相关激素的测定及其临床意义

（一）总三碘甲状腺原氨酸（TT_3）和总甲状腺素（TT_4）的测定

T_3大部分由T_4经酶脱碘而生成，只有一小部分由甲状腺滤泡细胞合成和分泌。T_4是由甲状腺滤泡上皮细胞合成和分泌的主要甲状腺激素，但其生物活性较T_3低，一般作为前体物质或激素原。血液中总T_3和总T_4的测定分别代表结合与游离T_3和T_4的总量，是反映甲状腺合成与分泌甲状腺激素的良好指标，可用于评价机体的甲状腺功能，并为相关疾病的诊断和治疗提供帮助。

【参考区间】 TT_3：1.6～3.0nmol/L；TT_4：65～155nmol/L。

【临床意义】

1. TT_3增高　①TT_3是诊断甲亢最灵敏的指标。甲亢时TT_3可高出正常人4倍，而TT_4仅为2.5倍。某些患者血清TT_4增高前往往已有TT_3增高，可作为甲亢复发的先兆。因此，TT_3具有判断甲亢有无复发的价值。②TT_3是诊断T_3型甲亢的特异性指标。T_3增高而T_4不增高是T_3型甲亢的特点。

2. TT_3减低 常见于甲减。

3. TT_4增高 TT_4常受TBG含量的影响，高水平的TBG可使TT_4增高。TT_4增高主要见于甲亢、先天性甲状腺素结合球蛋白增多症、原发性胆汁性胆管炎、甲状腺激素不敏感综合征（thyroid hormone insensitivity syndrome）、妊娠及口服避孕药或雌激素等。另外，TT_4增高也可见于严重感染、心功能不全肝脏疾病、肾脏疾病等。

4. TT_4减低 主要见于甲减、缺碘性甲状腺肿、慢性淋巴细胞性甲状腺炎（chronic lymphocytic thyroiditis）、低甲状腺素结合球蛋白血症等。另外，TT_4减低也可见于甲亢的治疗过程中、糖尿病酮症酸中毒、恶性肿瘤、心力衰竭等。

（二）游离T_3（FT_3）和游离T_4（FT_4）测定

人体中大部分T_3和T_4与结合蛋白以结合状态存在，只有0.3%左右的具有生物活性的游离三碘甲状腺原氨酸（free triiodothyronine，FT_3）和0.03%左右的具有生物学活性的游离甲状腺素（free thyroxine，FT_4）存在于血液循环中。FT_3和FT_4的测定不受血液循环中结合蛋白浓度和结合特性变化的影响。

【参考区间】 FT_3：6.0～11.4pmol/L；FT_4：10.3～25.7pmol/L。

【临床意义】

1. FT_3升高 对诊断甲亢非常灵敏，主要见于甲亢、Graves病、初期慢性淋巴细胞性甲状腺炎（桥本甲状腺炎）；缺碘也会引起FT_3浓度的代偿性升高。

2. FT_3减低 见于甲减、低T_3综合征、慢性淋巴细胞性甲状腺炎晚期、应用糖皮质激素等。

3. FT_4升高 对诊断甲亢的灵敏度明显优于TT_4。另外，FT_4增高还可见于甲亢（包括甲亢危象）、甲状腺激素不敏感综合征、多结节性甲状腺肿等。

4. FT_4减低 主要见于甲减，应用抗甲状腺药物、糖皮质激素、苯妥英钠、多巴胺等，也可见于肾病综合征等。

（三）促甲状腺激素测定

TSH由腺垂体分泌，作用于甲状腺，促进甲状腺激素的合成和分泌，TRH可刺激TSH分泌，而甲状腺激素反馈性抑制TSH分泌。

【参考区间】 TSH：0.20～6.20mIU/L。

【临床意义】 TSH是垂体前叶分泌的激素之一，其主要功能是控制、调节甲状腺的活动。

TSH增高常见于原发性甲减、TSH分泌瘤、缺碘性地方性甲状腺肿、甲状腺激素抵抗综合征等。TSH降低常见于原发性甲亢、亚临床甲亢、库欣病、肢端肥大症、过量应用糖皮质醇和抗甲状腺药物。

四、其他指标

（一）甲状腺球蛋白

甲状腺球蛋白（thyroglobulin，Tg）是由甲状腺细胞合成并释放进入甲状腺滤泡腔中的一种大分子糖蛋白，是甲状腺激素分子的前体。

【参考区间】

1. CLIA法 Tg：1.15～130.77μg/L。

2. ECLIA法 Tg：1.4～78μg/L。

【临床意义】 所有类型的甲亢Tg均升高，其检测有助于鉴别外源性甲状腺激素（如医源性，或人为）和内源性因素引起的甲亢；良性的甲状腺结节和恶性的甲状腺癌患者体内Tg水平均明显升高；Tg测定有助于鉴别甲状腺完全缺失、甲状腺发育不全或其他病理状况。

（二）甲状腺自身抗体

甲状腺球蛋白抗体（Tg-Ab）和甲状腺过氧化物酶抗体（TPO-Ab）是针对Tg和TPO的自身抗体，主要存在于两类患者体内：自身免疫性甲状腺病患者和非甲状腺自身免疫性疾病患者。在部分健康人，尤其是老年人中也可以检测到。动态监测有助于自身免疫性甲状腺疾病的诊断和疗效监测。

【参考区间】 Tg-Ab：CLIA＜4IU/mL，ECLIA＜115IU/mL。TPO-Ab：CLIA＜9IU/mL，ECLIA＜34IU/mL。

【临床意义】 Tg-Ab和TPO-Ab均属于甲状腺疾病中常见的自身抗体。其升高往往与甲状腺组织的免疫性损伤密切相关，这两种抗体升高的主要原因是桥本甲状腺炎、Graves病、产后甲状腺炎等。

五、甲状腺分泌调节功能测定

1. 放射性碘摄取试验　给受试者一定剂量的^{131}I后，利用甲状腺的聚碘功能，测定甲状腺的放射性强度变化，以甲状腺摄取碘的速度和量（摄取率）间接反映甲状腺合成分泌T_4、T_3的能力。甲亢者将出现摄取速度加快（峰前移）及量增多（摄取率提高），甲减者则峰平坦且摄取率下降。

2. 甲状腺激素抑制试验　在连续给予T_4或T_3一周前后，分别测定^{131}I摄取率，比较前后的结果，正常人和伴^{131}I摄取率高的缺碘者和单纯性甲状腺肿者，摄取率将抑制达50%以上，甲亢者则变化不大，抑制率＜50%。

3. TRH兴奋试验　静脉推注TRH 200～500μg前、后测定TSH，正常情况下，TSH水平快速上升，峰值在15～30min，60min恢复到基础水平。可协助鉴别甲减是否原发于甲状腺，或继发于下丘脑或垂体疾病，对甲亢亦有辅助诊断价值。

第 2 节　肾上腺功能的检验

一、肾上腺激素代谢及其调节

肾上腺由其中心部的髓质和周边部的皮质两个独立的内分泌器官组成。肾上腺皮质和髓质所分泌的激素在化学结构、性质及生理作用等方面完全不同。

（一）肾上腺皮质激素

肾上腺皮质由球状带、束状带和网状带构成。球状带分泌盐皮质激素，主要是醛固酮和去氧皮质酮；束状带分泌糖皮质激素，主要是皮质醇和少量的皮质酮；网状带分泌性激素，主要是脱氢异雄酮、雄烯二酮及少量雌激素。

1. 肾上腺皮质激素的代谢

（1）皮质激素的合成　胆固醇是类固醇皮质激素的前体，主要由肝脏合成，然后通过循环系统被运输到肾上腺皮质。胆固醇在肾上腺皮质细胞中被更进一步代谢成孕烯醇酮，后者经一系列过程，最终转变成皮质醇、醛固酮、睾酮和雌二醇等主要类固醇激素。

（2）皮质激素的运输、失活和排泄　皮质醇分泌入血后，绝大部分与血液循环中的皮质激素结合球蛋白结合，具有生物活性的只占总皮质醇的1%～3%。皮质醇的分泌具有昼夜节律变化，一般在上午8：00左右分泌最多，随后逐渐下降，午夜0：00分泌最少。皮质激素的灭活和降解主要发生在肝脏中，皮质醇被转化为皮质醇代谢物，最终代谢产物以尿液的形式排泄到体外。

2. 皮质激素对物质代谢的作用

（1）糖皮质激素　促进肝内糖原异生，增加糖原贮备，还能抑制组织对糖的利用，因而使血糖升高。糖皮质激素对蛋白质代谢的作用随组织而不同，主要促进肝外组织特别是肌组织蛋白分解，并抑制氨基酸进入肝外组织，使血中氨基酸浓度升高。对肝脏，则促进蛋白质合成。糖皮质激素过多可引起生长停滞、肌肉消瘦、皮肤变薄和骨质疏松等。糖皮质激素对脂肪代谢的影响有两个方面，一是促进脂肪组织中的脂肪分解，使大量脂肪酸进入肝脏氧化；二是影响体内脂肪重新分布。

（2）盐皮质激素　对维持机体正常的水、电解质代谢起着重要作用，可促进肾保钠排钾，增加细胞外液容量。

（3）性激素　主要由性腺分泌，肾上腺皮质可以分泌少量性激素。

雄激素以睾酮为主，睾酮主要由男性睾丸细胞合成，肾上腺和女性卵巢也能少量分泌。男性中，睾酮的主要功能是诱导胎儿性分化，促进并维持男性第二性征发育，维持男性性功能，促进蛋白质合成和骨髓生长，增加基础代谢等；女性中，睾酮对于维持女性青春期正常生长发育及某些代谢的调节有重要作用。

雌二醇是生物活性最强的一种雌激素，主要由卵巢分泌，肾上腺和男性的睾丸也可少量分泌，主要促进女性生殖上皮、乳腺、子宫、长骨的生长及第二性征发育，参与脂质代谢，调节血管平滑肌细胞和内皮细胞的许多功能，在排卵的控制机制中起着核心作用。

孕酮主要由黄体细胞和妊娠期胎盘合成，是睾酮、雌激素及肾上腺皮质激素的前体。在月经周期中，孕酮的主要作用是促进子宫内膜增厚，使其中血管和腺体增生，引起分泌以便受精卵（胚胎）着床。妊娠时，孕酮可维持妊娠，抑制子宫肌层收缩。孕酮还能作用于乳腺，促进乳腺腺泡与导管的发育，为泌乳作准备。

3. 肾上腺皮质激素的分泌调节　下丘脑、腺垂体及肾上腺皮质三者共同构成相互协调的反馈性调节系统，即下丘脑-腺垂体-肾上腺皮质轴。当机体受到各种有害刺激时，下丘脑分泌的促肾上腺皮质激素释放激素（CRH），促使垂体分泌促肾上腺皮质激素（ACTH）。血中ACTH含量立即增加，糖皮质激素浓度也随之增多。

（二）肾上腺髓质激素

肾上腺髓质是形成肾上腺中心部的组织，合成和释放的激素主要有肾上腺素、去甲肾上腺素和多巴胺，三者在化学结构上均为儿茶酚胺类。血液和尿中的肾上腺素几乎全部为肾上腺髓质分泌。去甲肾上腺素和多巴胺还可以来源于其他组织中的嗜铬细胞。

1. 儿茶酚胺的代谢

（1）儿茶酚胺的合成　儿茶酚胺类物质的生物合成通常是通过酪氨酸代谢途径实现的。首先，酪氨酸在酪氨酸羟化酶的催化下被羟化为*L*-DOPA（3, 4-二羟基苯丙氨酸）。接着，*L*-DOPA通过*L*-芳香氨酸羟化酶的催化被羟化为多巴胺（3, 4-二羟基苯乙胺）。最终，多巴胺再被多巴胺β-羟化酶催化为去甲肾上腺素和肾上腺素。

（2）儿茶酚胺的降解　儿茶酚胺类物质在生物体内主要通过肝脏和肾脏代谢。肾上腺素和去甲肾上腺素通过甲基转移酶催化被转化为甲基化产物甲氧基肾上腺素和甲氧基去甲肾上腺素，然后被肾脏转化为香草扁桃酸（VMA）。多巴胺则主要通过有系膜细胞的分泌和肝细胞中的氧化酶的作用被代谢。

2. 儿茶酚胺的生理作用　儿茶酚胺类物质在生物体内具有重要的功能：多巴胺、去甲肾上腺素和肾上腺素都是重要的神经递质，在神经细胞间传递信号和控制神经系统的调节中具有极其重要的作用；肾上腺素和去甲肾上腺素能够影响心率、血压等生理指标。多巴胺则可能影响心血管系统，如在肝硬化、急性心力衰竭等疾病中通过使用多巴胺来调节血流量；去甲肾上腺素可通过α和β肾上腺素受体来影响白细胞的迁移和增殖，对于免疫系统功能的调节具有一定的作用。

3. 儿茶酚胺的代谢异常　嗜铬细胞瘤为起源于神经外胚层嗜铬组织的肿瘤，主要分泌儿茶酚胺，临床症状及体征与儿茶酚胺分泌过量有关，表现有高血压、头痛、心悸、高代谢状态、高血糖、多汗等。

二、肾上腺功能紊乱

根据肾上腺病变部位的不同，将其分为皮质功能紊乱与髓质功能紊乱；根据分泌物质的变化分为亢进与减退；根据是否由其他疾病所致分为原发性与继发性。

（一）肾上腺皮质功能紊乱

根据其分泌激素的增多或降低分为肾上腺皮质功能亢进与减退两种类别。

1. 肾上腺皮质功能亢进 主要为皮质醇分泌增多所导致的库欣病，临床上大量使用药物可致医源性的皮质醇增多症。

2. 肾上腺皮质功能减退 原发性肾上腺皮质功能减退，又称艾迪生（Addison）病，是由于自身免疫、感染等原因导致肾上腺破坏而引起分泌不足所致；继发性则由于下丘脑垂体病变引起ACTH分泌不足所致。

（二）肾上腺髓质功能紊乱

目前临床常见的导致肾上腺髓质功能紊乱的主要为嗜铬细胞瘤。瘤体会突然大量分泌并释放儿茶酚胺，并作用于心血管系统，影响血管运动反射。

三、肾上腺激素代谢物的临床意义

（一）皮质醇

皮质醇由肾上腺分泌，受ACTH的调控，具有昼夜节律变化，高峰时间在早上6：00至8：00，最低值在午夜11：00至凌晨2：00，分泌入血的皮质醇有1%～3%呈游离状态，大部分与皮质类固醇结合球蛋白（CBG）结合。

【参考区间】 化学发光免疫分析法：

上午8：00：50～250μg/L（138.0～690.0nmol/L）。

下午4：00约为上午8：00值的50%。

晚上11：00＜50μg/L。

【临床意义】

1. 用于功能动力试验，如小剂量和大剂量地塞米松抑制试验。

2. 了解皮质醇分泌的节律变化，单纯性肥胖患者血皮质醇浓度可升高，但节律正常，皮质醇增多症的患者，血皮质醇失去正常节律。

3. 用于皮质醇增多症和肾上腺皮质功能减退症的诊断，皮质醇水平增高见于各种原因所致的皮质醇增多症，需结合ACTH和动力试验鉴别其原因。肾上腺皮质功能减退时皮质醇水平低于正常或在正常的低限，同样需根据ACTH等鉴别是原发性还是继发性。

4. 监测下丘脑-垂体-肾上腺轴的情况，如使用大剂量糖皮质激素后，了解肾上腺皮质功能是否受抑制或恢复。

（二）促肾上腺皮质激素

ACTH由腺垂体ACTH细胞分泌，刺激肾上腺皮质生长和释放各种类固醇激素，特别是皮质醇。ACTH分泌有昼夜节律变化，清晨最高，午夜最低，ACTH受CRH调控，皮质醇在下丘脑和垂体水平反馈性抑制ACTH分泌，测定ACTH可以了解下丘脑-垂体-肾上腺轴的功能。

【参考区间】 化学发光免疫分析法：ND～46.0ng/L（上午8:00）（ND表示低于检测限）。

【临床意义】

1. 库欣综合征的鉴别诊断 原发垂体肿瘤和异位肿瘤引起的库欣综合征，血ACTH水平增高；而肾上腺瘤或癌引起的库欣综合征，ACTH水平是降低的。垂体肿瘤与异位肿瘤所致的ACTH水平增高主要通过大剂量地塞米松抑制试验、CRH兴奋试验和肿瘤定位鉴别。

2. 肾上腺皮质功能减退的鉴别诊断 下丘脑和垂体功能损害可使ACTH水平降低，原发于肾上腺的皮质功能减退者ACTH水平是升高的。

（三）血儿茶酚胺测定

儿茶酚胺包括肾上腺素、去甲肾上腺素和多巴胺，在正常情况下循环中的肾上腺素全部来自肾上腺髓质，而血浆中的去甲肾上腺素98%来自交感神经节后神经元的轴突，约2%来自肾上腺髓质。发生嗜铬细胞瘤时，儿茶酚胺合成增多，并进入血液循环，测定血中儿茶酚胺浓度可用于嗜铬细胞瘤的诊断。

【参考区间】 高压液相法：

肾上腺素：0.05～1.39nmol/L。

去甲肾上腺素：0.51～3.26nmol/L。

【临床意义】 嗜铬细胞瘤时儿茶酚胺较正常增加3～5倍，具有较好的敏感性和特异性。肾上腺外嗜铬细胞瘤时血浆肾上腺素浓度亦可升高，根据肾上腺素浓度来判别肿瘤的部位价值不大。

（四）肾素-血管紧张素-醛固酮系统（RAAS）测定

肾素由肾小球旁细胞产生，作用于血液中的血管紧张素原，使其产生血管紧张素Ⅰ（AngⅠ），在肺组织，经转换酶作用，形成血管紧张素Ⅱ（AngⅡ），可刺激醛固酮的产生和分泌。

【参考区间】 放射性免疫分析法：

血浆肾素活性（PRA）：卧位0.05～0.79μg/（L·h），立位1.95～3.99μg/（L·h）。

血管紧张素Ⅱ（AngⅡ）：卧位28.2～52.2ng/L，立位53.3～115.3ng/L。

血浆醛固酮（PA）：卧位48.5～123.5ng/L，立位63～233.6ng/L。

【临床意义】

1. 用于原发性醛固酮增多症（原醛症）的诊断和病因分析，卧位测定值用于确定有无原醛症，原醛症的特征为低肾素高醛固酮，用血浆醛固酮/血浆肾素活性[PA（ng/dL）/PRA（ng/mL·h）]≥50（最好用立位测定值）来诊断原醛症有较好的特异性。站位测定值主要用于原醛症的病因诊断，由醛固酮瘤所致，站位后醛固酮浓度不升高或有所下降，由特发性醛固酮增多症（双侧肾上腺增生）所致，站位后醛固酮浓度升高（＞30%）。

2. 继发性醛固酮增多症的诊断，特点是高肾素高醛固酮，继发于心衰、肝硬化、肾动脉狭窄、肾素瘤、妊娠和使用避孕药物、利尿剂等。

3. 醛固酮减少的原因有原发性肾上腺皮质功能减退症、腺垂体功能减退症、先天性肾上腺增生中的11、17、21羟化酶缺乏。

第3节 下丘脑-垂体内分泌功能的检验

一、下丘脑-垂体内分泌激素代谢及其调节

下丘脑-垂体组成了机体一个完整的神经内分泌功能系统，下丘脑通过把神经信息转变为激素信息，从而将神经与体液调节紧密结合，是机体内分泌系统的调节中枢。根据其作用路径不同，分为下丘脑-腺垂体系统和下丘脑-神经垂体系统。下丘脑-腺垂体系统通过下丘脑促垂体区的肽能神经元分泌肽类神经激素（释放激素和释放抑制激素），经垂体门脉系统转运到腺垂体，从而实现对相应腺垂体激素分泌的调节；下丘脑-神经垂体系统则是通过下丘脑视上核和室旁核的神经内分泌细胞所分泌的

肽类神经激素，以轴浆流动的方式，经轴突直接达到神经垂体，并储存于此，机体需要时则释放入血，从而进行相应内分泌功能的调节。

二、下丘脑-垂体内分泌功能紊乱

作为人体内分泌调节中枢，下丘脑-垂体的正常生理功能具有极为重要的作用。因此，下丘脑-垂体病变均会导致其功能失常，从而引起内分泌紊乱。

下丘脑-垂体疾病是由多种原因导致的下丘脑-垂体功能受损而引起的一组疾病，其主要特点为内分泌功能紊乱与自主神经功能失调，下丘脑-垂体疾病主要有以下几类。

（一）下丘脑综合征

下丘脑综合征为下丘脑的各种病变导致的一组以内分泌代谢障碍为主、伴有自主神经系统功能紊乱，包括睡眠、体温、进食异常，以及性功能障碍、尿崩症、精神异常等。

（二）垂体瘤

垂体瘤即垂体肿瘤，以垂体微腺瘤为主，多见于女性。

（三）巨人症和肢端肥大症

巨人症和肢端肥大症系腺垂体肿瘤或良性增生而导致生长激素分泌过多，引起组织、骨骼及内脏的增生肥大以及内分泌代谢紊乱的一类疾病，发病于青春期前、骨骺尚未闭合前为巨人症，骨骺闭合后则为肢端肥大症。

（四）侏儒症

侏儒症系垂体前叶分泌的生长激素不足，从而导致的生长激素缺乏症，其主要临床表现为生长障碍。单纯性侏儒症患儿智力与正常儿童无显著差别，部分患儿伴有性腺、甲状腺和肾上腺皮质功能低下，特别是伴有甲状腺功能低下，则易造成呆小症，此类患儿身高和智力均显著低于同龄期儿童。

（五）腺垂体功能减退症

腺垂体功能减退症系腺垂体分泌激素不足所引起的临床综合征。根据其受累激素种类可分为部分性与完全性两类，前者受累激素仅1～2种，后者则为全部垂体前叶激素合成与分泌不足。临床表现主要取决于垂体前叶激素缺乏的种类与程度；此外，发病年龄亦会影响临床表现。任何引起垂体前叶或下丘脑破坏的损伤均可导致垂体前叶功能减退症，目前临床较为常见的为产后垂体坏死（席汉综合征，Sheehan syndrome）。

三、生长激素的测定的临床意义

生长激素（growth hormone，GH）由腺垂体GH细胞分泌，正常情况下GH呈脉冲式分泌，大部分是在夜间睡眠时分泌，受下丘脑神经内分泌细胞分泌的生长激素释放激素和生长抑素调节。

【参考区间】 化学发光免疫分析法：

空腹基础状态下：0.06～5.0μg/L（0.16～13.0mIU/L）。

【临床意义】 评价腺垂体功能；用于GH瘤引起的肢端肥大症或巨人症的诊断和疗效观察。由微腺瘤引起的肢端肥大症，GH水平不一定升高，异位肿瘤分泌的GH或生长激素释放激素（少见）可引起血清GH水平升高；正常情况下空腹GH值较低，与GH分泌缺乏可能存在重叠，因此，要了解GH分泌减少和储备情况需要做激发试验，注意排除各种因素对生长激素分泌的影响，如药物、紧张、应激等。

第 4 节　性腺内分泌功能的检验

性腺是主要的生殖腺，包括男性的睾丸和女性的卵巢。其主要功能是形成生殖细胞并通过配子发生途径产生配子（男性为精子，女性为卵子）和分泌类固醇类性激素。在下丘脑、垂体和局部因素的调节下，睾丸的间质细胞可分泌雄激素及少量雌激素和孕激素，卵巢可分泌雌激素、孕激素和少量雄激素。此类激素在胚胎发育、个体生长发育、性分化及性成熟等方面发挥重要作用。

一、性激素的功能及其分泌调节

（一）性激素的功能

卵巢作为女性生殖腺，产生卵子并分泌雌激素和孕激素。雌激素的主要作用是促进女性生殖器官如子宫、输卵管、阴道和外阴等的发育，刺激女性的第二性征出现及发育；孕激素主要作用于子宫，在调节受精卵着床和维持妊娠正常进行过程中起重要作用。

雄激素的化学成分主要是睾酮，95%由睾丸的间质细胞分泌，而另外5%是由肾上腺分泌的。睾酮促使男性的生殖器官生长发育（除睾丸外，男性的生殖器官还包括附睾、输精管、射精管、精囊、前列腺、尿道球腺和阴茎等），同时使男性出现并保持第二性征。

（二）性激素的内分泌调节

下丘脑的神经内分泌细胞分泌促性腺激素释放激素（GnRH），可促进腺垂体远侧部的促性腺激素细胞分泌促卵泡生成素（FSH）和黄体生成素（LH）。在男性，FSH促进支持细胞合成雄激素结合蛋白；LH可刺激间质细胞合成和分泌雄激素。雄激素结合蛋白可与雄激素结合，从而保持生精小管含有高浓度的雄激素，促进精子发生。支持细胞分泌的抑制素和间质细胞分泌的雄激素，又可反馈性抑制下丘脑GnRH和腺垂体FSH及LH的分泌。在正常情况下，各种激素的分泌量是相对恒定的，其中某一种激素分泌量升高或下降，或某一种激素的相应受体改变，将影响精子发生，并导致第二性征改变及性功能障碍。

雌激素是被下丘脑-垂体-卵巢轴调控的，它包括下丘脑分泌释放因子、垂体前叶分泌性激素释放激素和卵巢产生和分泌性激素等多个环节。下丘脑通过调节GnRH的释放来激活垂体前叶，促进性激素的分泌。垂体前叶通过FSH和LH的分泌来调节卵巢的功能，同时性激素也会影响到垂体支配白色脂肪、肌肉和骨骼的激素的分泌，以维持机体的代谢和功能。

二、性激素分泌功能紊乱

由性腺分泌的性激素在个体生长的不同阶段，虽然其含量和活性均不相同，但仍按机体的需求处于动态平衡之中。因性腺分泌器官自身原因或者其他原因导致性器官分泌激素功能异常或打破机体所需性激素水平平衡，就会导致机体相应的组织器官功能失调或病理改变，从而导致相应的临床症状。

三、性激素测定的临床意义

（一）黄体生成素和卵泡刺激素的测定

LH和FSH由腺垂体分泌，在女性LH的主要作用是促进排卵和黄体形成，FSH的主要作用是促进卵泡生长和发育。在男性LH的主要作用是促进睾丸间质细胞分泌睾酮，FSH的主要作用是刺激和维持精子的发生和成熟。测定LH和FSH对了解下丘脑-垂体-性腺轴的功能状态有重要意义。

【参考区间】（化学发光免疫测定法）（表14-1）：

表14-1　LH和FSH参考区间

		LH（IU/L）	FSH（IU/L）
女性	卵泡期	1.1～11.6	2.8～11.3
	黄体期	ND～14.7	1.2～9.0
	月经中期	17～77	5.8～21
	绝经期	11.3～39.8	21.7～153
男性		0.8～7.6	0.7～11.1

注：ND表示低于检测限。

【临床意义】LH和FSH增高见于各种原因引起的卵巢和睾丸功能衰竭。连续测定LH和FSH可帮助预测排卵，LH和FSH分泌高峰的出现预示卵泡破裂将要开始；FSH升高、LH在正常范围见于FSH分泌垂体瘤，绝经早期的一过性表现；LH升高、FSH在正常范围见于多囊卵巢综合征，少见于LH分泌垂体瘤；LH和FSH在正常低限或低于正常值见于下丘脑或垂体病变，多囊卵巢综合征，卵巢和睾丸肿瘤、肾上腺肿瘤或增生。分泌过多雌激素、孕激素或雄激素可反馈性抑制LH和FSH的分泌，神经性厌食时LH呈低水平，FSH在正常范围或呈低水平；孤立性LH缺乏或孤立性FSH缺乏分别引起LH或FSH降低。

（二）雌二醇的测定

在女性雌二醇（E_2）主要来自卵巢，部分由肾上腺产生，生殖器官发育成熟后，E_2水平随月经周期性变化而上下波动。在男性E_2主要来自睾丸。E_2是雌激素中活性最强的一种，测定E_2对了解下丘脑-垂体-性腺轴的功能有重要意义。

【参考区间】化学发光免疫测定法：

女性：卵泡期ND～308pmol/L（月经第2～3天）；黄体期101～905pmol/L；月经中期124～1468pmol/L；绝经期ND～110pmol/L（ND指低于检测限）。

男性：ND～206pmol/L。

【临床意义】

1. 女性　E_2增高见于卵巢肿瘤、妊娠和女性性早熟，E_2降低见于各种原因所致卵巢功能衰竭、下丘脑和腺垂体功能减退、青春期延迟。

2. 男性　E_2增高见于男性乳腺发育征、肝硬化。

（三）孕酮的测定

孕酮主要由正常月经周期后半期的黄体分泌，在卵泡期常测不到，排卵后孕酮分泌增加，持续约14天，之后随黄体萎缩含量下降，测定孕酮可了解排卵和黄体功能情况。胎盘也是孕酮的主要产生部位，在男性和女性肾上腺可合成少量的孕酮。

【参考区间】化学发光免疫测定法：

女性：卵泡期ND～3.6nmol/L；黄体期3.0～68nmol/L；黄体中期19～76nmol/L（黄体期第7～8天）；月经中期1.5～5.5nmol/L；绝经期ND～3.2nmol/L。

男性：0.86～2.9。

【临床意义】用于了解排卵（在接近黄体中期时采血）、黄体功能不良，孕酮替代治疗；评价妊娠早期流产危险和流产情况，妊娠前3个月的自然流产在妊娠内容物排出之前，伴有孕酮浓度降至正常水平以下；孕酮增高见于先天性肾上腺皮质增生、卵巢颗粒细胞瘤、卵巢脂肪样瘤；孕酮减低见于各种原因所致卵巢功能受损、黄体功能不良。

（四）睾酮的测定

睾酮在男性主要来自睾丸间质细胞，在女性，睾酮小部分由卵巢间质细胞和肾上腺产生，50%～60%由雄烯二酮和去氢异雄酮在外周组织转换而来。在男性，睾酮主要受LH的调节，测定睾酮有助于了解下丘脑-垂体-性腺轴的功能状态。

【参考区间】化学发光免疫测定法：

男性：20～49岁9.4～60.1nmol/L；＞50岁7.4～26.2nmol/L。

女性：排卵期2.2～4.2nmol/L；绝经期1.7～3.9nmol/L。

【临床意义】

1. 男性 增高见于睾丸间质细胞瘤、性早熟、先天性肾上腺皮质增生。降低见于各种先天或后天因素引起的睾丸病变、继发于下丘脑和垂体性病变、雌激素治疗、高泌乳素血症、肝硬化。

2. 女性 增高多见于多囊卵巢综合征及卵巢肿瘤、肾上腺肿瘤或增生、服用雄激素、先天性肾上腺皮质增生。降低见于下丘脑和垂体性病变及神经性厌食。

目标检测

一、选择题（A_1型题）

1. Graves病甲状腺功能亢进时最早出现异常的是（　　）
   A. FT_3　B. FT_4　C. TSH
   D. TT_4　E. rT_3
2. 内分泌系统固有的内分泌腺有（　　）
   A. 垂体、甲状腺、甲状旁腺、肾上腺、性腺、胰岛
   B. 下丘脑、垂体、甲状腺、甲状旁腺、肾上腺、性腺
   C. 下丘脑、垂体、甲状腺、甲状旁腺、肾上腺、胰岛
   D. 甲状腺、甲状旁腺、肾上腺、性腺、胰岛
   E. 下丘脑、垂体、甲状腺、性腺、胰岛
3. 甲状腺激素属于（　　）
   A. 氨基酸类激素　B. 蛋白质激素
   C. 肽类激素　D. 类固醇激素
   E. 糖蛋白类激素
4. 甲状腺素是指（　　）
   A. 一碘酪氨酸（MIT）
   B. 四碘甲状腺原氨酸（T_4）
   C. 三碘甲状腺原氨酸
   D. 3, 3′, 5′-三碘甲状腺原氨酸（反T_3）
   E. 3, 5, 3′-三碘甲状腺原氨酸（T_3）
5. 以下甲状腺激素中，哪一种生物活性最大（　　）
   A. 一碘酪氨酸
   B. 二碘酪氨酸
   C. 三碘甲状腺原氨酸
   D. 甲状腺素
   E. 促甲状腺激素
6. ACTH是指（　　）
   A. 促肾上腺激素释放激素
   B. 促肾上腺皮质激素
   C. 促甲状腺激素
   D. 促性腺激素释放激素
   E. 肾上腺皮质激素

二、简答题

1. 简述T_3的临床意义。
2. 甲状腺过氧化物酶抗体测定有何临床意义？

（王　默）

第15章 电解质及微量元素的检验

学习目标

1. 掌握钾、钠、氯、钙、镁检测的方法及临床意义；酸碱平衡及血气分析的概念；血气分析的常用指标。

2. 熟悉酸碱平衡紊乱的分类；酸碱平衡紊乱的判断。

3. 了解血清镁的检测方法；血气分析的方法。

4. 能够对电解质及血气分析指标进行正确的实验室检测。

5. 能正确分析电解质及酸碱平衡的实验室检测结果。

机体内存在的液体统称为体液（body fluid）。体液中的无机盐以离子状态存在，称为电解质（electrolyte）。电解质参与机体许多重要的生理和生化过程。正常情况下，机体具有完善的调节系统来维持体液的平衡，以保证生命活动的正常进行。在病理情况下，如胃肠道疾病、营养不良、感染性疾病等，常常引起水、电解质代谢的异常，严重时可危及患者的生命。因此，电解质的检验是许多疾病临床诊断和治疗的重要依据。

案例 15-1

李某，男，19岁，因进食不洁净食物呕吐，呕吐物为胃内容物，腹泻10余次，为水样便，量中等，伴有腹痛症状。一天后，浑身发软，嘴唇干燥，尿少，体温升高至38.1℃，在家人陪伴下到医院就诊。医生检查：脱水貌，脐周轻压痛，肠鸣音亢进。实验室检查：白细胞11×10^9/L，血清钾浓度为3.3mmol/L。医生告诉他需要静脉输注水、氯化钠、氯化钾、葡萄糖和抗生素。

问题：1. 正常成人血钠、血钾、血氯浓度分别是多少？

2. 机体如何维持电解质的平衡？

3. 检测血钠、血钾、血氯有哪些方法？

第1节 电解质测定

一、钠、氯、钾的代谢及其平衡紊乱

（一）钠、氯代谢及其平衡紊乱

1. 钠、氯代谢 正常成人体内的钠含量约为1.0g/kg，其中约50%分布于细胞外液，40%～45%存在于骨骼，其余分布于细胞内液。血清钠浓度为135～145mmol/L。氯也主要分布于细胞外液，血清氯浓度为98～106mmol/L。

人体所需的钠和氯主要来自食物中的NaCl，每日需要量为4.5～9.0g。随食物进入消化道的NaCl几乎全部以离子状态被吸收，构成细胞外液中的主要电解质成分，并参与维持细胞外液的晶体渗透压。钠和氯主要经肾随尿排出，少量随汗液及粪便排出。肾对Na^+和Cl^-有严格的调控作用，其特点是“多吃多排，少吃少排，不吃不排”，这对于维持体内Na^+含量的恒定有重要意义。

2. 钠、氯与体液平衡紊乱 体液平衡主要由体液中水和电解质的含量和比例决定。Na^+是细胞外液中的主要阳离子，对维持细胞外液容量、渗透压、酸碱平衡及细胞功能起重要作用。细胞外液Na^+浓度的改变可由钠、水任一含量的变化而引起，因此钠平衡紊乱常伴有水平衡紊乱。当机体摄入水过多或排出水减少，使体液中水增多及组织器官水肿，称为水肿或水中毒。人体体液丢失造成细胞外液减少，则称为脱水。根据失水和失Na^+的比例不同，可将脱水分为高渗性脱水、等渗性脱水和低渗性脱水三种类型。

Cl^-是细胞外液的主要阴离子，其在体内的变化基本与钠一致。因为Cl^-和HCO_3^-是细胞外液中的两种主要阴离子，血清Cl^-浓度多与HCO_3^-浓度呈相反关系，$[HCO_3^-]$升高时，血氯常降低；$[HCO_3^-]$降低时，血氯常升高。

（二）钾代谢及其平衡紊乱

1. 钾代谢 正常成年人体内钾含量大约为2.0g/kg，其中98%存在于细胞内液，仅有2%分布于细胞外液，因此血清K^+浓度较低，仅为3.5～5.5mmol/L，而细胞内液K^+浓度大约为150mmol/L。

正常成人每日需钾2～3g，主要由蔬菜、水果、谷类、瘦肉、豆类及薯类等食物提供。食物中的钾90%在消化道以K^+形式吸收，K^+主要通过肾随尿排出，约占每日排出量的80%，其余随粪便及汗液排出。在一般情况下，钾的排出量与摄入量保持一致，但肾保钾能力不如保钠能力强，在无K^+摄入时，仍有部分K^+将从尿中排出。因此，长期禁食患者或K^+的摄入不足时，容易出现低钾血症。食物钾含量丰富，正常进食者很少出现钾缺乏的情况，但长期钾摄入不足或禁食者，应特别注意钾的补充。虽然每天通过粪便排出的钾仅占总排出量的10%，但由于每日消化液的分泌量很大，如遇呕吐、腹泻、胃肠减压等时，随着消化液的不断丧失常常伴有K^+大量的丢失，如不能及时补充，会导致机体缺钾，出现低血钾。

2. 钾代谢紊乱 虽然人体的钾绝大部分存在于细胞内液，细胞外液中含量极少，但其含量的稳定尤其是血钾含量的稳定极为重要。任何一种导致细胞内、外K^+含量与分布异常的因素，都会引起血钾浓度的变化，甚至出现严重的后果。

（1）胰岛素对K^+分布的影响 胰岛素对K^+含量及其分布有明显的调节作用，它可以通过“钠泵”将K^+转入细胞内，这种作用可有效防止饭后因大量K^+的摄入所致的高血钾状态。对高血钾患者，临床上常静脉补充胰岛素和葡萄糖，以促进血K^+进入细胞内，达到纠正高血钾的目的。而胰岛素分泌不足的患者，由于K^+较难进入细胞，致使患者对于钾负荷的耐受性降低，容易出现高血钾。

（2）物质代谢对K^+分布的影响 细胞合成糖原、蛋白质时，需伴有K^+进入细胞；反之分解糖原或蛋白质时又会有相应量的K^+释放到细胞外。因此当大量补充葡萄糖时，因细胞合成糖原作用增强，K^+从细胞外转入细胞内，从而引起血钾浓度下降。在组织生长或创伤修复期，蛋白质合成代谢增强，K^+进入细胞增多，也可引起血钾浓度下降；而在严重创伤、感染、缺氧及溶血等情况下，蛋白质分解代谢增强，细胞内的K^+释放到细胞外，则可引起血钾升高。

（3）体液pH对K^+分布的影响 酸中毒时细胞外液H^+浓度增高，H^+通过细胞膜H^+-K^+交换机制进入细胞，而K^+则从细胞内移出，引起细胞外液K^+浓度增高。与此同时，肾小管上皮细胞泌H^+作用加强，泌K^+作用减弱，尿排酸增多，排K^+减少。因此，酸中毒时可引起高血钾；反之，碱中毒时可引起低血钾。

考点：钾平衡紊乱

二、钠、钾、氯的测定方法

（一）标本的采集和处理

血清或血浆、肝素化的抗凝全血、尿液和其他体液均可作为钠、钾测定的标本。血浆钾比血清钾浓度低0.1～0.2mmol/L，这是凝血过程中血小板破裂释放少量钾所致，因此在检验报告单上要注明是血清钾还是血浆钾。测定血钠时应避免使用肝素钠作为抗凝剂，而使用离子选择电极或比色测定时不可使用肝素钠，以免造成假性升高。

由于细胞内、外液中K^+浓度的差异明显，轻微的溶血也会造成血钾含量增高，所以在测定血钾时要严格避免溶血出现。但红细胞中含钠很少，一般轻度溶血不会影响血钠测定的结果，若溶血严重，可使血钠测定值轻度下降。若用血清、血浆和其他体液作测定标本时，应在标本采集后的3h内将细胞分离。血清和血浆中的钠和钾比较稳定，在室温或冰箱中至少可存放1周，而冷冻后至少可稳定1年。

尿液采集时，应收集24h尿进行测定，并加入防腐剂，以防尿液腐败或变性。

（二）血清钠、钾的测定

通常情况下，血清钠、钾的测定应同时进行。其测定方法主要有离子选择电极法（ISE）、火焰光度法（FES）、原子吸收分光光度法（AAS）和酶法，其中FES检测血清钠、钾具有快速、准确、精密度高、特异性好及成本低廉等特点，被推荐为Na^+、K^+测定的参考方法；ISE是测定血清钠、钾的最常用方法。

ISE法测定血清钠、钾有直接电位法和间接电位法两种。

1. 直接电位法　应用的血液样品或标准液不经稀释直接进行检测。因离子选择电极只对水相中的活化离子产生选择性响应，与标本中脂肪、蛋白质所占据体积无关，即不受高蛋白血症和高脂血症等情况的影响，故此法能真实反映符合生理意义的血清中离子活度。

2. 间接电位法　样本需经指定离子强度及pH的稀释液做一定比例稀释后，再测定其电极电位。该方法的检测结果受样本中脂质和蛋白质所占体积的影响。由于Na^+、K^+只溶解在水溶液中，而不溶解在脂质、蛋白质中，因此一些没有电解质失调而有严重高脂血症和高蛋白血症的血清标本，因为每单位体积血清中水明显减少，间接电位法测定会得到假性低钠、低钾血症。据文献报道，健康人血清Na^+、K^+测定间接电位法比直接电位法测定值低2%～4%。大多数临床化学家和临床医生推荐使用直接ISE法，因为在血脂和蛋白质变化时该方法能真实反映患者的情况。

对于高脂血症患者的标本，可用超速离心法去除过多的脂类，以获得具有生理意义的检测结果。而对于高蛋白血症患者的标本最好使用直接电位法进行测定，避免过多的蛋白质对检测结果的影响。

【参考区间】间接离子选择电极法，成年人。血清钠：135～145mmol/L；血清钾：3.5～5.5mmol/L。

【临床意义】

1. 血钠

（1）血清钠增高　血清钠浓度超过145mmol/L为高钠血症，临床上常见于肾上腺皮质功能亢进、严重脱水、抗利尿激素（ADH）分泌不足等。

（2）血清钠降低　血清钠浓度低于135mmol/L为低钠血症，临床上常见于胃肠道失钠（腹泻、引流等）、尿钠排出增多（严重肾盂肾炎、肾小管严重损害等）、皮肤失钠（大量出汗、大面积烧伤和创伤等）、ADH分泌过多（肾病综合征、肝硬化腹水）等。

2. 血钾

（1）血清钾增高　血清钾浓度超过5.5mmol/L为高钾血症，见于肾上腺皮质功能减退、急性或慢性肾衰竭、休克、组织挤压伤、重度溶血及口服或注射含钾液过多等。

（2）血清钾降低　血清钾浓度低于3.5mmol/L为低钾血症，见于严重腹泻、呕吐、肾上腺皮质功能亢进、服用利尿剂及胰岛素的应用等。

（三）血清氯的测定

氯化物的检测方法主要有ISE法、分光光度法、滴定法及库仑电量分析法，其中后两种方法已淘汰。

1. ISE法 ISE法是目前测定Cl^-最常用的方法。氯电极是由AgCl、$FeCl_3$-HgS为膜性材料制成的固体膜电极，对样本中的Cl^-有特殊响应。氯电极总是与钠、钾电极配套使用，测定氯所需的试剂和定标液也是与钠、钾电极应用的缓冲液和校准液组合在一起。ISE法简便、快速、准确、精密。

2. 硫氰酸汞比色法 标本中Cl^-与硫氰酸汞反应，生成不易解离的$HgCl_2$和Cl^-等当量的硫氰酸根（SCN^-），SCN^-与Fe^{3+}反应生成橙红色的硫氰酸铁，色泽强度与氯化物含量成正比，在460nm处比色，即可定量测出标本中Cl^-的含量。

$$Hg(SCN)_2+2Cl^- \longrightarrow HgCl_2+2SCN^-$$

$$3SCN^-+Fe^{3+} \longrightarrow Fe(SCN)_3(\text{橙红色})$$

该方法易受温度的影响，因此测定时需保持反应温度的恒定（不低于20℃）；血清中的球蛋白增多会干扰血清与试剂的结合，出现浑浊现象；胆红素、血红蛋白和高脂血症也能干扰分析结果，可采用稀释标本的方法降低这些干扰作用。该方法既可手工操作，也可自动化分析，特异性高，准确度和精密度良好，是临床上测定Cl^-常用的检测方法。

【参考区间】 间接离子选择电极法，成年人。血清氯：96～108mmol/L。

【临床意义】

（1）血清氯增高 临床上高氯血症常见于高钠血症、代谢性酸中毒、失水大于失盐等。

（2）血清氯降低 临床上低氯血症较多见，常见原因有氯化钠的异常丢失或摄入减少（严重呕吐、腹泻，胃液、胰液及胆汁的丢失等）、抗利尿激素分泌增多的稀释性低钠、代谢性碱中毒等。

三、钙、磷、镁代谢

钙、磷、镁是人体重要的组成物质，具有广泛的生理功能。研究钙、磷、镁的代谢及检验有助于了解骨代谢及相关疾病的病理机制，为临床诊断和治疗某些疾病提供重要依据。

（一）钙、磷的代谢

1. 钙的代谢 钙的吸收是在pH较低的小肠上段进行的，以十二指肠上段吸收能力最强。食物中钙的吸收与许多因素有关：①活性维生素D_3是促进钙吸收的最重要因素；②食物中钙的吸收随年龄的增长而下降；③钙盐在肠道的溶解状态对钙的吸收有一定影响，乳糖、乳酸和一些氨基酸可使肠道pH下降，从而促进钙盐的溶解，提高钙的吸收率；④食物中的植酸、草酸等能与钙结合成为不溶性盐，影响钙的吸收；⑤食物中钙与磷的比例为2∶1时钙的吸收最佳。

钙的排泄主要有肠道和肾脏两条途径。从肠道排出的钙包括食物中未吸收的钙、肠道分泌的钙（每天可达600mg），占人体每日排钙总量的80%。钙的分泌量可因高钙膳食而增加，严重腹泻时因排钙增多可引起缺钙。经肾排泄的钙占体内排钙总量的20%，但尿中钙的排泄量受血液中钙浓度的直接影响，这在调节体内钙平衡方面发挥了主要作用。当血液中钙浓度降低时，尿中钙浓度几乎接近于零；而当血液中钙浓度升高时，尿中钙的排出量明显增多。

2. 磷的代谢 磷的吸收部位主要在小肠上段，在肠内磷酸酶的作用下分解为无机磷酸盐。磷的吸收较钙容易，因此由于磷的吸收不良而引起缺磷现象较少见。但长期口服氢氧化铝凝胶及食物中有过多的钙、镁离子时，容易与磷酸结合，生成不溶性磷酸盐而影响磷的吸收。

磷主要经肾脏和肠道排泄，经肾脏排出的磷约占总排出量的70%，另30%由肠道排出。磷的排出量与血液中磷酸盐的浓度成正比，当血液中磷酸盐浓度升高时，肾小管对磷的重吸收减少；若血液中磷酸盐浓度降低，则肾小管对磷的重吸收增加。肾小管的这种调节作用受甲状旁腺激素的控制，从而维持血磷浓度的相对恒定。

（二）钙、磷代谢的调节

1. 甲状旁腺素（parathyroid hormone，PTH） 是由甲状旁腺主细胞合成并分泌的一种蛋白质激素，其合成与分泌受细胞外液 Ca^{2+} 浓度的负反馈调节，血钙浓度降低可促进PTH合成与分泌；相反则抑制PTH合成与分泌。PTH是维持血钙正常水平最重要的调节激素。

PTH的靶器官是肾、骨和小肠。PTH对肾的作用最快，主要促进肾小管对钙的重吸收，抑制磷的重吸收，使尿钙减少、尿磷增加。PTH的调节作用主要是：①PTH可促使骨组织未分化的间叶细胞和骨组织转化成为破骨细胞，促进骨盐溶解；②PTH对破骨细胞的作用是通过升高细胞内 Ca^{2+} 浓度，从而促使溶酶体释放各种水解酶，抑制异柠檬酸脱氢酶等酶的活性，使细胞内异柠檬酸、柠檬酸、乳酸、碳酸及透明质酸等酸性物质浓度增高，促进溶骨；③PTH作用于肾远曲小管的髓袢上升段以促进钙的重吸收，抑制近曲小管及远曲小管对磷的重吸收，从而降低血磷，升高血钙；④PTH能促进高活性的1, 25-(OH)$_2$-D$_3$的合成，从而促进小肠对钙、磷的吸收。总之，PTH对钙、磷代谢调节总的结果是增加细胞外液钙的含量，以维持细胞外液钙的浓度，同时对细胞外液磷含量也有一定调节作用。

2. 降钙素（calcitonin，CT） 是由甲状腺滤泡旁细胞合成、分泌的一种单链多肽激素，CT的作用与PTH刚好相反，CT主要是抑制破骨细胞的生成、减少骨盐溶解及促进破骨细胞转化为成骨细胞，增强成骨作用，从而降低血钙和血磷的浓度。CT还可直接抑制肾近曲小管对钙、磷的重吸收，使尿钙及尿磷排出量增加；同时还可抑制1, 25-(OH)$_2$-D$_3$的生成，降低肠道钙的吸收和骨钙的释放，从而使血钙和血磷浓度降低。

3. 1, 25-(OH)$_2$-D$_3$ 是维生素D（vitamin D，VitD）在体内的活性形式，是维生素D在肝、肾经羟化作用转变而成的。它的靶器官是小肠、骨和肾。1, 25-(OH)$_2$-D$_3$的作用主要是：①促进肠黏膜对钙、磷的吸收。1, 25-(OH)$_2$-D$_3$进入肠黏膜上皮细胞后，可与细胞中的特异性受体结合，并直接作用于肠黏膜刷状缘，改变膜磷脂的结构与组成，以增加钙的通透性。另外，与受体结合的1, 25-(OH)$_2$-D$_3$进入细胞核，可上调与钙转运有关的钙结合蛋白和 Ca^{2+}-ATP酶的表达，并可提高基膜腺苷酸环化酶的活性。细胞内增加的钙和c-AMP都可作为第二信使，发挥其调节作用。②对骨的直接作用是促进溶骨，与PTH协同作用，加速破骨细胞的形成，促进溶骨。1, 25-(OH)$_2$-D$_3$亦可通过促进小肠对钙、磷的吸收，使血钙、血磷浓度升高并利于骨的钙化。③可直接促进肾近曲小管细胞对钙、磷的重吸收，使血钙、血磷浓度升高。

考点：钙磷代谢的调节

（三）镁的代谢

镁主要在小肠上段吸收，消化液中含有一定量的镁。因此，在某些疾病如长期腹泻、消化道手术或造瘘术后，如果未及时补充镁，则会引起镁缺乏。

肾是体内镁的主要排泄器官，也是血浆镁水平调节的主要器官。镁绝大多数由肾小管重吸收入血，仅有5%～10%随尿排出。高镁膳食或高血镁时，肾对镁的重吸收减少，尿中排出增多；当镁摄入不足时，肾对镁的重吸收加强以保留更多的镁，维持血镁的正常水平。

四、血清钙、磷、镁的测定方法

（一）血清钙的测定

血清钙测定包括离子钙（Ca^{2+}）与总钙的测定，离子钙比总钙更具有临床价值，但在反映机体内钙总体代谢状况上，还是不能完全代替总钙的检测。

1. 血清 Ca^{2+} 的测定 离子选择电极法是测定 Ca^{2+} 最常用的方法，也是 Ca^{2+} 测定的参考方法。ISE法的原理是 Ca^{2+} 选择电极膜与 Ca^{2+} 结合，如果 Ca^{2+} 在膜内、外两面分布不均，将产生一个跨膜电位，因为电极内溶液 Ca^{2+} 浓度是恒定的，所以膜电位的变化与样品中 Ca^{2+} 浓度成正比。

ISE法测定 Ca^{2+} 迅速、简便、敏感性高、重复性好，临床普遍应用的ISE分析仪，能够直接测定全血中 Ca^{2+} 及其他电解质。

2. 血清总钙测定 血清总钙的测定方法主要有原子吸收分光光度法、分光光度法、同位素稀释-质谱法（ID-MS）、滴定法等。IFCC推荐的钙测定的决定性方法为ID-MS法，参考方法为原子吸收分光光度法，分光光度法是目前实验室测定总钙的常规方法。分光光度法中应用广泛的是邻甲酚酞络合酮法、甲基百里酚蓝法。

（1）邻甲酚酞络合酮（*o*-cresolphthalein complexone，OCPC）法 OCPC是一种金属络合指示剂和酸碱指示剂，在碱性溶液中可与钙形成紫红色螯合物，与同样处理的钙标准液比较，即可求得血清钙的含量。

本法测定血清钙时，其他金属离子的干扰和缓冲液pH是影响准确性的重要因素。用8-羟基喹啉消除Mg^{2+}的干扰，加入氰化钾可稳定反应并避免其他重金属的干扰。Ca^{2+}与OCPC的络合仅在碱性环境中才显色，且在pH10.5～12时，反应敏感性最好，故一般选用pH 11为测定环境。

（2）甲基百里酚蓝（methylthymol blue，MTB）法 MTB是一种酸碱指示剂和金属络合剂，在碱性溶液中与Ca^{2+}螯合后，溶液从淡绿色变成蓝色，在612nm波长处与同样处理的钙标准液比色，即可求得血清Ca^{2+}含量。

甲基百里酚蓝法也需要用8-羟基喹啉以消除镁离子、镉离子、铜离子等的干扰。同样显色反应液必须控制在pH10～13的强碱环境中。为防止微量钙和其他金属离子的污染，最好使用一次性试管，或对所用的玻璃器皿严格清洗。本法的优点是反应条件容易控制，显色稳定且线性范围大（0.25～4.0mmol/L）。由于本法不受标本空白本底的影响，溶血和黄疸标本均对检测结果不产生干扰。

【参考区间】 成人离子钙：1.15～1.35mmol/L；新生儿离子钙：1.07～1.27mmol/L；成人总钙：2.11～2.52mmol/L；儿童总钙：2.25～2.67mmol/L。

【临床意义】

1. 血清Ca^{2+}增高 常见于：①恶性肿瘤骨转移；②部分药物引起肾脏重吸收钙增加；③维生素D中毒致肠道对钙吸收增加；④原发性甲状旁腺功能亢进和PTH异位分泌。

2. 血清Ca^{2+}降低 可引起神经肌肉应激性增强而使手足搐搦，主要见于：①低白蛋白血症使血清总钙降低；②急、慢性肾衰竭致血磷升高，钙磷乘积下降，1, 25-(OH)$_2$-D_3功能发生障碍，与白蛋白结合的钙随白蛋白从肾脏排出；③甲状旁腺或甲状腺手术的失误所引起的甲状旁腺功能低下；④食物中钙缺乏、维生素D缺少或紫外线照射不足引起佝偻病。

（二）血清磷的测定

人体内的磷元素尚不能直接测定。通常测定的磷是指血浆中无机磷酸盐（HPO_4^{2-}、$H_2PO_4^-$）所含的磷。目前，测定血清磷的决定性方法是ID-MS法，目前我国国家卫健委临床检验中心推荐的常规方法是以硫酸亚铁或米吐尔作还原剂的还原钼蓝法。

1. 硫酸亚铁磷钼蓝比色法 用三氯乙酸沉淀蛋白质，在无蛋白血滤液中加入钼酸铵试剂，与无机磷结合生成磷钼酸铵，再以硫酸亚铁为还原剂，还原成蓝色化合物（钼蓝），进行比色测定。本法采用去蛋白滤液进行测定，显色稳定，特异性高，线性范围宽，可用于自动化分析。

2. 米吐尔直接显色法 无机磷在酸性溶液中与钼酸铵反应生成磷钼酸复合物，用还原剂米吐尔还原生成钼蓝，与同样处理的标准品比较可得出标本中磷的含量。

【参考区间】 健康成年人：0.85～1.51μmol/L；儿童：1.45～2.10mmol/L。

【临床意义】

1. 血磷增高 常见于：①慢性肾脏疾病、急慢性肾衰竭患者肾脏排磷减少；②甲状腺功能亢进，同时出现高钙血症与高磷血症；③磷酸盐摄入过多；④乳酸中毒、酮症酸中毒、细胞溶解致细胞内磷酸盐外移。

2. 血磷降低 常见于：①使用葡萄糖、营养素、胰岛素致磷向细胞内转移；②甲状旁腺功能亢进使无机磷随尿排出增多；③呕吐、腹泻、维生素D缺乏致肠道磷酸盐吸收减少。

（三）血清镁的测定

目前检测镁的决定性方法是ID-MS法，参考方法是AAS法，国家卫健委临床检验中心推荐甲基百里酚蓝比色法、钙镁试剂（calmagite）法作为常规方法。

1. 甲基百里酚蓝比色法 在碱性条件下，MTB可与镁络合成蓝紫色复合物，由于MTB还可与钙络合，故需加入特殊的钙螯合剂乙二醇双（2-氨基乙基醚）四乙酸（EGTA）以掩蔽钙的干扰。本法与原子吸收分光光度法相关性好，已被国家卫健委临床检验中心推荐为测定镁的常规方法。

2. 钙镁试剂法 钙镁试剂的化学名是1-(1-羟基-4-甲基-2-苯偶氮)-2-萘酚-4-磺酸。在碱性条件下，血清中镁与钙镁试剂生成紫红色复合物，吸收峰在520nm波长处。应用EGTA去除Ca^{2+}的干扰，使用表面活性剂可使蛋白质胶体稳定，不必去除血清蛋白质即可直接测定。本法反应迅速，显色性好，适合于手工操作及大多数自动生化分析仪。

【参考区间】 MTB法：0.67～1.04mmol/L；钙镁试剂法：0.75～1.02mmol/L；原子吸收分光光度法：0.75～1.02mmol/L。

【临床意义】

1. 血清镁增高 常见于：①肾功能不全及急性肾功能不全少尿期致排出镁减少；②内分泌疾病，如甲状腺功能减退症、甲状旁腺功能减退症、艾迪生病等。

2. 血清镁降低 常见于：①镁摄入不足；②镁的消化道丢失，如长期禁食、吸收不良、慢性腹泻、严重呕吐等；③镁的尿路丢失，如慢性肾炎多尿期或长期使用利尿药后；④镁离子在细胞内外的重新分布，如胰岛素治疗糖尿病酮症酸中毒、糖原合成需要镁、甲状旁腺功能亢进伴严重骨病的患者甲状旁腺切除术后。

链接 钠钾镁钙葡萄糖注射液的临床应用

成分：本品为复方制剂，其主要组成成分为每1000mL中含氯化钠6.372g，氯化钾0.30g，氯化镁（$MgCl_2 \cdot 6H_2O$）0.204g，乙酸钠（$NaC_2H_3O_2$）2.052g，枸橼酸钠（$C_6H_5Na_3O_7 \cdot 2H_2O$）0.588g，葡萄糖酸钙（$C_{12}H_{22}CaO_{14} \cdot H_2O$）0.672g，葡萄糖10g。

适应证：电解质（Na^+、K^+、Mg^{2+}、Ca^{2+}）补充剂。用于补充水分与维持体内电解质平衡。

禁忌证：高钾血症、高钙血症、高镁血症和甲状腺功能低下等情况下禁用。

用法：静脉滴注，输入速度通常为15mL/(kg·h）以下。用量：通常成人一次500～1000mL（规格为250mL：2～4袋；规格为500mL：1～2袋）。根据年龄、症状和体重不同适当增减。

第 2 节 微量元素代谢及检验

微量元素（trace element）是指含量占人体总重量0.01%以下，需要量在100mg/d以下的元素。根据微量元素的生物学作用不同可分为必需微量元素、无害的及有害的微量元素三类。人体内必需微量元素有铁（Fe）、铜（Cu）、锌（Zn）、锰（Mn）、铬（Cr）、钴（Co）、钼（Mo）、镍（Ni）、钒（V）、硅（Si）、锡（Sn）、硒（Se）、碘（I）、氟（F）等；无害的微量元素有钛（Ti）、钡（Ba）、铌（Nb）、锆（Zr）等；有害的微量元素有镉（Cd）、汞（Hg）、铅（Pb）、铝（Al）等。随着研究的不断深入，将来会发现更多的微量元素。

体内微量元素的功能复杂而多样，与体内其他物质之间既相互作用、彼此协调，又相互拮抗，从而保持动态平衡。任何一种必需微量元素的缺乏都会引起相应的功能异常而出现疾病，这些必需微量元素在体内的含量超出正常需求量时，也会对机体产生毒害作用。某些微量元素在低浓度时是无害的，高浓度时可能是有害的（如砷等）；某些微量元素之间还会相互影响，一种微量元素过量会影响其他微量元素的利用，如食物中锌含量过高会干扰消化道对铜的吸收，此时尽管食物中铜的含量正常也会产生铜的缺乏。因此，将微量元素分为必需、无害与有害只有相对的意义。

案例 15-2

黄某，女，32岁，孕12周，因近期出现头晕、面色苍白、睑结膜和口唇颜色苍白，心慌、气短等症状就诊。血压90/65mmHg，心率98次/分。实验室检查：红细胞3.0×10^{12}/L，Hb 85g/L，血清铁7.5μmol/L。

问题：1. 根据该患者的临床表现，结合实验室检查结果，可初步诊断为哪种疾病？

2. 实验室检测血清铁的主要方法有哪些？

一、主要微量元素的代谢及其紊乱

（一）必需微量元素

主要微量元素是指目前临床应用较多的微量元素，有些已成为临床的常规检验项目，如铁、碘、锌、硒、铜等。主要微量元素的代谢见表15-1。

表 15-1　主要微量元素的代谢

元素	体内分布	生理功能	主要缺乏症	主要过多症
铁（Fe）	约70%是血红蛋白、肌红蛋白、血红素酶类、运铁蛋白所含功能铁；约30%是铁蛋白、含铁血黄素所含贮存铁	合成血红蛋白与肌红蛋白；构成人体必需的酶；参与能量代谢和免疫功能	缺铁性贫血	急性中毒和慢性中毒
碘（I）	70%～80%被甲状腺细胞贮存、利用，其余分布于血浆、肾上腺、皮肤、肌肉、卵巢等处	通过甲状腺素促进蛋白质的合成，活化多种酶，调节能量代谢。甲状腺素具有的生物学作用都与碘有关	碘缺乏引起地方性甲状腺肿、地方性克汀病	高碘性甲状腺肿、高碘性甲状腺功能亢进等
锌（Zn）	骨骼、前列腺、视网膜、肌肉	组成酶成分或激活酶；促进生长与组织再生；维持膜结构和功能；促进维生素A代谢和生理作用；参与免疫功能	缺锌常见营养性侏儒症、原发性男性不育等	锌中毒
硒（Se）	肝脏、胰腺、胃和脾。以含硒酶或硒蛋白的形式存在	与酶、维生素关系密切；增强免疫力；保护心血管；促进生长，保护视觉及抗肿瘤；解毒	硒缺乏已被证实是发生克山病的重要原因	误服或接触引起硒中毒
铜（Cu）	肝脏、脑、心及肾脏含铜量最高，其次为脾、肺和肠。肌肉和骨骼等含铜量较低	构成含铜酶与铜结合蛋白的成分、维持正常造血功能、参与铁的代谢和红细胞生成、促进正常黑色素形成及维护毛发正常结构、保护机体细胞免受超氧阴离子的损伤	贫血、骨骼发育障碍、生长发育停滞、肝脾肿大等	急性中毒和慢性中毒

考点：微量元素代谢紊乱

除上述几种主要微量元素外，还有许多其他微量元素也在研究并逐渐进入临床应用。其他微量元素的生理功能、缺乏症和过多症见表15-2。

表 15-2　其他元素的生理功能、缺乏症和过多症

元素	主要生理功能	主要缺乏症	主要过多症
氟（F）	防龋齿、促生长、参与氧化还原和钙磷代谢	龋齿、骨质疏松、贫血	氟斑牙、氟骨症、骨质增生
锶（Sr）	维持血管功能和通透性，骨骼和牙齿组成成分	骨质疏松、抽搐、龋齿	关节痛、大骨节病、肌肉萎缩

续表

元素	主要生理功能	主要缺乏症	主要过多症
锰（Mn）	参与糖代谢，增强蛋白质代谢，合成维生素，防癌	软骨病、营养不良，神经紊乱，生殖功能障碍	乏力、帕金森病、心肌梗死
钒（V）	刺激骨髓造血，促生长，参与胆固醇和脂肪代谢	胆固醇高、生殖功能低下、贫血、冠心病	结膜炎、鼻咽炎，心、肾受损
锡（Sn）	促进蛋白质和核酸合成，促进生长，催化氧化还原反应	抑制生长	贫血、胃肠炎，影响寿命
镍（Ni）	参与细胞激素和色素的代谢，刺激造血，激活酶	生长抑制、肾衰竭、磷脂及脂质代谢异常	鼻咽痛、皮肤炎、白血病、肺癌
钼（Mo）	组成氧化还原酶，抗铜贮铁，维持动脉弹性	克山病、生长慢、龋齿	脱毛、软骨病、贫血、侏儒症
铬（Cr）	增强胰岛素作用，调节胆固醇、糖和脂肪代谢	糖尿病、心血管疾病、高血脂、胰岛素作用失常	损伤肝、肾，皮肤炎，致癌
钴（Co）	造血，维生素B_{12}的成分；促进核酸和蛋白质合成	心血管疾病、贫血、脊髓炎、气喘	心肌病变、心力衰竭、高血脂

链 接 硒与克山病

人们对硒的关注源于“克山病”。克山病亦称地方性心肌病，于1935年在我国黑龙江省克山县发现，由此得名。据资料调查，1980年急性克山病已基本消失。患者主要表现为急性和慢性心功能不全、心脏扩大、心律失常，以及脑、肺和肾等脏器的栓塞。病因目前尚不清楚。克山病全部发生在低硒地带，患者头发和血液中的硒含量明显低于非病区居民，而口服亚硒酸钠可以预防克山病的发生，说明硒与克山病的发生有关。但鉴于病区虽然普遍低硒，而发病者仅占居民的一小部分，且缺硒不能解释克山病的年度和季节多发，所以还应考虑克山病的发生除低硒外尚有多种其他因素参与的可能，如水土和营养因素、病毒感染等。

（二）有害微量元素

1. 铅（plumbum，Pb） 是对人体有毒性作用的重金属，广泛存在于人的生活环境和食物链中，铅以铅烟、铅尘及各种氧化物等多种形式被人体经呼吸道和消化道摄入体内，引起以神经、消化、造血系统障碍为主的全身性疾病。铅中毒机制中最主要的是引起卟啉代谢紊乱，使血红蛋白合成障碍；铅可致血管痉挛、直接作用于成熟红细胞而引起溶血，可使大脑皮质兴奋和抑制的正常功能产生紊乱，从而引起一系列的神经系统症状等。

2. 汞（mercury，Hg） 俗称水银，是银白色液态金属，广泛存在于自然界。金属汞及其化合物主要以蒸气和粉尘形式经呼吸道侵入机体，还可直接经消化道、皮肤侵入。汞主要经肾、肠道排出，还可由肺呼出，汗液、乳汁、唾液也可排出少量。汞对机体的毒性作用，主要是因为汞与酶的巯基（—SH）结合后，使酶的活性丧失，影响细胞的正常代谢而出现中毒症状。

3. 镉（cadmium，Cd） 主要来自被污染的环境，其污染源主要是植物和土壤，另外还有食品污染及吸烟。镉主要通过呼吸道、皮肤吸收，分布到全身各个器官。镉主要通过粪便排出，其次是经肾由尿排出，少量可随胆汁排出。镉化合物可抑制肝细胞线粒体氧化磷酸化过程，对各种氨基酸脱羧酶、过氧化物酶、脱氢酶等均有抑制作用，从而使组织代谢发生障碍。镉还可直接损伤组织细胞和血管，引起水肿、炎症和组织损伤。

4. 砷（arsenic，As） 广泛分布于环境中，其本身的毒性并不大，但其化合物如三氧化二砷（AS_2O_3，俗称砒霜）毒性很大。砷及其化合物主要经呼吸道、消化道和皮肤吸收，吸收入血后主要与血红蛋白结合，随血液分布到全身组织和器官。砷的毒性作用主要表现：砷对细胞中的巯基（—SH）有很强的亲和力，进入机体的砷可与许多含巯基的酶结合，特别是易与丙酮酸氧化酶的巯基结合，使酶丧失活性，丙酮酸不能进一步被氧化，从而影响细胞的正常代谢。

二、微量元素的检验

现已证实，许多疾病与微量元素的代谢是密切相关的，因此准确检验人体内各种微量元素的水平，对于疾病的诊断、治疗和预防，具有极其重要的意义。

常用于测定微量元素的标本有两类：①组织样本，包括器官组织、毛发和指甲；②体液样本，包括全血、血清、间隙液、尿液和精液，其中以血清最为常用。样本的采集一般应遵循三大原则：针对性、实时性和代表性。

常用于微量元素检测的方法有分光光度法、原子吸收光谱法、电感耦合等离子体发射光谱法、中子活化分析法。除此以外，毛细管电泳法、分子发光分析法、X射线荧光光谱法、质谱法、色谱法、电子探针及多种技术联用等方法也应用于微量元素的检测分析。

（一）血清铁的检验

血清中铁的含量很低，均以Fe^{3+}形式与运铁蛋白结合，故血清铁测定的同时要进行总铁结合力（total iron-binding capacity，TIBC）测定。正常情况下，仅有20%～55%的运铁蛋白与血清铁结合，其余的运铁蛋白处于不饱和状态。当血清蛋白质全部被饱和后，其结合铁的含量就是TIBC。

比色法是临床上测定血清铁使用最广的一种方法，其原理是与运铁蛋白结合的铁在酸性介质中从运铁蛋白中解离出来，高铁离子（Fe^{3+}）在还原剂的作用下被还原成亚铁离子（Fe^{2+}），Fe^{2+}与亚铁嗪生成紫红色化合物，在波长562nm处进行比色测定。

TIBC是指血清中的运铁蛋白全部被铁饱和所结合的铁量。测定时，首先在血清标本中加入过量的铁标准液，使运铁蛋白被铁饱和，剩余的未与运铁蛋白结合的铁，用碳酸镁吸附除去，然后再按血清铁的方法测定铁的含量，即为TIBC。

【参考区间】

1. 健康成年人血清铁 男性：11.0～30.0μmol/L；女性：9.0～27.0μmol/L。

2. 健康成年人血清总铁结合力 男性TIBC：50.0～77.0μmol/L；女性TIBC：54.0～77.0μmol/L。

【临床意义】

1. 血清铁增高 常见于①红细胞破坏增多时，如溶血性贫血；②红细胞的再生或成熟障碍，如再生障碍性贫血、巨幼细胞贫血；③铁的利用率低，如铅中毒或维生素B_6缺乏引起的造血功能减退；④铁贮存释放增加，如血红蛋白沉着症、含铁血黄素沉着症、反复输血治疗或肌内注射铁剂引起急性中毒症等。

2. 血清铁降低 常见于①机体摄取不足，如营养不良、胃肠道病变、消化道溃疡、慢性腹泻等；②机体失铁增加，如肾炎、肾结核、胃肠道出血等；③体内铁的需要量增加又未及时补充，如妊娠期、婴儿生长期等；④体内贮存铁释放减少，如急性和慢性感染、尿毒症等。

血清总铁结合力增高见于缺铁性贫血、急性肝炎等。血清总铁结合力降低见于肝硬化、肾病、尿毒症和血色素沉着症。

（二）血清铜的检验

血清铜的检验方法包括原子吸收分光光度法（AAS）、中子活化分析法和阳极溶出伏安法等。目前，尚无血清铜测定的参考方法。现介绍原子吸收分光光度法和双环己酮草酰二腙（cuprizon）分光光度法。

1. 原子吸收分光光度法 用等量去离子水稀释血清，吸入原子化器（火焰），标本中的铜在高温下离解成铜原子蒸气。铜的空心阴极灯发射的324.5nm谱线中，部分发射光被蒸气中基态铜原子吸收，光吸收的量与火焰中铜离子的浓度成正比。用10%甘油水溶液做标准液的稀释剂，使标准液的黏度与血清相近，在同样条件下制成标准曲线，可得出标本中铜的含量。

2. 双环己酮草酰二腙分光光度法　血清经稀盐酸处理后，与清蛋白结合的铜释放出来，用三氯乙酸沉淀蛋白质，滤液中的铜离子与双环己酮草酰二腙反应，生成稳定的蓝色化合物。

【参考区间】

1. 成年男性　血清铜：11.0～22.0μmol/L。

2. 成年女性　血清铜：12.6～24.4μmol/L。

【临床意义】

1. 血清铜增高　见于①肝内、外胆汁淤滞，如肝硬化、肝转移癌或其他恶性肿瘤等，血清铜及铜蓝蛋白均升高；②各种感染、白血病、贫血、心肌梗死及淋巴瘤等；③风湿病、甲状腺功能亢进、妊娠或注射雌性激素等。

2. 血清铜降低　见于①肝豆状核变性时血清总铜量及铜蓝蛋白均降低；②营养不良、肾病综合征及烧伤等所致的低蛋白血症均可使血清铜降低。

以下因素也可导致血清铜的生理性变化：①性别：女性血清铜略高于男性；②年龄：血清铜可能随年龄增长有增高的趋势；③月经周期与妊娠：血清铜可能受季节及月经周期的影响，妊娠可使血清铜增高。

（三）血清锌的检验

血清锌的测定方法包括原子吸收分光光度法、比色法、络合滴定法、荧光光度法、极谱法、阳极溶出伏安法和中子活化法等。目前临床上常用的测定方法是原子吸收分光光度法。现介绍原子吸收分光光度法和吡啶偶氮酚比色法。

1. 原子吸收分光光度法　标本在高温下反应，离子锌被还原并转化为锌原子蒸气。锌的空心阴极灯发射的213.8nm谱线中，部分发射光被蒸气中基态锌原子吸收，光吸收的量与火焰中锌离子的浓度成正比。用50%甘油溶液稀释锌标准液，使标准液的黏度与血清相近，在同样条件下制成标准曲线，可得出标本中锌的含量。

2. 吡啶偶氮酚比色法　血清沉淀蛋白质后被维生素C还原高价铁离子及铜离子成低价，Fe^{2+}、Cu^{2+}和Zn^{2+}均能同氰化物生成稳定的复合物。用水合氯醛选择性地释放锌，使锌与2-[（5-溴-2-吡啶）-偶氮]-5-二乙基氨基苯酚（5-Br-PADAP）反应生成红色复合物，在550nm波长处比色测定。与同样处理的标准品比较，求得血清锌含量。

【参考区间】成人血清锌9.0～20.7μmol/L。

【临床意义】

1. 血清锌降低　①多见于酒精性肝硬化及慢性肝脏疾病；②急、慢性传染病，急性组织损伤（如急性心肌梗死）等；③肾病综合征、慢性肾功能不全；④胃肠道吸收障碍、糖尿病等亦可有血清锌低下；⑤肺癌及恶性淋巴瘤等。

2. 血清锌增高　常见于儿童不适当补锌、工业污染中的急性锌中毒，亦可见于甲状腺功能亢进、高血压等。

（四）全血铅的检验

全血铅的检验方法主要有原子吸收光谱法、溶出伏安法和二硫腙络合法三类。在各种原子吸收光谱法中石墨炉原子吸收光谱法应用最广，目前已被推荐为参考方法。

石墨炉原子吸收光谱法血样用TritonX-100做基体改进剂，溶血后用硝酸处理，在283.3nm波长处用石墨炉原子吸收光谱法测定铅的含量。

【参考区间】成人全血铅＜0.97μmol/L（＜200μg/L）；儿童全血铅＜0.48μmol/L（＜100μg/L）。

【临床意义】铅进入人体后，以各种络合物形式经血液输送至各组织器官，主要储存于软组织和骨髓中。血液中95%的铅在红细胞中，其浓度与机体铅吸收、排出、分布处于平衡状态。在生活环境不变，铅暴露基本稳定的情况下，血中的铅不仅反映了近期的铅接触水平，也一定程度上反映了体内的铅负荷和铅对机体健康危害的程度，在同一环境中，婴幼儿受危害的程度相对大于成人。血铅是当前最可行、最能灵敏地反映铅对人体健康危害的指标。

目标检测

选择题（A_1型题）

1. 关于血钾下列说法不正确的是（　　）
   A. 全血标本冷藏时间过长会使血钾升高
   B. 餐后由于蛋白质合成增加，血钾降低
   C. 餐后由于糖原合成增加，血钾降低
   D. 酸中毒时，血钾降低
   E. 低血钾可导致肌无力
2. 主要分布在细胞内液的阳离子是（　　）
   A. 氯离子　B. 钠离子　C. 钾离子
   D. 钙离子　E. 镁离子
3. 维持血浆量恒定的关键离子是（　　）
   A. 钾离子　B. 镁离子　C. 锰离子
   D. 钠离子　E. 钙离子
4. 下列能引起血钾浓度降低的是（　　）
   A. 创伤　B. 高热　C. 饥饿
   D. 饱食　E. 缺氧
5. 严重创伤时，血钾（　　）
   A. 无变化　B. 明显降低
   C. 明显升高　D. 变化随血钠而定
   E. 变化随尿量而定
6. 血清钾、钠测定的参考方法是（　　）
   A. 分光光度法
   B. 离子选择电极法
   C. 原子吸收分光光度法
   D. 火焰光度法
   E. 滴定法
7. 低钾血症是指血钾低于（　　）
   A. 3.5mmol/L　B. 4.5mmol/L
   C. 5.5mmol/L　D. 4.0mmol/L
   E. 3.0mmol/L
8. 克山病是由于缺乏（　　）
   A. 铜　B. 硒　C. 锌
   D. 铁　E. 碘
9. 龋齿与哪种元素有关（　　）
   A. 氟　B. 硒　C. 锌
   D. 钙　E. 碘
10. 血清铁降低见于（　　）
    A. 巨幼细胞贫血
    B. 缺铁性贫血
    C. 溶血性贫血
    D. 再生障碍性贫血
    E. 铅中毒
11. 下列微量元素中参与血红蛋白合成的是（　　）
    A. 铁　B. 铜　C. 锌
    D. 硒　E. 碘
12. 与Wilson病有关的是（　　）
    A. 铁　B. 铜　C. 锌
    D. 锰　E. 碘

（丛立春）

第16章

血气分析与酸碱平衡紊乱的检验

机体会通过各种调节机制，排出体内多余的酸性或碱性物质，调节体液酸碱物质含量及其比例，维持体液pH在恒定范围内，这个过程称为酸碱平衡（acid base balance）。机体主要依赖血液缓冲、肺呼吸、肾的排泄和重吸收功能三个方面共同协调，调节酸碱平衡。体液酸碱度的相对恒定是机体进行正常生理活动的基本条件之一，正常人体液的酸碱度即pH始终保持在一定的水平，变动范围很小，若体液pH的变化超过一定限度，将引起酸碱平衡紊乱，从而影响机体的各种生理、生化功能，严重者可危及生命。

通过血气分析仪可直接测定出血液氧分压、二氧化碳分压和pH三个主要指标，并由这三个指标计算出其他酸碱平衡相关的诊断指标，从而对患者体内酸碱平衡、气体交换及氧合作用状况作出比较全面的判断。血气分析的参数与酸碱平衡指标是临床上一组重要的生物化学数据，在指导由各种原因导致的酸碱平衡紊乱的判断、呼吸衰竭患者的诊疗及各种严重患者的监护和抢救中都具有十分重要的意义。

案例 16-1

患者，男，43岁，因恶心、头痛36h，昏迷2h就诊。患者意识模糊，皮肤干燥，弹性差，面色潮红，四肢冷，呼吸急促，有烂苹果味。血压110/70mmHg，心率98次/分。1型糖尿病史11年，1周前自觉口干、多尿，饥饿感明显加重。

实验室检查：尿糖（+++），酮体（+），血糖20mmol/L。动脉血气分析结果：pH 7.02，PCO_2 16mmHg，PO_2 110mmHg，$[HCO_3^-]$4.8mmol/L，阴离子间隙（AG）31mmol/L。

问题： 1. 根据该患者的病史，结合实验室检查，可初步诊断为哪种疾病？

2. 你的判断依据是什么？

一、血气分析的方法

（一）气体运输

血液中的气体即血气。严格地说应包括O_2、N_2和CO_2及稀有气体，就生理学意义而论主要指与物质代谢和气体交换有关的O_2和CO_2两种气体。血液的功能是将肺吸入的O_2运至组织，同时将代谢过程中产生的CO_2运至肺部而排出体外。

气体在血液中的运输形式有物理溶解和化学结合两种形式。物理溶解的量比较少，但很重要。气体必须先溶解，才能发生化学结合。气体释放时也必须从化学结合状态解离成溶解状态，然后才能离开血液。

1. O_2的运输 O_2在血液中主要以与血红蛋白（hemoglobin，Hb）化学结合的方式（即HbO_2）运输，占血液中总氧量的98.5%；物理溶解在血液中的氧量极少，约占血液总氧量的1.5%。物理溶解在血浆中的O_2所产生的张力，即为氧分压（PO_2）。血液中PO_2的改变将直接影响Hb与O_2结合，PO_2越高，O_2与Hb结合生成HbO_2的量就越多，反之就越少。血液中HbO_2的量与Hb总量（包括HbO_2和Hb）之比称为血氧饱和度。

2. CO_2的运输 血液中CO_2由物质代谢产生，在血液中有三种存在形式：①物理溶解（占总量的8.8%）；②HCO_3^-形式（占总量的77.8%）；③与Hb结合成氨基甲酸血红蛋白（占总量的13.4%）。CO_2从组织进入血液后溶解于血浆中，其中少量CO_2与水作用生成H_2CO_3（血浆中无碳酸酐酶），大部分CO_2向红细胞内扩散。进入红细胞中的CO_2有两种代谢方式：①在碳酸酐酶（carbonic anhydrase，CA）作用下，与H_2O反应生成H_2CO_3，H_2CO_3再迅速解离成H^+和HCO_3^-。HCO_3^-通过红细胞膜进入血浆，它是血液运输CO_2的最主要形式；②与Hb结合成氨基甲酸血红蛋白（HbNHCOOH）。

（二）血液样本的采集

血气分析的样本为全血，临床上常用动脉血作分析样本，样本的采集和处理对分析结果影响较大。采血部位可选用桡动脉、肱动脉、股动脉和足背动脉，以桡动脉常用，静脉血一般在动脉血采集困难时才使用。血气分析时，动脉血与静脉血的PO_2有明显的差异，静脉血因O_2已被组织所利用，PO_2较低，PCO_2要高2～8mmHg，pH要低0.02～0.05。

采集血气样本时，患者应处于安静舒适状态，要求患者处于静息状态30min后采血。穿刺时要尽量减轻患者的紧张感和疼痛感，因为短暂的急促呼吸或屏气都会使测定结果发生改变。当患者正进行氧气治疗而不能停止吸氧时，要注明氧气流量，以便计算该患者每分钟吸入的氧量，而对于可暂停吸氧的患者，在停止吸氧后20min再进行采血。

血气样本收集采用无菌的、含肝素的1～5mL玻璃注射器，也可使用专用动脉采血器。要保证抗凝剂的量（每毫升血中0.05mg肝素），可以用足够的液体肝素（500U/mL或5mg/mL）吸入注射器，尽可能湿润注射器整个内表面，然后排出液体肝素，只留下注射器死腔的肝素（约0.1mL）即可。穿刺针进入动脉血管后血液自动流入，不要用力抽吸，避免产生气泡，取1～2mL全血即可。拔针后，注射器不能回吸，只能向外推，使血液充满针尖空隙，并排出第一滴血弃去。离体的针头立即用橡皮塞密封，使血液与空气隔绝。将注射器在手掌间来回搓动，使血液与肝素充分混匀，立即送检。

全血采集后，因血细胞继续进行代谢，O_2不断被消耗，CO_2不断地产生，故应尽可能在短时间内测定，不宜存放。如果血样本采集后30min内不能检测，应将样本放入冰水中保存，使其温度降至0～4℃，但最多不能超过2h。

考点：血气分析标本的采集

（三）血气分析仪的电极

血气分析仪是应用电化学技术和原理，采用电极对血液中的pH、PCO_2和PO_2进行测定的临床分析仪器，电极系统是仪器的核心部分。

1. pH电极 由pH参比电极和测定电极即玻璃电极及两种电极间的液体介质构成。

（1）pH参比电极 甘汞电极是常用的参比电极，由装在玻璃管中的铂丝伸进Hg-$HgCl_2$，以及浓度恒定的KCl溶液组成。在溶液中Cl^-浓度恒定时，参比电极保持恒定电位。

（2）pH玻璃电极 采用离子选择电极（ISE），与外部参比电极构成了一个完整的电化学电池。它由浸在H^+浓度恒定的缓冲液中的Ag/AgCl极芯和H^+敏感膜构成。H^+敏感膜将缓冲溶液与样品隔开，当样品与H^+敏感膜接触时，由于溶液间H^+交换而产生电极电位，并与参比电极电位进行比较，两电极之间的电位差反映了样品溶液中的H^+浓度，并由此计算出样品溶液pH。

2. PCO_2电极 属于CO_2气敏电极，由pH测量电极和Ag/AgCl内部参比电极组成。电极浸在氯化物-碳酸氢钠溶液中，CO_2敏感膜将溶液与样品隔开，此膜由聚四氟乙烯或硅橡胶制成，只允许电中性CO_2选择性透过，带电荷的H^+和HCO_3^-均不能通过。当样品与CO_2敏感膜接触时，样品中CO_2扩散进入氯化物-碳酸氢钠溶液而引起溶液中H^+浓度变化，内部pH电极由此产生一个电位。该电位与内部参比电极的固定电位比较，电位差反映了氯化物-碳酸氢钠溶液中pH的变化，其变化与PCO_2的对数值成比例。

3. PO_2电极 是由铂（Pt）丝阴极和Ag/AgCl参比阳极组成的O_2敏感电极。阴极和阳极之间有磷酸盐缓冲液使两极沟通。缓冲液外包裹一层聚丙烯膜，将样品池与磷酸盐缓冲液隔开。此膜能阻止血液中各种离子透入，仅允许血液中的O_2自由透过。当样品中的O_2透过聚丙烯膜到铂阴极表面时，O_2不断被还原，产生如下化学变化：

$$O_2+2H^++4e \longrightarrow H_2O_2+2e \rightarrow 2OH^-$$

阳极发生氧化反应：$Ag-e \longrightarrow Ag^+$

O_2的还原反应与Ag的氧化反应导致阴阳极之间产生电流，其强度与O_2的扩散量或PO_2成正比，由此可测出样品的PO_2。

（四）样品的测定

目前使用的血气分析仪都是由微机控制的全自动仪器，尽管生产厂家多、型号各异，但性能和操作大同小异，一般按说明书根据仪器指令进行操作。

1. 启动 按仪器要求分别接通主机和空气压缩机电源，使空气压缩机压力达到额定要求，然后再开启CO_2气瓶，使CO_2气流达到要求，分别检查清洁液、参比液、标准缓冲液1和2等液体是否按要求装备。

2. 定标（校准） 目的在于保证测定结果的准确性。定标有两点定标（pH、PCO_2）和一点定标（PO_2）两种方式。一般使用两种pH缓冲液（定标液）进行定标，一种是低pH缓冲液（37℃，pH 6.841），另一种是高pH缓冲液（37℃，pH 7.383）。两点定标是先用上述两种缓冲液对pH电极系统进行定标，再用混合后的两种不同含量的气体对PCO_2进行定标。两点定标是让仪器建立合适的工作曲线。一点定标是对PO_2电极在极化电压作用下过原点的电流-PO_2曲线进行校准。现代血气分析仪的定标一般由仪器自动完成。在微处理器的控制下，定标气体或缓冲液在一定循环时间内被自动送入，持续监测校正物的pH、PO_2、PCO_2。一般循环定标时间设为每30min进行一次一点定标和每8h进行一次两点定标。

3. 测量 从开机到两点定标完成后，仪器屏幕上显示“READY”，即已准备好，此时可进样测定。打开进样器，自动或手动进样，进样前将样本再次混匀，弃去针筒内血液少许。进样时，用注射器将动脉血缓慢注入，当血液到达电极组合通道上方的液敏传感器时，仪器停止接收标本并开始进行分析测定，约60s后便能打印出多项参数，随后仪器自动冲洗管道，重新进入“READY”状态，即可进行下一个标本的分析。

二、血气分析的常用指标、参数

（一）酸碱度

pH是酸碱度的指标，由于血液中H^+含量低（35～45mmol/L），因此，临床上通常使用H^+浓度的负对数即pH来表示。通常采用动脉血或动脉化毛细血管血，密封采血，在不接触空气及37℃条件下测定。

动脉血pH受血液缓冲对的影响，特别是血液中主要缓冲对$NaHCO_3/H_2CO_3$的影响。根据Henderson-Hasselbalch方程（H-H方程）

$$pH=pK_a+\log\frac{[HCO_3^-]}{[H_2CO_3]} \quad (16\text{-}1)$$

式中，pK_a为碳酸解离常数的负对数，在37℃时pK_a等于6.1；H_2CO_3由CO_2溶解量（d_{CO_2}）决定，而d_{CO_2}=溶解系数（α）×PCO_2；37℃时，α=0.03mmol/（L·mmHg）。所以上述公式可改写为

$$pH=pK_a+\log\frac{[HCO_3^-]}{\alpha\times PCO_2} \tag{16-2}$$

以上公式反映了pH、PCO_2和HCO_3^-三个参数之间的相互联系，pH主要取决于$[NaHCO_3]/[H_2CO_3]$值，即机体酸碱平衡调节的实质就是通过调节血液$NaHCO_3$与H_2CO_3浓度之间的比值来维持血浆pH的恒定。正常情况下，$[NaHCO_3]/[H_2CO_3]=20:1$，pH=7.40。若其中任何一方发生变化导致两者之间的比值发生改变，则血浆pH亦会随之发生变化。

【参考区间】 动脉血：pH7.35～7.45，相当于$[H^+]$为35～45mmol/L。

【临床意义】 动脉血pH本身不能区分酸碱平衡紊乱的类型，即不能判定是代谢性的还是呼吸性的酸碱平衡紊乱。

（1）pH超出参考区间 ①pH＜7.35为酸中毒；②pH＞7.45为碱中毒。

（2）pH在参考区间 ①正常酸碱平衡状态；②有酸碱平衡紊乱，完全代偿；③同时存在强度相等的酸中毒和碱中毒。总之，pH正常并不能排除酸碱平衡紊乱。

（二）氧分压

氧分压（partial pressure of oxygen，PO_2）是指物理溶解在血液中的O_2所产生的张力。肺通气和换气功能障碍可造成血PO_2下降，PO_2是判断是否缺氧的重要指标。

【参考区间】 动脉血：PO_2 80～100mmHg（10.64～13.30kPa）。

【临床意义】 PO_2可判断缺氧程度及呼吸功能，PO_2＜55mmHg（7.31kPa）时，提示呼吸功能衰竭；PO_2＜30mmHg（4.0kPa）时可危及生命。

（三）血氧饱和度

血氧饱和度（oxygen saturation，SaO_2）是指血液在一定的PO_2下，氧合血红蛋白（HbO_2）占全部Hb的百分比，其计算公式为

$$\text{血氧饱和度}（SaO_2\%）=\frac{HbO_2}{HbO_2+Hb}\times100\%$$

【参考区间】 95%～98%。

【临床意义】 SaO_2可用于判断Hb与O_2的亲和力，降低时表明Hb与O_2的亲和力下降。PO_2、PCO_2和2, 3-DPG对SaO_2有影响。

（四）二氧化碳分压

二氧化碳分压（partial pressure of carbon dioxide，PCO_2）是指物理溶解在血液中的CO_2所产生的张（压）力。PCO_2是反映呼吸性酸、碱中毒的重要指标。

【参考区间】 动脉血：PCO_2 35～45mmHg（4.65～5.98kPa）。

【临床意义】

（1）PCO_2＜35mmHg时为低碳酸血症，提示肺通气过度，见于呼吸性碱中毒或处于代谢性酸中毒的代偿期。

（2）PCO_2＞45mmHg时为高碳酸血症，提示肺通气不足，见于呼吸性酸中毒或处于代谢性碱中毒的代偿期。新生儿常由于胎儿宫内窘迫或新生儿窒息造成一过性酸血症，脐动脉PCO_2可高达58mmHg，一般数小时即可恢复，但早产儿恢复较慢。

（五）二氧化碳总量

二氧化碳总量（total carbon dioxide，TCO_2）是指血浆中各种形式存在的CO_2总量，包括三部分：HCO_3^-、物理溶解的CO_2和极少量的H_2CO_3、蛋白氨基甲酸酯及CO_3^{2-}等。

TCO_2是代谢性酸碱中毒的指标之一，但受体内呼吸及代谢两方面因素的影响。其计算公式为

$$TCO_2=[HCO_3^-]+PCO_2\times 0.03$$

【参考区间】 动脉血：TCO_2 23～28mmol/L。

【临床意义】 TCO_2增高见于代谢性碱中毒或呼吸性酸中毒；TCO_2降低见于代谢性酸中毒或呼吸性碱中毒。

（六）实际碳酸氢盐与标准碳酸氢盐

实际碳酸氢盐（actual bicarbonate，AB）是指血浆中HCO_3^-的实际浓度。动脉血AB虽是代谢性酸、碱中毒的指标，但也受呼吸因素影响而发生继发性改变。

标准碳酸氢盐（standard bicarbonate，SB）是指在标准条件下（37℃，血液样本经PCO_2为40mmHg，PO_2为100mmHg的混合气体平衡后）测得的血浆HCO_3^-含量。SB排除了呼吸因素的影响，所以反映的是HCO_3^-的储备量，为代谢性酸碱平衡的重要指标。

【参考区间】 动脉血：AB 21～28mmol/L；SB 21～25mmol/L。

【临床意义】

（1）AB＞SB提示体内有CO_2蓄积，为呼吸性酸中毒或代谢性碱中毒的呼吸代偿过程；若AB＜SB，则提示CO_2呼出过多，为呼吸性碱中毒或代谢性酸中毒的呼吸代偿过程。

（2）AB=SB，且两者均低于正常，表示有代谢性酸中毒；若AB=SB，且两者均高于正常，则为代谢性碱中毒。

（七）缓冲碱

缓冲碱（buffer base，BB）指全血中具有缓冲作用的阴离子总和，包括HCO_3^-、血红蛋白、血浆蛋白及少量的有机酸盐和无机磷酸盐等。BB代表血液中碱储备的所有成分，比仅代表HCO_3^-浓度的AB和SB更能全面地反映机体内中和固定酸的能力。由于BB不仅受Hb、血浆蛋白的影响，而且还受电解质及呼吸因素的影响，因此，一般认为它不能确切反映代谢性酸碱平衡的状态。BB有全血缓冲碱（BBb）和血浆缓冲碱（BBp）两种。

【参考区间】 全血缓冲碱（BBb）：45～55mmol/L；血浆缓冲碱（BBp）：41～43mmol/L。

【临床意义】 BB增高为代谢性碱中毒或呼吸性酸中毒；BB降低为代谢性酸中毒或呼吸性碱中毒。

（八）碱剩余

碱剩余（base excess，BE）是指在标准条件下，即温度37℃、一个标准大气压、PCO_2为40mmHg、Hb完全氧合时，将1L全血的pH调整到7.40时所需加入的酸量或碱量。当需要加入酸时，BE为正值，表示碱过量；当需要加入碱时，BE为负值，表示酸过量。BE是诊断代谢性酸碱平衡紊乱的客观指标。

【参考区间】 动脉血：BE为–3～+3mmol/L。

【临床意义】 BE正值为代谢性碱中毒；BE负值为代谢性酸中毒。

（九）阴离子间隙

阴离子间隙（anion gap，AG）为未测定阴离子（undetermined anion，UA）与未测定阳离子（undetermined cation，UC）之差。未测定阴离子指除经常测定的Cl^-和HCO_3^-外的其他阴离子，如某些无机酸（硫酸、磷酸等）、有机酸（乳酸、β-羟丁酸、乙酰乙酸等）；未测定阳离子指除Na^+、K^+外的其他阳离子，如Ca^{2+}、Mg^{2+}等。

血液中阴、阳离子的总量相等，故AG可以血浆中常规测定的阳离子、阴离子的差算出。

$$[Na^+]+[K^+]+UC=[Cl^-]+[HCO_3^-]+UA$$

$$AG(mmol/L)=(UA-UC)=[Na^+]-([Cl^-]+[HCO_3^-])$$

注：因$[K^+]$很低，故可忽略不计。

【参考区间】 AG：10～14mmol/L。

【临床意义】 AG增高为代谢性酸中毒，即表明固定酸增加，如肾衰竭、酮症酸中毒和乳酸酸中毒等，此时称为高AG型代谢性酸中毒。但并非所有的代谢性酸中毒AG值均升高，如肠瘘、胆瘘、肾小管病变等由于HCO_3^-丢失而引起代谢性酸中毒，此时HCO_3^-减少由Cl^-增加代偿而AG值变化不大，即为高氯型代谢性酸中毒。

（十）肺泡-动脉氧分压差

肺泡-动脉氧分压差（alveolar-arterial PO_2 difference，A-aDO_2/PA-aO_2）是指肺泡气氧分压与动脉血氧分压之间的差值，是判断肺换气功能的一个指标。在心肺复苏中，又是反映预后的一项重要指标。

【参考区间】 儿童期：5mmHg（0.66kPa）；青年期：8mmHg（1.06kPa）；60岁以上人群：24mmHg（3.2kPa）。

【临床意义】 A-aDO_2升高表明存在肺换气障碍。

考点： 常用指标的临床意义

课堂思政 “妙手护士”苏珊

一次普通的归途，上演生死时速。两个多月大的先天性心脏病患儿在高铁上突然发病，听到广播求助的苏珊本能地冲上前去。2016年5月2日，中南大学湘雅医院神经内科护士、见义勇为中国好人苏珊，在列车上用一根自制氧气导管抢救病婴，书写了一段妙手仁心的传奇。事后主持人问她，是否想过如果抢救过程出现什么意外会不会连累自己时，这名勇敢的护士这样回答：“我对自己的技术和判断有确切的把握。更重要的是，我没有时间想那么多，如果一个医护人员在抢救病人之前，总是分心，先考虑自己的利益，那他就不是一个好的医护人员。”知难不避，是勇；胸怀大德，是义。

三、酸碱平衡紊乱的分类与判断指标

酸碱平衡紊乱的发生主要是由于$[HCO_3^-]/[H_2CO_3]$的比例发生变化，任何一方的浓度增减或者两者同时发生变化均可引起酸碱平衡的紊乱。由于HCO_3^-的改变主要受机体代谢因素变化影响，所以将原发性HCO_3^-水平下降导致的酸中毒，称为代谢性酸中毒，而原发性HCO_3^-增多所造成的碱中毒，称为代谢性碱中毒。与之对应的是H_2CO_3的改变表示机体呼吸性因素的变化，所以将原发性H_2CO_3增多造成的酸中毒，称为呼吸性酸中毒，而原发性H_2CO_3减少所造成的碱中毒，称为呼吸性碱中毒。

出现酸碱平衡紊乱后，机体依赖血液缓冲系统、肺及肾脏的调节作用，使$[HCO_3^-]/[H_2CO_3]$值恢复正常水平，称为代偿过程。经过代偿，血液pH维持在7.35～7.45，称为代偿性酸中毒或代偿性碱中毒。如果病情超出了机体调节的限度，pH超出正常参考区间，称为失代偿性酸中毒或失代偿性碱中毒。

临床实际工作中，患者情况是非常复杂的，同一个患者不仅可以发生一种酸碱平衡紊乱，还可以同时发生两种或两种以上的酸碱平衡紊乱。如果仅出现单一的酸碱平衡紊乱，称为单纯性酸碱平衡紊乱；如果两种或两种以上的酸碱平衡紊乱同时存在，称为混合性酸碱平衡紊乱。

（一）单纯性酸碱平衡紊乱

单纯性酸碱平衡紊乱分为四种类型：代谢性酸中毒、代谢性碱中毒、呼吸性酸中毒及呼吸性碱中毒。其主要生化指标变化的共同特征是pH与酸或碱中毒一致，PCO_2和$[HCO_3^-]$呈同向变化，原发指标改变更明显。

1. 代谢性酸中毒 原发性HCO_3^-降低，$[HCO_3^-]/[H_2CO_3]$比值降低，血液pH下降。

（1）病因 ①固定酸的产生或摄入增加，超过了肾脏排泄酸的能力，如糖尿病酮症酸中毒，乳酸酸中毒，缺氧、休克，摄入过多的酸性物质或药物等；②酸性物质产生正常，但排泌减少，如肾衰竭、醛固酮缺乏等；③体内碱丢失过多，使$[HCO_3^-]/[H_2CO_3]$比值降低，如腹泻丢失过多HCO_3^-等。

（2）相关指标变化 ①血液pH可正常（完全代偿）或降低（代偿不全或失代偿）；②HCO_3^-浓度原发性下降；③PCO_2代偿性下降；④K^+浓度增高（由细胞内转移至细胞外），当固定酸增多时，AG增高；如HCO_3^-丢失过多时，AG正常，K^+浓度下降（由于K^+的丢失）而Cl^-浓度增高。

（3）代谢性酸中毒的代偿机制 ①呼吸调节。H^+浓度增加，刺激呼吸中枢，加大通气量，通过深而快的呼吸使CO_2排出，维持$[HCO_3^-]/[H_2CO_3]$的比值接近正常，使pH恢复到正常范围；②肾脏的调节。在非肾病所致酸中毒时，肾才能发挥调节作用。肾可通过H^+-Na^+交换，分泌有机酸及排泄NH_3，调节和恢复血浆HCO_3^-及pH，同时使尿液酸化。肾代偿调节较慢，需数小时到几天。

2. 代谢性碱中毒 原发性HCO_3^-升高，$[HCO_3^-]/[H_2CO_3]$比值升高，血液pH升高。

（1）病因 ①酸性物质大量丢失，如呕吐、胃肠减压等胃液的大量丢失，肠液HCO_3^-因未被胃酸中和而吸收增加，导致$[HCO_3^-]/[H_2CO_3]$比值升高；②摄入过多的碱，如治疗溃疡病时服用过多碱性药物；③胃液丢失，Cl^-大量丢失，肾小管细胞的Cl^-减少，导致肾近曲小管对HCO_3^-重吸收增加；排钾性利尿剂也可使排Cl^-多于排Na^+，均造成低氯性碱中毒；④低钾患者由于肾小管K^+-Na^+交换减弱，H^+-Na^+交换增强，使$NaHCO_3$重吸收增多，导致碱中毒。

（2）相关指标变化 ①血液pH可正常（完全代偿）或升高（代偿不全或失代偿）；②HCO_3^-浓度原发性升高；③PCO_2代偿性上升。

（3）代谢性碱中毒的代偿机制 ①血液缓冲作用。血液中增加的HCO_3^-由来自磷酸盐、细胞内液及蛋白质中的H^+中和（$HCO_3^-+H^+ \longrightarrow CO_2+H_2O$），维持pH在正常参考区间；②呼吸调节。pH增加将抑制呼吸中枢，使CO_2潴留，PCO_2升高，调节$[HCO_3^-]/[H_2CO_3]$比值趋向正常，维持pH的稳定；③肾脏的调节。肾脏通过使尿中HCO_3^-排出增多，改善碱中毒的程度。

3. 呼吸性酸中毒 原发性CO_2潴留增多，使H_2CO_3水平增高，$[HCO_3^-]/[H_2CO_3]$比值降低，血液pH下降。

（1）病因 ①呼吸中枢抑制，如中枢神经系统（CNS）药物损伤（麻醉药和巴比妥类药等）、CNS创伤、CNS肿瘤或CNS感染等；②肺和胸廓疾病，如肺部感染、异物阻塞、气胸、肿瘤压迫、慢性梗阻性肺病、肺纤维化、哮喘（严重）、呼吸窘迫综合征等。

（2）相关指标变化 ①血液pH可正常（完全代偿）或下降（代偿不全或失代偿）；②血浆PCO_2原发性升高；③HCO_3^-浓度代偿性升高。

（3）呼吸性酸中毒的代偿机制 ①血液缓冲作用。急性期在10～15min内即出现血浆HCO_3^-浓度明显升高，维持pH在正常参考区间。②呼吸调节。高碳酸血症可以刺激呼吸中枢，使呼吸加深加快，加速CO_2排出。③肾脏调节。主要表现为肾小管加强排H^+保Na^+作用，增加HCO_3^-的重吸收，使血浆中HCO_3^-增多。

4. 呼吸性碱中毒 原发性CO_2排出增多，使H_2CO_3水平降低，$[HCO_3^-]/[H_2CO_3]$比值升高，血液pH升高。

（1）病因 ①非肺部性因素刺激呼吸中枢致呼吸过度，如代谢性脑病（如由肝脏疾病引起）、CNS感染（如脑膜炎）、脑血管意外、颅内手术、缺氧（如严重贫血、高原反应）、甲状腺功能亢进、精神紧张、水杨酸中毒等；②肺部功能紊乱致呼吸过度，如肺炎、哮喘、肺栓塞等；③其他，如呼吸设备引起通气过度等。

（2）相关指标变化 ①血液pH可正常（完全代偿）或升高（代偿不全或失代偿）；②PCO_2原发性下降；③HCO_3^-浓度代偿性下降。

（3）呼吸性碱中毒的代偿机制 ①血液缓冲作用。在急性期由红细胞内Hb和组织中缓冲对提供

H^+，消耗HCO_3^-，使HCO_3^-浓度降低；②肾脏调节。主要由肾小管减少H^+的分泌，使H^+-Na^+交换减少，肾小管对HCO_3^-的重吸收减少，从而增加HCO_3^-排出。

（二）混合性酸碱平衡紊乱

当机体存在两种或三种单纯性酸碱平衡紊乱时，称为混合性酸碱平衡紊乱。

1. 相加型二重酸碱平衡紊乱 此类型是指两种性质的酸中毒或碱中毒同时存在，pH变化明显，HCO_3^-和PCO_2呈反向变化。

（1）代谢性酸中毒合并呼吸性酸中毒 此型有明显的pH降低，可见于严重肺水肿、甲醇中毒、心搏骤停和严重肺心病等。由于代谢性酸中毒为HCO_3^-原发性降低，PCO_2代偿性下降；呼吸性酸中毒为PCO_2原发性增高，HCO_3^-代偿性升高，因此二者可能互相抵消而增、减不明显。一般情况下，原发性变化比继发性变化显著，AG可增高，血浆K^+多增高，若有低K^+则表示严重K^+缺乏。

（2）代谢性碱中毒合并呼吸性碱中毒 此型pH明显升高，常见于临终前的患者，也可见于严重肝病伴呕吐或利尿失钾者，或见于败血症、中枢神经系统疾病伴呕吐或明显利尿者。由于代谢性碱中毒为原发性HCO_3^-增高，经代偿出现PCO_2增高；而呼吸性碱中毒则为原发性PCO_2降低，经代偿使HCO_3^-减少。所以两型碱中毒合并存在时，HCO_3^-与PCO_2的变化因相互抵消而变化不如单纯性碱中毒明显，造成HCO_3^-升高，而PCO_2降低，或者HCO_3^-下降，而PCO_2升高，出现反向变化。

2. 相反型二重酸碱平衡紊乱 此类型是指某型酸中毒伴有某型碱中毒，包括以下三种情况。

（1）代谢性酸中毒伴呼吸性碱中毒 常见于水杨酸中毒者、肾衰竭或糖尿病酮症酸中毒伴有高热呼吸过度者或严重肝病或败血症者。该型紊乱的pH可高可低或正常，取决于两种紊乱的不同程度，而HCO_3^-与PCO_2都明显降低，表现为同向显著降低。

（2）呼吸性酸中毒伴代谢性碱中毒 常见于慢性肺功能不全患者呕吐时、利尿剂使用患者。呼吸性酸中毒由于CO_2潴留而HCO_3^-代偿性升高，代谢性碱中毒通过呼吸抑制使PCO_2继发性增高，结果HCO_3^-与PCO_2均增高，表现为同向明显升高，而pH变化不明显。

（3）代谢性酸中毒伴代谢性碱中毒 见于肾衰竭或糖尿病酮症酸中毒或乳酸中毒患者发生呕吐、胃液引流时。患者的血液生化特征为pH变化不明显，HCO_3^-与PCO_2呈相反变化。高AG对该型紊乱的诊断有重要意义，当患者AG增高但HCO_3^-增高或正常，或HCO_3^-降低小于AG增高，可能为混合性代谢性酸、碱中毒。

3. 三重性酸碱平衡紊乱 是在呼吸性酸或碱平衡紊乱基础上合并代谢性酸中毒伴代谢性碱中毒。可见于肺功能不全致CO_2潴留，同时使用强利尿剂使K^+排出过多，出现呼吸性酸中毒合并代谢性酸中毒伴代谢性碱中毒；严重肝病所致的呼吸性碱中毒，伴乳酸与酮症性酸中毒，同时由于呕吐所致代谢性碱中毒，表现为呼吸性碱中毒合并代谢性酸中毒伴代谢性碱中毒。

目标检测

选择题（A_1型题）

1. 常用的血气分析标本为（　　）
   A. 动脉全血　B. 静脉全血　C. 血浆　D. 毛细血管血　E. 血清
2. 常用于血气分析的抗凝剂是（　　）
   A. 枸橼酸钠　B. 草酸钾　C. 氟化钠　D. 肝素　E. 草酸铵
3. pH为7.4时，碳酸盐-碳酸缓冲体系中，$[HCO_3^-]/[H_2CO_3]$的比值为（　　）
   A. 1∶20　B. 20∶1　C. 5∶1　D. 4∶1　E. 10∶1
4. 因肺部排CO_2减少，引起的高碳酸血症属于（　　）
   A. 代谢性碱中毒　B. 代谢性酸中毒　C. 呼吸性碱中毒　D. 呼吸性酸中毒　E. 代谢性酸中毒伴代谢性碱中毒

5. 当血液中[HCO_3^-]＜22mmol/L时，一般应考虑为（　　）

A. 呼吸性酸中毒　B. 呼吸性碱中毒
C. 代谢性碱中毒　D. 代谢性酸中毒
E. 代谢性酸中毒伴代谢性碱中毒

6. AB=SB，且均高于正常值，则为（　　）

A. 代谢性酸中毒　B. 代谢性碱中毒
C. 呼吸性酸中毒　D. 呼吸性碱中毒
E. 无酸碱平衡紊乱

7. 某患者呼吸表浅，口唇发绀，动脉血气分析指标为pH=7.28，PCO_2=6.1kPa，AB=32mmol/L，SB=25mmol/L，可基本诊断为（　　）

A. 代偿性代谢性酸中毒
B. 失代偿性代谢性酸中毒
C. 代偿性呼吸性酸中毒
D. 失代偿性呼吸性酸中毒
E. 失代偿性呼吸性碱中毒

8. 某患者动脉血气分析指标为pH=7.36，PCO_2=4.0kPa，AB=18mmol/L，SB=19mmol/L，BE=–5mmol/L，可基本诊断为（　　）

A. 失代偿性呼吸性酸中毒
B. 代偿性代谢性酸中毒
C. 代偿性呼吸性碱中毒
D. 代偿性代谢性碱中毒
E. 失代偿性代谢性酸中毒

（丛立春）

第17章

妊娠和新生儿的生物化学检验

学习目标

1. 掌握妊娠期间母体和胎儿的主要生物化学变化。
2. 熟悉妊娠及新生儿相关疾病的实验室检测项目、方法和意义。
3. 能够对妊娠及新生儿相关疾病进行正确的实验室检测。
4. 能正确分析妊娠及新生儿相关疾病的实验室检测结果。

妊娠（pregnancy）是母体承受胎儿在其体内发育成长的过程。卵子受精为妊娠的开始。胎儿及其附属物即胎盘、胎膜自母体内排出是妊娠的终止。妊娠期间，为适应胎儿的生长发育，孕妇体内会产生一系列复杂的适应性变化。本章主要介绍妊娠过程中的生物化学变化和妊娠相关的实验室指标。通过对孕妇血液、尿液和羊水成分的检测，进行早孕诊断、胎儿宫内发育状态监测、遗传病的早期发现及妊娠并发症诊治具有重要的作用。

案例 17-1

某孕妇，20岁，妊娠31周时因全身水肿和视物模糊就诊。妊娠12周时无明显水肿和视物模糊，当时的血压为14.7/9.3kPa。目前患者有烦躁不安，头痛，恶心，饮食较差，排便正常，尿较少。

查体：血压24.0/14.7kPa，发育正常，营养中等，全身凹陷性水肿（+++），五官无畸形，双肺呼吸音清晰，未闻及干湿啰音，心率100次/分，律齐，闻及Ⅱ级收缩期杂音，腹部隆起，宫底位于脐上4指，胎心率160次/分。眼底检查：视神经盘水肿，交叉压迹不明显，动静脉管径比为1∶3，毛细血管变白发亮。

问题： 1. 此患者的首选临床诊断是什么？

2. 此患者应做哪些生化检查？

第1节　妊娠期的生物化学变化

（一）胎儿发育、胎盘与羊水

1. 胎儿的发育　正常的妊娠通常分为三个时期，具体分期和特征见表17-1。

表17-1　正常的妊娠及特征

妊娠分期	妊娠周数	各期特征
早期妊娠	妊娠13周以前	—
中期妊娠	妊娠14～27周	胎儿生长非常迅速，许多重要的器官开始成熟，在此期末胎儿重约700g，长约30cm
晚期妊娠	妊娠28周以后	胎儿器官完全成熟的时期，此期胎儿生长速度减缓，在该期的最后阶段，胎儿重约3200g，长约50cm
正常的分娩：发生于37～42周内		

2. 胎盘 胎盘是介于胎儿与母体之间的，维持胎儿在宫内营养、发育的重要器官。胎盘由羊膜、叶状绒毛膜和底蜕膜构成，具有气体交换、营养物质供应、排出废物、防御、内分泌及免疫等多种功能。正常早期孕妇孕酮、雌二醇主要来源于卵巢，雌三醇是前两者在外周组织的代谢产物。妊娠期雌激素75%～95%来源于胎儿-胎盘复合体，这是因为胎盘中合成雌激素的某些酶活性极低，而这些酶在胎儿肾上腺、肝内却十分丰富，而胎盘只不过是雌三醇的最终生成部位。

3. 羊水 羊水是胎儿在子宫内生活的环境，随着胎儿的发育，羊水逐渐增多，在妊娠38周时达到最高峰。妊娠10周时羊水量约30mL，20周时约400mL，38周时约1000mL；此后羊水量逐渐下降，足月时约800mL。羊水在妊娠16周前主要是母体血浆通过胎膜进入羊膜腔的透析液，成分基本上与母体血浆相似，只是蛋白质含量低，但甲胎蛋白（AFP）含量高。妊娠16周后，羊水成分发生了很大变化。其体积和化学组成保持在一个动态的范围内。羊水的功能是保护胎儿免受各种外部力量的冲击和振荡，减少胎动引起的母体不适感。

考点：妊娠期雌激素的主要来源

（二）妊娠期母体的生物化学变化

1. 脂类代谢变化 妊娠期由于激素水平变化，血脂升高，LDL比HDL升高明显，在妊娠中期或晚期达到最大浓度，其中甘油三酯升高幅度最大，血清HDL/LDL比值则逐渐下降。分娩后，血清脂质恢复到妊娠前水平，说明妊娠相关激素在调节脂类代谢中发挥重要作用，但HDL水平在妊娠结束1年后仍处于低水平状态。

2. 糖代谢变化 妊娠最初几周空腹血糖浓度降低，妊娠中后期血糖升高。血糖变化的特点是：空腹血糖浓度的基线值下降，餐后血糖呈持续性升高。糖耐量试验有两种变化：一是高峰迟缓现象，即血糖浓度达到最高值的时间推迟，二是血糖最高值高于非孕妇女。这种变化使母体能源源不断地供给胎儿足够的葡萄糖。

3. 蛋白质代谢变化 妊娠期母体蛋白质的需要量增加，一是要满足胎儿的生长发育，二是用于子宫、胎盘、乳房组织的增长，另外，由于血容量增加引起的稀释作用，因此，血液蛋白质的表现是总蛋白下降，主要是白蛋白下降。

肝脏在高水平雌激素的作用下，大部分凝血因子合成增加，碱性磷酸酶可升高达2倍多，这主要是由于胎盘的碱性磷酸酶同工酶升高所致。

4. 肾功能的改变 妊娠时随着血容量增加，孕妇及胎儿代谢产物随之增加，肾脏负担加重，肾血浆流量（RPF）及GFR增加。RPF约增加35%，GFR增加50%，使肾脏对尿素、肌酐和尿酸的清除率增加。多数孕妇这3种物质血清浓度会轻微下降，但是在妊娠最后4周，尿素及肌酐浓度将轻度增加，同时因肾小管对尿酸的重吸收明显增加，使血清尿酸浓度水平高于非妊娠期。分娩后GFR逐渐恢复到妊娠前的情况。蛋白质从尿中丢失增加，约30mg/d。

5. 血液的变化 母体在妊娠期的血容量平均增加45%，红细胞增加20%，由于血容量的增加多于红细胞的增加，因此尽管红细胞的生成增加，而血红蛋白、红细胞计数和血细胞比容在正常妊娠时反而下降。血红蛋白浓度在妊娠期平均为126g/L，非妊娠时则为133g/L。白细胞计数在妊娠期变化范围较大，为（4.0～13.0）$\times 10^9$/L，在分娩时和产后可明显增加。

6. 水、无机盐代谢与酸碱平衡 妊娠期机体总体水平均约增加7L，水钠潴留与排泄形成适当比例而不引起水肿，妊娠末期组织间液可增加1～2L。妊娠期血容量增加，造血功能活跃及胎儿生长发育等都需要无机盐，孕妇对钠、钾、钙、磷及铁的需要量增加。胎儿骨骼及胎盘形成需要较多的钙和磷，妊娠末期胎儿体内约含钙25g、磷14g，绝大多数是妊娠最后2个月内的积累，所以早产儿易发生缺钙。铁是血红蛋白、肌红蛋白、细胞色素酶类以及多种氧化酶的组成成分，它与血液中氧的运输和细胞内生物氧化过程有着密切的联系。胎儿造血及酶的合成需要较多的铁，妊娠女性需补充铁剂，否则会因铁缺乏导致缺铁性贫血。

正常孕妇较非孕时通气量每分钟约增加40%、肺泡换气量约增加65%，过度通气使动脉血PO_2增高至12.3kPa（92mmHg），PCO_2降至4.27kPa（32mmHg），血H_2CO_3含量减低，可引起呼吸性碱中毒。但孕妇通过血浆碳酸氢盐的代偿性降低，使$H_2CO_3/NaHCO_3$比值不变，仍保持血液pH正常或稍微上升。

（三）胎儿的生物化学变化

随着胎儿的发育，会发生一系列的生物化学变化，主要包括肾功能、肝功能、肺功能、血胆红素等代谢变化。

1. 肾功能 随着胎儿的发育和肾功能的逐渐成熟，羊水中尿素、肌酐和尿酸的浓度增加，在妊娠37周羊水中尿素及肌酐浓度为正常人血清浓度的2～3倍。胎儿的水、电解质平衡主要靠胎盘完成，所以胎儿肾功能虽不完善，但也不会出现水、电解质紊乱。胎儿出生后，肾脏功能已发育成熟。

2. 肝功能 妊娠早期的胎肝是主要的造血器官，妊娠22～24周，骨髓则成为主要的造血器官。胚胎卵黄囊及随后发育的胎肝产生的AFP先进入胎儿血液循环，然后通过胎儿尿液进入羊水，并通过胎儿内吞进入母体循环，清除羊水中AFP，通过测定母体循环中AFP浓度可作为神经管缺陷的过筛试验。由于胎儿刚出生后肝脏发育不完全成熟，所以在一些新生儿可出现生理性黄疸。

3. 肺功能 胎儿出生后1～2min，肺就开始发挥气体交换功能，但新生儿肺功能的正常发挥有赖于肺的发育成熟。胎儿肺脏发育包含两个内容：一是胎儿肺脏的形态学发育；二是肺表面活性物质的合成、储存和释放。肺脏发育应形成具有充足表面积的肺泡，并充分血管化，以利于气体交换，同时必须获得足够的表面活性物质以支持通气活动。表面活性物质可避免末端呼吸树的塌陷而维持肺泡的稳定性，同时减少肺扩张时所需的压力。婴儿发生呼吸窘迫综合征即是由肺表面活性物质缺乏而导致肺泡气-液界面表面张力过大所致。

肺表面活性物质主要由含有高饱和脂肪酸残基的磷脂组成，包括高饱和脂肪酸卵磷脂、磷脂酰甘油及表面活性蛋白等。表面活性蛋白可加速表面活性物质在肺泡气-液界面形成单分子层。表面活性物质由Ⅱ型肺泡上皮细胞产生，在妊娠24～28周，胎儿开始合成及储存表面活性物质，在妊娠大约32周后Ⅱ型肺泡细胞以板层小体的结构形式释放表面活性物质。一旦板层小体进入肺泡气腔，就会形成管状髓磷脂，随呼吸运动以单分子层或多分子层的形式吸附在肺泡气-液界面，发挥降低表面张力的生理功能。羊水脂类中最重要的是磷脂，其种类和浓度可反映胎儿肺成熟度。

4. 胆红素 胎儿的胆红素浓度均处于较低水平，在母体与胎儿血型不合而导致大量红细胞破坏产生胆红素增多的情况下，脐带血胆红素浓度也极少超过50mg/L。这说明存在快速有效的跨胎盘胆红素转移机制。出生后，由于新生儿不再有胆红素胎盘处理机制，可导致未结合胆红素在循环中的蓄积，同时由于不成熟的肝脏对胆红素的摄取、转化、分泌等功能不完善，而导致新生儿生理性黄疸的发生。

考点： 妊娠期AFP测定的意义，新生儿生理性黄疸的发生机制

第2节 妊娠与相关疾病常用生物化学检测指标

（一）妊娠期相关疾病

1. 异位妊娠（ectopic pregnancy） 是指受精卵在子宫体腔以外着床，又称宫外孕。大多数异位妊娠发生于输卵管，腹腔罕见，约1/4异位妊娠患者有典型的三联症状：下腹疼痛、阴道流血和子宫附件包块。常见的严重并发症是输卵管破裂出血。异位妊娠妇女与同孕龄妇女相比，hCG水平较低，只有50%的异位妊娠妇女尿妊娠试验为阳性。因此，尿妊娠试验阴性并不能排除异位妊娠的可能性。异位妊娠早期发现和及时终止妊娠是降低母体大出血和死亡率、保持生育能力的有效办法。

2. 妊娠期高血压疾病 为多因素发病，严重威胁母儿健康和安全，是产科常见并发症，也是孕产

妇死亡的重要原因之一，见图17-1。

目前，妊娠期高血压疾病分为4类，包括妊娠期高血压、子痫前期-子痫、妊娠合并慢性高血压、慢性高血压伴发子痫前期。诊断标准：妊娠20周后首次出现高血压，血压≥140mmHg（18.62kPa）和（或）舒张压≥90mmHg（11.97kPa），尿蛋白检测阴性。收缩压≥160mmHg（21.28kPa）和（或）舒张压≥110mmHg（14.63kPa）为重度妊娠期高血压。

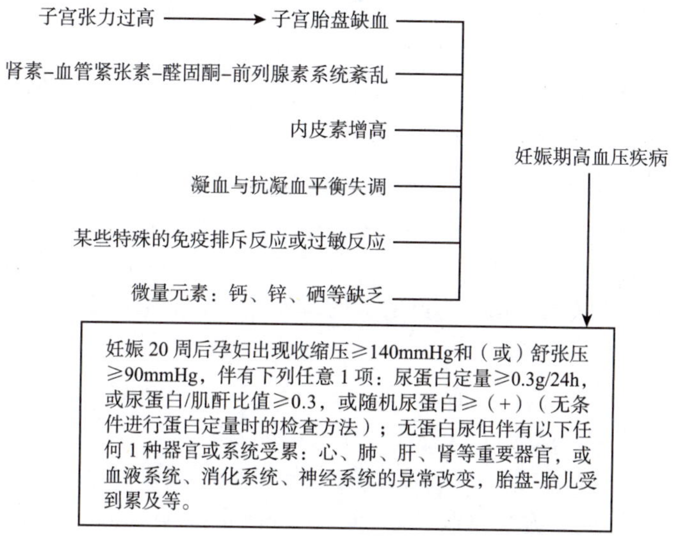

图17-1　妊娠期高血压疾病发病机制示意图

3. 妊娠期糖尿病　是一种常见病。糖尿病的发生可能与肾小管对葡萄糖的重吸收能力下降有关。糖尿病妇女的症状可因妊娠而加重，某些健康妇女也可在妊娠期间发生临床糖尿病。因此有必要对肾性糖尿病及妊娠期糖尿病进行鉴别诊断。目前，对妊娠妇女进行口服葡萄糖耐量试验已成为妊娠糖尿病筛查的常规性试验。将妊娠妇女血糖水平控制在参考范围之内可有效减少与妊娠高血糖症相关的围产期不良事件的发生。

4. 早产　是指妊娠满28周至不满37周的分娩者。早产婴儿容易发生严重的并发症，包括肺不成熟所导致的呼吸窘迫综合征、脑室内出血等。此外，羊膜早破可增加胎儿感染的可能性。早产及胎膜早破的发生原因有母体因素、胎儿因素及感染因素等。主要的临床症状包括阴道出血及流水、腹部痉挛和背痛。目前有两种手段用于早产的预测，一是用超声检查宫颈长度，如果宫颈长度＜1.5cm，则早产的可能性增加；另一种方法是检测宫颈、阴道分泌物的胎儿纤维连接蛋白（fetal fibronectin，fFN）。fFN由绒毛膜产生，存在于胎膜、蜕膜及羊水中。检测阴道液体中fFN可反映羊膜的完整性，具有较高的阳性预测值。

（二）妊娠期常用生物化学检测指标

妊娠期间，母体各种激素水平有不同程度的改变，主要来源是胎盘及胎儿-胎盘复合体。胎盘能合成许多蛋白质和类固醇激素。主要的蛋白质类激素有人绒毛膜促性腺激素和胎盘催乳素。类固醇激素包括孕酮、雌二醇、雌三醇和雌酮。正常早期孕妇雌酮、雌二醇主要来源于卵巢，雌三醇是前两者在外周组织的代谢产物。妊娠期雌激素75%～95%来源于胎儿-胎盘复合体，而大部分胎盘激素分泌进入母体血液循环，仅小量进入胎儿血液循环。通常随着胎盘质量增大，其产生的激素也相应增多，在母体外周血中的浓度也上升。但人绒毛膜促性腺激素较特殊，在早期妊娠末母体外周血已达最大浓度。

1. 人绒毛膜促性腺激素（human chorionic gonadotropin，hCG）　是由合体滋养层细胞合成的糖蛋白激素，由α与β两个亚基构成异二聚体。α-亚基含92个氨基酸。其含糖量约40%，hCG的α-亚基与黄体生成素（LH）、卵泡刺激素（FSH）及促甲状腺激素（TSH）的α-亚基均由同一基因编码，结构大致相同，可导致交叉免疫反应。这四种激素的区别仅在于β-亚基结构不同。其中β-亚基前115个氨基酸残基有80%相同，差别在于β-亚基的后30个氨基酸残基，这一特性可作为检测hCG的理论基础。

妊娠期间hCG以多种形式存在于母体的血液、尿液及其他分泌液中，有完整的hCG（intact hCG）、游离的α-亚基（fhCGα）、游离的β-亚基（fhCGβ）及各种不同的残缺hCG（nicked hCG）。hCG的清除在肝脏和肾脏进行，hCG、fhCGα和fhCGβ在妊娠末期都会消失。hCG从受精后的6～8天开始分泌，妊娠期的前8周，母体血清hCG浓度呈对数上升，妊娠8～11周时血清hCG浓度出现第一个高峰（50～100kU/L）。持续1～2周后迅速下降，在妊娠的中晚期hCG浓度为峰值的10%，37周时出现第二个高峰，分娩前又稍下降。妊娠期血清β-hCG的水平也呈双峰曲线，第一峰出现于妊娠12周前后，妊娠15周后出现生理性下降，26周时达最低值。第二峰出现于妊娠37周时，浓度低于第一峰。

hCG的主要功能是妊娠前几周刺激卵巢黄体分泌孕酮，以维持早期胚胎发育的需要。α-亚基的生成随妊娠期持续增加，可作为妊娠期衡量胎盘质量的一个指标。β-亚基由合体滋养层细胞产生，处于细胞滋养层产生的促性腺激素释放激素（GnRH）的调控之下。β-hCG峰值出现的时间和滋养层细胞数目的峰值基本一致。

hCG的检测已有80余年的历史。随着现代检验学技术的不断进步和发展，已有多种hCG的测定方法。但基本上都是采用免疫学方法对hCG进行定性或定量测定。

（1）hCG定性试验　早期有血凝抑制试验和乳胶凝集抑制试验，操作简单、快速，但敏感性较差。目前应用最广泛的hCG定性试验方法是胶体金免疫层析测定法（colloidal gold immunochromatography assay，GICA），即金标抗体法。金标抗体法有两种抗人β-hCG单克隆抗体，一种抗体吸附于硝酸纤维素膜（NC膜）上，另一种抗体结合于金溶胶颗粒表面（即金标抗体）。尿液中hCG先与NC膜上的抗体结合，然后再与金标单抗溶液反应，于是形成抗体-hCG-金标抗体夹心式复合物，显现出红色的金斑点或线条。GICA具有快速、敏感和操作简便的特点，可作为家庭监测受孕应用，目前作为尿液hCG的首选检测方法。但缺点是容易出现假阳性和假阴性结果，不易开展质量控制。

（2）hCG定量检测　主要有RIA、ELISA和ECLIA、荧光免疫分析（FIA）等。RIA和ELISA有很高的灵敏度和准确度，重复性较好，是hCG测定比较理想的方法。缺点是需要较昂贵的仪器设备。ELISA的酶促反应受温度、时间、pH、底物浓度、酶浓度及质量等因素的影响。RIA需要专用设备，而且存在放射性核素污染问题，其使用受到一定的限制，不适用于临床常规检测。ECLIA法可灵敏、特异、快速和准确地测定血液中各种激素的浓度，不但无核素污染，而且可应用于自动生化分析仪进行批量测定，是先进、理想的测定方法，但仪器设备和试剂较贵。

【参考区间】 ECLIA法：正常情况下血清hCG浓度＜6U/L，不同孕周孕妇血清hCG浓度见表17-2。

表17-2　不同孕周孕妇血清hCG浓度

妊娠时间（孕周）	参考区间（U/L）	妊娠时间（孕周）	参考区间（U/L）
4	0.04～4.48	14	14.3～75.8
5	0.27～28.7	15	12.3～60.3
6	3.70～84.9	16	8.8～54.5
7	9.70～120.0	17	8.1～51.3
8	31.1～184.0	18	3.9～49.4
9	61.2～152.0	19	3.6～56.5
10	22.0～143.0		

【临床意义】 hCG的检查对早期妊娠诊断有重要意义，对与妊娠相关疾病、滋养细胞肿瘤等疾病的诊断、鉴别和病程观察等有一定价值。

（1）妊娠诊断　定量测定血液或尿中的hCG是诊断妊娠的最重要标志。非孕妇女＜25U/L，当妊娠1～2.5周时，血清和尿中的hCG水平即可迅速升高，在妊娠8～10周时达到高峰，至孕期第4个月开始降至中等水平，并一直维持到妊娠末期。妊娠后35～50天血清hCG可升至大于2500U/L。60～70天可达80 000U/L，多胎妊娠者尿hCG常高于一胎妊娠。

（2）异位妊娠与流产　异位妊娠时hCG水平较低，只有60%的异位妊娠者尿妊娠试验为阳性，因此，尿液妊娠试验阴性并不能排除异位妊娠的可能性。尿中hCG仍维持高水平多不会发生流产。如hCG在2500U/L以下，并逐渐下降，则有流产或死胎的可能，当降至600U/L则难免流产。在保胎治疗中，如hCG仍继续下降说明保胎无效，如hCG不断上升，说明保胎成功。不完全流产者如子宫内尚有胎盘组织残存，hCG检查仍可呈阳性；完全流产或死胎时hCG由阳性转阴性，因此可作为保胎或吸宫治疗的参考依据。

（3）滋养细胞肿瘤诊断与治疗监测　①葡萄胎、恶性葡萄胎、绒毛膜上皮癌及睾丸畸胎瘤等患者尿中hCG水平显著升高，可达10万到数百万U/L，可用稀释试验诊断。如妊娠12周以前1∶500稀释尿液呈阳性，妊娠12周以后1∶250稀释尿液呈阳性，对葡萄胎诊断有价值。1∶100～1∶500稀释尿液呈阳性对绒毛膜癌也有诊断价值，如男性尿中hCG升高，要考虑睾丸肿瘤如精原细胞癌、畸形及异位hCG瘤等。②滋养层细胞肿瘤患者术后3周尿hCG应＜50U/L，8～12周呈阴性；如hCG不下降或不转阴，提示可能有残留病变。

考点：hCG测定的意义，血清中第一个峰值出现的时间

2. 人胎盘催乳素（human placental lactogen，hPL）又称人类绒毛膜促乳腺生长激素（human chorionic somatomammotropin，hCS）。hPL为一条单链多肽，含191个氨基酸，其结构与生长激素有96%同源性，与催乳素有67%同源性，所以hPL具有很强的促进生长和催乳作用。hPL由胎盘合体滋养层细胞分泌。随着妊娠期发展，母体血清hPL浓度增高，其浓度增加与胎盘组织的增大和合体滋养层组织的功能相关。在分娩前胎盘分泌hPL量达1～2g/24h，是所有已知人类激素分泌量最高的激素。故测定母血的hPL浓度可直接、迅速地反映胎盘功能状况。hPL的半衰期约为22min，产后7h母血中即不能检出。

hPL的主要生理功能包括催乳、调节代谢、促进生长、促进黄体生成、促进红细胞生成和刺激醛固酮分泌等。这种激素可以通过直接作用或与催乳素协同作用来发挥作用。

目前，hPL测定方法主要有放射免疫分析、固相酶联免疫分析和化学发光免疫分析等。另外，hPL测定的方法尚有血细胞凝集抑制反应、补体结合试验等，但目前较少应用。

【参考区间】 非孕时：＜0.5mg/L；22孕周：1.0～3.8mg/L；30孕周：2.8～5.8mg/L；42孕周：2.8～5.8mg/L。

【临床意义】

（1）诊断滋养叶细胞疾病　葡萄胎患者血中hPL值较正常妊娠值低，但hCG值反而增高。所以hCG/hPL比值比正常妊娠时高100倍。

（2）早孕监测　如连续测定hPL可预测先兆流产，此时hPL值偏低或呈下降趋势。

（3）高危妊娠的监护　妊娠35周后孕妇血浆hPL值低于4.0mg/L提示有先兆子痫、胎盘功能不良或胎儿宫内窒息等情况。

3. 孕酮　孕激素主要有孕酮（progesterone，P）及其代谢产物孕烷二醇，为卵巢和胎盘利用母体的胆固醇合成的类固醇激素。正常的月经周期孕酮的含量存在周期性变化，卵泡期极低（2mg/d）；排卵后卵巢黄体产生大量孕酮（25mg/d）；早期妊娠卵巢黄体在hCG的刺激下分泌足量的孕酮（30～50mg/d）来维持妊娠。3个月后黄体分泌孕酮的功能基本消失，主要由胎盘供应孕酮。胎盘能利用母血中的胆固醇合成孕酮，也能从母血中获取孕酮的前身物孕烯醇酮合成孕酮。从妊娠36天起胎盘即能生成足够孕酮。非孕妇血浆孕酮值在0～46.8nmol/L，孕妇于妊娠第7周时血清中的浓度为（76.4±23.7）nmol/L，孕32周时增高到（390.0±115）nmol/L，孕37周达到最高峰，为

(630.2±146.6)nmol/L，一直保持到临产前稍降。待胎盘娩出后迅速降至31～62nmol/L。

妊娠期孕酮的主要作用是促进子宫内膜增厚，使其中的血管和腺体增生，对受精卵的着床和为早期胚胎提供营养有重要意义，且能抑制子宫收缩，防止流产。若妊娠3个月胎盘还不能分泌足够的孕酮，会发生母体对胎儿的免疫排斥反应，有早期流产的危险。

孕酮也是维持妊娠所必需的一种激素，孕酮的测定主要用于早期妊娠状况的评价。孕酮的检测通常采用RIA和ECLIA法。

【参考区间】 ECLIA法：

（1）女性　卵泡期：0.6～4.7nmol/L；排卵期：2.4～9.4nmol/L；黄体期：5.3～86.0nmol/L；绝经期：0.3～2.5nmol/L。

（2）成年男性　0.7～4.3nmol/L。

【临床意义】 妊娠期孕酮主要来源于胎盘，血浆孕酮水平监测可用来观察胎盘功能，评价妊娠状况。

降低：异位妊娠时孕酮水平较低，如孕酮＞78nmol/L，基本可排除异位妊娠；先兆流产、胎儿发育迟缓、死胎、严重的妊娠高血压综合征等患者血中孕酮水平降低，单次血清孕酮水平≤15.6nmol/L，提示死胎，先兆流产时，孕酮持续下降常提示有流产可能。

升高：可见于轻度的妊娠高血压综合征、糖尿病孕妇、多胎妊娠、葡萄胎等。

4. 雌激素　包括雌酮（E_1）、雌二醇（E_2）和雌三醇（E_3），都必须从中间产物17-羟孕酮合成。来自于胎儿和母体肾上腺的硫酸脱氢表雄酮（DHEAS）是制造胎盘雌酮和雌二醇的主要前体物质，而由胎儿肝脏利用DHEAS产生的16α-OH-DHEAS是雌三醇的主要前体物质。在非妊娠女性，卵巢分泌雌二醇的量为100～600μg/d，其中10%代谢为雌三醇。在晚期妊娠，胎盘雌三醇产量为50～150mg/d，雌二醇和雌酮产量为15～20mg/d。雌激素和孕酮在妊娠过程中维持子宫内膜的正常形态和功能、充足血供，并为分娩做准备。

妊娠期E_3水平的检测是胎盘完善性的监测指标，对预测胎儿宫内生长发育状态，判断胎盘功能具有十分重要的意义。

E_3测定由最初的比色法发展到现在的RIA、ELISA、ECLIA，使E_3的测定更加灵敏、准确和简便。

血、尿、唾液及羊水均可作为检测雌激素的标本，检测孕妇不同体液及排泄物中E_3含量已成为临床产前监护胎儿-胎盘单位功能的有效手段之一。因孕妇尿E_3排泄量在24h中有一定的波动，因此一般不主张测定孕妇尿中E_3含量，可用随机尿E_3/Cr替代。血中E_3亦有阵发性波动，多主张连续采血测3次取平均值。

【参考区间】 ECLIA法：见表17-3。

表17-3　不同孕周血E_3水平

妊娠时间（孕周）	参考区间（μg/L）	妊娠时间（孕周）	参考区间（μg/L）
孕26～28周	4.1～7.3	孕36～38周	16.7～23.7
孕28～32周	7.4～8.5	孕38～40周	17.7～25.4
孕32～36周	9.3～13.7	＞40周	19.3～30

【临床意义】 孕妇产前连续测定E_3对观察胎儿宫内状况、高危妊娠的处理及病理妊娠的诊断有重要意义。

升高：母体血清或尿E_3水平超过参考范围的上限提示双胞胎的可能。

降低：多见于胎儿先天性肾上腺发育不全或胎儿畸形（如无脑儿）而影响肾上腺功能者，E_3值仅为正常量的1/10；胎儿宫内生长迟缓、孕妇营养不良、吸烟过多而影响胎儿发育者，E_3值下降；胎盘功能不良、死胎、妊娠高血压综合征、糖尿病合并妊娠等患者，E_3值显著下降；过期妊娠E_3值逐步下降，明显降低则为胎儿窘迫的表现。

由于雌激素产生具有昼夜节律的变化，因此在动态观察时要求每天均在同一时间采样。

考点：hCG、hPL、雌激素、孕酮测定的临床意义

5. 肾上腺皮质激素 妊娠时由于皮质醇结合球蛋白增加和皮质醇代谢清除率降低，硫酸脱氢表雄酮（DHEAS）的生成增多等，引起血浆皮质醇增加，使妊娠期总皮质醇绝对量为平常的几倍，10%为有活性的游离血皮质醇，使孕妇有肾上腺皮质功能亢进的表现，但皮质醇分泌的昼夜节律性仍存在。肾上腺皮质外层球状带分泌的醛固酮每日分泌量由非孕时的139～695mmol（50～250μg）上升为足月时的2780mmol（1mg）左右，是原来的4倍以上。醛固酮与肾素、血管紧张素一起，调节血容量及血压，维持血钠、血钾平衡。肾上腺皮质内层的网状带分泌的性激素睾酮也略增多。而孕期肾上腺髓质所产生的肾上腺素和去甲肾上腺素却无改变。

6. 甲状旁腺激素 随着妊娠的进展，由于孕妇血容量和肾小球滤过率的增加及胎儿对钙的需求增加，导致孕妇血钙浓度降低，血浆中PTH的浓度在妊娠中、晚期逐渐升高，促进钙、磷的吸收和利用，以满足妊娠期妇女及胎儿对钙质的需要。

7. 甲状腺激素 妊娠期甲状腺组织增生、肥大，使甲状腺激素合成和分泌增加，致使：①基础代谢率（BMR）由非妊娠时的–10%～+15%增加至+20%～+30%。②血浆蛋白结合碘（PBI）由非妊娠时的276～630nmol/L增加至946～1103nmol/L。③受大量雌激素的影响，肝脏产生大量的甲状腺素结合球蛋白（TBG），血清TBG浓度由130～250μg/L增加至300～500μg/L，为非孕时的25倍。且TBG与甲状腺素（T_4）和三碘甲状腺原氨酸（T_3）的结合力增加，故血浆中结合型的T_3、T_4量增多。虽然TT_3、TT_4量增多但游离型的T_3、T_4并未增多，故孕妇很少发生甲状腺功能亢进和甲状腺功能减退。

另外，整个妊娠期因雌激素水平增加使垂体催乳素（PRL）分泌增加，为非妊娠时的10倍。并抑制促性腺激素FSH和LH的分泌，使两者的浓度低于检出限。其他垂体激素，如TSH基本维持不变，但是GH对刺激的反应减弱。

8. 羊水测定 羊水测定主要用于胎儿溶血性疾病的监测。母体血清抗Rh抗体滴度≥1：8或以上，或有既往胎儿溶血史，均应测定胎儿发生溶血性疾病的可能性。

可通过间断性测定羊水胆红素水平来监测胎儿是否发生溶血性疾病。在450nm波长下测定羊水的吸光度，吸光度的增加幅度（ΔA_{450}，相对于基线吸光度值）与孕周及溶血性疾病的程度具有较好的相关性。在孕周相同的情况下，ΔA_{450}升高幅度越大，溶血的程度就越高。ΔA_{450}升高后，若持续下降表明预后良好，即胎儿可幸存；若继续升高或不变提示可能存在严重的胎儿成熟红细胞增多症。

羊水过多可导致假阴性结果，母体高胆红素血症或镰状细胞疾病也可导致羊水中胆红素水平升高。

9. 胎儿肺成熟度测定 胎儿肺成熟度（fetal lung maturity，FLM）能帮助判断围产期胎儿是否能获得最佳生存率，对选择分娩时机，降低新生儿特发性呼吸窘迫综合征（idiopathic respiratory distress syndrome，IRDS）发生率，提高早产儿生存率十分重要。

FLM测定常用于：①预产期不确定，需进行剖宫产前；②内科或妇科检查有提早分娩迹象，如早产、羊膜早破、母体有严重高血压或肾脏疾病、胎儿呼吸窘迫等。

评价胎儿肺成熟度是通过直接（或间接）检测肺表面活性物质含量或生物特性来进行。用于检测的胎儿肺表面活性物质主要有磷脂酰胆碱/鞘磷脂比值（L/S）、双饱和磷脂酰胆碱（disaturated phosphatidyl choline，DSPC）、磷脂酰甘油（phosphatidylglycerol，PG）、泡沫稳定性指数（foam stability index，FSI）等。

测定方法主要有荧光偏振法（FPA）和薄层小体计数。实验室应该至少建立一种快速方法如FPA、PG或FSI用于常规或急诊检查。对于参考实验室和有条件的实验室应做L/S及肺成熟度组合试验。

（1）L/S和DSPC测定 L/S比值是检测胎儿肺成熟度的常用指标。肺表面活性物质最主要的活性成分是DSPC，约占磷脂酰胆碱的85%。在羊水中的浓度随妊娠期进程而增加。DSPC的浓度可直接测定，并与胎儿肺成熟度相关联，同时DSPC浓度也与鞘磷脂的变化有关，它们的比率亦可用于反映胎儿的肺成熟度。L/S常随妊娠期延长而增加，但不是匀速地逐渐增加，而是在34～36周时突然增加，

与胎儿肺成熟度密切相关。

由于不同的染色方法对DSPC染色效果不同，故计算出的L/S比值也会不同，所以应根据检测方法确定医学决定水平。

结果解释：①L/S比值＞2.0或DSPC＞5mg/L提示肺成熟，L/S预测胎肺成熟符合率达97%～98%，但预报肺不成熟不可靠。L/S在1.5～2.0时，约有半数新生儿不会发生IRDS；②DSPC的医学决定水平为5.5mg/L，其在预测胎儿肺不成熟上比L/S可靠，而两者在描述成熟度上的可靠性是相同的；③如母亲有糖尿病，胎儿L/S比值＞2.0，发生IRDS的频率仍会增大，应将L/S比值定为3.0，DSPC定为10mg/L；④多胎妊娠，每个胎儿羊膜腔均应取样。在双胞胎体重较轻的一个易发生IRDS。

（2）肺成熟度组合试验　是同时测定L/S比值、DSPC在总磷脂酰胆碱中的比值、磷脂酰甘油和磷脂酰肌醇（phosphatidylinositol，PI）在总磷脂中的比值。本法将酸性的磷脂PG和PI与磷脂酰胆碱分开，使磷脂酰胆碱不会被过高估计。通过丙酮沉淀法将高度饱和的磷脂酰胆碱与低饱和的磷脂酰胆碱分开，以确定饱和磷脂酰胆碱在总磷脂酰胆碱中的比值。在判断胎儿肺成熟度时，肺成熟度组合试验中每项检测结果都应考虑：①L/S比值＞2.0提示肺成熟，PG在丙酮沉淀部分中占比＞3%，也提示肺成熟；②组合试验将酸性的PG和PI从磷脂酰胆碱中分离出来，其提供的L/S比值更准确，但判断不成熟仍不可靠；③PG于妊娠的32周的羊水出现，37～40周急剧增加，是胎儿肺完全成熟的指标。当PG＞2μmol/L时，提示胚胎成熟，其正确率高于L/S，但判断不成熟度仍有较高的错误率。

（3）泡沫稳定性指数　当羊水中表面活性物质达到足够浓度时，能够形成一个高度稳定的膜，支撑泡沫的构架，但乙醇能将此类物质从膜中除去。FSI是在固定体积的未稀释羊水中逐渐增加乙醇量并混合，在羊水支撑泡沫稳定的情况下，记录所需乙醇的最大体积。FSI＞0.47为肺成熟。此法预测肺成熟误差＜1%，预测肺不成熟度误差为66%。实验必须在20～25℃进行，温度过高或过低均会影响泡沫的稳定性。含血液和胎粪的标本会出现假性成熟结果。

（4）荧光偏振法测定肺泡表面活性物质　FPA是目前最普遍使用的定量方法，比测定L/S比值更加精确。早期多用二苯己三烯为荧光染料，现改用更稳定的NBD-磷脂酰胆碱（NBD-phosphatidylcholine，NBD-PC）或类似的PC-16（商品试剂盒中使用的荧光染料代号）。当PC-16或NBD-PC结合到白蛋白或表面活性物质上时将具有不同的偏振光，前者的偏振光更大。测得的偏振光值为表面活性物质/白蛋白的函数。也可直接用表面活性物质mg/g白蛋白表示，大多数利用FPA法测定表面活性物质的实验室都用这种方法报告。荧光偏振值＜260mP提示肺明显成熟。荧光偏振值为260～290mP说明肺正向成熟过渡；＞290mP提示肺不成熟；或表面活性物质＞45mg/g白蛋白为肺成熟。

（5）薄层小体计数（lamellar body counts）　使用标准的血小板计数仪的血小板通道，可以对羊水中的薄层小体（lamellar body，LB）微粒直接进行计数测定。这些表面活性物质颗粒从2～20fl不等，用全血细胞的血小板计数和血小板大小测定的方法可对这些颗粒进行定量检测。该法性价比好，结果可靠，许多研究者主张用该法快速测定胎儿肺成熟度。参考值为薄层小体计数≥55 000/μL（离心标本）或≥60 000/μL（未离心标本）。

10. 胎儿先天性缺陷筛查　常见的胎儿先天性缺陷主要有神经管缺陷（neural tube defect，NTD）、唐氏综合征（Down syndrome，DS）（又称21-三体综合征）及18-三体综合征（18-trisomy syndrome）。测定母体血清AFP、hCG、游离E_3是胎儿先天性缺陷筛查最常用的三个指标，根据三种物质浓度计算神经管缺陷、唐氏综合征及18-三体综合征的危险性。AFP主要由胎肝合成，hCG由胎盘生成，游离E_3是妊娠期间主要的性激素。

开放性神经管缺陷畸形：85%～95%有母血AFP浓度升高；唐氏综合征中母体血清AFP及游离E_3水平较低，而hCG水平则较高。母体血清三联筛查诊断的准确性为60%，假阳性率为5%。上述检验项目对胎儿先天性缺陷仅为早期筛查或风险评估。神经管缺陷畸形的确诊需依靠影像学检查，唐氏综合征及18-三体综合征通过羊水细胞染色体检查确诊。

链接 胎儿纤维连接蛋白检验

胎儿纤维连接蛋白（fFN），是子宫绒毛膜细胞外的基质成分，存在于绒毛膜与蜕膜之间，主要由滋养层细胞产生，为一种对绒毛膜和蜕膜起连接和黏附作用的糖蛋白。妊娠早期，阴道分泌物可检测到fFN。孕24周以后，绒毛膜与蜕膜的融合阻止了fFN的释放，宫颈阴道分泌物无法检测到fFN。只有在绒毛膜与蜕膜分离、绒毛膜与蜕膜界面的细胞外基质遭到机械损伤或蛋白水解酶的降解时，fFN才可见于宫颈阴道分泌物中。因此，在孕24～35周，宫颈阴道分泌物中fFN的水平与是否发生早产有很大的相关性。

第3节 产前和新生儿筛查的生物化学检验

产前筛查（prenatal screening）是通过安全、经济、简便且无创的实验室检测技术来发现可能怀有先天性缺陷胎儿的高危妊娠妇女，以便进一步明确诊断，最大限度地减少异常胎儿的出生。新生儿筛查（newborn screening）是指在新生儿群体中，对危及其生命、影响生长发育的一些先天性及遗传性疾病进行的筛查，目的是便于早期诊断、早期治疗并及时避免或减轻严重后果。产前筛查与新生儿筛查具有重要的意义，均可应用生物化学检验来进行。

（一）产前筛查的主要生物化学指标

一般在妊娠16～18周时，妊娠妇女应该进行胎儿神经管缺陷、唐氏综合征和18-三体综合征的筛查试验。产前筛查中常用的生物化学检验指标包括hCG、AFP、游离雌三醇（uE_3）及妊娠相关血浆蛋白A（PAPP-A）等。

1. 神经管缺陷（NTD） 是指在胚胎发生期，如神经管不能融合，会导致永久性的脑和（或）脊髓发育缺陷，即无脑畸形、脊柱裂和脑积水。90%的NTD属于多因素遗传病。叶酸缺乏与神经管缺陷有关，可能是叶酸缺乏导致同型半胱氨酸代谢紊乱所致。新生儿无脑畸形和脊柱裂的发生概率为1/1800。所有无脑畸形和95%的脊柱裂都是开放性的，没有皮肤覆盖，直接与羊水接触。AFP可大量进入羊水中，使母体血液循环中AFP浓度增加，因此测定母体AFP水平，可检出约90%的开放性NTD。

2. 唐氏综合征（DS） 是最常见的由染色体畸变所致的出生缺陷类疾病，在安全出生的婴儿中发生率约为1/700。DS是由于21号染色体q22.1～q22.3的额外复制所致，绝大部分DS患儿存在21号染色体的三次拷贝（即21-三体），另外5%是由于翻译错误，还有1%由嵌合体引起。高龄妊娠妇女容易导致胎儿患DS。许多产科医生对于35岁或35岁以上的妊娠妇女，均利用羊水测定胎儿染色体核型。这种措施对患DS的胎儿的检出率为20%。如果联合血清AFP筛查，检出效率则增至33%，再联合母体血清hCG测定检出率增至53%，再加上uE_3测定使检出率提高到58%。大约每50个三联试验结果异常的母亲中就有一个的婴儿患DS。

在妊娠早期，可通过检测母体血清hCG（或β-hCG）及PAPP-A来筛查DS。而在妊娠中期，母体血清hCG、AFP、uE_3是筛查胎儿先天缺陷最重要的三个指标，三种指标的测定可以发现大多数的胎儿NTD、DS和18-三体综合征。常以hCG为基础，组合二联试验（hCG和AFP）或三联试验（hCG、AFP和uE_3）。结果的报告方式可采用MoM形式，并结合妊娠妇女年龄、是否吸烟、孕周、体重、双胞胎与否、糖尿病、异常妊娠史、前胎情况和人种等因素，可以计算出胎儿先天缺陷的危险系数（方法不同，数值有所不同）。抑制素A及降解hCG等是近年来引入到DS筛查的新指标，抑制素A可作为四联试验的第四种指标。筛查实验的报告应该包含以下信息：分析物的浓度、正常或异常结果的解释、对疾病危险性的评估和影响结果解释的相关信息。唐氏筛查试验不是唐氏妊娠的确诊性试验，仅仅用于确定唐氏妊娠发生的可能性，进一步的确诊试验是进行羊水穿刺及绒毛采样，通过分析胎儿细胞的染色体核型来确诊。

3. 18-三体综合征 病因是减数分裂时染色体不分裂，造成胎儿18号染色体的额外复制。虽然发生率仅为1/8000，但它仍然是妊娠过程中常见的染色体缺陷疾病。其最大危害是在妊娠的前8周和妊娠中、后期有非常高的流产和早产概率（分别为大于80%和约70%）。25%的患儿有脊柱裂或脐膨出。50%患儿在出生后5天内死亡，剩下的有90%在100天内死亡。母体血清三联筛查试验结果常是hCG、AFP和uE_3三者浓度均降低。

（二）新生儿筛查的意义与疾病

先天性代谢紊乱（congenital metabolic disorder）又称遗传代谢紊乱（inherited metabolic disorder，IMD），是指编码维持机体正常代谢所必需酶或蛋白质的基因突变而导致酶或蛋白质的生物合成、结构及功能的改变而引起的一系列疾病。早在1908年，伽罗德（Garrod）就将这类遗传性疾病称为先天性代谢缺陷（inborn error of metabolism）。随着各国遗传学学者对先天性代谢异常、酶生物化学及代谢途径研究的深入，相继发现许多新的遗传代谢紊乱，至今已确定的约1000多种，已知由于酶缺陷引起的先天性代谢异常在500种以上。

先天性代谢性疾病的种类繁多，涉及多种物质在体内的合成、代谢、转运和储存等方面的先天性缺陷，根据所累及代谢物的不同，可分为以下几类。

（1）糖代谢缺陷 糖原贮积病、半乳糖血症、果糖不耐症、蔗糖和异麦芽糖不耐症、乳酸及丙酮酸中毒等。

（2）氨基酸代谢缺陷 苯丙酮尿症、酪氨酸血症、黑酸尿症、白化病、枫糖尿症（支链酮酸尿症）、同型胱氨酸尿症、先天性高氨血症、高甘氨酸血症等。

（3）脂类代谢缺陷 如肾上腺脑白质营养不良、GM1神经节苷脂病、GM2神经节苷脂病、尼曼-匹克病和戈谢病等。

（4）金属代谢病 如肝豆状核变性（Wilson病）等。

代谢性疾病大多为单基因病，多数属于常染色体隐性遗传。此类疾病误诊率高，医治难度大，早期易累及神经系统并留下后遗症，甚至危及生命。目前国内对其中少数可以治疗的代谢性疾病已广泛进行新生儿期的筛查，以便早期发现、早期诊断和治疗，降低出生缺陷概率，提高人口素质。

1. 先天性甲状腺功能减退症（congenital hypothyroidism，CH） 是因为先天性甲状腺发育不良或因甲状腺激素合成途径中酶缺陷所造成，大多数为散发，少数有家族史，国内发病率约为1/5000，是遗传代谢性疾病中发病率最高的，我国于1995年6月颁布的《中华人民共和国母婴保健法》已将其列入筛查疾病之一。

（1）病因和发病机制

1）甲状腺不发育或发育不全：亦称原发性甲减，约90% CH是由于甲状腺发育障碍所致，多见于女孩，1/3病例甲状腺完全缺如。患儿甲状腺可在宫内阶段即发育不全；或在下移过程中形成异位甲状腺。这类发育不全的甲状腺大部分或完全丧失了其分泌功能，多数患儿在出生时即存在甲状腺激素缺乏。发生原因可能与相关遗传基因缺陷有关。

2）甲状腺激素合成途径缺陷：亦称为家族性甲状腺激素生成障碍，其发病率仅次于甲状腺发育缺陷，多为常染色体隐性遗传。甲状腺激素的合成需多种酶参与（如过氧化物酶、偶联酶、脱碘酶及甲状腺球蛋白合成酶等），任何酶缺乏均可引起先天性甲状腺激素水平低下。

3）TSH缺乏：因垂体分泌TSH障碍而造成的甲状腺功能减退症，常见于特发性垂体功能低下或下丘脑、垂体发育缺陷，其中因TRH分泌不足引起的较为多见。TSH缺乏常与GH、LH等其他垂体激素缺乏并存，单一缺乏者甚为少见。

4）甲状腺或靶器官反应性低下：前者是指甲状腺细胞膜上GSα蛋白缺陷，使cAMP生成障碍而对

TSH不敏感，与促甲状腺激素受体（TSH-R）基因缺陷有关；后者是甲状腺激素靶器官对T_3、T_4不敏感所致，与β-甲状腺激素受体基因缺陷有关。

5）新生儿暂时性甲状腺功能减退症：这是由于母体内的促甲状腺素受体阻断抗体通过胎盘进入胎儿体内所造成，这种抗体的半衰期为6.5天，通常在3个月内消失。

（2）实验室检查　由于先天性甲状腺功能减退症在生命早期即严重损害小儿的神经系统功能，而该病治疗容易且疗效颇佳，因此早期确诊甚为重要。

1）新生儿筛查：目前多采用出生后2～3天的新生儿外周毛细血管血，置特制纸片上检测TSH浓度作为初筛，TSH＞20mU/L时，再采集血清标本检测T_4、TSH以确诊。该法采集标本简便，假阳性和假阴性率较低，费用低廉，是早期确诊患儿、避免神经系统发育严重缺陷、减轻家庭和社会负担的极佳防治措施。

2）甲状腺功能检查：检测外周血T_4、T_3和TSH。推荐方法为酶联免疫吸附分析（ELISA）、荧光酶免疫分析（FEIA）和时间分辨荧光免疫分析法（Tr-FIA）。新生儿可采用滤纸血斑法，出生后的2～3天取足跟毛细血管血测定。参考区间：TSH＜10mU/L，T_4 38.6～154nmol/L。血TSH增高，FT_4降低，可诊断为先天性甲状腺功能减退症，包括永久性甲状腺功能减退症和暂时性甲状腺功能减退症。血TSH增高，FT_4正常者，为代偿性甲状腺功能减退症或高TSH血症，应定期随访。

3）TRH刺激试验：若血清中T_4、TSH均降低，则疑有TSH或TRH分泌不足，应进一步做TRH刺激试验。可按7μg/kg静脉注射TRH，正常者在注射后20～30min出现TSH上升峰，90min后恢复至基础值。若不出现反应峰时应考虑垂体病变；相反，TSH反应峰很高或持续时间延长，则指示下丘脑病变。

2. 苯丙酮尿症（phenylketonuria，PKU）　又称高苯丙氨酸血症（hyperphenylalaninemia，HPA），是一种较常见的遗传性氨基酸代谢病。是由于苯丙氨酸代谢途径中的酶缺陷，使得苯丙氨酸不能转变成为酪氨酸，导致苯丙氨酸及苯丙酮酸蓄积，并从尿中大量排出苯丙酮酸而得名。PKU是一种单基因遗传病，属常染色体隐性遗传。临床主要表现为智能低下、惊厥发作和色素减少。

低苯丙氨酸饮食疗法是目前治疗经典型PKU的唯一方法，目的是预防脑损伤。对于非典型苯丙酮尿症的治疗除了饮食治疗以外，还应补充多种神经介质，如多巴、5-羟色胺、叶酸等。

（1）发病机制　苯丙氨酸是人体必需的氨基酸之一。正常人每日需要的摄入量为200～500mg，其中1/3供合成蛋白，2/3则通过肝细胞中苯丙氨酸羟化酶（PAH）转化为酪氨酸，以合成甲状腺素、肾上腺素和黑色素等。苯丙氨酸转化为酪氨酸的过程中，除需PAH外，还必须有四氢生物蝶呤（BH_4）作为辅酶参与。体内的BH_4是由鸟苷三磷酸（GTP），经过鸟苷三磷酸环化水合酶（GTP-CH）、6-丙酮酸四氢蝶呤合成酶（6-PTS）和二氢生物蝶呤还原酶（DHPR）等一系列酶的催化而合成，PAH、GTP-CH、DHPR三种酶的编码基因分别定位于12q24.1、14q11、4p15.1-p16.1；上述任一编码基因的突变都有可能造成相关酶的活性缺陷，致使苯丙氨酸发生异常累积。

（2）实验室检查

1）血苯丙氨酸浓度检查：新生儿喂奶3天后，采集足跟末梢血，吸收于特定滤纸上，采用细菌生长抑制试验半定量测定。原理是苯丙氨酸能促进已被抑制的枯草杆菌重新生长，以生长圈的范围测定血中苯丙氨酸的含量，亦可在苯丙氨酸脱氢酶的作用下进行比色定量测定。血苯丙氨酸含量＞0.12mmol/L（2mg/dL）即可诊断为高苯丙氨酸血症。当苯丙氨酸含量＞0.24mmol/L（4mg/dL）即两倍于正常参考值时，应复查或采静脉血定量测定苯丙氨酸和酪氨酸，经典型PKU患儿血浆苯丙氨酸可高达1.2mmol/L（20mg/dL）以上。

2）尿三氯化铁试验：用于较大婴儿和儿童的筛查。将三氯化铁滴入尿液，如立即出现绿色反应，则为阳性，表明尿液中苯丙氨酸浓度增高。此外，二硝基苯肼试验也可以检测尿液中苯丙氨酸，出现黄色沉淀为阳性。

3）血浆氨基酸和尿液有机酸分析：可为本病提供生化诊断依据，同时，也可鉴别其他的氨基酸、有机酸代谢病。

4）尿蝶呤分析：应用HPLC测定尿液中新蝶呤和生物蝶呤的含量，用以鉴别各型PKU。典型PKU患儿尿中蝶呤总排出量增高，新蝶呤与生物蝶呤比值正常。DHPR缺乏的患儿蝶呤总排出量增加，四氢生物蝶呤减少，6-PTS缺乏的患儿则新蝶呤排出量增加，其与生物蝶呤的比值增高，GTP-CH缺乏的患儿其蝶呤总排出量减少。

5）DNA分析：目前对PAH和DHPR缺陷的基因分析方法主要有以下几种，如聚合酶链反应-短串联重复系列连锁分析（PCR-STR）、聚合酶链反应-单链构象多态性分析（PCR-SSCP）、聚合酶链反应-变性梯度凝胶电泳（PCR-DGGE）、双脱氧指纹图谱法、多重等位基因特异性聚合酶链反应（MAS-PCR）、聚合酶链反应-等位基因特异的寡核苷酸斑点杂交（PCR-ASO）等。但PCR-STR和PCR-SSCP在实验室和临床上较为常用且检测率高。但由于基因的多态性众多，分析结果务必谨慎。

3. 半乳糖血症（galactosemia） 是一种由于半乳糖代谢途径中的酶先天性缺陷而导致的糖代谢紊乱性疾病，属常染色体隐性遗传，其发病率大约为1/60 000。临床表现多样化，新生儿出生时可正常，喂奶后的2～3天即出现呕吐、黄疸、肝大，在婴幼儿期逐渐呈现生长停滞、智力障碍、肝硬化和白内障等征象。某些病例可因肝功能衰竭在新生儿期内夭折。

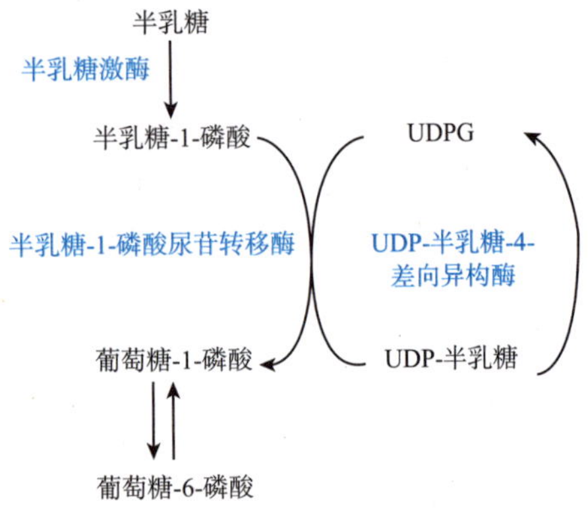

图17-2 半乳糖代谢示意图

（1）病因与发病机制 半乳糖代谢过程中需要3种酶，分别是半乳糖-1-磷酸尿苷转移酶（galactose-1-phosphate uridyl transferase，G-1-PUT）、半乳糖激酶和UDP-半乳糖-4-差向异构酶（图17-2）。半乳糖血症主要由G-1-PUT缺陷引起，另外两种少见，但3种酶的缺陷均可导致半乳糖的代谢障碍，直接引起血中半乳糖及半乳糖-1-磷酸浓度的升高。后者主要沉积于肝、肾、脑等组织，特别是高浓度的半乳糖沉积于晶状体内，在醛糖还原酶作用下变成半乳糖醇，认为是引起白内障和脑水肿的原因。

（2）实验室检查

1）新生儿期筛查：喂奶后的1h内取血于特定滤纸上制备滤纸血片，可检测滤纸血片的半乳糖-1-磷酸尿苷转移酶活性（Beutler试验）或滤纸血片上半乳糖和半乳糖-1-磷酸的含量（Paigen试验），前者的缺点是假阳性率过高；后者的优点是很少假阳性，并且3种酶缺陷都可被检出，应用双质谱联用仪（tandem MS）进行筛查尤为便捷、准确。

2）尿液中还原糖测定：喂奶后的1h用班氏试剂测定尿液中还原糖，如果显示强阳性，葡萄糖氧化酶法检测尿葡萄糖阴性，则支持半乳糖血症的诊断。对定性试验阳性的患儿可进一步采用滤纸或薄层层析方法进行鉴定。

3）酶活性测定：采用外周血红细胞、白细胞或培养皮肤成纤维细胞测定半乳糖-1-磷酸尿苷转移酶活性。

4）DNA分析：取外周血白细胞DNA进行半乳糖-1-磷酸尿苷转移酶基因分析。

4. 新生儿黄疸 是由于胆红素代谢异常造成血中胆红素水平升高而引起皮肤或其他器官黄染的现象。可分为生理性黄疸和病理性黄疸，由于新生儿不再存在胆红素胎盘处理机制，可导致未结合胆红素在循环中的蓄积，同时由于不成熟的肝脏对胆红素的摄取、转化、分泌等功能不完善，而导致新生儿黄疸。

考点：常见的新生儿代谢性疾病的种类与主要筛查指标

目标检测

一、选择题（A_1型题）

1. 早期妊娠指的是（　　）
   A. 从末次月经（LMP）算起的0～13周
   B. 从LMP算起的0～20周
   C. 从LMP算起的0～15周
   D. 从LMP算起的0～26周
   E. 从LMP算起的0～28周
2. 由胎盘制造的类固醇激素包括（　　）
   A. 孕酮和雌酮
   B. 雌二醇和雌三醇
   C. 孕酮、雌酮、雌二醇和雌三醇
   D. 孕酮、醛固酮、雌二醇和雌三醇
   E. 糖皮质激素
3. 妊娠期雌激素75%～95%来源于（　　）
   A. 胎儿　　B. 母体
   C. 胎盘　　D. 胎儿-胎盘复合物
   E. 肝脏
4. 胎盘合成的雌激素和卵巢不同，是因为胎盘缺乏（　　）
   A. 17α-羟化酶　　B. 17β-羟化酶
   C. 7α-羟化酶　　D. 7β-羟化酶
   E. 3α-羟化酶
5. 确定早期妊娠最重要的标志是（　　）
   A. 停经　　B. 超声检查
   C. 血液或尿液hCG定性　　D. 血液或尿液hCG定量
   E. 双合诊发现子宫增大
6. 异位妊娠hCG值比同期正常妊娠（　　）
   A. 高　　B. 低
   C. 相等　　D. 先高后低
   E. 先低后高
7. 新生儿特发性呼吸窘迫综合征（IRDS）是早产儿的一种严重疾病，其病因是（　　）
   A. 胎儿肺泡表面活性物质缺乏
   B. 胎儿先天性神经管缺陷
   C. Down综合征
   D. 18-三体综合征
   E. 脑积水
8. 评价胎儿肺成熟度最有价值的指标是（　　）
   A. 测定羊水肌酐浓度
   B. 检测羊水中与妊娠进程有关的脂类染色细胞
   C. 检测羊水中尿素含量
   D. 直接或间接检测表面活性物质含量
   E. 检测羊水中葡萄糖含量
9. 胎儿先天性缺陷常用筛查指标是（　　）
   A. 母体血清AFP、hCG和uE3含量
   B. 母体血清AFP、uE3和尿hCG含量
   C. 羊水AFP、hCG和uE3含量
   D. 母体血清hCG和hCG亚基含量
   E. 母体血清糖蛋白和二聚体抑制素A含量

二、简答题

1. 胎盘催乳素检测有何临床应用价值？
2. 羊水AFP测定有何临床意义？

（毛华杰）

第18章 治疗药物监测

学习目标

1. 掌握药物在体内代谢的基本过程，药物检测的应用范围及需要进行和不必进行治疗药物监测的条件。

2. 熟悉影响血药浓度的因素，药代动力学及相关参数的概念，治疗药物浓度监测的目的及意义和常用检测方法。

3. 了解药物监测常用样本种类及处理要求。

治疗药物监测（therapeutic drug monitoring，TDM）是在临床药理学、药代动力学和临床化学基础上，结合现代分析检测技术，形成和发展的一门应用性边缘学科。其主要任务是通过灵敏、可靠的方法，检测患者血液或其他体液中的药物浓度，获取有关药代动力学参数，应用药代动力学理论，指导临床合理用药方案的制订和调整，以及药物中毒的诊断和治疗，以保证药物治疗的有效性和安全性，使临床给药方案个体化，以提高疗效、避免或减少毒副作用。

案例 18-1

患者，男，50岁，65kg。诊断为支气管肺癌，原发性、中央型、左肺、低分化，已进行3次化疗。入院后患者持续高热，体温达40℃，血培养结果为金黄色葡萄球菌。给予万古霉素静脉滴注0.5g，每8h给药一次。用药后监测万古霉素血药浓度，结果显示谷浓度3.3μg/mL，峰浓度15.3μg/mL。药师根据血药浓度结果建议加大用量，将用法改为0.5g，每6h给药一次，静脉滴注60min，再次监测血药浓度，结果显示谷浓度10.3μg/mL，峰浓度30.3μg/mL。4天后患者体温正常，感染得到控制。

问题：1. 叙述治疗药物监测的临床意义。

2. 哪些药物需要进行治疗药物监测？

第1节　概　　述

药物是治疗疾病的主要手段之一。任何药物都不会在体内创造一个新的生理、生化过程，而是通过调整疾病过程中失调的内源性活性物质的量或生理生化过程，杀灭或抑制病原体等，达到治疗作用。显然，药物作用靶位浓度不足或过量，势必会导致药物治疗的无效或产生新的不良作用，严重时可导致药源性疾病的产生，甚至危及生命。因此，如何根据每个患者的具体情况，制订有效而安全的个体化药物治疗方案，一直是困扰临床医生的难题。虽然研究人员试图通过按体重、体表面积、不同年龄等方法，计算调整用药剂量，但由于影响药物体内过程的因素众多，患者具体情况又千差万别，迄今仍未能很好地解决这一问题。随着各种高灵敏度、特异性检测方法的引入，微量药物浓度检测得以实现，同时，越来越多药物的有效血药浓度范围及中毒浓度也相继确定。以血药浓度为客观依据，运用药代动力学理论指导制订合理用药方案的优越性，日益为广大临床医生接受和采用，从而促进了TDM的发展。

一、治疗药物监测的目的及意义

1. 提供药物浓度检测数据结果。

2. 通过科学解读检测数据，提出合理的药物治疗建议，保障患者用药安全、有效、经济和适宜。

3. 优化药物治疗方案，提高药物疗效、降低毒副作用，同时通过合理用药最大化节省药物治疗费用。

二、药物代谢过程

药物进入体内的过程包括吸收（血管内给药除外）、分布、生物转化和排泄四个过程。

（一）药物吸收

药物吸收（drug absorption）是指药物从给药部位进入体循环的过程。血管内给药不存在吸收。血管外注射给药时，药物主要通过毛细血管内皮细胞间隙，以滤过方式迅速进入血液。其吸收速度主要受注射部位血管丰富程度和药物分子大小影响。口服药物的吸收大多通过胃、肠道黏膜以被动扩散方式进行，口服药物的主要吸收部位在小肠。影响口服药物吸收的因素主要有以下几种。

1. 药物理化性质　包括药物本身的水/脂溶性、分子大小等。

2. 药物制剂的性质　包括药物制剂的崩解速度与溶解度。

3. 胃肠功能与胃肠血流动力学状态　包括胃排空速度、肠蠕动等胃肠功能状态及胃肠血流动力学状况等。

某些药物口服后吸收过程中，在通过胃肠道黏膜及第一次随肝门静脉血流经肝脏时，可有部分被胃肠黏膜，更主要是被肝细胞中酶代谢失活，从而使进入体循环的量减少。这一现象称“首过消除”（first pass elimination）。首过消除强的药物，由于不同个体对同一药物代谢能力存在较大差异，可对口服药物吸收度（生物利用度）产生明显影响。

考点：影响药物吸收的主要因素

（二）药物分布

药物分布（drug distribution）是药物随血液循环输送至各器官、组织，并通过转运进入细胞间液、细胞及细胞器内的过程。药物在体内的分布可达到动态平衡，但往往分布并不均匀（浓度不相等）。只有分布到靶器官、组织或细胞的药物，才能产生药理效应，而以被动转运方式分布的药物，其靶位浓度与血药浓度往往是成比例的。药物在体内的分布主要受下列因素影响。

1. 药物的理化性质　包括药物的分子大小、pK_a、脂溶性等理化性质。

2. 药物与血浆蛋白的结合　绝大多数药物都不同程度地与血浆蛋白形成可逆性结合，并可视为药物的暂时贮存与调节方式。通常弱酸性药物主要与白蛋白结合，弱碱性药物与α_1-酸性糖蛋白结合。只有游离的药物才能进行被动转运分布，从而发挥作用。药物与血浆蛋白结合可达饱和，此时再加大药物剂量将会导致游离型药物浓度不成比例升高，甚至中毒。此外，血浆蛋白含量的变化也将影响药物的血浆蛋白结合率。因此，理想的TDM应直接测定血中游离型药物浓度。

3. 特殊的膜屏障　血脑（眼）屏障是由该处连接紧密的毛细血管内皮细胞，并在其外包裹有一层神经胶质细胞膜形成的脂质膜屏障。只有脂溶性高的药物才能以被动扩散方式进入脑脊液、脑组织和房水。而胎盘屏障和一般生物膜没有明显区别，在药物分布上几乎没有影响。因此妊娠妇女用药必须考虑对胎儿的影响。

4. 生理性体液pH差异　生理情况下细胞外液pH为7.4，细胞内液pH为7.0，乳汁更低，约为6.7。因此弱酸性药物主要分布在血液等细胞外液中，而弱碱性药物则在细胞内液和乳汁中分布高。

5. 主动转运或特殊亲和力　少数药物可被某些组织细胞主动摄取而浓集，如甲状腺滤泡上皮细胞对碘的主动摄取，可导致甲状腺中I^-浓度较血浆高数十倍。另有少数药物对某些组织、细胞成分具备特殊亲和力或形成难解离的共价结合，可使药物在这些部位高分布。

考点：影响药物分布的主要因素

（三）药物生物转化

机体对药物进行的化学转化、代谢称药物生物转化（drug biotransformation）。药物的生物转化主要在肝细胞微粒体混合功能氧化酶（肝药酶）的催化下进行，主要反应类型、该酶系的组成及催化过程，都与肝细胞对内源性物质的生物转化相同。药物的生物转化具有双向性。有些药物经生物转化失去药理活性，称药物灭活。有些药物须经生物转化才生成有药理活性的代谢物，称药物活化。但生物转化总的结果是使药物极性升高，有利于从肾和胆管排泄。

（四）药物排泄

药物排泄（drug excretion）是药物及其代谢物排出体外的过程。药物排泄的主要途径如下所述。

1. 尿液 肾脏是最重要的药物排泄器官，能够有效地消除极性药物分子。游离的原型药物和代谢物均可通过肾小球毛细血管壁小孔隙滤入原尿中，也有少数弱酸、弱碱性药物可在近曲小管上皮细胞，以主动转运方式分泌入原尿中。原尿中的原型药物仍可以被动扩散等方式被肾小管重吸收，此时尿液pH通过对药物解离度的影响，明显改变原尿中药物被重吸收的量。此亦是弱酸或弱碱性药物中毒时，可通过碱化或酸化尿液，促进药物排泄的原因。而代谢物因极性高，一般不会被重吸收。随着原尿逐渐浓缩，其中的药物及代谢物浓度均上升，最终可远远超出血中浓度。这种浓集现象是许多药物产生肾毒性的原因，另一方面对用以治疗泌尿道疾病的药物，则有利于其发挥治疗作用。

2. 胆汁 药物经肝脏转化生成的极性较强的水溶性代谢物在肝细胞内与葡萄糖醛酸结合后主动分泌转运到胆汁，随后排泄到小肠被水解，游离型药物可经肠黏膜吸收，由门静脉重新进入全身体循环，使药物作用时间明显延长。经胆汁排泄的药物常有特殊化学基团、分子质量在3000～5000Da。

药物的生物转化和排泄，都可使原型药在体内减少，这两种过程统称为药物消除（drug elimination）。

三、血药浓度与药物效应

药物从进入人体内起，即同时在吸收、分布、生物转化和排泄的综合影响下，随时间而动态变化。药代动力学则是以必要的数学模型、参数和公式，定量表达某种体液中药物或代谢物在前述体内代谢过程的综合作用下，药物的吸收、分布和消除的规律。在药代动力学理论的指导下，根据血药浓度测定的结果，可以客观地推测药物的体内过程，判断剂量是否得当，并制订出调整方案。

许多药物的血药浓度与药物的临床疗效、毒性反应相关，因此血药浓度测定在制订给药方案方面具有重要意义。

第2节　治疗药物监测与药代动力学

一、治疗药物监测的常用范围

理论上，通过TDM并应用前述药代动力学理论制订、调整剂量，对任何治疗药物都适用。但在实际工作中，某些药物如青霉素G、多数维生素等，由于本身安全范围大，不易产生严重毒性反应；另一些药物的治疗作用本身所致的生理、生化实验室指标的改变，就是可靠的用药剂量判断指征，如用抗凝血药肝素、双香豆素类时，对出、凝血功能的检测；此外，出于经济上的考虑，并非所有治疗药物均要进行TDM。一般认为，对存在下列药效动力学、药代动力学或其他原因，并且其治疗作用、毒性反应呈血药浓度依赖性，而治疗血药浓度范围和中毒水平已确定的药物，应考虑进行TDM。

（一）需考虑进行TDM的药物

1. 治疗指数低、安全范围窄、毒性反应强的药物，如地高辛、茶碱、环孢素、甲氨蝶呤等。

2. 需长期治疗的药物，这类药物依从性差，患者常不按医嘱用药；或长期使用可产生耐药性的药物。

3. 血药浓度与临床反应存在密切相关性的药物。

4. 药代动力学的个体内或个体间差异大的药物。同一剂量不同患者可出现有效、无效、中毒等不同反应，血药浓度相差很大，如苯妥英钠、三环类药物。

5. 缺乏与治疗结果相关的生物标志物的药物。有些药物能影响药物代谢酶引起的药效变化，但又缺乏及时、明显、易观察的治疗终点或能预知疗效的生物标志物，不易快速判断疗效，如茶碱、抗癫痫药、抗心律失常药等。

6. 产生不良相互作用、影响药物疗效的合并用药。

7. 具有非线性动力学特性的药物。当药物代谢酶或转运载体处于饱和时，剂量稍增，血药浓度便会急剧上升，极易产生中毒，如苯妥英钠、茶碱等。

8. 治疗浓度与中毒浓度很接近的药物，如地高辛可用于控制心律失常，但药物过量时也可引起心律失常；苯妥英钠中毒引起的抽搐与癫痫发作不易区别。若仅凭临床表现判断为剂量不足而加大剂量，将会产生严重后果。

9. 常规剂量下出现毒性反应的药物，此时使用TDM可为用药过量中毒及医疗事故提供法律依据等。

此外，任何药物过量中毒，通过TDM将有助于监控抢救效果，评估预后。目前临床可进行TDM的药物种类见表18-1。

表18-1　目前临床可进行TDM的药物种类

分类	药物
作用于心血管系统的药物	地高辛、洋地黄毒苷、利多卡因、普鲁卡因胺、奎尼丁、普萘洛尔、美托洛尔、阿替洛尔等
抗癫痫药	苯妥英钠、苯巴比妥、乙琥胺、卡马西平、丙戊酸钠等
平喘药	氨茶碱
抗抑郁药	丙米嗪、阿米替林、地昔帕明等
抗躁狂症药	碳酸锂
解热镇痛药	阿司匹林、对乙酰氨基酚
抗生素	庆大霉素、链霉素、卡那霉素、阿米卡星、氯霉素
抗肿瘤药	甲氨蝶呤、环磷酰胺等
免疫抑制剂	环孢素、他克莫司等
利尿药	呋塞米

（二）无须进行TDM的药物

并非所有药物都需开展TDM，下列情况就不必进行TDM。

1. 通过观察临床指标的效果优于监测血药浓度时，即根据患者临床表现和生化检测指标即可有效判断疗效的药物，如降压药、降糖药等，通过测定的血压、血糖就可反映治疗效果，则不必进行TDM。

2. 有效血药浓度范围大、毒性小的药物。这些药物不需要进行给药方案个体化。

3. 短期服用、局部使用或不易吸收进入体内的药物。

4. 治疗效果与血药浓度无明显相关性。

二、药代动力学的基本概念和常用参数

药代动力学（pharmacokinetics）简称药动学，从广义上讲，泛指研究药物的体内过程即机体对药物的吸收、分布、生物转化和排泄过程及其量变规律。狭义的药动学则是指以数学模型和公式，研究体内药物随时间的量变规律。本节主要介绍后者中药动学参数与TDM有关的内容。

1. 半衰期（half-life） 是指血浆药物浓度下降一半所需要的时间，一般用$t_{1/2}$表示。药物的半衰期反映了药物在体内消除的速度，表示了药物在体内的时间与血药浓度间的关系，它是决定给药剂量、给药次数的主要依据，半衰期长的药物说明在体内消除慢，给药的间隔时间就长；反之亦然。消除快的药物，如给药间隔时间太长，血药浓度太低，达不到治疗效果。消除慢的药物，如用药过于频繁，易在体内蓄积引起中毒。

每一种药物的半衰期各不一样。即使是同一种药物对于不同的个体其半衰期也不完全一样。成人与儿童、老人、孕妇，健康人与患者，药物半衰期也会有所不同。通常所指的药物半衰期是一个平均数。肝肾功能不全的患者，药物消除速度慢，半衰期便会延长。如仍按原规定给药，有引起中毒的危险。根据半衰期的长短给药，可以保证血药浓度维持在最适宜的治疗浓度而又不致引起毒性反应。

2. 曲线下面积（area under the curve，AUC） 血药浓度-时间曲线与纵轴和横轴间围成的范围面积即曲线下面积，单位为浓度单位×时间单位。AUC代表一次用药后药物的吸收总量，反映药物的吸收程度。

3. 一级消除动力学（first order elimination kinetics） 药物在体内单位时间内消除的药物百分率不变，单位时间内消除的药物量与血药浓度成正比。主要特点是药物浓度按恒定的比值减少，即恒比消除。药时曲线呈直线，又称线性动力学。

4. 零级消除动力学（zero order elimination kinetics） 药物在体内以恒定的速率消除，即不论血浆药物浓度高低，单位时间内消除的药物量不变。基本特点为药物浓度随时间以恒定量（k）衰减，即恒量消除。药时曲线呈曲线，又称非线性动力学。

5. 生物利用度 又称吸收分数（absorption fraction，F）。指药物被机体吸收进入循环的相对量和速率。一般分为绝对生物利用度和相对生物利用度。绝对生物利用度是指该药物静脉注射时100%被利用，该药物的其他剂型与其剂量相等时被机体吸收利用的百分率；相对生物利用度则是以某种任意指定的剂型（如口服水制剂）为100%被利用，然后测定该药物其他剂型在相同条件下的百分利用率。生物利用度是衡量一些不同制剂剂型疗效的一个重要指标。

6. 表观分布容积（apparent volume of distribution，V_d） 是指当药物在体内达动态平衡后，体内药量与血药浓度的比值。即

$$V_d=X/C=X_0/C_0 \tag{18-1}$$

式中，X为t时间的体内药量，X_0为注射量；C为t时间的血药浓度，C_0为刚注射完时的血药浓度。V_d表示给药剂量或体内药量与血药浓度的比值，表明当所给剂量如以该药的血药浓度来分布所需的理论体积数。V_d是一理论容积，无直接的生理意义，并不代表真实容积，V_d仅取决于药物本身的理化性质，反映药物分布的广泛程度或药物与组织成分的结合度。

考点：药代动力学及常用参数的概念

三、治疗药物监测的样本处理

治疗药物浓度检测的标本类型有血液、唾液、尿液和脑脊液等。由于血液易于采集，且大多数药物通过血液循环发挥作用，绝大多数药物在分布平衡后，血药浓度和靶位药物浓度存在比例关系，因此血液是TDM中最常用的标本，其他体液均存在一定的局限性，不易推广。

（一）常用样本

1. 血液 以血液为TDM标本时，测定血浆或血清中的药物浓度均可，因为药物不和血浆纤维蛋白结合，许多药物的对比研究也证实了血浆和血清中的浓度相等。为避免抗凝剂与药物间可能发生的化学反应及对测定过程的干扰，TDM通常以血清为检测标本。血液标本通常在外周静脉采集。为正确反映整个体循环中的药物浓度，静脉注射或滴注用药时，不宜在同一静脉采血，特别是正滴入药物期间、注入药物后短期内或有外漏时。此外肌内注射或皮下用药后，也应尽量避免在注射部位回流静脉取血。

血浆样本短期保存可置4℃保存，长期保存则置-20℃或-70℃保存。血液样本采集后应及时离心分离，血浆若有溶血，则不能供测定用。

2. 唾液 唾液中药物几乎均以游离态存在，与血中游离药物浓度成一定比值，用以反映作用部位药物浓度较总血药浓度更适合。但唾液分泌量与成分受机体功能状态影响。唾液采样时应尽可能在刺激少、安静状态下进行。唾液作TDM样本主要适用于：已知唾液药物浓度与血药浓度比值较恒定的药物；在唾液与血浆间能较快达到分布平衡的药物，如多数弱碱性、中性与在体内分布属单室模型的药物；本身或同时使用的药物无抑制唾液分泌的M胆碱受体阻断作用。

丙米嗪等三环类抗抑郁药、氯丙嗪等吩噻嗪类抗精神分裂症药、苯海拉明等抗组胺药及阿托品等胃肠解痉药，都可抑制唾液分泌，改变唾液中药物浓度，并且导致收集唾液困难，因此不能用唾液作TDM标本。可用唾液作TDM标本的药物有对乙酰氨基酚、水杨酸类、苯妥英、苯巴比妥、氨茶碱、锂盐等。

唾液标本的收集宜在自然分泌状态下进行。可采用自然吐出，或用特制的负压吸盘采集。若为口服用药，应在口服后充分漱口，并不宜在服药后短期内取样，以免残留药物污染干扰。口腔有炎症时，炎性渗出物可能干扰测定，不宜用唾液作为TDM标本。

3. 尿液 尿液标本收集方便，无损伤性，且大多数药物（游离部分）都可经过肾小球滤过到原尿中。随着尿液浓缩，尿中药物浓度逐渐升高，多数远远高出血药浓度，因此易于测定。然而尿液pH变化较大，结果易受饮食、水电解质和酸碱平衡状态等的影响，因此尿液标本不常被用来进行TDM。但对于治疗泌尿道感染的药物，以及可产生肾小管损害的药物，检测尿液药物浓度有其特殊意义。

4. 脑脊液 直接测定脑脊液中的药物浓度，可排除血脑屏障对药物分布的影响，并且脑脊液中蛋白质少，对作用于中枢神经系统的药物，更接近于靶位浓度。但多次取样难度较大，患者依从性差，因此不易推广。因同样原因，直接测定其他靶位组织或体液药物浓度，在TDM中也极少应用。

（二）样本采集时间

体内的药物浓度会随时间而发生变化，标本的采集时间对测定结果的临床价值影响较大，恰当时间与合适方法采集标本是确保血药浓度真实性的重要保证。因此根据临床需要及患者具体情况，应用药代动力学理论确定采样时间是TDM的重要内容。

1. 监测、调整用药方案 应在达到稳态血药浓度后再取样。恒速静脉滴注时，稳态血药浓度维持在几乎恒定的水平，只要达稳态后，任何时间取样测定均可。但多剂量间隔用药时，稳态血药浓度在一定时间范围内波动，取药时间应根据临床需要决定。若是长期用药，观察药物是否达到有效血药浓度水平，应在给药前（谷浓度）取样测定；若确定是否可能产生潜在的慢性毒性作用时，应在峰值取样测定。若未知个体的峰值时间，可参考群体的峰值时间取样测定。

2. 急性药物中毒的诊断及处理 急性药物中毒时，应立即取样测定，并根据临床需要，在必要时取样，以监测抢救效果。

3. 计算个体药代动力学参数 计算个体药代动力学参数时取样时间的选定应遵循以下两个原则。

（1）药时曲线中，每一时相至少得有3个或更多的点。此外，在曲线有关相转折点附近至少有2个点，以便较准确地确定转折点。

（2）消除相取样时间尽量长，时间跨度至少超过2个半衰期。

（三）样本预处理

除少数方法可直接使用收集的标本供TDM外，大多需进行必要的预处理。预处理的目的是在不破坏被测定药物化学结构的前提下，用适当的方法尽量减少干扰组分，浓缩纯化待测物，以提高检测的灵敏度及特异性，并减少对仪器的损害。预处理包括去蛋白、提取和化学衍生化。

1. 去蛋白 血清、血浆中含大量蛋白质，测定时会形成泡沫、浑浊或沉淀干扰测定，因而在测定前需做去蛋白处理。通常采用沉淀离心法、层析法、超滤法和超速离心法，其中沉淀离心法简便快捷，最常选用。药物与血浆蛋白结合一般是通过弱作用力形成，蛋白质变性沉淀时，这类结合也同时被破坏，药物被释放出来。因此，用沉淀离心法去蛋白处理的样本，测得的药物浓度是包括游离和与蛋白结合的两部分药物的总浓度。

2. 提取 若需提高检测灵敏度或减少样本杂质的干扰，可用液-固或液-液提取法（纯化样本）。

（1）液-固提取 又称固相柱提取。根据待测组分的理化性质，可选用合适的常压提取短色谱柱。TDM中常用疏水性填料柱。待标本（多经去蛋白处理）通过该柱后，以适当强度的溶剂洗脱，选择性收集含待测组分的洗脱液部分；也可用强度不同的溶剂分次洗脱，仅收集洗脱待测组分。

（2）液-液提取 由于大多数药物为有机物，且有不少为弱酸、弱碱，它们在不同pH溶液中将发生不同程度的解离。因此，应选用对待测物溶解度高、与所用标本不相混溶也不发生乳化的有机溶剂，并根据待测物的酸碱性和pK_a，酸化或碱化样本，使待测物尽可能多地以脂溶性高的分子态存在，从而主要分配到有机溶剂中。离心分离有机相和水相（样本），即可达到提取的目的。由于样本和提取介质均为液相，故称液-液提取。

3. 化学衍生化 用光谱法和色谱法检测药物时，可根据待测物的化学结构和检测方法的要求，通过化学衍生化反应，特异性地引入显色（可见光分光光度法）、发光（紫外、荧光、磷光）基团，提高检测的灵敏度和特异性。气相层析时，常需使待测物硅烷化、烷化、卤化和酰化等，以增加待测物的热稳定性和挥发性，改善分离效果和适用于特殊的检测器。用高效液相色谱柱前衍生化分离测定手性异构体药物，则需在待测物中引入手性拆分基团。

考点：常用的样本前处理方法

四、治疗药物监测的常用方法

体液中药物浓度较低，大多以μg/mL或ng/mL水平存在，并且其检测不仅受同时存在的多种结构相似的内源性物质干扰，还受和原型药仅有微小差别的代谢物干扰，因此对检测方法的特异性、灵敏度、准确度都有较高要求；另外，药物的有效浓度范围和中毒水平，是结合大量的临床观察确定的，要求各实验室建立的测定方法具有高度的可比性。

在TDM中，常用的测定方法主要有三类：光谱法、色谱法、免疫化学法。

（一）光谱法

多数药物或代谢物本身在紫外光区即存在吸收峰，一些药物或代谢物受激发后，本身即可发射荧光；而另外一些药物还可通过特异的显色反应用分光光度法检测。但无论可见光分光光度法、紫外光度法还是荧光光度法，用于体液中药物检测时，都存在灵敏度低、特异性差的缺点，特别是易受代谢物干扰。虽然采用提取、双波长、示差、导数分光光度法等试图提高其灵敏度和特异性，仍未能从根本上克服上述缺点。但光谱法操作简便，所需仪器一般临床实验室都具备，检测成本低，便于推广。对治疗血药浓度水平较高，经适当方法改良光谱法能满足临床需要的药物，仍为可行的方法，如阿司匹林、对乙酰氨基酚、氨茶碱、苯妥英钠、苯巴比妥钠等。

火焰发射光谱法和原子吸收光谱法特异性及灵敏度均较高，操作也较简便，但仅能用于某些体内仅微量存在的金属离子药物。在TDM中可供锂盐、铂盐检测用。

（二）色谱法

色谱法主要包括高效液相色谱（HPLC）、气相色谱（GC）、液相色谱-质谱联用（HPLC-MS/MS）等。色谱法的主要特点是各组分经分离后可同时测定，专一性好，分辨率、准确性、灵敏度高，可实现同时测定多种药物。

在TDM中，HPLC是最常用的方法，具有以下特点：①样本处理简单，多数样本只需简单地去蛋白处理即可直接进样测定。②应用范围广，HPLC常配备有紫外与荧光检测器，多数有机物药物在紫外光范围内有较强吸收，或可经衍生为具荧光吸收的化合物，在TDM中，除地高辛、锂以外的药物几乎都可用该法。③重复性好，若采用内标法定量，还可消除样本处理过程中的误差，方法精密度的变异系数小。近年来，随着液相色谱-质谱联用技术的发展和应用，临床上越来越多采用HPLC-MS/MS进行TDM，HPLC-MS/MS是利用液相色谱进行分离，利用质谱进行检测，比HPLC中的紫外、荧光检测器定量专一性更好、准确性更高，结果更可靠。HPLC和HPLC-MS/MS为TDM的推荐方法，且常作为评价其他方法的参考方法。

气相色谱检测的药物必须具有挥发性或通过化学衍生具有挥发性，其分析对象必须是低沸点、易气化、热稳定性好的化合物，体液样本常需经提取、浓缩、衍生化等预处理才能测定。与HPLC相比，其应用范围窄、样本处理复杂，临床应用受到一定的限制。

（三）免疫化学法

根据标志物性质不同，免疫化学法可分为放射免疫分析、酶免疫分析、荧光免疫分析、化学发光免疫分析四类。放射免疫分析灵敏度高，检测成本低，但因重复性较差，且有放射性污染，目前在TDM中已很少应用。荧光免疫分析无放射性污染，并且操作简便，在TDM中也被应用，特别适合于急救和常规监测；酶免疫分析的灵敏度较荧光免疫分析低，但酶标仪在大多数实验室基本普及，也用于TDM；全自动化学发光免疫分析仪因实现了自动化检测，具有灵敏度高、重现性好、速度快等特点，已在临床推广应用。

总之，测定生物样本中药物浓度（血药浓度、尿药浓度、其他组织液或匀浆药物浓度）的分析技术主要有光谱分析、色谱分析、液相色谱-质谱联用技术、免疫学检测技术等，从药物专属性上推荐采用液相色谱-质谱联用技术和高效液相色谱技术；测定药物功能蛋白质（酶）推荐使用免疫学技术、凝胶色谱技术和液相色谱-质谱联用技术等分析技术；检测药物相关基因推荐使用荧光定量聚合酶链反应、荧光原位杂交、基因芯片、基因测序技术及飞行时间质谱技术。

从事TDM的实验室需符合临床实验室建设规范要求，具有临床实验室生物安全防护设施、设备和防护用品。

目标检测

一、选择题（A_1型题）

1. 药物治疗作用的强弱与维持时间长短理论上取决于（　　）
   A. 受体部位活性药物的浓度
   B. 药物的血药浓度的高低
   C. 药物的消除速率常数
   D. 药物的吸收速率常数
   E. 药物的半衰期

2. 关于血药浓度下列叙述不正确的是（　　）
   A. 随着血药浓度的变化，药物的药理作用有时会发生变化
   B. 随着血药浓度的变化，中毒症状会发生变化
   C. 血药浓度是指导临床用药的重要指标
   D. 通过不同时间的血药浓度可以计算药动学参数
   E. 血药浓度与表观分布容积成正比

3. 关于生物利用度（*F*）叙述不正确的是（　　）

A. 是药物进入体循环的量与所给剂量的比值
B. 血管内给药时$F<1$，其他给药途径时$F=1$
C. 用来衡量血管外给药时进入体循环药物的相对数量
D. 又称吸收分数
E. 药物进入体循环的速度和程度
4. 关于生物半衰期（$t_{1/2}$），下列叙述不正确的是（　　）
A. 每经过一个$t_{1/2}$，体内消除同样的药量
B. 是药物在体内消除一半所需的时间
C. 与消除速率常数k之间的关系为$t_{1/2}=0.693/k$
D. 用来衡量药物消除速度的快慢
E. $t_{1/2}$越大，表明药物代谢、排泄越慢
5. 下列哪一个是不需要监测血药浓度的药物（　　）
A. 地高辛　　B. 氨茶碱
C. 卡马西平　　D. 甲氨蝶呤
E. 硝苯地平
6. 下列哪项不是常用的血药浓度的监测方法（　　）
A. 分光光度法　　B. 气相色谱法
C. 高效液相色谱法　　D. 免疫学方法
E. 容量分析法
7. 药物通过肾小球排泄的方式主要是（　　）
A. 主动转运　　B. 被动扩散
C. 滤过　　D. 易化扩散
E. 胞饮
8. 药物的消除是指（　　）
A. 药物的吸收和分布
B. 药物的分布和生物转化
C. 药物的吸收和生物转化
D. 药物的生物转化和排泄
E. 药物的代谢

二、简答题

1. 治疗药物监测的目的及意义是什么？
2. 简述需要进行治疗药物监测的药物需符合的条件。

（崔瑞芳）

参考文献

府伟灵，徐克前，2012. 临床生物化学检验. 5版. 北京：人民卫生出版社.

刘观昌，侯振江，2021. 生物化学检验. 5版. 北京：人民卫生出版社.

谭红军，2016. 生物化学检验技术. 北京：科学出版社.

中国成人血脂异常防治指南修订联合委员会，2016. 中国成人血脂异常防治指南（2016年修订版）. 中华心血管病杂志，31(10)：937-953.

中国成人血脂异常防治指南制订联合委员会，2007. 中国成人血脂异常防治指南. 中华心血管病杂志，35(5)：390-419.

GBD Chronic Kidney Disease Collaboration，2020. Global，regional，and national burden of chronic kidney disease，1990-2017：a systematic analysis for the Global Burden of Disease Study 2017. Lancet，395(10225)：709-733.

目标检测选择题参考答案

第1章

1. D　2. B　3. C　4. D

第2章

1. E　2. C　3. C　4. E　5. A　6. E　7. E　8. D
9. C　10. B

第3章

1. D　2. A　3. C　4. A　5. B　6. B　7. B　8. D
9. C　10. E

第4章

1. E　2. A　3. C　4. C　5. E　6. B　7. B　8. E

第5章

1. B　2. C　3. C　4. B　5. B　6. D　7. C　8. E
9. A　10. A　11. A　12. B　13. E　14. A　15. D
16. A

第6章

1. B　2. A　3. A　4. D　5. D　6. A　7. A　8. B
9. E　10. C　11. B　12. B　13. A　14. B　15. A
16. B　17. B　18. C　19. A　20. C

第7章

1. B　2. C　3. C　4. D　5. C　6. D　7. A　8. B
9. A　10. A　11. C

第8章

1. A　2. D　3. D　4. E　5. A　6. B　7. B　8. E
9. D　10. A

第9章

1. D　2. A　3. A　4. B　5. E　6. C　7. D　8. B
9. C　10. D　11. A　12. B　13. B　14. B　15. D
16. B　17. A　18. D　19. E　20. A

第10章

1. E　2. A　3. E　4. B　5. E　6. B　7. B　8. C
9. A　10. A

第11章

1. A　2. B　3. D　4. C　5. E　6. B　7. C　8. C
9. D

第12章

1. E　2. B　3. A　4. C　5. C　6. A　7. B　8. C
9. D　10. D　11. A　12. A　13. B　14. E　15. D
16. B　17. A　18. A　19. E　20. B　21. D　22. E
23. C　24. B　25. B

第13章

1. D　2. E　3. A　4. E　5. D　6. E　7. C　8. D
9. E　10. E

第14章

1. C　2. A　3. A　4. B　5. C　6. B

第15章

1. D　2. C　3. D　4. D　5. C　6. D　7. A　8. B
9. A　10. B　11. A　12. B

第16章

1. A　2. D　3. B　4. B　5. D　6. C　7. D　8. B

第17章

1. A　2. C　3. D　4. A　5. D　6. B　7. A　8. D
9. A

第18章

1. A　2. E　3. B　4. A　5. E　6. E　7. C　8. D